Dino Warner

Die Brille wegtrainieren

Dino Warner

DIE BRILLE WEGTRAINIEREN

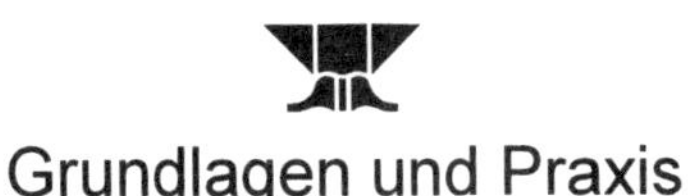

Grundlagen und Praxis

1. Auflage 2000

Druck: „Wiener Verlag", Druck- u. Verlagsanstalt, Himberg, Austria
Umschlaggestaltung und Grafiken: Axel Camici
Satz: Dino Warner
Gedruckt auf chlor- und säurefrei gebleichtem Papier.

ISBN 3-921229-88-X

1. Vorwort

Zuerst die Kurzversion für alle diejenigen, die immer nur die erste und die letzte Seite eines Buchs lesen: Ja, die meisten Sehschwächen basieren zumindest teilweise nicht etwa auf wirklichen Krankheiten oder Fehlbildungen der Augen, sondern auf durch falsche Sehgewohnheiten geschwächten Augen.

Stellen Sie sich ein Kind vor, das Probleme beim Laufen hat. Anstatt mit ihm das Laufen besonders intensiv zu trainieren, wird es in einen Rollstuhl gesetzt. Und einige Jahre später kann es auch beim besten Willen tatsächlich nicht laufen. Zum einem, weil die entsprechenden Muskeln verkümmert sind, zum anderen, weil es glaubt, nicht laufen zu können und auch keinerlei Übung und Erfahrung damit hat.

Ganz ähnlich ist es mit Sehschwächen. Nur dass der Rollstuhl in diesem Fall Brille heißt. Und so wie man die meisten Laufschwächen wegtrainieren kann, so kann man auch die meisten Sehschwächen wegtrainieren oder zumindest erheblich lindern. Das vollständige Wegtrainieren einer jahrzehntelang getragenen starken Brille ist ein sehr hartes Stück Arbeit mit einigen nicht immer angenehmen Nebenwirkungen. Training bloß zum Vorbeugen gegen eine (weitere) Verschlechterung des Sehvermögens ist eine eher mühelose und interessante Spielerei. In diesem Buch werden Sie erfahren, wie man beides macht.

Und hier die ausführlichere Version für alle anderen, die gerne etwas tiefer ins Detail gehen:

"Fahren Sie Auto?" Die Gefährlichkeit dieser an sich harmlosen Frage war offensichtlich, denn es war meine Augenärztin, die da fragte. Mit möglichst unschuldiger Miene antwortete ich beiläufig: "Relativ selten; ich fahre lieber Fahrrad." Aber die prompte Antwort meiner Augenärztin war unerbittlich: "Wenn es mit Ihren Augen weiter so bergab geht, dann sind Sie beim nächsten Mal unter der Führerscheingrenze. Und auch heute sollten Sie schon einmal darüber nachdenken, ob Sie unbedingt noch Auto fahren müssen!"

Nun fahre ich tatsächlich eher wenig und auch ungern Auto. Aber die Aussicht, es regelrecht von Staats wegen verboten zu bekommen, die ließ mir von diesem Tag an keine Ruhe mehr. Und ich begann wirklich, darüber nachzudenken. Allerdings fand ich dann eine ganz andere Antwort, als meine Augenärztin erwartet hatte.

Ich war damals 41 Jahre alt, rundum gesund und ausgesprochen sportlich. Nur um mein Sehvermögen hatte ich mich nie gekümmert. Wegen Kurzsichtigkeit und Astigmatismus trug ich von Kindheit an ständig eine recht starke Brille, und die Brille war derart ein Teil meines Körpers geworden, dass ich mir nie irgendwelche näheren Gedanken darüber gemacht hätte. Mit 35 Jahren begann ich, am PC zu arbeiten, und schnell wurde er mein Hauptarbeitsgerät. Ich schreibe beruflich hauptsächlich

Computerprogramme und Handbücher dazu, und zudem vertrete ich meine Firma in allerlei juristischen Angelegenheiten. Alles Dinge, die man heutzutage fast komplett am Bildschirm erledigt. Und wenn ich ausnahmsweise mal nicht am PC arbeite, dann lese ich Fachliteratur oder treibe mich in Bibliotheken herum. Kurz: Mein Arbeitsleben besteht aus etwa 60 Stunden intensiver Augenarbeit pro Woche. Früher habe ich nur etwa alle 5 bis 10 Jahre eine stärkere Brille benötigt. Aber seitdem ich hauptsächlich am Computer arbeite, hat sich diese Zeitspanne drastisch auf 1 bis 2 Jahre verringert. Und schon einige Male hatten mich Leute als "der mit den dicken Brillengläsern" beschrieben. Bei meinem eingangs erwähnten letzten Besuch bei der Augenärztin war ich nun links bei -7,50 Dioptrien (Kurzsichtigkeit) und -1,50 (Astigmatismus) und rechts sogar bei -9,00 und -3,00 angekommen. Schlimmer noch: Trotz dieser beachtlichen Brillenstärke war mein Sehvermögen mit Brille auf 65% (Ferne 50%) gesunken. Meine Sehleistung ohne Brille lag sogar nur bei knapp 10% (Ferne 5%). Ich konnte mir leicht ausrechnen, wie es in den nächsten Jahren mit der Brillenstärke weiter aufwärts und meinem Sehvermögen weiter abwärts gehen würde, falls sich nichts ändern würde. Und es gab keinen Grund anzunehmen, dass sich von alleine etwas ändern würde. Es bestand also Handlungsbedarf. Die Frage war nur: Was tun?

Von dem Gedanken an eine jener neuartigen Operationen gegen Kurzsichtigkeit kam ich schnell wieder ab, denn dabei wird im Prinzip ja nur eine Brille vorne ins Auge eingesetzt. Damit würde ich vermutlich auch nicht wesentlich über die dürftige Sehleistung kommen, die ich jetzt mit meiner auf der Nase getragenen Brille erreichte. Und wenn sich meine Augen später weiter verschlechtern, dann hätte ich für den Rest meines Lebens eine falsche Brille fest in meinen Körper eingebaut. Das schien mir nicht der richtige Weg zu sein.

Ich hatte auch schon vage von Augentraining gehört und wusste, dass das eine umstrittene Sache war. Mir war auch klar, dass Augentraining entweder tatsächlich nutzlos oder doch zumindest eine harte Arbeit sein müsste. Denn wäre es eindeutig wirksam und auch noch einfach, dann würde nicht etwa jeder zweite Mitmensch mit einer Brille durchs Leben laufen. Aber gerade das reizte mich, denn ich habe so eine gewisse Neigung, Dingen auf den Grund zu gehen und mich dabei auch ganz gerne körperlich und geistig voll zu verausgaben. "Quälen" will ich hier ausdrücklich nicht sagen, denn dann würden viele von Ihnen spätestens jetzt dieses Buch wieder zuschlagen und für immer beiseite legen. Und eine Quälerei wurde es auch nicht. Wenn man erst einmal alle Tricks und Kniffe kennt, und in diesem Buch werden Sie sie kennen lernen, dann läuft das Sehtraining mehr auf eine sportliche Spielerei hinaus. Sie können das Training sogar so aufbauen, dass sich gut die Hälfte davon so ganz nebenbei beim Fernsehen erledigen lässt. Eine gewisse Ausdauer und Disziplin müssen Sie allerdings schon aufbringen!

Ich stürzte mich also in das Abenteuer Sehtraining. Literatur dazu fand sich erstaunlich schnell und eher überreichlich. Leider stellte sich ebenso schnell heraus, dass die vorhandene Literatur sehr widersprüchlich und zu großen Teilen unbrauchbar bis regelrecht absurd war. Ich musste mich also selbst forschend vorwärts tasten und würde sicherlich manche Zeit durch Irrwege verlieren. Da es für schnelle Erfolge des Sehtrainings zudem wichtig ist, die Brille ab sofort nur noch dann zu benutzen, wenn sie wirklich unentbehrlich ist, musste auch der Tagesablauf entsprechend umgestellt werden. Das Autofahren auf das absolut nötige Minimum zu reduzieren war in meinem Fall recht einfach, denn ich konnte es so einrichten, mindestens für die nächsten 12 Monate überwiegend in Darmstadt zu bleiben und fast ausschließlich zu Hause zu arbeiten. Alle Erledigungen ließen sich oft auf eine einzige Autotour pro Woche zusammenfassen. Ein großer Vorteil gegenüber allen, die sich täglich stundenlang durch dichten Verkehr quälen müssen und dabei natürlich keinesfalls sofort auf ihre Brille verzichten dürfen. Aber lange Zeit war es mir nicht möglich, meine häusliche Arbeit am Computer ohne die alte, starke Brille zu erledigen. Und das waren selten weniger als 50 Stunden pro Woche. Glücklicherweise konnte ich mir die Arbeitszeit wenigstens frei einteilen und Pausen mit Sehübungen ohne Brille machen. Sehtraining bedeutet also durchaus nicht automatisch Verzicht auf ernsthafte Arbeit, sondern in den meisten Fällen wird man es sich so einrichten können, neben einem vollwertigen Arbeits- und Privatleben erfolgreich trainieren zu können.

Natürlich war mein Training von zahlreichen Irrungen, Wirrungen und Rückschlägen begleitet. Alles Zeitverluste, die ich mir hätte ersparen können, wenn brauchbare Literatur verfügbar gewesen wäre. Trotz all dieser Probleme hatte sich mein Sehvermögen mit Brille dann aber schon nach wenigen Wochen ganz erheblich verbessert. Und nach 6 Monaten waren auch ohne Brille erstaunliche Fortschritte unübersehbar: Sah ich früher ohne Brille Autos aus 5 Metern Entfernung nur als farbige Klumpen, so konnte ich jetzt immer öfter aus 20 Meter Entfernung Autonummern erkennen und mit gestreckten Armen Zeitung lesen.

Dann musste ich plötzlich entdecken, dass ich fast nur noch mit dem linken Auge sah. Das rechte hatte beim Training nicht mitgezogen und war vom Körper allmählich stillgelegt worden. Von leichter Panik gegriffen trainierte ich in den folgenden 6 Monaten bevorzugt das rechte Auge. Währenddessen ließ das linke Auge wieder leicht nach, und die Koordination des beidäugigen Sehens kam immer mehr durcheinander. Obwohl mein rechtes Auge nunmehr erstaunlich leistungsfähig war, musste ich erkennen, dass es einen organischen Defekt hatte und der Körper, sobald ich ihm freie Wahl ließ, aus gutem Grund wieder das linke bevorzugen würde. Also trainierte ich wieder streng beidäugig. Aber das rechte Auge war nun so aktiviert, dass es sich bis heute immer wieder störend bemerkbar macht. Kurz: Der Versuch, meinem Körper vorzuschreiben, dass er mit beiden Augen gleich stark zu sehen hätte, hat mir schätzungsweise 1 bis 2 Jahre Zeitverlust gebracht. Dann entdeckte ich eine neue Trainingsmethode, und es ging plötzlich wieder steil aufwärts. Ja hätte ich doch früher ...

Nun ja, trotz immer wieder neuen Erkenntnissen, Fragen und Problemen liegt meine Sehleistung ohne Brille heute, nach 48 Monaten Sehtraining, während 90% des Tages über 30%, und an vielen Tagen kann ich mehrere Stunden lang eine Sehschärfe von rund 50% halten. Ab und zu, insbesondere bei Dunkelheit, Krankheit, Stress oder Erschöpfung, gibt es auch noch ausgesprochen schwache Momente. Aber es gibt auch Augenblicke extrem guten Sehens mit Sehleistungen gegen 200%. An sehr guten Tagen kann ich sogar mit einer Brille für Weitsichtige eine Zeitung mit gestreckten Armen lesen. Die Sehleistung in der Nähe ist weiterhin etwas besser als in der Ferne. Im Sommer sehe ich besser als im Winterhalbjahr. Heute trage ich nur noch beim Autofahren im dichten Verkehr und bei längerer, intensiver Arbeit am Computer eine Brille. Und obwohl die deutlich schwächer ist, sehe ich damit besser als früher.

Allerdings ist Scharfsehen ohne Brille für mich immer noch eine anstrengende Arbeit. Ich muss den Blick immer wieder bewusst scharf stellen, und nach einigen Stunden intensiver Augenarbeit lässt die Fähigkeit zum Scharfsehen nach. Das Bild, das ich sehe, ist auch oft noch etwas kontrastschwach, durch allerlei kleinere Flecken gestört und die Sehschärfe schwankt stark. Ich bin mir jedoch sicher, dass das keine neue Erscheinung ist. Früher habe ich solche Details einfach ignoriert, weil ich mich damit abgefunden hatte, dass meine Sehleistung trotz Brille eben sehr bescheiden war. Heute fällt mir dagegen aufgrund der intensiven und kritischen Beschäftigung mit meinem Sehvermögen jede kleinste Unregelmäßigkeit auf.

Ich werde mein Sehtraining weiter fortsetzen und bin zuversichtlich, in einigen Jahren noch weit besser zu sehen. Und müsste ich es mit meinen heutigen Erfahrungen nochmals mit dem Training beginnen, so würde ich sicherlich weniger Zeit benötigen.

Die wohl erstaunlichste Erfahrung während des Sehtrainings war aber, dass die Verbesserung der Sehfähigkeit nur zu einem Teil allmählich stattfindet. Daneben gibt es immer öfter Sprünge zwischen der alten Unschärfe und schärferem oder gar perfekt scharfem Sehen. Schon nach einigen Wochen Sehtraining erlebt man erstmals einen Sekundenbruchteil recht scharfen Sehens, um dann sogleich in die alte Unschärfe zurückzufallen. Zuerst hält man es für eine Sinnestäuschung, aber die Augenblicke mit schärferem Sehen kommen immer öfter und halten immer länger an. Irgendwann sind dann schon mehrmals hintereinander mehrere Minuten scharfen Sehens möglich, und gleichzeitig verbessert sich auch ganz allmählich die minimale Sehschärfe in den weniger scharfen Augenblicken dazwischen. Eines Tages kann man dann auch in diesen weniger scharfen Momenten mit gestreckten Armen Zeitung lesen, und in den Scharfsehphasen erkennt man auf Anhieb eine Autonummer aus 50 Meter Entfernung. Diese Schwankungen sind zwar einerseits sehr nervraubend, aber andererseits sind die scharfen Momente ein extrem motivierender Beweis dafür, dass die eigenen Augen im Prinzip voll funktionsfähig sind. Das Sehtraining wird deshalb bald mehr zu einem Ausdauertraining, bei dem es hauptsächlich darum geht, immer häufigere und immer längere Scharfsehphasen zu schaffen und schließlich dann mühelos einen ganzen Tag lang durchzuhalten.

Eine weitere erstaunliche Erkenntnis ist, dass die Steigerung der Sehleistung ohne Brille nicht gleichzeitig zu einem Rückgang der Sehleistung mit Brille führt. Im Gegenteil, Sehtraining steigert die Sehleistung allgemein: ohne Brille, mit Brille, und sogar mit ungewohnten Fremdbrillen. Gleichzeitig fördert es die allgemeine Beweglichkeit und Feuchtigkeit der Augen.

Natürlich werde ich auch versuchen, Theorien und Erklärungen zu all diesen Vorgängen zu bieten. Aber im Gegensatz zu anderen Büchern zu diesem Thema, von denen einige gleich im nächsten Kapitel vorgestellt werden, soll dieses Buch extrem praxisnah und damit gleichzeitig realistisch sein. Ich werde die einzelnen Übungen und alle während des Trainings auftretenden, teilweise recht seltsamen Effekte genau beschreiben. Theorien und Hintergründe sind dabei nur am Rande von Interesse. Insbesondere die in vielen Büchern üblichen genauen Beschreibungen der Augen, ihrer Funktionsweise, medizinische Schnittzeichnungen usw. werde ich Ihnen und mir ersparen. So werde ich z. B. immer vereinfachend nur von "Sehzellen" sprechen, obwohl wir alle noch aus der Schule wissen, dass man mindestens zwischen "Sehstäbchen" und "Sehzapfen" unterscheiden kann. Wie uns aber jeder "Wilde im Urwald" zeigt, kann man auch ohne dieses Detailwissen hervorragend sehen, und deshalb werde ich so weit wie möglich auf solchen Ballast verzichten. Es soll hier nur darum gehen, so schnell und so effektiv wie möglich das Sehvermögen zu trainieren, um ohne Brille wieder scharf bzw. mit Brille noch schärfer zu sehen.

Und noch einige Randbemerkungen zu diesem Buch: Ich habe lange gegrübelt, ob ich von "Augentraining" oder "Sehtraining" sprechen soll. Letzteres ist ein etwas breiterer Begriff, der auch zum Ausdruck bringt, dass Sehen nicht nur Sache der Augen allein ist. Andererseits hat mein eigene Erfahrung gezeigt, dass das Training dann am erfolgreichsten ist, wenn der Schwerpunkt doch bei den Augen und nicht bei irgendwelchem psychologischen Drumherum oder sogenannten "Ganzheitsmethoden" liegt. Mithin kann man beide Begriffe nebeneinander benutzen.

Dieses Buch ist sehr lang geworden. Viele eigentlich interessierte Verlage haben es deshalb mit Grausen abgelehnt. Aber wer sich nur kurz in das Thema einlesen will, der braucht es ja nicht in aller Ausführlichkeit zu lesen. Wer dagegen tatsächlich eine starke Brille wegtrainieren will, der wird sich einige Jahre lang intensiv mit dem Thema beschäftigen müssen, und unter diesem Gesichtspunkt kann das Buch nicht ausführlich genug sein. Deshalb werde ich das Buch auch ständig im Internet aktualisieren.

Dieses Buch ist bewusst auch etwas ungewöhnlich gestaltet. Schrift und Satzspiegel sind eher größer als gewöhnlich, ein langes Kapitel ist in verschiedenen Schriftgrößen und -typen gedruckt, und auch auf den Übungstafeln sind scheinbar einige Fehler. All dies ist Absicht, denn der typische Leser wird einerseits Sehschwächen haben, und andererseits sollen Teile des Buches gleichzeitig als Übungstexte für ausgeklügelte Sehübungen ohne Brille dienen. Leider konnte ich nicht alle meine Wünsche verwirklichen. Gerne hätte ich die Hauptkapitel in noch größerer Schrift mit besonders großem Zeilenabstand gesehen. Dazu große, ausfaltbare Übungstafeln, und zwar am besten jeweils gleich doppelt oder gar dreifach, weil sie bei häufigem Gebrauch ja leider so schnell zerfleddern und verschmutzen. Und hinten im Buch dann eine große Tasche mit allerlei kleinen aber nützlichen Trainingsgerätschaften, und dazu eine Videokassette, und, und ... Aber das wäre dann leider kein preiswertes Taschenbuch mehr geworden. Man muss eben überall Kompromisse machen.

Wichtiger Hinweis: Bitte haben Sie dafür Verständnis, dass weder der Autor noch der Verlag Garantien für Erfolg oder Haftung für Schäden des Sehtrainings übernehmen können. Ganz wichtig: Begeben Sie sich keinesfalls ohne Brille in gefährliche Situationen, solange Sie ihr Sehtraining nicht erfolgreich abgeschlossen haben. Und denken Sie auch daran, bei einem harten, langfristigen Sehtraining ab und zu einen Augenarzt zwecks Routineuntersuchung aufzusuchen.

2. Theorie

2.1 Erfahrungen anderer und Literatur

Ich hatte bereits früher vage von "Augentraining" und "Sehschulen" gehört, mich aber nie für Details interessiert, weil ich mir einfach nicht vorstellen konnte, dass so etwas Natürliches wie Sehen mit speziellen Tricks und Kniffen verbunden sein könnte, die man eben kennen muss, um erfolgreich zu trainieren. Nachdem ich mich diesmal unter dem Zwang der Umstände und insbesondere der drohenden Gefahr, bald nicht mehr Auto fahren zu dürfen, zu einem Sehtraining entschlossen hatte, ging ich sofort im Hau-Ruck-Verfahren ohne Vorkenntnisse zur Praxis über und wollte besseres Sehen durch konzentriertes Anstarren von Gegenständen und Schriften mit Pressen, Drücken, Kneifen der Augen und ähnlichen Gewaltmethoden erzwingen. Nach wenigen Tagen war auch mir klar, dass es so nicht funktionieren konnte. Was blieb, war der altbewährte Weg zu einer Bibliothek, um nach den Erfahrungen und Tipps anderer zu suchen.

In der Stadtbücherei Darmstadt, Abteilung "Medizin", Unterabteilung "Augenkrankheiten", fanden sich etwa 15 Bücher. Davon waren rund die Hälfte reine Fachbücher von Augenärzten und Optikern, die nichts mit Sehtraining zu tun hatten, oft sogar ausdrücklich dagegen Stellung bezogen, und die andere Hälfte war genau das Gegenteil: Bücher zum Thema Sehtraining, in denen ebenso ausdrücklich gegen die Schulweisheit der etablierten Augenärzte und Optiker gewettert wurde. Insgesamt also die denkbar breiteste Mischung aller möglichen Meinungen und damit für den ernsthaft interessierten Leser die Notwendigkeit, sich doch mühsam eine eigene Meinung und eigene Erfahrungen zu erarbeiten.

Fast alle Befürworter von Sehtraining, egal welche Theorien und Methoden sie im einzelnen verfechten, berufen sich auf den New Yorker Augenarzt Dr. William H. Bates, der hauptsächlich in den Jahren 1900 bis 1920 intensive Studien über die Ursachen von Fehlsichtigkeiten angestellt hat und als der Papst des Sehtrainings gilt. Sein Buch "Perfect Sight Without Glasses" ("Rechtes Sehen ohne Brille", deutsch beim Rohm Verlag in Bietigheim) gilt entsprechend bis heute als die Bibel des Fachgebiets. Allerdings handelt es sich dabei mehr um ein kritisches Fachbuch für Augenärzte als um eine einfache Trainingsanleitung für jedermann. Zudem sind viele Details naturgemäß nicht mehr dem heutigen Stand der Technik angepasst, denn z. B. von so etwas wie Fernseh- oder Computer-Bildschirmen konnte Bates damals natürlich noch nichts ahnen. Und ohne eine eigene Wertung vorzunehmen, muss ich auch anmerken, dass manche meiner eigenen Trainingserfahrungen nicht mit den Erfahrungen von Dr. Bates übereinstimmen. Trotzdem gebührt Bates höchster Respekt, weil er es wagte, seine eigene Existenz als Augenarzt aufs Spiel zu setzen, indem er jahrzehntelang hartnäckig als Einzelkämpfer gegen die herrschende Einheitsmeinung fast all seiner

Kollegen neue Theorien entwickelte und teilweise auch bewies. Damit hat er den Stein "Sehtraining" ins Rollen gebracht; leider ist bis heute keine Lawine daraus geworden!

In der kritischen Literatur finden sich immer wieder Behauptungen, Dr. Bates sei ein verurteilter Betrüger, dem das Praktizieren verboten worden wäre. Nach meinem Wissensstand ist das so nicht ganz richtig. Der Leidensweg von Bates erinnert vielmehr an einen einsamem Erfinder, der von der übermächtigen Konkurrenz reihenweise mit teuren Prozessen überzogen wird, bis er wirtschaftlich ruiniert und wegen irgendwelcher Nebensächlichkeiten verurteilt ist, ohne dass je wirklich über den Wert seiner Erfindung entschieden wurde.

Als nächstes muss das Buch "The Art of Seeing" von Aldous Huxley genannt werden (deutsch "Die Kunst des Sehens" im Piper Verlag München). Der bekannte englische Schriftsteller litt selbst an so starker Fehlsichtigkeit, dass er zeitweise auf die Benutzung von Blindenschrift angewiesen war. Erst durch Sehtraining konnte er seine Sehprobleme deutlich mindern und lang Zeit nahezu normal arbeiten. Als typischer Intellektueller hinterfragte er den gesamten Themenkreis und schrieb dazu sein etwas philosophisch und langatmig angelegtes Buch. Kein reines Trainingslehrbuch, heute nicht mehr auf dem Stand der Zeit und eigentlich auch zu wenig detailliert, aber zeitlos und deshalb immer lesenswert.

Daneben gibt es eine Reihe neuerer Bücher zum Thema Sehtraining, und auch in Büchern zum Themenkreis "Gesünderes Arbeiten am Computer" findet sich praktisch immer mindestens ein Kapitel zu Sehübungen. Ich kann und will diese Bücher nicht alle vorstellen, sondern muss mich auf einige allgemeine Bemerkungen dazu beschränken:

Auffallend ist, dass es einen harten Kern von Übungen und Theorien gibt, der sich in fast jedem Buch zu diesem Thema findet. Wenn so viele Autoren nahezu deckungsgleich berichten, dann könnte das bedeuten, dass an der Sache etwas dran ist. Oder aber sie haben hemmungs- und kritiklos voneinander abgeschrieben. Leider deutet vieles auf letzteres hin. Auffallend viele Bücher sind etwa nach folgendem Schema zusammengesetzt: 1/3 von Bates, 1/3 von Huxley, Lücken und der Rest werden mit Vermutungen gefüllt. Und dabei wird nicht einmal direkt bei Bates und Huxley abgeschrieben, sondern bei anderen, die schon dort abgeschrieben haben. Das ist leicht erkennbar an einigen Details, die von Kopie zu Kopie falscher wiedergegeben werden und schließlich kaum noch etwas mit dem Original zu tun haben.

So werden Übungen beschrieben, die einfach nicht nachvollziehbar sind, jedenfalls nicht so, wie im Buch beschrieben. Da heißt es z. B. einerseits, es sei normal, dass man nach Schließen der Augen tiefes Schwarz sieht (wenn nicht, dann soll man es üben). Andererseits soll man die Augen schließen und sich dann minutenlang einen tiefschwarzen Punkt auf strahlend weißem Untergrund vorstellen. Klingt einfach und schreibt sich auch einfach, klappt aber ganz und gar nicht so einfach. Mit geschlossenen Augen sehe ich wirklich tief schwarz, soweit stimmt es also. Aber wie soll ich gedanklich aus diesem Tiefschwarz nun so einfach minutenlang strahlendes Weiß machen, als Hintergrund für die Vorstellung eines schwarzen Punktes? Ich konnte mir allerhöchstens für einige Sekunden ein kleines, mehr gräuliches als weißes Feld vorstellen, von dem sich der schwarze Punkt nur mühsam abhob. Dann verdunkelte sich wieder alles, und ich sah nur schwarz auf schwarz. Sicher, ich war stark fehlsichtig und hatte deshalb vielleicht etwas mehr Probleme als andere. Aber das Buch ist doch speziell für Fehlsichtige geschrieben, und da müsste der Autor sich schon die Mühe machen, genau zu beschreiben, mit welchen Tricks und Kniffen man das von ihm selbst als Normalzustand beschriebene Tiefschwarz in strahlendes Reinweiß umdenken kann. Ist es sinnvoll und ungefährlich, wenn man z. B. mittels Autosuggestion hartnäckig versucht, solches "Weißsehen" zu erreichen? Es könnte ja sein, dass man sich dann so daran gewöhnt, dass man in Zukunft mit geschlossenen Augen immer weiß sieht, obwohl der Autor selbst sagt, es wäre wichtig, vor den geschlossenen Augen tief schwarz zu sehen.

Dem einen oder anderen von Ihnen mag eine solche Kritik kleinlich erscheinen; vielleicht können Sie sich sogar auf Anhieb mit geschlossenen Augen minutenlang einen schwarzen Punkt auf leuchtendem Weiß vorstellen, obwohl Sie sonst normalerweise mit geschlossenen Augen nur tief schwarz sehen. Aber nicht jeder kann das, und von einem wirklich gutem Ratgeberbuch erwarte ich, dass es genau auf solche Schwierigkeiten eingeht und den Rat suchenden Leser nicht bei fast jeder Übung durch unvollständige oder gar widersprüchliche Beschreibungen ratlos bis wütend allein lässt. Der Autor schreibt doch gerade für Leser mit solchen und ähnlichen Problemen! Übrigens: Ich habe auch ohne diese und diverse andere schlecht beschriebene und deshalb nicht nachvollziehbare Übungen meine Sehkraft enorm verbessert. Die meisten dieser Übungen scheinen also ohnedies nutzlos oder jedenfalls nicht zwingend notwendig zu sein.

Einige Autoren schreiben fortlaufend von "verschwommenem Sehen". Früher hätte ich vermutlich auch so oder ähnlich geschrieben. Aber schon wenige Tage nach Beginn meines eigenen Sehtrainings wäre mir dieser Ausdruck viel zu ungenau gewesen, denn ich hatte mit Erstaunen bemerkt, wie viele Arten des unscharfen Sehens es gibt: Doppelbilder, Mehrfachbilder, tanzende Mehrfachbilder, Mehrfachbilder, von denen fortlaufend einzelne verschwinden und andere neu auftauchen, hellere oder dunklere Doppel- oder Vielfachkonturen nach einer Seite oder gleichzeitig nach mehreren Seiten, zu kontrastarme und vernebelte Bilder, Bilder, die unter dem Blick wegbleichen oder sonstwie verschwinden oder sich in Einzelteile auflösen, runde Ecken oder eckige Rundungen, zu große oder zu kleine Bilder, usw., usw. Sicherlich sind diese vielen seltsamen Effekte unterschiedlich, je nach Art und Stärke des Sehfehlers, Tageszeit, Beleuchtung und Stimmung, aber sie fallen jedem auf, der auch nur einige Tage ernsthaftes Sehtraining betreibt. Und sie sind auch ein wichtiger Orientierungspunkt bei der Kontrolle der Sehfortschritte. Einfach nur von "verschwommen Sehen" zu reden ist nutzloses Geschwätz, genauso wenig brauchbar wie Definitionen von der Art: "Diese Krankheit ist an der Bettlägrigkeit der Patienten zu erkennen". Hier drängt sich der Gedanke auf, dass der Autor entweder selbst nicht ausprobiert hat, wovon er schreibt, oder dass er ein unfähiger Beobachter und Beschreiber ist. Ich werde deshalb in diesem Buch entweder nur von scharf-unscharf reden oder versuchen, das jeweilige Sehproblem genau zu beschreiben.

In einigen Büchern findet sich leider eine zweistellige Anzahl solch nutzlos-oberflächlicher bis eindeutig falscher Beschreibungen. Eine Autorin behauptet einerseits, sie wäre selbst wegen starker Kurzsichtigkeit lange Zeit Brillenträgerin gewesen und hätte ihre Situation durch Sehtraining entscheidend verbessert, aber andererseits beschreibt sie die Symptome der Kurzsichtigkeit zwar schön formuliert, aber doch so auffallend falsch, wie sie wohl nur jemand beschreiben würde, der Kurzsichtigkeit nur vom Hörensagen kennt.

Da die typischen Leser eines solchen Buches fast immer selbst seit langem unter Sehproblemen leiden und deshalb durchaus etwas Ahnung von der Materie haben, bemerken sie spätestens nach einigen Tagen ernsthaften Sehtrainings, dass der Autor keine Sachkenntnis von dem hatte, wovon er schrieb, und dass er sich offenbar auch nicht einmal die Mühe gemacht hat, die eigenen Rezepte auszuprobieren. Was bleibt, ist Frustration, Erbitterung und leider oft Aufgabe des Sehtrainings nach wenigen Tagen, weil die ganze Sache zu unglaubwürdig wird.

Ein weiteres Ärgernis ist die Fülle der in einigen Büchern vorgeschlagenen Übungen, die oft nur noch als sektiererisch, absurd und sinnlos bezeichnet werden kann. Unter Begriffen wie: "Ganzheitliche Methode" wird dort fast alles angeboten, von Akupressur über Yoga bis hin zu bis Dingen, die ich nur noch als "Voodoo-Hokuspokus" bezeichnen kann. Etwa so nach der Methode: "Damit das Buch ein Bestseller wird, muss von allem etwas dabei sein". So finden sich krasseste Widersprüche; fast in allen Büchern wird einerseits das Meditieren oder Erholen in absoluter Dunkelheit als Wundermittel beschrieben, und in einem anderen Kapitel wird dann Meditieren bzw. Erholen in greller Sonne oder vor einer starken künstlichen Lichtquelle angepriesen. Als kritischer Leser wird man da doch stutzig. Abgesehen von der offensichtlichen Nutzlosigkeit vieler Übungen ist aber auch schon deren Anzahl ein Ärgernis, denn sie überlässt dem Trainierenden die Qual und Verantwortung einer Auswahl, weil er natürlich nicht täglich 50 bis 100 verschiedene Übungen durchführen kann. Besser wäre stattdessen ein straffes Programm aus nur etwa 3 bis 6 verschiedenen Übungen, die man alternativ in verschiedenen Varianten durchführen kann.

Daneben gibt es aber auch Bücher, in denen der Autor ständig "seine Methode" lobt, ohne dass man, abgesehen von allgemeinen Ratschlägen, wie Stress zu meiden und "sein Körpergewebe durch gesunde Ernährung zu entgiften", irgendwo in dem Buch auch nur Ansatzpunkte einer Methode finden kann.

Mein Eindruck ist, dass bei dieser Art der Literatur oft zu viel Wert auf seelisch-geistige Aspekte des Sehens und sonstiges Drumherum gelegt wird. Ganz grob geschätzt beziehen sich etwa 75% der Übungen auf dieses Drumherum, und nur etwa 25% sind echte, körperliche Augenübungen. Nach meiner Erfahrung sollte es eher andersherum sein.

Erstaunlicherweise klagen praktisch alle Autoren darüber, dass Sehtraining nicht anerkannt und von der Schulmedizin zu Unrecht ignoriert oder gar bekämpft würde. Augenärzte und Optiker würden nur an ihr Geschäft denken. Dazu ist nüchtern festzustellen, dass es doch gerade diese Art von schnell, unpräzise und widersprüchlich hingeschriebenen Büchern ist, die wesentlich dazu beiträgt, Angriffspunkte gegen das Sehtraining zu liefern und dadurch das Thema insgesamt zu diskreditieren. Und wer solche Bücher schreibt, der sollte bezüglich des Vorwurfs der Geschäftemacherei durchaus auch mal in den Spiegel schauen. Allerdings liegt mindestens ein Teil der Schuld auch bei den Verlegern und dem Büchermarkt allgemein. Bei der Suche nach einem Verlag für dieses Buch musste auch ich feststellen, welch ein Druck auf Autoren ausgeübt wird, ihre Bücher nicht unbedingt ehrlich, aber verkaufsfördernd zu schreiben. Ratschlag eines Verlages: "3 Jahre hartes Training? Das schreckt die Leser ab. Machen Sie einfach 4 Wochen leichtes Training daraus, und es wird sich prächtig verkaufen!".

Und nun zur Gegenseite, zu den Büchern von Augenärzten, Optikern und ähnlichen "anerkannten" Wissenschaftlern:

In fast allen dieser Fachbücher wird irgendwo kurz aber vehement gegen Sehtraining Stellung genommen, ohne Argumente oder oberflächlich und leicht widerlegbar. Einer dieser professoralen und doktoralen Autoren konnte es sich sogar nicht verkneifen, mit großer, fett hervorgehobener Schrift herauszuschreien: "Augen kann man nicht trainieren!" In einem anderem Kapitel berichtete er, dass Kinder manchmal zwei sehr unterschiedlich leistungsfähige Augen hätten, z. B. weil ein Auge wegen Kurzsichtigkeit kaum benutzt worden und deshalb verkümmert sei (das Kind sieht also hauptsächlich mit dem anderen Auge). In solchen Fällen sollten die Eltern das stärkere Auge abdecken und so das schwächere bevorzugt trainieren, bis es aufgeholt hätte. Wie das, wo er einige Kapitel vorher doch selbst behauptet, Augentraining sei reiner Humbug? Manchmal wird auch argumentiert, dass Sehtraining nur bei Kindern sinnvoll sei, weil deren Sehapparat noch beeinflussbar sei. Andere schreiben, das Tragen von Brillen verschlimmere keinesfalls Sehfehler, betonen aber ein paar Seiten weiter, man solle die Brille nur tragen, wenn es unbedingt notwendig ist, und dann auch immer nur die schwächstmögliche. Solche und ähnliche Widersprüche finden sich reihenweise.

Auch hier wird der Gegenseite, also den Befürwortern von Sehtraining, Geschäftemacherei vorgeworfen, was zwar zweifellos in vielen Fällen zutrifft, aber aus dem Munde von Augenärzten und Optikern doch sehr scheinheilig klingt. Denn gerade sie schneiden sich doch wohl das mit Abstand größte Stück aus dem Kuchen aller zur Behebung von Augenproblemen ausgegebenen Gelder.

Anzumerken ist, dass es natürlich auch einige wenige löbliche Ausnahmen gibt: Bücher von Augenärzten, die ernsthaft und teilweise sogar befürwortend auf das Thema Sehtraining eingehen, und selbstverständlich sind auch nicht alle Sehtrainings- oder Computerbücher als nutzlos oder unseriös zu bezeichnen. Ich selbst hatte zu Beginn meines Sehtrainings außer der vagen Erinnerung, einmal gehört zu haben, dass es so etwas wie Sehtraining geben soll, keinerlei Ahnung von der Materie. Ohne das Durcharbeiten einiger Bücher zu diesem Thema hätte ich vermutlich nie eine brauchbare Einstiegsbasis gefunden und nach wenigen Tagen aufgegeben. Dass ich sogar alle zum Thema erreichbaren Bücher verschlungen habe, also auch die "ganz schlechten", war insofern notwendig und logisch, als man ja immer erst nachher beurteilen kann, was schlecht und was brauchbar ist. Wirklich gut und voll ausreichend fand ich jedoch keines der vorhandenen Bücher. Keines enthielt mehr als etwas Basiswissen, und spätestens nach einigen Wochen Training musste ich mich allein auf Neuland vorwagen. Teils reichte das Wissen der Autoren nur für den Einstieg, teils wichen die geschilderten Erfahrungen dann immer stärker von meinen inzwischen gemachten eigenen Erfahrungen ab und wurden insofern für mich fragwürdig und nutzlos. Trotzdem möchte ich mich hiermit ausdrücklich bei allen Vorkämpfern bedanken!

Dieses Buch entstand in dem Bestreben, die eben dargelegten Schwachpunkte und Lücken der bereits existierenden Literatur zu schließen. Es sollen nur selbst tatsächlich über Monate oder Jahre hinweg praktizierte Übungen und ihre genauen Auswirkungen beschrieben werden. Dabei werde ich auch einige heilige Kühe schlachten, d. h. Übungen, die nach meiner eigenen Erfahrung nutzlos oder gar schädlich sind, werde ich auch nur kurz und mit entsprechendem Vorbehalt vorstellen, auch wenn alle anderen Autoren einige dieser Übungen bisher immer kritiklos befürwortet haben. Sehtraining ist ein so großartiges und wirksames Mittel, dass es an der Zeit ist, das Thema auf eine seriösere Basis zu stellen und weniger Ansatzpunkte für Kritik oder gar Spott zu bieten, als das leider derzeit noch oft der Fall ist.

Allerdings wird auch dieses Buch sicherlich nicht für jeden Sehtrainierenden alle Fragen und Probleme perfekt beantworten können. Denn einerseits ist die Ausgangsbasis, also das jeweilige Augen- und Sehproblem, individuell verschieden, und andererseits hat natürlich auch fast jeder unterschiedliche Vorgaben, Vorlieben oder Abneigungen für oder gegen bestimmte Trainingsweisen.

2.2 Arten der Fehlsichtigkeit

Vereinfacht beschrieben beginnt das Auge ganz vorne mit der Hornhaut. Sie ist nicht nur eine Art durchsichtige Schutzhaut, sondern hat durch ihre hohe Brechkraft gleichzeitig auch eine wichtige optische Funktion. Dahinter folgt die Pupille, ein größenveränderliches Loch zum Regulieren der ins Auge einfallenden Lichtmenge. Dann kommt die verstellbare Linse. Der Hauptteil des Augapfels ist der sogenannte Glaskörper. Das ist eine durchsichtige, geleeartige Füllung, die dem Augapfel seine Form gibt. Die Rückwand des Auges wird von der Netzhaut gebildet. Diese Haut enthält die eigentlichen "Sehzellen". Dort werden die auftreffenden Lichtstrahlen als Sinneseindrücke registriert und dann über die Sehnerven ans Gehirn weitergeleitet.

Man kann auch sagen, dass auf der Netzhaut ein Abbild des Gesehenen entsteht. Damit dieses Abbild scharf ist, müssen die ins Auge einfallenden Lichtstrahlen von Hornhaut und Linse so gebrochen werden, dass sie genau auf der Netzhaut ein scharfes Bild ergeben, nicht etwa davor oder dahinter. Wie wir aber alle vom Diaprojektor und ähnlichen optischen Geräten her wissen, spielt bei dieser Scharfstellung auch die Entfernung zwischen Objektiv und Leinwand (Netzhaut) eine große Rolle. Stellen wir den Diaprojektor so ein, dass das Bild genau auf der Leinwand scharf ist, und rücken wir dann den Projektor oder die Leinwand etwas vor oder zurück, dann liegt die Ebene der größten Schärfe plötzlich vor oder hinter der Leinwand, und das Bild auf der Leinwand ist nicht mehr scharf. Man kann dies meistens wieder einregeln, indem man entweder das Objektiv verstellt oder die Entfernung ändert.

Ganz ähnlich ist es beim Auge: Ist das Bild auf der Netzhaut (Leinwand) nicht scharf, so müsste zum Scharfstellen entweder die Linse vorne im Auge verstellt werden, oder man drückt den elastischen Augapfel durch Muskeln so zusammen, dass sich der Abstand zwischen Vorderseite (Hornhaut) und Rückseite (Netzhaut) des Auges ändert. Und ganz genau betrachtet besteht das "Objektiv" des Auges ja nicht nur aus der verstellbaren Linse, sondern auch aus der Hornhaut. Die Hornhaut gilt zwar als unveränderlich, aber zumindest von der Theorie her wäre auch eine Verstellbarkeit der Hornhaut denkbar, z. B. durch Glattziehen oder Lockern. Auch die erwähnte Längenänderung des Augapfels würde über eine gleichzeitige Änderung der Krümmung des Augapfels die optische Brechkraft der Hornhaut ändern. Und diese Verstellbarkeit von Form und Größe des Augapfels könnte theoretisch auch durch Veränderung des Innendrucks oder äußeren Druck durch die Lider erreicht werden. Von der Theorie her gibt es also eine ganze Reihe logisch und einfach klingender Ansätze zur Einflussnahme auf die Sehschärfe. Aber in der Praxis ist es alles andere als einfach, und viele Details sind auch unter Augenärzten noch umstritten.

Kurzsichtigkeit ("Myopie", griechisch für "Augen zusammenkneifen", weil sich leichte Kurzsichtigkeit durch Zusammenkneifen der Augen vorübergehend lindern lässt):

Kurzsichtige sehen in der Nähe scharf, aber unscharf in der Ferne. Dagegen helfen "Fernbrillen", die man an der negativen Dioptrienzahl erkennt (z. B. -3,5 Dioptrien; solche Linsen sind in der Mitte dünner als am Rand). Allerdings behalten viele stark Kurzsichtige ihre Fernbrille praktisch immer auf, auch beim Sehen in der Nähe. Welches Schulkind setzt schon seine Brille dauernd auf oder ab, je nachdem, ob es an die Tafel oder in sein Buch schaut. Obwohl kurzsichtige Augen also eigentlich perfekt Nahsehen können, werden sie so immer wieder zum Nahsehen durch die Fernbrille gezwungen und dadurch auch für die Nähe "verdorben". Dies wird zwar von vielen Augenärzten und Optikern bestritten, aber die Praxis zeigt, dass bei Kurzsichtigen nach einigen Jahren ständigen Tragens einer Fernbrille auch das Nahsehvermögen ohne Brille rapide nachlässt. Zum Schluss sehen sie oft sowohl in der Ferne als auch in der Nähe unscharf. Lediglich im extremen Nahbereich, bei mir war das unterhalb von etwa 12 cm, können sie dann noch ohne Brille scharf sehen.

Rein technisch gesehen liegt die Ursache von Kurzsichtigkeit darin, dass die schärfste Ebene des Bildes vor der Netzhaut liegt. Kurzsichtige Augen wären also zu lang, oder der Verstellbereich der Linse wäre zu gering. Ob wirklich zu lange Augäpfel Ursache von Kurzsichtigkeit sind, muss hier offen bleiben. Aber jeder Kurzsichtige kann sich schon einmal durch ein einfaches Experiment davon überzeugen, dass das Bild tatsächlich durch Eindrücken (Verkürzen) des Augapfels schärfer wird. Decken Sie ein Auge ab und drücken Sie einmal vorsichtig mit einem Finger das andere Auge von vorne ganz leicht ein. Dabei sollten Sie vorsichtshalber aber nicht direkt auf das Auge drücken, sondern ein Lid etwas über das Auge ziehen und dann mit den querliegenden Finger auf das Lid drücken. Allerdings ist dies kein Beweis dafür, dass das Auge wirklich zu lang ist. Es könnte genauso gut sein, dass das Auge normalerweise über Einrichtungen zur automatischen Anpassung der Schärfe verfügt (Veränderung der Linse oder Veränderung der Länge des Augapfels), dass aber diese automatische Verstellung bei Kurzsichtigen nicht mehr ausreichend funktioniert.

Weitsichtigkeit (Übersichtigkeit, Alterssichtigkeit, Hypermetropie):
Weitsichtige sehen in der Ferne scharf, aber unscharf in der Nähe. Dagegen helfen "Nahbrillen", die man an der positiven Dioptrienzahl (z. B. +1,75 Dioptrien; solche Linsen sind der Mitte dicker als am Rand) und an einem etwas unschönen "Fischaugeneffekt" erkennt. Weitsichtigkeit tritt oft erst mit zunehmenden Alter auf; angeblich, weil die Linse durch das Altern verhärtet und sich dann nicht mehr so weit verstellen lässt wie früher (umstrittene Begründung). Der Altersweitsichtige muss die Zeitung

beim Lesen dann immer weiter von sich weg halten. In extremen Fällen reichen dann selbst voll ausgestreckte Arme nicht mehr aus.

Bei Weitsichtigkeit liegt die technische Ursache darin, dass die Ebene der größten Bildschärfe hinter der Netzhaut liegt. Weitsichtige Augen wären also zu kurz (normale Weitsichtigkeit), oder der Verstellbereich der Linse wäre zu gering (Alterssichtigkeit). Aber auch hier lassen sich die gleichen Einwendungen machen wie schon bei der Kurzsichtigkeit beschrieben: Vielleicht sind lediglich die Einrichtungen des Auges zur automatischen Anpassung der Schärfe gestört und können durch Training der Linsenverstellung und der Muskeln zur Verlängerung des Augapfels durch seitliches Zusammendrücken wieder reaktiviert werden.

Astigmatismus ("Stabsichtigkeit" oder auch "Hornhautverkrümmung"): Hierbei erscheinen z. B. Punkte stäbchenförmig verzerrt. Besonders störend ist dieser Effekt, wenn man bei Dunkelheit Leuchtpunkte wie z. B. Straßenlaternen, Autorücklichter oder Leuchtanzeigen an elektronischen Geräten betrachtet und dabei seltsame, oft gekrümmte Lichtstrahlen von dem Leuchtobjekt ausgehen sieht. Manchmal scheinen richtige Lichtkränze um den Leuchtpunkt zu liegen. Oder der Leuchtpunkt erscheint doppelt oder gar vielfach, oft ohne dass man sich darauf festlegen kann, welcher Punkt denn nun der "echte" ist.

Bei Helligkeit erkennt man Astigmatismus daran, dass Linien einer bestimmten Ebene verzerrt sind (z. B. durch hellere Doppelkonturen) oder gar doppelt oder mehrfach erscheinen, während Linien in anderen Ebenen wesentlich schärfer erscheinen. Also wenn z. B. senkrechte Linien nur mit Fehlern gesehen werden, waagerechte Linien dagegen normal. Und natürlich kann der Fehler in besonders unglücklichen Fällen statt in der Senkrechten oder der Waagerechten in einer ganz bestimmten Schrägstellung dazwischen auftreten.

Typisch ist aber, dass der Fehler immer in einer bestimmten, gleichen Ebene auftritt. Für einen Test auf Astigmatismus sollten Sie das hier folgende schwarze Kreuz genau betrachten.

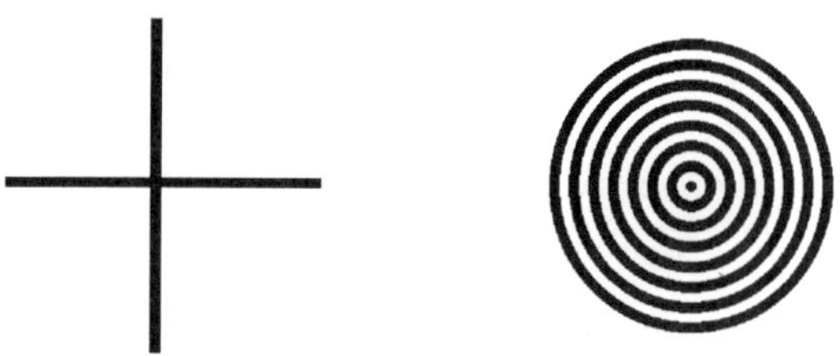

Drehen Sie das Buch langsam, so dass aus dem + ein x und dann wieder ein + wird. Falls Sie dabei einen der Balken unschärfer als den anderen sehen, und beim Drehen feststellen, dass der Fehler nicht an diesem einen Balken als solchem hängt, sondern vielmehr an der Ebene (es ist also z. B. immer der gerade senkrechte Balken unscharf), dann leiden Sie unter Astigmatismus. Und dann wissen Sie auch, welches Ihre "schwache Ebene" ist. Einen ähnlichen Test ermöglicht auch das Kreismuster. Bei Astigmastismus sehen Sie einen oder mehrere vom MIttelpunkt strahlenförmig ausgehende Bereiche verminderter Schärfe.

Zur Korrektur des Astigmatismus dienen Linsen mit sogenannten "Zylinderdioptrien". Dazu muss sowohl die Stärke (z. B. -1,50 Zylinderdioptrien) als auch die Ebene (z. B. Achse 180) angegeben werden. Brillenlinsen können so geschliffen werden, dass sie gleichzeitig z. B. Kurzsichtigkeit und Astigmatismus korrigieren. Solche Gläser sind dann leider oft auffallend dick.

Als Ursache des Astigmatismus gelten Unregelmäßigkeiten der Hornhaut. Deshalb wird oft auch von "Hornhautverkrümmung" gesprochen. Allerdings muss die Hornhaut immer gekrümmt sein, denn das Auge ist bekanntlich einigermaßen rund. Der Ausdruck Hornhautverkrümmung meint in diesem Fall mithin unregelmäßige Hornhautkrümmung. Manchmal handelt es sich auch um echte Beschädigungen der Hornhaut wie z. B. um Narben, Kratzer, Abschleifungen, Verhärtungen oder kleine Fremdkörper. Die Hornhaut ist übrigens offenbar nur in engen Grenzen in der Lage, solche echten, äußerlichen Beschädigungen durch Selbstheilung wieder vollständig zu reparieren. Man sollte sie deshalb in gefährlichen Situationen (umherfliegende Splitter bei der Arbeit, Sandsturm, etc.) unbedingt schützen.

Andererseits ist bekannt, dass sich solche Unregelmäßigkeiten manchmal doch irgendwie wieder auswachsen. Viele Augenärzte räumen deshalb ein, dass Astigmatismus nicht immer dauerhaft ist, sondern im Laufe des Lebens kommen, gehen und sich verändern kann. Mir als Kurzsichtigem ist auch aufgefallen, dass ich bei kurzen Sehentfernungen, wo ich keine Probleme mit der Schärfe habe, auch keine Probleme mit astigmatischen Verzerrungen habe. Irgendwie scheint mein Astigmatismus also nicht völlig unabhängig von der Kurzsichtigkeit zu sein.

Ich persönlich habe im Laufe meines Sehtrainings den Eindruck gewonnen, dass zumindest einige dieser angeblichen Unregelmäßigkeiten der Hornhaut auf winzigen Verwerfungen der Hornhaut infolge ungleich- mäßiger Straffung beruhen und durch Training offenbar glattgezogen werden können. In diesem Fall wäre also auch Astigmatismus durch verkümmerte Muskeln bzw. mangelhafte Augeneinstellung verursacht.

Anmerkung: Es gibt auch eine wesentlich seltenere Form von "innerem Astigmatismus", bei der die Unregelmäßigkeit auf der Innenseite der Hornhaut oder gar auf der Linse liegt.

Der Begriff **Schwachsichtigkeit** (Amblyopie) umfasst offenbar alle Arten mangelnden Sehvermögens, für die die klassische Medizin keine organische Erklärung findet. Etwas vereinfachend könnte man auch sagen, immer wenn ein Auge nachweisbar nicht "zu kurz" oder "zu lang" ist und auch sonst keinen der bekannten anatomischen oder organischen Defekte aufweist, der Patient aber trotzdem über Symptome von Weitsichtigkeit, Kurzsichtigkeit oder eine anderen Art von Fehlsichtigkeit klagt, dann retten sich Fachleute gerne in die Allgemeinfloskel "Schwachsichtigkeit". Ursachen sind angeblich Nichtgebrauch des Auges (also mangelndes Training), Hysterie oder ähnliche psychische Gründe, oder einfach "ungeklärt".

Schwachsichtigkeit scheint also eine Art von Sammelbezeichnung für alle Arten von Sehproblemen zu sein, die mit den üblichen Theorien nicht erklärbar sind. Wie ich in diesem Buch zeigen werde, lassen sich aber Kurzsichtigkeit und Astigmatismus wegtrainieren. Gleiches wird glaubhaft von Weitsichtigkeit berichtet. All diese Sehschwächen basieren mithin überwiegend auf falschem Gebrauch (falsche Sehgewohnheiten), mangelnder Sehanforderung ("Unterstützung" durch Brille) oder auch auf psychischen Ursachen. Insofern könnte und müsste man Kurzsichtigkeit, Weitsichtigkeit und Astigmatismus als Unterarten der Schwachsichtigkeit bezeichnen, was die meisten Augenärzte aber vermutlich lebhaft bestreiten werden.

Manchmal wird der Begriff "Schwachsichtigkeit" auch als unterentwickelte oder gestörte Leistungsfähigkeit von Sehzellen, Sehnerven und dem am Sehvorgang beteiligten Gehirteil definiert. Dies ist aber im Grunde genommen gar keine wirklich andere Definition, sondern es handelt sich um eine Ursachenvermutung, während die traditionelle Definition es bei einer groben Beschreibung der zu beobachtenden Symptome belässt.

Die meisten Augenärzte erkennen an, das Schwachsichtigkeit zumindest bei Kindern bis etwa zum Einschulungsalter oft durch Augentraining zu beseitigen oder wenigstens zu mildern ist.

In einigen wenigen Fachbüchern findet sich noch eine Kurzbeschreibung einer als "Asthenopie" bezeichneten Unterart der Schwachsichtigkeit. Dabei geht es im Prinzip um die Anstrengungen, die Brillenträger aufbringen müssen, wenn sie versuchen, ohne oder mit einer falschen Brille scharf zu sehen. Da ist von unscharfem Sehen, rascher Ermüdbarkeit, Augen- und Kopfschmerzen und Tränenfluss die Rede. Dies ist hoch interessant, denn das sind genau einige der Nebenwirkungen, die auch beim Sehtraining manchmal auftreten. Allerdings scheint da vieles noch ungeklärt: Warum treten diese Nebenwirkungen nur manchmal auf? Bleiben sie für immer oder lassen sie bei härtnäckigem Training dann wieder nach?

Farbblindheit: Entgegen weit verbreiteter Meinung ist totale Farbblindheit im Sinne eines reinen schwarzweißen Sehens selten. Die meisten

Farbblinden sehen durchaus Farben, aber eben nur sehr schwer bzw. falsch. Es gibt diverse Unterarten dieses Sehfehlers, und in der Literatur wird berichtet, dass zumindest einige dieser Probleme durch Sehtraining zu bessern oder gar zu beseitigen sind. Mangels eigener Erfahrung (man muss ja glücklicherweise nicht alles gleichzeitig haben, insbesondere nicht bei Gebrechen, Krankheiten und sonstigen Problemen) werde ich daher nicht weiter auf Farbblindheit eingehen.

Ein häufiges und harmloses Problem sind sogenannte **"Fliegende Flecken"**. Dabei scheinen kleine, weißlich-hellgrau-transparente Gebilde, die meistens irgendwie an Einzeller unter dem Mikroskop oder ähnliches kleinstes Gewürm erinnern, durch das Sehfeld zu schweben oder langsam von oben nach unten zu sinken. Diese Störung tritt fast nur beim Dösen und in ähnlichen Augenblicken auf, in denen Augen und Geist auf nichts bestimmtes konzentriert sind und Müßiggang betreiben. Sobald man sich wieder voll auf etwas konzentriert, ist diese Störung verschwunden.

Aber Vorsicht: Wenn ein solcher Effekt sehr plötzlich und sehr stark auftritt, womöglich gar in Form von "Blitzen" oder dunklen Wolken (Blut?), dann sollten Sie unbedingt einen Augenarzt aufsuchen!

Neben diesen fast schon "normalen" Sehproblemen gibt es noch zahlreiche mehr oder weniger "exotische" Sehfehler und Augenkrankheiten, von denen sich einige leider im Verlauf verstärken und dann immer schwerer zu heilen sind, falls überhaupt. Man sollte sich deshalb zur Angewohnheit machen, bei jeder Ungewöhnlichkeit, die länger als ein paar Tage anhält, vorsorglich einen Augenarzt zu konsultieren.

Sehschwächen und Augenprobleme müssen natürlich grundsätzlich nicht immer bei beiden Augen gleichzeitig auftreten. Zwar ist z. B. ein stark Kurzsichtiger fast immer auf beiden Augen kurzsichtig, und das Gleiche gilt auch bei Weitsichtigkeit und eingeschränkt auch bei Astigmatismus, aber die Stärke der Fehlsichtigkeit kann durchaus bei beiden Augen unterschiedlich sein. Und es gibt sogar seltene Fälle, wo das eine Auge kurz- und das andere weitsichtig ist.

Bei mir z. B. war das linke Auge mit -7,5 Dioptrien kurzsichtig und mit -1,5 Zylinderdioptrien astigmatisch. Rechts waren es dagegen -9,0 und -3,0. Also zwar auf beiden Augen die gleiche Art der Fehlsichtigkeit, aber das rechte Auge war deutlich schwächer. Dieser Unterschied zwischen den beiden Augen hat während des Sehtrainings zu mancher Verwirrung und erheblichen Problem geführt. Da unterschiedlich starke Augen recht häufig vorkommen, werde ich in diesem Buch auch immer wieder auf die daraus resultierenden Probleme zu sprechen kommen.

2.3 Messung der Sehschärfe

Die Sehschärfe (auch "Visus", "Sehleistungsquotient" oder ähnlich genannt) wird entweder als Bruch, als ganze Zahl, als Prozentzahl oder als Kommazahl angegeben. 160/200, 80, 80% und 0,8 bedeuten mithin das Gleiche. Ähnlich wie beim Intelligenzquotienten steht 100 (1,00) für den Normalwert (Durchschnittswert). Daraus ergibt sich, dass sich bei überdurchschnittlich guter Sehschärfe durchaus auch Werte von weit über 100% ergeben können.

Unterschieden wird zwischen dem "Nahvisus", der Sehschärfe beim Lesen mit 30 cm Abstand, und dem "Fernvisus" aus 6 m Abstand. Wird der Nahvisus-Mustertext aus 30 cm Abstand erkannt, so entspricht dies einer Sehschärfe von 100%. Wird dieser Text erst aus 15 cm erkannt, so liegt die Sehschärfe nur bei 50% (15 : 30 = 0,5). Wird der Text dagegen sogar aus 45 cm erkannt, so beträgt die Sehschärfe 150% (45 : 30 = 1,5) usw.

Es gibt genaue Regeln, wie groß die zu erkennenden Einzeldetails der 100%-Mustertexte sein müssen. Nach meiner Erfahrung gibt es trotzdem erhebliche Unterschiede zwischen den verschiedenen benutzten Mustertexten. Die Art der Zeichen bzw. Schriftypen, Beleuchtung und Kontrast (schwarz auf weiß oder umgekehrt) und auch der Inhalt des Textes mögen da mitspielen. Jedenfalls kommt es ohne weiteres vor, dass man bei Paralleltests mit verschiedenen Mustertexten bei dem einem auf 50% und dem anderem auf 80% Sehschärfe kommt. Und auch die Umrechnung der Entfernungen ist mehr Theorie als exakte Realität. Wer den 50%-Mustertext aus 60 cm Entfernung erkennen kann, der müsste theoretisch ebensogut den 100%-Mustertext aus 30 cm erkennen. In der Praxis ist dem aber durchaus nicht immer unbedingt so. Werden die Tests zu unterschiedlichen Zeiten und mit unterschiedlichen Beleuchtungen durchgeführt, so können die Unterschiede sogar extrem krass werden. Und sogar schon ein fotokopierter Test kann zu anderen Ergebnissen als das Original führen (insbesondere die ganz kleinen Mustertexte werden beim Fotokopieren immer schlechter als die Originale). Außerdem sind ja schon die Details der Buchstaben unterschiedlich groß: Ein L, I, O ist leichter zu erkennen als ein e, a, m (m oder r+n?). Deshalb sollten Mustertexte eigentlich immer nur gleich hohe und gleich komplexe Zeichen enthalten (z. B. Zahlen). Ich hoffe, dass die beleuchteten Testtafeln bei den Augenärzten besser standardisiert sind, so dass die dort gewonnenen Messergebnisse eher vergleichbar sind. Allerdings habe ich bei einigen Arztbesuchen da große Unterschiede festgestellt. Es gibt sogar Ärzte, die haben ihr Sprechzimmer einmal völlig abgedunkelt, und an anderen Tagen knallt die Sonne voll rein und verursacht starke Blendungen und Spiegelungen. Bei Messungen beim Augenarzt kommt dann auch noch der übliche "Arztbesuchsstress" hinzu. Und dieser wiederum kann unterschiedlich stark sein, je nachdem, wie sympathisch einem der jeweilige Arzt ist und wieviel Zeit er sich nimmt.

Man sollte deshalb alle Messergebnisse der Sehschärfe nur als recht groben Anhaltspunkt nehmen. Etwa bis zu 1/3 mehr oder weniger liegen im normalen Unsicherheits- und Schwankungsbereich und sollten einen nicht zu verfrühten Schlussfolgerungen führen. Deshalb enthält dieses Buch ganz bewusst keinen ganz exakten Mustertext mit Prozentangaben zur Sehschärfe.

Orientieren Sie sich stattdessen einfach an Ihrer "Haupt-Übungstafel" mit verschiedenen Schriftgrößen. Lassen Sie diese immer an ihrem festen Platz hängen, betrachten Sie sie immer vom gleichen Platz aus bei möglichst gleicher Beleuchtungssituation und notieren Sie, was Sie wann sehr gut, was gut, was gerade noch, was Sie nur manchmal und nur teilweise und was Sie gar nicht erkennen können. Versuchen Sie nur etwa mit Monatsabstand Fortschritte festzustellen und zu notieren. Und versuchen Sie auf keinem Fall, täglich Ihre Sehschärfe genau zu messen. Das bringt absolut nichts, außer Verwirrung und oft sogar Frustration.

Und ganz falsch wäre es, die Sehschärfe allein durch Angabe der Dioptrienzahl der Brille angeben zu wollen. Denn damit wird ja nur gesagt, bei welcher Brillenstärke eine Person ihre beste Sehleistung erreicht. Über die Sehleistung an sich wird damit gar nichts ausgesagt. Der eine mag bei einer realtiv schwachen Brille von z. B. -3 seine höchste Sehleistung von 50% erreichen, während ein anderer zwar eine stärkere Brille von z. B. -6 hat, damit aber auch eine Sehleistung von 80% erreicht. Werbesprüche wie "Durch Sehtraining 2 Dioptrien weniger" sind deshalb ziemlich nichtssagend.

Nach meiner Erfahrung verbessert Sehtraining die Sehleistung generell. Der Augen-Hirn-Apparat wird flexibler, kann sich besser einstellen, und man sieht deshalb in jeder Situation besser: ohne Brille ebenso wie mit den unterschiedlichsten Brillen. Ich halte es sogar für möglich, dass der eine oder andere anschließend mit einer noch stärkeren Brille noch schärfer sehen würde. Ich erreiche mit meiner stärksten Brille nach kurzer Eingewöhnung heute weit über 100%. Allerdings benutze diese Brille nie, denn Zweck meines Trainings war es nicht, neue Rekorde mit Brille aufzustellen, sondern ohne Brille ausreichend gut für die meisten Alltagsaufgaben zu sehen.

Bei Augenärzten und Optikern werden immer öfter mehr oder weniger automatische Geräte zur "Messung der Augen" benutzt ("Refraktometer" oder ähnliche Bezeichnungen). Hierzu muss man wissen, dass diese Geräte in der Regel nicht direkt die Sehschärfe, sondern nur die optische Brechkraft des gesamten Auges messen. Im Durchschnitt sind das so gegen knapp 60 Dioptrien, wovon rund 3/4 auf die angeblich unverstellbare Hornhaut entfallen. Wird mehr gemessen, so wird vermutet, dass die Person kurzsichtig ist und zum Ausgleich für dieses Auge eine Brille mit negativer Stärke braucht. Wird weniger gemessen, so könnte die Person weitsichtig sein und ein Brillenglas mit postiver Stärke benötigen. All dies ist aber nur sehr, sehr grob und oft mehr irreführend als nützlich. Denn die Brechkraft der Augen ist ja bei den meisten

Menschen nicht konstant, sondern verstellbar. Der eine hat vielleicht eigentlich die falsche Brechkraft, kann seine Augen aber bei Bedarf problemlos den Anforderungen entsprechend verstellen. Der andere hat eigentlich "gute" Augen, verkrampft diese aber immer gerade dann, wenn es darauf ankommt. Theoretisch sollten bei solchen Messungen die Augenmuskeln durch Tropfen gelähmt werden, um solche Verstellungen oder Verkrampfungen zu verhindern und so nur die natürliche Grundeinstellung zu messen. Dies wird aber erstens meist nicht so gehandhabt, und zweitens würde es bei all denen zu irreführenden Ergebnissen führen, die im Alltag eben meist mit verstellten oder verkrampften Augen sehen.

Zudem leiden die Messergebnisse unter dem übliche Arztstress: Man soll unter Anleitung einer unvertrauten Person in fremder Umgebung in ein unbekanntes Gerät schauen. Niemand erklärt einem, worauf man seine Augen denn überhaupt scharf einstellen soll. Dazu kommen dauernd Ermahnungen: Höher, tiefer, Augen voll auf, nicht so verkrampft, usw. - und nach ein paar Sekunden hat der Arzt dann ein Ergebnis, dass oft nicht mehr viel mit der Realität zu tun hat. Das ist so unzuverlässig wie eine Blutdruckmessung beim Arzt, die bekanntlich ja auch fast immer zu ganz anderen Ergebnissen als im Alltag führt.

Für alle, die es gar nicht lassen können, zum Abschluss hier noch zwei ganz grobe Tabellen, die angeben, welche erkannte Schriftgröße ungefähr welcher Sehschärfe entspricht. Die Zeichenhöhe bezieht sich hierbei auf die Höhe eines Großbuchstabens wie z. B. dem "T". Also bitte nicht noch die Unterlängen wie z. B. bei dem kleinen "g" hinzuzählen.

Nahvisus:	Zeichenhöhe	Sehschärfe
(30 cm Leseabstand)	20 mm	2%
	10 mm	5%
	5 mm	10%
	3 mm	20%
	1,5 mm	40%
	1,2 mm	60%
	0,8 mm	80%
	0,6 mm	100%

Fernvisus:	Zeichenhöhe	Sehschärfe
(6 m Leseabstand. Für 3 m	37 mm	25%
Leseabstand die Zeichenhöhe	18 mm	50%
halbieren, für 1,5 m vierteln, usw.)	9 mm	100%
	4,5 mm	200%

Anzumerken ist, dass die Angaben in Prozent eine "volkstümliche Vereinfachung" darstellen. Die wissenschaftliche Definition von Visus 1,0 besagt, dass dies die Sehschärfe ist, bei der 2 Beobachtungsobjekte im Abstand von 1 Winkelminute zueinander noch unterschieden werden können. Rechenbeispiel: Sie wollen die 100%-Größe für 1 Meter Entfernung bestimmen. Dazu müssen Sie zuerst diese 1-Meter-Entfernung verdoppeln (von Radius zu Durchmesser). Es ergeben sich 2 Meter = 2000 mm. Dies mit PI (3,14) multipliziert ergibt einen Umfang von 6280 mm. Dies durch 360 geteilt ergibt 17,44 mm für einen Winkel von einem Grad, und das nochmals durch 60 geteilt ergibt rund 0,29 mm für eine Winkelminute. Oder vereinfacht kann man die Sehentfernung in Millimetern auch mit 0,00029 multiplizieren (*2*3,14:360:60=0,00029) und erhält dann die Größe des Details, das man für 100% Sehleistung noch erkennen muss.

Beachten Sie dabei aber, dass diese 0,29 mm unseres Beispiels noch nichts direkt über die Größe des zu erkennenden Buchstabens oder der Zahl aussagen, sondern sie beziehen sich auf das kleinste Detail, das man erkennen muss, um den Buchstaben zu identifizieren. Das kann z. B. der Punkt auf dem "i" oder die beiden Kringel der "8" sein. Und die Kringel bestehen ja auch wieder aus mehreren Details, nämlich dem weißen Innenraum und der schwarzen Umrandung. Das komplette Zeichen wird deshalb in der Regel etwa 3 bis 8 mal so groß sein wie das kleinste Detail. Es hängt also wirklich sehr von den Schrifttypen ab.

2.4 Tiefenschärfeeffekt

Fotografiespezialisten wissen, worum es sich handelt, und für alle anderen möchte ich diesen Effekt hier kurz erklären: Im Objektiv von Fotoapparaten gibt es bekanntlich ein kleines im Durchmesser verstellbares Loch ("Blende"), durch das das Licht auf den Film gelangt. Bei großer Helligkeit wird dieses Loch verkleinert ("abgeblendet"), damit nicht zuviel Licht in die Kamera gelangt, und bei knappem Licht wird es vergrößert ("aufgeblendet"), damit genug Licht in die Kamera gelangt. Früher musste diese Blende von Hand eingestellt werden; heute erfolgt es oft vollautomatisch. Wichtig ist nun, dass sich aus bestimmten physikalischen Gründen bei Verstellungen der Blende auch die erzielbare Schärfe verändert.

Wird wegen Dunkelheit die Blende voll geöffnet, so ergibt sich nur ein kleiner Schärfebereich. Bei einer eingestellten Entfernung von z. B. 4 Metern werden nur Gegenstände in vielleicht 3,5 bis 4,5 Metern Entfernung einigermaßen scharf angebildet. Wird die Blende dagegen weit geschlossen, bei großer Helligkeit also, dann wird das Bild vielleicht von 1,5 Metern bis in den Hintergrund ganz scharf. Man spricht hierbei vom Tiefenschärfeeffekt.

Und unser Auge ist ganz ähnlich wie ein Fotoapparat gebaut. Der Blende entspricht die Pupille, und diese weitet sich bei Dunkelheit bzw. verengt sich bei Helligkeit. Und auch hier gibt es den beschriebenen Tiefenschärfeeffekt. Deshalb sehen wir bei Helligkeit schärfer als in düsterer Umgebung. Laut Fachliteratur beträgt die Sehschärfe bei fortgeschrittener Dämmerung nur noch etwa 1/20 der bei vollem Sonnenlicht ereichbaren Leistung. Als Fehlsichtiger und insbesondere während des Sehtrainings sollten Sie sich dieses Effekts bewusst sein und sich nicht durch scheinbar stark schwankendes Sehvermögen irritieren lassen. Ursache ist oft schlicht und einfach unterschiedliche Beleuchtung und nicht etwa ein zusätzlicher Augendefekt. Aus diesem Grunde sind Vergleiche der Sehleistung auch immer nur bei ungefähr gleicher Beleuchtung sinnvoll.

Die höhere Sehleistung bei Helligkeit mag auch einer der Gründe sein, warum die meisten Anhängern des Sehtrainings eine so große Abneigung gegen Sonnenbrillen an den Tag legen.

2.5 Wahrscheinliche Ursachen schlechten Sehens

Die meisten Augenärzte stehen auf dem Standpunkt, Kurz- bzw. Weitsichtigkeit sei durch zu lange bzw. zu kurze Augäpfel verursacht. Und da die Länge der Augäpfel naturgegeben sei, lasse sich Fehlsichtigkeit auch nicht heilen oder trainieren, sondern nur durch Hilfsmittel wie Brillen korrigieren. Gleiches gelte für Astigmatismus, der durch Unregelmäßigkeiten der Hornhaut verursacht werde. Bei Astigmatismus wird allerdings meistens eingeräumt, dass sich die Hornhaut ständig erneuere oder zumindest verändere und dadurch allmähliche Verbesserungen oder Verschlechterungen eintreten könnten.

Die Verfechter des Sehtrainings dagegen gehen davon aus, dass sich die Augen bzw. der für das Sehen zuständige "Augen-Hirn-Apparat" sowohl an fast alle körperlichen Unregelmäßigkeiten als auch an die Notwendigkeiten der jeweiligen Sehsituation anpassen kann und dies normalerweise auch automatisch tut. Allerdings kann diese automatische Anpassung durch Stress vorübergehend gestört werden. Und wiederholter Stress führt dann irgendwann in einen Teufelskreis, in denen Ursachen und Folgen kaum noch zu unterscheiden sind:

Der Stress verschlechtert das Sehen, das schlechte Sehen erhöht den Stress, bald reicht schon die Angst vor dem Versagen beim Sehen, um Stress und schlechtes Sehen zu bewirken, und irgendwann sind die Sehgewohnheiten durch physische und psychischer Verspannungen dauerhaft verdorben (vielleicht ähnlich wie beim Stottern?). Dann erhält man die erste Brille. Dadurch wird das Auge zwar entlastet, aber diese fehlende Arbeitsbelastung (fehlender Trainingsanreiz) bewirkt langfristig natürlich eine wirkliche Schwächung des Sehapparates, und bald ist die nächststärkere Brille fällig ...

Unter Stress verstehe ich hier alle Arten von geistig-seelischen und auch viele körperliche Belastungen, wie z. B. Schnupfen. Allerdings ist nicht jede Belastung gleichzeitig Stress. Sich ab und zu beim Sport mal voll zu verausgaben oder manchmal beruflich voll eingespannt zu sein, das kann auch stresslösend sein und das angenehme Gefühl bewirken, dass man etwas leisten kann und dass die eigene Leistung gefragt ist.

Viele Argumente und Beobachtungen sprechen dafür, dass die meisten Sehprobleme tatsächlich auf einer solchen oder ähnlichen Ursachenkette beruhen:

► Zuerst muss man sich darüber klar werden, dass Sehen nicht allein Sache der Augen ist. Sehen ist zu einem ganz erheblichen Teil Gehirnarbeit, denn ein Bild entsteht endgültig erst im Kopf. Etwas überspitzt könnte man sogar sagen, dass Sehen zwar ohne Augen, aber nicht ohne Gehirn möglich ist. Denn schließlich kann man sich auch mit geschlossenen Augen ein ganz genaues Bild im Kopf aufbauen, man kann träumen, und vermutlich haben sogar von Geburt an Blinde eine Art bildliche Vorstellung. Augen ohne Gehirn sind dagegen absolut wertlos. Erst das Gehirn kann die von den Augen gelieferten Rohinformationen zu einem wirklichen Bild verarbeiten. Und bei dieser Tätigkeit sind diverse Ergänzungen und Korrekturen des gelieferten Rohbildes möglich und wohl auch notwendig.

So gibt es z. B. Erfahrungen aus Tests, bei denen Versuchspersonen über mehrere Wochen hinweg ständig Spezialbrillen aufhatten, die ihre Umwelt im Sinne des Wortes "auf den Kopf stellten", alles spiegelverkehrt zeigten oder die Umwelt in mehrere Einzelbilder zerlegten und diese Einzelbilder dann den Augen in falscher Anordnung präsentierten (rechts unten war oben in der Mitte, oben links war oben rechts, usw.). Nach einer gewissen Gewöhnungszeit konnten die Versuchspersonen sich dann trotzdem wieder ganz normal in ihrer Umwelt zurechtfinden und sogar produktiv arbeiten. Das Gehirn hatte gelernt, die Bilder irgendwie automatisch zu korrigieren.

Das muss übrigens nicht in jedem Fall bedeuten, dass das Gehirn den falschen oder fehlenden Bildteil nun bildlich korrigiert oder ergänzt, also gewissermaßen Bildfälschung betreibt. Oft bleibt das eigentliche Bild fehlerhaft oder unvollständig, aber das Gehirn gibt uns trotzdem die Information, wie es richtig wäre: Wenn eben ein Mensch mit schnellem Schritt hinter einer Säule verschwunden ist, dann sehen wir ihn für einen Augenblick tatsächlich nicht, aber wir registrieren trotzdem, dass er hinter der Säule ist und höchstwahrscheinlich gleich auf der anderen Seite wieder auftauchen wird. Wenn wir im Auto einen normalen Rückspiegel und einen Panoramarückspiegel benutzen, dann sehen wir den nachfolgenden Verkehr in dem Panoramaspiegel scheinbar weiter hinter uns als in dem normalen Spiegel (Weitwinkeleffekt). Aber nach einigen Tagen der Gewöhnung korrigiert das Gehirn zwar nicht das verzerrte Bild, aber es vermittelt uns trotzdem immer das richtige Entfernungsgefühl, egal in welchen der beiden unterschiedlichen Spiegel wir gerade schauen. Und mit etwas Nachdenken werden Sie tausend ähnliche Beispiele finden. Es ist alles nur eine Sache der Gewöhnung.

Und ebenso viele Beispiele gibt es dafür, dass das Gehirn die Bildinformation, statt zu korrigieren, auch zusätzlich verfälschen kann. Wer Angst vor Ameisen hat, der tendiert dazu, in jedem kleinen Schmutzfleck eines dieser krabelnden Viecher zu erkennen. Ebenso scheinen eine ganze Reihe von Verzerrungen, die oft etwas zu schnell unter dem Oberbegriff Astigmatismus zusammengefasst werden, in Wirklichkeit erst im Gehirn ins Bild gedacht zu werden. Langer Rede kurzes Fazit: Manche Sehfehler sind eigentlich nur Denkfehler.

In der Literatur findet sich auch eine Reihe erstaunlicher Berichte darüber, dass sich viele Sehfehler durch Hypnose aufheben oder gar heilen lassen, dass einige Menschen mit multipler Persönlichkeit bei ihren verschiedenen Persönlichkeiten auch ganz verschiedenen Sehleistungen hätten und andere Kuriosa mehr. Der Wahrheitsgehalt vieler dieser Geschichten bleibt allerdings ungeklärt.

► Der bereits erwähnte Stress kann sowohl bei den Augen selbst (Muskelverspannungen), als auch in Form von geistig-seelischen Blockaden bei der Verarbeitung der Bildinformationen im Gehirn für Sehstörungen sorgen.

Wie wir alle wissen, sehen wir uns Angenehmens lieber und auch deutlicher als uns Unangenehmes. Manchmal reicht schon die Befürchtung, gleich würde etwas Unerfreuliches ins Bild kommen, und schon weigern sich Augen und Gehirn, das nun Kommende klar zu sehen.

Kleine Kinder halten sich oft sogar die Augen zu, um Unangenehmes nicht sehen zu müssen (freilich lugen sie dann sicherheitshalber meistens doch heimlich zwischen den Fingern durch).

Und wir alle können uns nur schlecht an Unangenehmes erinnern, während wir für uns erfreuliche Begebenheiten für immer und mit allen Details fotografisch genau im Gedächtnis behalten. Zeugen von Verbrechen oder Unfällen können sich oft an keinerlei brauchbare Details erinnern, außer dass "alles ganz schrecklich und blutig war". Genau genommen müsste es aber wohl heißen: Wir wollen bestimmte Dinge nicht sehen bzw. uns nicht daran erinnern. Und das wäre ein weiterer Beweis, wie sehr das bildliche Sehen mit dem Geist zusammenhängt.

Gutes Sehen wird oft gerade dann blockiert, wenn wir uns unter seelisch-geistigen Druck (Stress) setzen lassen, etwas unbedingt erkennen zu müssen und vielleicht gleichzeitig auch noch weitere Aufgaben zu erledigen. Also etwa bei jenen Fernsehquizaufgaben nach dem Schema: "Wenn Sie alle blauen Zahlen in 5 Sekunden richtig zusammenzählen, dann erhalten Sie das Ergebnis in DM". Wenn dazu dann noch jemand die verstrichenen Sekunden laut vorzählt, dann kann es wohl jedem an einem schlechten Tage schon mal passieren, dass er in den nächsten Sekunden vor Aufregung Blau nicht mehr von Grün unterscheiden kann.

Insbesondere Schulkinder sind derartigen Stresssituationen oft regelmäßig ausgesetzt. Nämlich immer dann, wenn sie von einem drängenden Lehrer unter Zeitdruck gesetzt und von 20 kleinen Konkurrenten beobachtet eine Aufgabe zu einem Thema lösen müssen, von dem sie genau wissen, dass es nicht ihre Stärke ist und dass auch alle anderen dies wissen. Der bedrängte Geist flüchtet sich dann oft in Nichterkennen, und alles verschwimmt, verschwindet oder dreht sich vor den Augen. Daraus wird sehr schnell die zwar nur angewöhnte, aber trotzdem unerbittlich wirksame Wirkungskette, dass jede Art von Stress zu unscharfem Sehen führt.

Bei Kurzsichtigkeit kann man stressbedingte Verspannungen der Augen manchmal richtig fühlen. Wie bereits weiter oben erklärt sind bei Kurzsichtigkeit die Augäpfel "eigentlich zu lang", und man kann oft durch ganz vorsichtiges Eindrücken (Verkürzen) der Augäpfel mit einem Finger für einen kurzen Augenblick wieder scharf sehen. Bei großem Stress oder Ärger klappt dieses Experiment aber meistens nicht mehr, sondern die Augen fühlen sich prall wie harte Gummibälle an, und jeder Versuch eines Eindrückens schmerzt. Dies deutet darauf hin, dass in solchen Situationen die die Augen umgebenden Muskeln stark angespannt sind und die Augen regelrecht zusammenpressen und dadurch natürlich deren Länge verändern.

Auch während des Sehtrainings finden sich immer wieder eindeutige Beweise dafür, dass sich die Sehleistung rapide verschlechtert, sobald man sich selbst unter Leistungsdruck setzt. Ein eindeutiges und von jedem wiederholbares Beispiel: Suchen Sie sich im Fernsehen einen der Sender mit einem Laufband mit Börsenkursen. Die Kurse sind dort meistens alphabetisch geordnet, so dass man als Stammkunde immer genau weiß, welche Kurse als nächste kommen. Wählen Sie den Sehabstand so, dass Sie die durchlaufenden Kurse im entspannten Zustand ohne Brille gerade noch erkennen können. Dann nehmen Sie sich fest vor, ganz bestimmte bald kommende Kurse, z. B. Bayer und IBM, unbedingt erkennen zu wollen, während Ihnen die anderen dazwischen liegenden Kurse egal sind. Das Ergebnis wird wahrscheinlich sein, dass Sie alle uninteressanten Kurse problemlos erkennen können, während das Bild immer genau dann unscharf wird, wenn einer der für Sie wichtigen Kurse durchläuft. Mit etwas Erfahrung kann man dieses Laufband später zum Trainieren von Stressbewältigung benutzen.

Und auch beim Lesetraining zeigt sich, dass sich die Sehschärfe schlagartig um ein Vielfaches verbessern oder verschlechtern kann, je nachdem, ob man gerade wirklich entspannt ist oder ob man etwas erzwingen will.

Auch Ärger fällt unter den Begriff Stress. Seine Auswirkungen auf die Sehleistung konnte ich während des Sehtrainings immer wieder drastisch feststellen. So habe ich es oft erlebt, dass ich morgens vergleichsweise gut die Zeitungen lesen konnte. Irgendwann im Laufe des Vormittags kam dann die Post, und wenn da was Unangenehmes dabei war, dann war meine Sehleistung beim späteren Weiterlesen der Zeitungen schlagartig deutlich verschlechtert. Oder auch andersherum, je nachdem, was bei der Post dabei war.

Kramen Sie mal etwas in Ihrem Gedächtnis, und Sie werden feststellen, dass auch der normale Brillenträger bei Stress deutlich schlechter als sonst sieht. Die Brille überdeckt die Momente ganz schwachen Sehens zwar etwas, und die meisten Brillenträger haben sich sowieso so an ihre Sehschwäche gewöhnt, dass sie solche Tiefpunkte schicksalsergeben hinnehmen und sich bei längerem Andauern eben einfach wieder einmal eine stärkere Brille besorgen. Aber bei kritischer Beobachtung müsste Ihnen der Zusammenhang zwischen Stress und schlechtem Sehen auffallen.

Und sicherlich ist Ihnen auch schon aufgefallen, dass sich Stress noch in vielerlei anderer Weise sehr direkt körperlich bemerkbar machen kann. So leiden viele Menschen in bestimmten unangenehmen Situationen unter stark erhöhtem Harndrang und können trotzdem nur kleinste Mengen Wasser lassen. Ursache ist vermutlich eine Verkrampfung der die Harnblase umgebenden Muskeln, die schon eine gering gefüllte Blase als prall gefüllt erscheinen lässt. Und bei extremem Stress, wie z. B. echter oder vermeintlicher Lebensgefahr, kann man sogar vorübergehend jede Kontrolle über seine Muskeln verlieren. Der Ausdruck: "vor Angst in die Hose scheissen" bezeichnet insofern einen ganz natürlichen Vorgang. Jeder Arzt, Sanitäter oder Soldat, der bei Kriegs-, Unfall-, Katastrophensituationen eingesetzt war, kann das bestätigen. Und genauso kann Stress die die Augen umgebenden Muskeln verkrampfen oder jedenfalls unkontrollierbar werden lassen.

Allerdings gibt es auch Anhaltspunkte dafür, dass geistige Faktoren wie Stress oder Entspannung nicht alleine für die Sehschärfe verantwortlich sein können. Solch geistige Faktoren müssten nämlich logischerweise immer etwa gleichmäßig auf beide Augen wirken. Da viele Leute aber sehr unterschiedlich starke Augen haben, muss es auch direkt am Auge liegende Ursachen geben.

► Ein anderer Grund von Sehschwäche kann fehlendes Erkennen und Interesse sein. Scharfsehen geht Hand in Hand mit Erkennen. Erkennen bedeutet Wiedererkennen. Wiedererkennen kann man aber nur etwas, das man einmal gelernt hat. Und am besten lernt man Dinge, die einen interessieren.

Einen Text sieht man hauptsächlich deshalb scharf, weil man irgendwann alle Buchstaben und Zeichen gelernt hat, sie nun wiedererkennt und nur dadurch dem Text einen Sinn geben und ihn von anderen Texten unterscheiden kann. Stellen Sie sich einmal vor, Sie würden mit verschiedenen Texten aus chinesischen Schriftzeichen konfrontiert und gezwungen, sich sofort irgendwie dazu zu äußern, sie zu beschreiben, sie zu ordnen. Stress, Panik und Flucht in die Unschärfe wären vermutlich die Folge. Die Situation wird dagegen umso leichter beherrschbar, je mehr der Zeichen Ihnen schon irgendwoher bekannt sind. Schon ein Blick ohne Brille auf die Fernbedienung Ihres Videorecorders beweist dies: Die Knöpfe mit Zahlen sind auf Anhieb erkennbar, während die Knöpfe, auf denen seltsame technische Symbole oder unbekannte Abkürzungen gedruckt sind, Verwirrung, Unsicherheit oder gar unscharfes Sehen hervorrufen.

Und das Gleiche gilt im Prinzip für alle Beobachtungsobjekte. Selbst einfaches Beschreiben eines fremden Objekts ist nur möglich, wenn man wenigstens die einzelnen Details wie Farben oder Formen wiedererkennt. Je weniger man kennt, desto weniger kann man wiedererkennen, und desto chaotischer werden einem bildliche Eindrücke erscheinen. Dabei muss man auch den Zeitfaktor bedenken, denn im Alltagsleben heißt Sehen ja pausenlos sehen. Man muss mithin jede Stunde tausende Male sofort und automatisch erkennen, zuordnen, interpretieren, und hat nicht die Zeit, sich für jedes einzelne Detail eine sorgsam überlegte Definition und Interpretation zusammenzubasteln.

Dazu wieder ein persönliches Beispiel: Ich hatte immer große Schwierigkeiten, Mitmenschen an ihrem Gesicht zu erkennen. Stattdessen habe ich mich hauptsächlich an der Stimme und zur Not auch an typischen Bewegungen beim Gang, dem Klang der Schritte oder gar Gerüchen orientiert. Da ich selbst davon überzeugt war, dass ich mir Gesichter sowieso nicht merken konnte, habe ich mir auch nie die Mühe gemacht, Gesichter genau anzusehen. Folge war natürlich, dass ich sie später erst recht nicht wiedererkennen konnte. So bringt man sich selbst in einen Teufelskreis, bei dem später nicht mehr feststellbar und eigentlich auch egal ist, was Ursache und was Folge ist. Zum Schluss bleibt nur der Fakt, dass man bestimmte Dinge schlecht sieht und die Schuld dafür schnell pauschal auf die Augen schiebt.

► Eine weitere und bei langjährig stark Fehlsichtigen vielleicht sogar die wichtigste Ursache der starken Fehlsichtigkeit ist als "Krückeneffekt" bekannt. Damit ist gemeint, dass Hilfsmittel zur Korrektur von Körperschwächen, egal ob wirkliche Körperschwächen oder nur geistig-seelisch bedingte Schwächen, bei dauerhafter Benutzung die Schwäche verstärken und letztlich oft zum Dauerzustand machen.

Beispiel: Ein verletztes Bein wird eingegipst, und die Person benötigt als Gehhilfe vorübergehend Krücken. Jeder weiß, dass diese Hilfsmittel sobald wie möglich wieder abgelegt werden müssen und das gesundende Bein allmählich wieder belastet werden muss. Zu diesem Zweck werden oft sogar spezielle Übungen und Krafttraining mit Gewichten oder ähnliches durchgeführt. Würde die Person dauerhaft an Krücken gehen oder gar im Rollstuhl fahren, so würden die Beinmuskeln, Sehnen, Gelenke und Nervenbahnen immer weiter verkümmern, das Gehirn würde die Fähigkeit zur Steuerung der entsprechenden Bewegungen verlernen, und irgendwann könnte dieser Mensch tatsächlich nicht mehr laufen, obwohl die ursprüngliche Verletzung längst ausgeheilt ist.

Bei Fehlsichtigkeit hält sich die Ärztewelt aber erstaunlicherweise überhaupt nicht an dieses bewährte Schema, sondern der Patient bekommt eine Krücke namens Brille angepasst, und das war es dann. Durch das dauerhafte Tragen dieser Brille wird aber die ursprünglich oft nur vorübergehende und durch Training schnell behebbare Sehschwäche zum Dauerzustand fixiert. Die Augen verlieren ihre Fähigkeit zum automatischen Scharfsehen. Denn der Patient wird jetzt ja gezwungen, seine Augen dauerhaft so unscharf einzustellen, dass sie nur durch die "korrigierenden" Gläser scharf sehen. Die Augen werden in eine Krüppelstellung gezwungen und verlernen, ohne Hilfsmittel scharf zu sehen. Tritt irgendwann, z. B. durch eine neue Stresssituation, eine neue Sehschwäche auf, so ist dies jetzt zusätzlich zu der bisher fixierten Sehschwäche. Aus diesem Grund brauchen die meisten Fehlsichtigen alle paar Jahre eine stärkere Brille. Dieser durch das langjährige Brilletragen verursachte Teil der Fehlsichtigkeit ist also am ehesten als wirklich organisch bedingt zu bezeichnen, aber nicht unabänderlich angeboren, sondern nur durch Fehlverhalten angewöhnt.

Augenärzte argumentieren in diesem Zusammenhang gerne, das dauerhafte Brilletragen wäre nur dann schädlich, wenn die Brille falsch benutzt würde. Kurzsichtige z. B. dürften ihre Brille nur zur Fernsicht tragen und müssten sie zur Naharbeit abnehmen. Das ist durchaus richtig, aber das ist in der Praxis kaum durchzuhalten. Ein Schulkind z. B. wechselt seinen Blick dauernd von der Tafel zu seinem Heft oder Buch, ein Autofahrer blickt alle paar Sekunden auf das Armaturenbrett, viele Leute lesen beim Fernsehen Zeitung, usw., usw. Es ist einfach nicht machbar, in all diesen Fällen x-mal pro Minute die Brille auf- und wieder abzusetzen, sondern irgendwann behält man sie der Einfachheit wegen dauerhaft auf der Nase. Mehrstärkenbrillen schon für Kinder, also Brillen, bei denen z. B. Kurzsichtige für die Nahsicht durch normales Glas und nur für die Fernsicht durch Korrekturglas schauen, das wäre vielleicht ein erster Schritt in die richtige Richtung. Ich fand aber in der Literatur keinerlei Hinweis auf entsprechende Versuche und Erkenntnisse.

Weit besser als diese dauerhafte Krückenmethoden mittels Brille wäre es vermutlich, beim ersten Auftreten einer Sehschwäche diese sofort nachhaltig wegzutrainieren. Vorbeugendes Training wäre natürlich noch besser. Analog zu dem Training mit Gewichten z. B. nach einem verheilten Knochenbruch sollte man das Sehtraining sogar durch eine Belastung mit einer "Gegenbrille" erschweren, also indem man beim ersten Auftreten einer Kurzsichtigkeit oder zur Vorbeugung Sehtraining mit einer Brille für leicht Weitsichtige durchführt.

► Hinzu kommen möglicherweise einige zivilisationsbedingte falsche Sehgewohnheiten. Insbesondere sind da die Naharbeit und starres Sehen zu nennen. Früher bestand die Arbeit und damit auch die Seharbeit der meisten Menschen aus einer guten Mischung aus Nah- und Fernarbeit, überwiegend in der weiträumigen Natur. Dadurch wurden die Augen umfassend und gleichmäßig trainiert. Heute dagegen wird überwiegend im Nahbereich ohne große Augenbewegungen gearbeitet. Bei vielen Tätigkeiten am Fließband, am Schreibtisch oder am Bildschirm liegt die Blickweite fast ständig unterhalb von einem Meter. Es dürfte leicht einsichtig sein, dass dies Auswirkungen auf die Sehleistung haben kann oder gar muss. Stellen sie sich einmal vor, man würde einen Adler für ein paar Jahre in eine enge Kammer ohne Aussicht sperren. Ob der dann wohl noch aus 100 Meter Höhe Mäuse erkennen könnte, oder ob vor lauter ungewohntem Sehstress mit dem erstbesten Hindernis kollidieren würde?

Allerdings sollte man nicht alles gleich auf die moderne Zivilisation schieben. Die Einführung des elektrischen Lichts hat unseren Augen sicherlich mehr Nutzen als Schaden gebracht, verglichen mit den erbärmlichen Beleuchtungen unserer Vorfahren noch vor 100 Jahren.

► Eine weitere Ursache scheinen Hast und, so seltsam es klingen mag, auch die menschliche Intelligenz zu sein. Wir haben uns nämlich längst angewöhnt, unter Zeitdruck Sehen oft teilweise durch Erfahrung zu ersetzen. Beispiel: Sie müssen beruflich täglich ganz nebenbei einige hundert Seiten Fachtexte lesen. In der Praxis sieht das dann oft so aus, dass Sie nur einen kleinen Teil des Textes richtig lesen (wirklich erkennen) und den großen Rest aufgrund Ihrer Fachkenntnis beim Überfliegen oder Durchblättern erraten. Und noch ein Beispiel: Wenn Sie in Ihrer Heimatgegend unterwegs sind, dann wissen Sie ziemlich genau, welche Richtung zu welchem Ort in ungefähr welcher Entfernung führt. Sie werden kaum einen Wegweiser wirklich lesen, sondern Sie erfassen nur ein paar Buchstaben oder Silben und erraten sofort den ganzen Text.

Es ist sicherlich einerseits ein Beweis hochentwickelter menschlicher Fähigkeiten, wenn oft das Erkennen von kleinen Textfetzen reicht, um sich sofort die gesamte Aussage durch Erfahrung und Intelligenz erschließen zu können. Aber andererseits verführt dies zu nachlässigen Lesegewohnheiten, und spätestens dann, wenn man einmal unter Zeitdruck oder im unkonzentrierten Zustand einen vollkommen fachfremden Text lesen oder im schnellen Vorbeifahren Hinweisschilder in einer unbekannten Gegend oder gar in fremder Sprache oder fremder Schrift erkennen muss, dann können Sie nichts erraten, und der erkannte Teil allein reicht nicht mehr zum Verständnis. Jetzt erst bemerken Sie ganz plötzlich, dass Sie gar nicht mehr alles erkennen können. Augenblicklich breitet sich Stress aus, und schon werden Sie noch weniger erkennen.

Gegen die Meinung der meisten Augenärzte, Kurz- bzw. Weitsichtigkeit sei durch unabänderliche Körperfehler wie zu lange oder zu kurze Augäpfel bedingt und nicht durch Training heilbar, sondern nur mittels künstlicher Hilfen wie Brillen korrigierbar, sprechen dagegen eine ganze Reihe von Beobachtungen:

► Fehlsichtigkeit ist in den wenigsten Fällen für das ganze Leben konstant, sondern sie ändert sich fast immer mit der Zeit. Meine Kurzsichtigkeit z. B. hat sich, nachdem ich ab etwa meinem 35. Lebensjahr regelmäßig am Computer arbeitete, drastisch verstärkt. Dies würde bedeuten, dass sich damals plötzlich meine Augäpfel stark verlängert hätten. Gleichzeitig wurden andere weitsichtig; bei ihnen hätten sich also mit zunehmendem Lebensalter die Augäpfel genau in die andere Richtung entwickelt. Das erscheint recht unwahrscheinlich, insbesondere wenn man bedenkt, dass die meisten Körpermerkmale zumindest bei Erwachsenen während des ganzen Lebens erstaunlich konstant bleiben (z. B. Fingerabdrücke) oder sich mit dem Alter wenigstens tendenziell in die gleiche Richtung verändern (Körpergröße, Haarfarbe).

Meine eigene Augenärztin, der ich nichts von meinem Sehtraining erzählte, wunderte sich nicht im geringsten darüber, dass sich meine Sehleistung stetig deutlich verbesserte. Als ich sie naiv fragte, worauf das denn beruhen könnte, meinte sie nur sinngemäß: "Deutliche Änderungen nach beiden Seiten kommen vor. Wir haben keine klaren Erklärungen dafür. Seien Sie froh, dass es bei Ihnen in die richtige Richtung geht. Aber schon morgen kann es auch wieder in die andere Richtung gehen."

Augenärzte argumentieren auch gerne damit, dass es stabile und fortschreitende Kurzsichtigkeit gäbe. Die stabile Form könne in die fortschreitende übergehen und umgekehrt. Gleichzeitig räumen sie aber ein, dass sie nicht in der Lage sind, diese angeblich verschiedenen Formen an etwas anderem zu unterscheiden als daran, dass die eine sich eben ändere und die andere nicht. Im Klartext also: Sie wissen auch nichts Genaues, sondern vermuten nur.

► Außerdem ist bekannt, dass z. B. durch Schock, Hypnose oder bestimmte Medikamente Fehlsichtigkeit ganz plötzlich vorübergehend auftreten oder verschwinden kann. Dies würde bedeuten, dass sich die Länge der Augäpfel innerhalb kürzester Zeit verändern kann, und zwar in beide Richtungen. Das ist entweder Unsinn; man stelle sich einmal vor, die Fußgröße würde sich ab und zu plötzlich um mehrere Schuhgrößen ändern. Oder, falls es tatsächlich zutrifft, dann wäre es der Beweis dafür, dass das entsprechende Merkmal eben nicht unabänderlich naturgegeben ist, sondern verstellbar und damit auch irgendwie beeinflussbar und vermutlich sogar trainierbar ist.

► Schon nach einigen Tagen oder Wochen Sehtraining werden auch Sie die ersten ganz kurzen Augenblicke überraschend scharfen Sehens ohne Brille erleben. Das Erstaunlich beim Sehtraining ist nämlich, dass das Training nur teilweise zu einer allmählichen Verbesserung des Sehens führt. Der andere Teil des Trainingserfolgs besteht in immer häufigeren und immer längeren Momenten sehr scharfen Sehens, gefolgt von Rückfällen auf ein bescheideneres Schärfeniveau und manchmal sogar in die alte Unschärfe. Die Augenblicke scharfen Sehens werden sich allmählich verlängern und häufiger auftreten, bis nach einigen Monaten oder Jahren das Scharfsehen wieder dauerhafter Normalzustand wird (gewisse Schwankungen der Sehleistungen sind aber normal und bleiben bestehen).

Auch diese Tatsache, dass das Sehvermögen praktisch ohne Zwischenschritte zwischen "sehr scharf" und "sehr unscharf" hin- und herspringen kann - in späteren Trainingsstadien kann das mehrfach pro Minute vorkommen - spricht sehr gegen die Theorie von den dauerhaft zu kurzen oder zu langen Augäpfeln. Es scheint eher so, dass der Augen-Hirn-Apparat sehr wohl scharf sehen kann und dies auch gerne möchte, aber mangels Training, aus Erschöpfung, wegen langjähriger Verkrampfungen und aus einigen anderen Gründen vorerst immer wieder schnell in das gewohnte unscharfe Sehen zurückfällt oder schärfesuchend umherirrt. Dazu passt auch, dass an schwachen Tagen (Stress, Krankheit, Erschöpfung oder ähnliche Gründe) die Qualität, Anzahl und Länge der Scharfsehmomente auffällig geringer ist als an starken Tagen.

► Im späteren Tainingsstadium konnte ich sogar mehrmals erleben, dass ich plötzlich entfernte Gegenstände sehr scharf sah, während mein Sehvermögen in der Nähe eindeutig verschlechtert war. Gewissermaßen ein direkter Sprung aus meiner Kurzsichtigkeit zu einer vorübergehenden Weitsichtigkeit. Außerdem habe ich es durch Training soweit gebracht, dass ich als Kurzsichtiger jetzt sogar mit Brillen für Weitsichtige scharf sehen kann und meine Augen sich auf Brillenstärken zwischen +3 bis -9 Dioptrien einstellen können.

Auch diese Beobachtungen widersprechen der Behauptung, dass Kurz- bzw. Weitsichtigkeit durch eine unabänderlich falsche Länge des Augapfels verursacht wird. Wenn die Länge des Augapfels ausschlaggebend ist, dann ist diese Länge offenbar alles andere als unabänderlich vorgegeben, sondern kann sich durchaus sehr plötzlich zwischen deutlich zu lang und deutlich zu kurz verändern. Oder aber es gibt neben der Augenlänge noch andere wichtige Einflussfaktoren für die Sehleistung, vielleicht größere oder kleinere Verstellfähigkeit der Linse.

► Auch bei Astigmatismus treten ab einem bestimmten Trainingsstadium plötzlich Augenblicke völlig verzerrungslosen Sehens auf. Oder die Art der Verzerrung ändert sich völlig. Statt des senkrechten ist z. B. plötzlich der waagerechte Balken eines Kreuzes verzerrt. Diese Effekte passen nicht zu der Theorie, dass Astigmatismus auf einer festen Unregelmäßigkeit der Hornhaut beruht, denn eine solche feste Schadstelle könnte nur allmählich abgebaut werden, nicht aber mehrmals am Tag plötzlich kommen oder verschwinden.

Anzumerken ist aber, dass beim Trainingsfortschritt die Minderung der Kurzsichtigkeit und des Astigmatismus überwiegend Hand in Hand gehen. Ich konnte nur bei wenigen Gelegenheiten auffallende Unterschiede feststellen (einige kurze Zeitspannen, in denen der Astigmatismus völlig weg und die Kurzsichtigkeit noch unverändert stark da war oder umgekehrt). Mein persönlicher Eindruck ist zwar, dass in meinem Fall anfangs besonders der Astigmatismus etwas hartnäckigeren Widerstand gegen das Training leistete, sich später dann aber schneller besserte. Erst als ich zur Arbeit am Computer eine Brille nur noch mit Korrektur der Kurzsichtigkeit, aber ohne Korrektur des Astigmatismus benutzte, erst da besserte sich der Astigmatismus deutlich schneller als die Kurzsichtigkeit. Aber ich möchte mich nicht eindeutig festlegen, was einfacher wegzutrainieren ist. Ich vermute jedoch, der Trainingserfolg tritt schneller ein, wenn man nur an einem der beiden Probleme (Kurzsichtigkeit bzw. Weitsichtigkeit oder Astigmatismus) leidet.

► Und man darf nicht übersehen, dass es ja eine ganz beachtliche Anzahl ehemals Fehlsichtiger gibt, die durch Sehtraining oder irgendwelche "unerklärlichen Vorgänge" eine erhebliche Besserung oder gar eine vollständige Heilung von ihrem Leiden erfuhren. Auch wenn ihre Zahl, verglichen mit der Zahl aller Brillenträger, vergleichsweise gering ist, so reicht doch im Prinzip schon ein einziger als Beweis, dass die von der Schulmedizin vertretene Meinung zumindest in vielen Fällen nicht richtig sein kann.

Leider ignoriert die große Mehrheit der Augenärzte dies völlig. Und wenn sie es doch einmal in einem Einzelfall nicht ableugnen können, so versuchen sie es mit der Behauptung zu entkräften, dass die betreffende Person nie wirklich kurzsichtig gewesen sei, sondern nur aufgrund einer anderen Krankheit oder seelischen Belastung vorübergehend schlecht gesehen habe. So wird z. B. von "Akkommodationskrampf" gesprochen, einer durch Verkrampfung der Augenmuskeln verursachte, vorübergehende "Schein-Kurzsichtigkeit". Damit kommen sie der Wahrheit vermutlich sehr nahe, nämlich dass Kurzsichtigkeit (Weitsichtigkeit, Astigmatismus, etc.) in zumindest vielen Fällen gar kein wirklicher körperlicher Defekt, sondern nur eine auf anderen Ursachen beruhende und behebbare Störung ist.

Und indirekt räumen die Augenärzte mit dieser ihrer Ausrede sogar ein, dass sie die betroffenen Patienten falsch behandelt haben. Denn sie hatten diese Leute ja vorher alle als fehlsichtig eingestuft und ihnen Brillen verschrieben. Erst wenn einer dieser Patienten seine Kurzsichtigkeit losgeworden ist, auf welchem Weg auch immer, dann heißt es plötzlich: "Natürlich, Sie waren ja nie wirklich kurzsichtig, sondern nur scheinkurzsichtig". Als noch offene Frage bleibt, ob es überhaupt eine größere Zahl wirklich unheilbar Fehlsichtiger gibt, oder ob die ganz große Mehrheit nur unter gewohnheitsmäßiger und damit heilbarer Schein-Fehlsichtigkeit leidet.

Viele Augenärzte notieren in ihren Aufzeichnungen übrigens nur die Brillenstärke und die Sehleistung mit Brille, nicht aber die Sehleistung ohne Brille. Dieser für den Sehtrainierenden wichtigste Wert interessiert sie gar nicht. Immer wieder musste ich Augenärzte dazu drängen, wenigsten eine Minute zu opfern, um die Leistungsfahigkeit meiner Augen ohne Brille zu messen ("Wozu, daran können Sie ja doch nichts ändern."). Als ich einmal einen Augenarzt darauf aufmerksam machte, dass meine heutige Sehleistung ohne Brille näher und näher an meine frühere Sehleistung mit Brille herankommt (die hatte er damals ja notiert), da meinte er, das sei nicht möglich. Sicher hätte er sich damals verschrieben. Und er machte ein dickes Fragezeichen in seine alten Aufzeichnungen. Andere argumentieren: "Natürlich vermindert sich Ihre Kurzsichtigkeit; sie wird langsam von der zunehmende Altersweitsichtigkeit neutralisiert".

Es gibt übrigens einen einfachen juristischen Grund für das hartnäckige Leugnen der Augenärzte: Sie könnten für Taten wie das Verschreiben von Brillen oder Laserkorrekturen der Hornhaut schadenersatzpflichtig gemacht werden, wenn sie gegen den "allgemein bekannten und anerkannten Wissensstand der Branche" verstoßen hätten. Die einfachste Möglichkeit, sich dagegen zu schützen, besteht darin, fest zusammenzuhalten und Fremdlehren zu ignorieren oder zu bekämpfen. Dadurch werden diese nicht allgemein anerkannter Wissenstand, und jeder kann sie weiterhin gefahrlos ignorieren.

► Zudem lässt sich durch objektive Messungen am Auge beweisen, dass sich sowohl die Brechkraft der Augen (Kurz- oder Weitsichtigkeit) als auch die Krümmung der Hornhaut (Astigmatismus) durch die das Auge umgebenden Muskeln ganz erheblich ändern lässt. Damit ist allerdings noch nicht bewiesen, dass solche Verstellungen mittels Muskelkraft lange genug durchzuhalten und ausreichend genau zu steuern sind, um damit dauerhaft scharfes Sehen zu ermöglichen.

Aber wären unsere Augen überhaupt elastisch, wenn dies nicht notwendig wäre, um Gestalt und Größe der Augen jederzeit durch Muskelkraft veränderbar zu machen? Wenn nicht, dann hätte die Natur ein so empfindliches Organ wie unsere Augen doch sicherlich eher gepanzert gestaltet.

► Ganz besonders aufgefallen ist mir in fast allen Publikationen von Augenärzten und Optikern die regelmäßige Warnung, die Augen ja nie wirklich anzustrengen. Dies könne zu Kopfschmerzen, Pulsrasen, erhöhtem Blutdruck usw. führen. Warum dies so gefährlich sein solle, wird aber nirgends begründet. Es heißt immer nur, man solle dann eine Pause machen bzw. sich eine neue Brille anpassen lassen. In vielen Fachbüchern findet sich sogar der Rat, Kindern auch dann schon eine Brille anpassen zu lassen, wenn sie ihre Augen noch mühelos und perfekt scharfstellen können und deshalb gar keine Brille brauchen. Es wird da argumentiert, spätestens im Alter werde die Verstellbarkeit nachlassen, und dann brauchten sie sowieso eine Brille. Und deshalb sei es am besten, sie gleich als Kind ans Tragen einer Brille zu gewöhnen. Es wird sogar empfohlen, "hartnäckigen Brillenverweigereren" die Augenmuskeln solange durch Tropfen zu lähmen, bis sie gar nicht mehr versuchen, ihre Augen selbst zu scharf zu stellen, sondern lieber zur Brille greifen. Kein Wort wird auf die naheliegende Idee verschwendet, dass das Nachlassen der Scharfstellbarkeit vielleicht gerade Folge mangelnder Übung wegen zu frühen Tragens einer Brille sein könnte.

Seltsamerweise wird für fast alle anderen Organe das gegenteilige Vorgehen empfohlen, nämlich regelmäßiges Training. Kein Arzt kommt auf die Idee, einem Autofahren statt Joggen zu empfehlen, weil Joggen zu vorübergehend erhöhtem Pulsschlag führen kann (das ist ja gerade der Sinn der Sache!). Kein Arzt rät dazu, Kindern gleich das Gehen am Stock beizubringen, weil sie im Alter sowieso einen Stock brauchen werden. Oder vielleicht gleich Verzicht auf das aufrechte Gehen auf 2 Beinen, weil das zumindest anfangs ja anstrengender ist als die Fortbewegung auf allen Vieren? Ärzte raten normalerweise auch nicht von Muskelübungen ab, weil die zu Muskelkater oder vorübergehender Erschöpfung führen können. Warum bitte soll gerade bei den Augen Schonung statt Training der richtige Weg sein? Abgesehen davon empfinden viele Fehlsichtige nach einigen Stunden mit Brille auch Unwohlsein oder gar Schmerzen. Brille tragen scheint also auch nicht die perfekte Schonung für die Augen zu sein.

Alle diese Beispiele deuten darauf hin, dass die meisten Formen von Fehlsichtigkeit nicht durch unabänderliche Körpermerkmale vorgegeben sind, sondern zu den regelbaren und damit auch trainierbaren Körperfunktionen gehören.

Unstrittig sind folgende Details: Das Auge enthält ganz vorne die winzigen Ziliarmuskeln, die zur Verstellung der Linse dienen. Daneben gibt es mehrere deutlich größere Muskeln, die um den Augapfel liegen und ihn bewegen (heben, senken, kreisen) können. Strittig ist, ob diese äußeren Augenmuskeln auch Form und damit Länge der Augäpfel verändern können. Zwei dieser äußeren Muskeln liegen wie ein schmaler Gürtel um den Augapfel. Rein theoretisch wäre es denkbar, dass durch Straffen oder Lockern dieses Gürtels der Augapfel zwischen Kugel- und Eiform verändert werden könnte.

Hinzu kommt, dass die Augenform und -größe ja auch durch den Druck der innen befindlichen Flüssigkeit beeinflusst werden könnte. Mithin muss man auch den Mechanismus zur Regelung dieses Innendrucks als "Muskeln" in die Betrachtung einbeziehen.

Und als Augenmuskeln im weiteren Sinne kann man auch die Augenlider betrachten, denn durch Straffen der Lider können die Augäpfel zusammendrückt (=verkürzt) werden. Die meisten Kurzsichtigen nutzen diese Möglichkeit in kritischen Situationen unbewusst automatisch und verstärken die Wirkung noch zusätzlich durch das Zusammenkneifen der Augen. Dadurch schieben sich die Lider von oben und unten weiter über das Auge, so dass sie wirksamer Druck auf die Augäpfel ausüben können (zusätzlich kann der enge Sehspalt durch die verminderte Lichtzufuhr einen Tiefenschärfeeffekt bewirken, ähnlich wie das Zudrehen der Blende eines Fotoapparates).

Die große Mehrheit der Augenärzte ist jedoch der Meinung, nur die Ziliarmuskeln (innere Augenmuskeln an der Linse) regeln die Einstellung des Sehschärfe. Die Linse sei auch nur innerhalb eines relativ engen Bereichs verstellbar, und im Alter verhärte sie zudem allmählich und würde dadurch immer weniger verstellbar. Und die äußeren Augenmuskeln könnten gar nichts zur Einstellung der Sehschärfe beitragen. Deshalb könne eine schwere Fehlsichtigkeit nicht allein durch Verkrampfungen oder Fehlfunktionen dieser äußeren Muskeln verursacht werden. Und im Gegenschluss könnten Fehlsichtigkeiten wie Kurz- oder Weitsichtigkeit auch nicht mittels dieser Muskeln ausgeglichen werden, jedenfalls nicht dauerhaft. Insbesondere wird auch manchmal angezweifelt, dass die äußeren Augenmuskeln überhaupt Einfluss auf die Augenform nehmen können. Sie dienten angeblich nur zum Bewegen des Auges. Allerdings gibt es weltweit Millionen Menschen, denen wegen grauen Stars die Linse entfernt bzw. durch eine Kunstofflinse ersetzt wurde. Bei diesen Menschen entfällt mithin die Möglichkeit einer Verstellung der Linse durch die Ziliarmuskeln, und trotzdem können einige Prozent von ihnen Ihre Augen immer noch innerhalb gewisser Bereiche scharfstellen. Einige wenige können das sogar ganz enorm und tauchen in der Literatur als "Kuriosum" auf. Also muss es da noch andere Möglichkeiten als nur eine Verstellung der Linse geben. Aber welche, und wie weit kann man diese bei Bedarf trainieren?

Auch ein Blick zu anderen Lebewesen könnte weiterhelfen: Fische und verschiedene andere Tiere haben gar keine verstellbare Linse, sondern regulieren die Sehschärfe allein durch Verstellung des Abstandes zwischen Linse und Netzhaut, also der Augenlänge.

Das Problem von Beweis oder Gegenbeweis liegt darin, dass all diese Augenmuskeln direkt im Auge bzw. in der Augenhöhle liegen, so dass sich ohne moderne technische Hilfsmittel von außen nicht beobachten lässt, wie weit diese Muskeln das Sehen (mit)regeln und was sie maximal können oder könnten, wenn sie optimal trainiert wären. Die Wirkungen fast aller großen Körpermuskeln lassen sich dagegen vergleichsweise einfach durch äußere Beobachtung oder Fühlen mittels Handauflegen beurteilen.

Bei den Augenmuskeln bleibt als einziger wirklicher Nachweis der Selbstversuch eines bisher unzweifelhaft stark Fehlsichtigen. Und gerade bei solchen Personen sind, hauptsächlich aufgrund langjährigen Brillentragens, die Augenmuskeln extrem vernachlässigt und untrainiert, so dass das notwendige Training besonders hart ist.

Dabei ist zu bedenken, dass die Augenmuskeln in der Regel nicht nur darauf trainiert werden müssen, ab und zu eine bestimmte Bewegung durchzuführen, sondern sie müssen so "gestählt" werden, dass sie die notwendige Stellung stundenlang beibehalten und zusätzlich laufend je nach Sehanforderungen kleinere Verstellungen durchführen können. Stellen Sie sich zum Vergleich einmal vor, Sie müssten trainieren, eine schwere Hantel nicht nur einige Male hintereinander zu heben und wieder herabzulassen, sondern sie stundenlang pausenlos ziemlich weit oben zu halten und dabei die Haltehöhe ständig millimetergenau einer wechselnden Feinvorgabe anzupassen. Und das alles so ganz nebenbei und mühelos neben Ihrer normalen Alltagsarbeit. Unter Ärzten ist umstritten, ob die Augenmuskeln überhaupt für derartige Dauerleistungen geeignet wären. Allerdings ist bekannt, dass sich Muskeln bei Bedarf oft an gänzlich neue Anforderungen anpassen können. Und aus dem Krafttraining habe ich die persönliche Erfahrung, dass sich Muskeln fast unbegrenzt zu Wachstum anregen lassen - vorausgesetzt, sie werden durch immer stärkeres Training dazu stimuliert. In der Praxis sind es fast immer die Knochen, Bänder und Sehnen, die irgendwann durch immer häufigere Schmerzen und Verletzungen eine weitere Steigerung des Trainings begrenzen. Wären sie aus einem unbegrenzt stabilen Material, so dass man die Trainingsbelastung immer weiter steigern könnte, dann ließen sich die Muskeln zu unglaublichen Dimensionen "aufblasen".

Ich habe jahrzehntelang mit viel Spaß und auch wissenschaftlicher Neugierde intensiv körperliches Training betrieben, darunter auch wohl alle Arten von Muskeltraining: statisches (isometrisches) und dynamisches Training, mit und ohne Geräte, als Anfänger und als weit Fortgeschrittener zusammen mit Profis, unter Stress und bei Krankheit genauso wie bei Gesundheit und in euphorischer Stimmung. Und ich kenne sehr genau die typischen Erschöpfungssymptome und sonstigen Gefühle und Erlebnisse bei jeder dieser Varianten, einschließlich der Reaktionen des Körpers am nächsten Morgen, im Verlauf des nächsten Tages, beim nächsten Training, usw., usw.

Um es kurz zu sagen: Bei meinem Augentraining traten genau die gleichen Gefühle und Reaktionen auf. Später trainierte ich sogar mit einer Brille für stark Weitsichtige und erreichte damit besonders schnelle Fortschritte. Und dieses besonders erfolgreiche Training mit "Gegenbrille" war nichts anderes als eine simples, brutales Muskeltraining. Ich bin deshalb sicher, dass das Augentraining zu einem erheblichen Teil Muskeltraining und Muskelausdauertraining ist. Eben nur, dass in diesem Spezialfall die zu trainierenden Muskeln im Verborgenen wirken und man deshalb trefflich darüber streiten kann, was genau man da eigentlich trainiert. Und dass es auch mit Ausdauer zu tun haben muss, zeigt sich z. B. daran, dass die Zeitdauer scharfen Sehens im Verlauf des Trainings ganz allmählich zunimmt. Es ist nicht etwa so, dass man es irgendwann ganz plötzlich gelernt hat und dann sofort pausenlos scharf sieht.

Natürlich könnte es aber sein, dass der Nutzen dieses Muskeltrainings für das Sehvermögen im Endeffekt dann nicht oder nur teilweise in den gestärkten Muskeln liegt, sondern dass die dauernde Bewegung beim Muskeltraining zu einer Entkrampfung, Lockerung und feineren

Bewegungskontrolle führt, welche dann den eigentlichen Erfolg bewirkt. Ich glaube aber nicht, dass Entspannung, Entkrampfung oder ähnliches allein ausschlaggebend ist, denn in den verschiedenen Trainingsstadien musste ich immer wieder feststellen, wie anstrengend scharfes Sehen ist. Nach einiger Zeit ließ die Sehfähigkeit aufgrund von Erschöpfung immer deutlich nach. Reine Entspannung kann kaum so anstrengend sein.

Und natürlich kommt auch noch ein erheblicher Teil Gehirntraining hinzu. Auch das ist leider schwer von außen zu beobachten und deshalb ein weiterer potentieller Ansatzpunkt für Zweifel und Streit. Beim intensiven Sehtraining wird Ihnen aber anfangs oft ein bohrender Konzentrationsschmerz irgendwo im Hinterkopf begegnen, der fatal an so manch eine verzweifelte Prüfungssituation erinnert (im fortgeschrittenen Trainingsstadium saß der Schmerz dagegen meistens direkt hinter der Stirn, etwa im Nasenwurzelbereich).

Zur Klarstellung: Sie sollten beim Sehtraining keinesfalls unbedingt versuchen, diese beiden Gefühle (Gefühl hartem Muskeltrainings und Kopfschmerzen) zu erreichen. Sie sollten im Gegenteil immer bemüht bleiben, möglichst entspannt und vorsichtig dosiert zu trainieren. Die obigen Schilderungen sind nur als Beleg für die Theorie gedacht, dass es sich beim Sehtraining vermutlich um eine Kombination von (Augen)Muskel- und Gehirntraining handelt.

Wer nicht glauben mag, dass man etwas so extrem feines und kompliziertes wie das Sehen bewusst trainieren kann, der möge sich bitte einmal vor Augen führen, welche unglaublichen und freilich oft auch absurden und überflüssige Leistungen schon durch Training erreicht wurden:

Sie haben doch schon sicherlich einen dieser Entfessellungskünstler gesehen, die sich nur mit einer knappen Badehose bekleidet aus allerlei Handschellen, Zwangsjacken, Ketten, Kisten und ähnlichem befreien. Da gibt es welche, die können ein Schlüsselchen unter der Fußsohle tragen und es bei Bedarf mittels einer wandernden Hautfalte an jeden beliebigen Teil des Körpers transportieren. Andere schlucken ihre Werkzeuge und würgen dann das jeweils benötigte Teil wieder hervor und bedienen es mit dem Mund.

Ich selbst werde nie jenen Informatikprofessor vergessen, der ganz nebenbei, während er einen Vortrag hielt oder Fragen beantwortete, auf seine ganz spezielle Art komplizierte Texte an die Tafel schrieb. Und zwar schrieb er jede Zeile mit beiden Händen gleichzeitig. Mit der Linken begann er am Anfang der Zeile, mit der Rechten an ihrem Ende, und fast immer passten die beiden Zeilenhälften zum Schluss wie aus einem Guss zusammen.

In Wirklichkeit hat aber fast jeder von uns in seinem Leben schon die eine oder andere extrem trainingsaufwendige und eigentlich unglaubliche Leistung vollbracht. Oft ohne es zu bemerken, weil es als selbstverständlich erwartet wurde, weil es unbedingt notwendig war - was glauben

Sie, was Sie alles schaffen, wenn es um alles oder nichts geht - oder weil es ganz einfach Spaß gemacht hat und deshalb gar nicht als Leistung bewertet wird.

Ich z. B. habe während einer bestimmten Periode meines Lebens extremen Ausdauersport getrieben. Damals wog ich knapp 50 kg bei gut 176 cm Körpergröße und einem Brustumfang von etwa 80 cm. Während einer anderen Lebensphase begeisterte ich mich für den Kraftsport, und das Resultat waren rund 90 kg bei nur noch etwa 170 cm Körpergröße, aber dafür fast 130 cm Brustumfang. Natürlich sind solche bewusst herbeigeführte Extremfälle als jugendliche Dummheiten einzustufen, und heute halte ich mich an den hoffentlich gesunden Mittelweg. Aber bemerkenswert ist, dass es mir allein durch Training möglich war, innerhalb weniger Jahre meinen Körperbau nahezu ins Gegenteil umzumodellieren. Und diese ganze Quälerei habe ich nicht etwa als unangenehm empfunden, sondern es hat mir trotz aller Anstrengungen und unvermeidbaren Verletzungen viel Spaß gemacht, und ich habe dafür gerne Zeit und auch einiges an Geld geopfert.

Und noch ein persönliches Beispiel: Eines Tages entdeckte ich bei mir den Ansatz eines Bauches. Es war kein wirklicher Bauch, aber der trainierte Bauchmuskel und die diversen Innereien im Rumpf hingen gewissermaßen herunter und sammelten sich etwa an der Gürtellinie zu einem dieser allgemein als wenig ästhetisch beurteilten Gebilde. Durch Baucheinziehen konnte man das zwar alles sofort zum Verschwinden bringen, aber man kann den Bauch doch nicht ständig einziehen? Irrtum, 3 Monate Training reichten für den Beweis, dass es reine Trainingssache ist, ob ein herunterhängender oder eingezogener Bauch normale Standardeinstellung Ihres Körpers ist. Heute bleibt mein Bauch automatisch eingezogen, und ich kann ihn nur noch durch anstrengendes, bewußtes Pressen einmal für einige Sekunden herunterhängen lassen.

Natürlich können Sie sich auf den Standpunkt stellen, auch dies sei eine extreme und sogar dumme und eitle Bemühung. Aber ich kann Ihnen beweisen, dass Sie selbst ständig ähnliche und noch viel aufwendigere Leistungen vollbringen, ohne sich dessen auch nur im geringsten bewusst zu sein. In erster Linie wäre dabei z. B. an das aufrechte Gehen zu denken.

Aufrechtes Gehen ist nicht angeboren, und über seine Zweckmäßigkeit und Vorteilhaftigkeit könnte man sehr lange streiten. Dass Tiere nur ausnahmsweise eine aufrechte Haltung einnehmen, z. B. der besseren Übersicht wegen, um etwas Hochhängendes zu erreichen oder um zu imponieren, sich ansonsten und insbesondere in Notsituationen wie der schnellen Flucht durch unwegsames Gelände auf allen Vieren fortbewegen, das sollte uns eigentlich zu denken geben. Und wer über physikalische Grundkenntnisse verfügt, der kann lange Ausführungen über Schwerpunkt und Gleichgewicht beim aufrechten Gehen auf zwei so kleinen Füßen wie den unsrigen machen. Schon das aufrechte Stehen ist schwierig; das sichere, aufrechte Gehen auf nur zwei Füßen ohne erkennbares Schwanken ist eigentlich fast unmöglich, denn es bedeutet laufendes blitzschnelles Vorausberechnen von ständigen Schwerpunktverlagerungen und automatisches Ausgleichen durch exakte Koordination einer großen Zahl von verschiedenen Muskeln. Und der Körper leistet dies nicht etwa von alleine, sonst könnten Kinder ja automatisch aufrecht laufen, sondern der Vorgang muss erst mühselig gelernt werden. Und er wird so gut gelernt, dass wir es später gar nicht mehr bewusst als Leistung oder gar Arbeit wahrnehmen, sondern uns beim Gehen voll auf andere Tätigkeiten wie Gespräche, Beobachtung von anderen, Zeitungslesen, usw. konzentrieren können.

Wie unglaublich kompliziert das aufrechte Gehen auf zwei Beinen ist, zeigt sich auch an all jenen Robotern mit menschenähnlicher Gestalt, die uns immer wieder durch ihre langsamen und eckigen Bewegungen zum Lachen bringen. Selbst der leistungsfähigste Computer ist bisher nicht in der Lage, diesen Blechkollegen menschenähnliche, geschmeidige Bewegungen zu verleihen. Würde man eine solche Trauergestalt gar mit hohem Tempo querfeldein durch unwegsames Gelände jagen, so käme er nicht weit. Aus gutem Grund haben alle brauchbaren Roboter entweder Räder, Raupen oder zumindest spinnenähnlich viele Beine. Aber praktisch jeder gesunde Mensch beherrscht diese Übung problemlos auf zwei Beinen, notfalls sogar auf nur einem Bein. Selbst Zeitgenossen, denen man normalerweise nur ein Minimum an geistigen und körperlichen Fähigkeiten zutraut.

Da wir Menschen mithin durchaus mit größter Selbstverständlichkeit ganz erhebliche Leistungen dauerhaft vollbringen können, wäre es schon fast verwunderlich, wenn die vergleichsweise kleine Aufgabe des Antrainierens und späteren Beibehaltens richtigen Sehens nicht zu bewältigen wäre. Fast niemand wird kurz- oder weitsichtig geboren, sondern die meisten Fehlsichtigen haben sich das schlechte Sehen erst unfreiwillig antrainiert. Warum sollte es nicht auch andersherum abtrainierbar sein?

Lassen Sie sich bitte nicht durch meine häufigen Verweise auf Erfahrungen aus dem Spitzensport und auf Beispiel extremer Leistungen entmutigen: Sehtraining ist kein Leistungssport; sie können es auch im Rollstuhl betreiben. Aber sportliche Extremleistungen haben nun einmal unendlich viele auch für die Allgemeinmedizin, den Alterssport oder die Rehablitationsübungen nützliche Erkenntnisse erbracht. Das ist nicht anders als beim Motorrennsport und leider auch bei Kriegen, die ja auch jede Menge neue technische Erkenntnisse gebracht haben. Und wenn es solche Erfahrungen nun einmal gibt, was ist da besser, als möglichst viel davon auch zum Nutzen der Menschheit zu verwerten?

Im übrigen sind all diese theoretischen Hintergrundbetrachtungen und Vermutungen für die Praxis des Sehtrainings zwar durchaus recht nützlich, aber nicht unbedingt notwendig. Denn im Grunde genommen kommt es den meisten von uns ja nur darauf an, künftig besser zu sehen, und nicht zu wissen oder zu beweisen, wie und warum das im Detail funktioniert. Selbst wenn alle bisher aufgestellten Theorien falsch wären, so würde dies nichts daran ändern, dass Sehtraining schon viele tausend Male mit großem Erfolg angewandt wurde. Naturvölker machen sich vermutlich recht wenig Gedanken zur Theorie des Sehens. Sie sehen einfach, und zwar meistens besser als wir "Hochzivilisierten" mit unseren vielen Theorien und technischen Hilfsmitteln.

Wir müssen uns einfach bewusst sein, dass unsere Wissenschaften in vielen Teilbereichen leider noch nicht so weit sind, wie man es wegen einiger spektakulärer Erfolge auf anderen Gebieten oft automatisch für den gesamten Stand der Wissenschaft unterstellt. Es ist allerdings schade, dass viele Wissenschaftler zurückhängender Bereiche oft nicht den Mut haben, einfach öfter einmal zuzugeben: "Das wissen wir leider noch nicht!" Stattdessen wird einfach irgend etwas behauptet. Seit Jahrzehnten gab es ernstzunehmende Theorien, dass die meisten Magengeschwüre durch bakterielle Infektionen verursacht werden. Das wurde bis vor wenigen Jahren ignoriert und bestritten ("Braucht man gar nicht drüber nachzudenken, denn in der Magensäure kann kein Bakterium überleben"), und wer als Medizinstudent im Examen auch nur den Gedanken daran aufgeworfen hat, dessen medizinische Karriere war beendet, bevor sie begonnen hatte. Magengeschwüre wurden operiert, einmal, mehrmals, meistens nutzlos (denn die Infektion wurde ja nicht beseitigt), in jedem Fall teuer und manchmal auch mit tödlichem Ausgang. Inzwischen ist die wahre Ursache bekannt, und die meisten Magengeschwüre sind heute mit einigen Pillen dauerhaft heilbar. Mit etwas weniger Ignoranz hätten die Wissenschaft diesen Stand auch schon vor 50 Jahren erreichen können!

Dass viele Fehlsichtigkeiten durch Training zu lindern oder gar vollständig zu beseitigen sind und dass das Dauertragen von Brillen die Leistungsfähigkeit der Augen extrem verschlechtern kann, ist seit Jahrzehnten bekannt und bewiesen. Wenn viele Augenärzte dies immer noch ignorieren oder sogar bestreiten und ohne ausführlichen Hinweis darauf bedenkenlos Brillen verschreiben oder gar im Prinzip gesunde Augen durch chirurgische Eingriffe dauerhaft verstümmeln, wie das bei der "Korrektur" von Fehlsichtigkeit mittels Laser oder Schnittechniken oft der Fall ist, dann wird hoffentlich irgendwann der Zeitpunkt kommen, wo derartiges Treiben als Körperverletzung straf- und zivilrechtlich geahndet werden wird. Mir erscheint solches Vorgehen jedenfalls so, als ob man Übergewichtigen einredet, ihr überflüssiges Körpergewicht wäre nur durch eine Operation zu entfernen.

Diese meine persönliche Meinung soll Sie aber keinesfalls dazu verleiten, ab sofort einfach pauschal alle augenärztlichen Kenntnisse zu verdammen. Es gibt leider eine Vielzahl von echten organischen Augenkrankheiten und -problemen, wo augenärztliche Hilfe nützlich oder gar absolut unverzichtbar ist.

Nur darf man nicht übersehen, dass die Gesundheitsindustrie tatsächlich eine Industrie ist und infolgedessen Geschäft und Umsatz leider manchmal vor Gesundheit und Nutzen des Kunden gehen. Mir hat dies vor Jahren folgendes persönliches Erlebnis drastisch vor Augen gebracht: In allen "zivilisierten" Ländern stehen Nasentropfen zum Abschwellen der Schleimhäute seit Jahrzehnten ganz weit oben in den Hitparaden der meistverkauften Medikamente. Millionen Menschen sind regelrecht abhängig von diesen Tropfen und würden voller Überzeugung jeden Eid schwören, dass ihre Nase ohne solche Tropfen fast immer "zu" wäre und sie kaum noch Atmen könnten. Ich gehörte jahrelang zu diesen regelmäßigen Umsatzbringern der Pharmaindustrie. Irgendwann erzählte mir jemand, solche Tropfen würden die Schleimhäute zwar für einige Stunden zum Abschwellen bringen, aber danach würden sie gewissermaßen als Gegenreaktion stärker anschwellen als vorher, so dass die Nase dann erst recht "zu" wäre. Einziges Mittel dagegen wäre, wieder Nasentropfen zu nehmen, usw. Auf diese Weise hätten Millionen Mitbürger ungewollt einen teuren aber treuen "Bund fürs Leben" mit den Tropfenfabrikanten geschlossen.

Da ich nun einmal ein experimentierfreudiger Querkopf bin, hab ich es ausprobiert und die Tropfen abgesetzt. Direkte Folge waren tatsächlich einige äußerst unangenehme Tage und vor allem Nächte: Die Nase war wie zubetoniert und Atmen nur durch den Mund möglich. Nach einigen Stunden war natürlich der Hals trocken und steif; Schlafen war kaum möglich. Aber schon nach wenigen Tagen wurde es besser, und nach einigen Wochen konnte ich problemlos durch die Nase atmen. Seitdem hatte ich nie wieder ernsthafte Beschwerden bei der Nasenatmung; selbst bei Schnupfen bleibt meine Nase heute noch einigermaßen offen.

Meines Wissens steht bis heute auf keinem dieser Tropfenfläschchen, dass das Zeug abhängig macht, ebensowenig wie eine entsprechende Bemerkung auf Brillen steht.

Es ließen sich hier noch zahlreiche weitere Beispiele für unrühmliche Verquickungen zwischen wirtschaftlichen Interessen und mangelndem medizinischen Wissen oder gar vorsätzlichen Irreführungen auflisten, und die Zukunft wird sicherlich reihenweise neue Fälle bringen. Dem Menschen wachsen bekanntlich normalerweise zweimal im Leben Zähne, und ab und zu stößt man in Zeitungen auch auf kuriose Meldungen wie "Achtzigjährigem wachsen 3. Zähne". Und einigen Tieren wachsen sowieso mehr als nur zweimal Zähne. Es braucht keine hellseherischen Fähigkeiten, um daraus zu schließen, dass es im Körper irgendeinen Stoff gibt, der die Neubildung von Zähnen bewirken und steuern kann. Früher oder später wird man auch diesen Stoff identifizieren und synthetisch herstellen, und dann wird eine Pille oder Spritze reichen, um ganz nach Bedarf die alten Zähne abzustoßen und ein neues Gebiss nachwachsen zu lassen. Ich kann mir heute schon vorstellen, wie die Dentalindustrie zuerst behaupten wird, dies sei unmöglich, und falls es doch möglich sei, dann sei es ungesund, zu teuer, vernichte Arbeitsplätze, usw, usw.

2.6 Mögliche Trainingsansätze

Aufbauend auf den Erkenntnissen und Vermutungen des vorhergehenden Kapitels sollen nun die möglichen Ansatzpunkte für ein wirksames Sehtraining zusammengestellt werden. Dabei ist es zweckmäßig, zusätzlich zu unterscheiden, ob der Schwerpunkt jeweils beim Gehirntraining oder Augentraining liegt. In der Praxis wird man diese beiden Trainingsarten freilich meisten nicht völlig trennen können. Und das ist auch gut so.

► **Gehirntraining: Den Teufelskreis der Fehlsichtigkeit umkehren.** Fehlsichtige sind sich fast immer ihrer Schwäche bewusst und vermeiden deshalb krampfhaft alles, was sie vor Sehprobleme stellen könnte. Oder sie versuchen vorzubeugen, indem sie immer gleich zur Brille greifen und besseres Sehen durch konzentriertes Starren erzwingen wollen. Auf lange Sicht verschlechtert sich dadurch das Sehvermögen erst recht.

Dieser Teufelskreis muss umgedreht werden. Das erste Mittel dazu ist, ab sofort soviel wie möglich der Alltagsarbeit ganz ohne oder mit einer schwächeren Brille zu erledigen. Hinzu kommt der Einstieg in bewusstes Sehen und Sehtraining. Dadurch steigert sich allmählich die Sehfähigkeit und das Selbstbewusstsein, dies ermutigt und motiviert zu weiterem Training, was wiederum zu weiteren Fortschritten führt, usw., usw.

► **Gehirntraining und Augentraining: Sehgewohnheiten ändern.** Fehlsichtigkeit geht Hand in Hand mit falschen Sehgewohnheiten im Alltag. Diese müssen abgestellt und soweit möglich Elemente des Sehtrainings ins Alltagssehen übernommen werden.

► **Gehirntraining: Stressbewältigung, Stressvermeidung und Entspannung.** Stress ist Ursache vieler Sehschwächen. Deshalb müssen wir lernen, entspannter zu sehen und Stress zu vermeiden bzw. zu bewältigen.

► **Gehirntraining und Augentraining: Bewusstes Beobachten, Wiedererkennen und Interesse**. Wir müssen uns angewöhnen, grundsätzlich alle Objekte des Alltags möglichst bewusst und gründlich zu betrachten, auch wenn sie im Augenblick für uns bedeutungslos sind.

► **Augentraining: Allgemeine Beweglichkeit der Augen**. Bei Sehschwächen ist fast immer auch die allgemeine Beweglichkeit der Augen vermindert; Fehlsichtige tendieren oft zum Starren. Dies muss und kann durch relativ einfaches körperliches Training geändert werden.

► **Augentraining: Allgemeine Besserung und Wegtrainieren der "Brillenschäden".** Hierbei wird die eigene Einstellfähigkeit des Auges trainiert. Hauptsächlich handelt es sich dabei um Training der verkümmerten oder langjährig fehlgestellten oder verspannten Augenmuskeln und der Ausdauer, bis die Augen sich auch ohne Brille wieder scharf einstellen können.

► **Gehirntraining und Augentraining: Autosuggestion und Biofeedback.** Das Bild und damit auch viele Fehler entstehen endgültig erst im Gehirn. Und das ist ein recht günstiger Trainingsansatz, denn unser Denken können wir meistens direkter und wirksamer beeinflussen als rein körperliche Merkmale. Alles, was wir fälschlicherweise ins Bild denken, können wir mit entsprechendem Training (Autosuggestion) auch wieder wegdenken bzw. erst gar nicht hineindenken. Diese Übungen sind meist zugleich Augentraining, da hier Gehirntraining mit intensiven Sehübungen verbunden wird. Außerdem wirkt das Wegdenken der Bildfehler durchaus nicht nur im Gehirn, sondern auf dem Weg des sogenannten Biofeedbacks werden gleichzeitig Feineinsteinstellungen der Augen gesteuert.

► **Gehirntraining und Augentraining: Fusionstraining**. Das Bild, das wir sehen, wurde normalerweise im Gehirn aus den Einzelbildern der beiden Augen zusammengesetzt (fusioniert). Dabei können diverse Probleme und Fehler auftreten, die durch Training behebbar sind.

► **Körper- und Augentraining: Nacken und Rücken.** Bei vielen Fehlsichtigen kommen auch Probleme mit schmerzendem oder steifem Nacken oder Rücken hinzu. Auch dies sollte wegtrainiert werden.

Selbstverständlich müssen die Schwerpunkte des Sehtrainings bei fast jedem Trainierenden individuell verschieden gesetzt werden. Bei stark und schon lange Fehlsichtigen, die über Jahrzehnte eine Brille getragen haben, wird vermutlich das reine Augentraining den Hauptteil des Sehtrainings ausmachen. Wer nur leicht fehlsichtig ist oder gar nur vorbeugen will, bei dem wird die Gehirnarbeit einen größeren Anteil einnehmen.

3. Überlegungen vor dem Trainingsbeginn

3.1 Zielsetzung Ihres Sehtrainings

Zu jedem Training gehört eine Zielsetzung. Beim Sehtraining gibt es mindestens die 3 folgenden möglichen Ziele:

► **Vorbeugung für Normalsichtige.** Sie sind kein Brillenträger und wollen durch vorbeugendes Training dafür sorgen, dass das auch so bleibt. Vielleicht haben Sie sogar Interesse daran, Ihr Sehvermögen noch etwas zu steigern? Schließlich gibt es auch unter den Normalsichtigen verschieden gute Seher, vom nur knapp Normalsichtigen bis zum extrem guten Seher. Denkbar wäre auch, dass Sie selbst zwar Brillenträger sind und auch nicht mehr den Ehrgeiz haben, dies zu ändern. Aber Sie wollen Ihren Kindern von klein auf richtiges Sehen beibringen und sie mit Sehtraining vertraut machen, damit wenigstens sie später keine (starke) Brille brauchen. Also etwa die gleiche Motivation, mit der man seine Kinder zum regelmäßigen Zähneputzen anhält.

Mit vorbeugendem Training habe ich keinerlei eigene Erfahrung. Ich denke aber, man kann mit hoher Wahrscheinlichkeit davon ausgehen, dass die Übungen, mittels derer ich meine Fehlsichtigkeit so stark vermindert habe, erst recht zur Vorbeugung taugen. Vermutlich reicht dazu sogar ein äußerst geringer Trainingsaufwand, z. B. indem man alle Übungen in Alltagstätigkeiten einbaut.

Es könnte sein, dass die Lektüre dieses Buches für Normalsichtige etwas langweilig oder schwer nachvollziehbar ist, weil sie das Glück haben, all die geschilderten Probleme von Fehlsichtigen nicht zu kennen. Manches mag ihnen vielleicht sogar kurios vorkommen.

► **Vorbeugung für Brillenträger.** Sie sind Brillenträger und haben mit Erschrecken festgestellt, dass Sie alle paar Jahre eine neue, stärkere Brille brauchen. Vielleicht werden Sie im Alltag auch plötzlich mit neuen und höheren Sehanforderungen konfrontiert, die Ihre Sehprobleme noch erhöhen könnten. Bei mir z. B. war das die zunehmende Arbeit am Computerbildschirm. Sie haben zwar nicht den Ehrgeiz, sich die Brille wegzutrainieren, aber Sie wollen Ihre gegenwärtige Sehleistung halten und nicht irgendwann eine noch stärkere Brille benötigen.

Auch solch ein Training dürfte vergleichsweise einfach sein. Allerdings sollten Sie sich klar darüber sein, dass ein wichtiger Bestandteil jedes Sehtrainings das Leben und Sehen ohne Brille ist. Zumindest in der Freizeit, bei leichteren Arbeiten und natürlich beim Sehtraining sollten Sie deshalb Ihre Brille ablegen, auch wenn Ihr Übungsziel gar nicht der dauerhafte Verzicht auf die Brille ist. Wer nicht bereit ist, ab und zu auf seine "Krücke" zu verzichten, der wird auch nur geringe Trainingserfolge erreichen.

► **Besserung bei Brillenträgern.** Sie sind Brillenträger und wollen Ihre Sehleistung verbessern. Sei es, dass Sie allmählich eine etwas schwächere Brille anstreben, sei es, dass Sie möglichst schnell ganz ohne Brille normal sehen wollen. Bei schwachen Brillen bis etwa -2 Dioptrien und einer Sehleistung ohne Brille von über 50% in Ferne und Nähe sollte der schnelle, fast vollständige Verzicht auf die Brille relativ leicht möglich sein (ich habe früher mit Brille kaum besser gesehen und bin damit im Alltag recht gut zurechtgekommen). Das schnelle, völlige Wegtrainieren einer stärkeren Fehlsichtigkeit dürfte dagegen das mit Abstand ehrgeizigste Ziel sein und erfordert ein sehr hartes Training mit sehr merkbaren Einschränkungen im Alltag.

Allerdings gibt es nach meiner Erfahrung das erstaunliche Phänomen, dass die Fortschritte beim Sehtraining nicht etwa nur allmählich und gleichmäßig erfolgen, sondern die Sehleistung springt oft wild zwischen verschiedenen Stufen von "schlecht" und "gut" hin und her. Hält man lange genug durch, dann stabilisiert sie sich immer öfter und immer länger bei "gut", und irgendwann sieht man dann fast immer gut. Neben diesen Sprüngen erfolgt aber auch eine langsame, allmähliche Besserung. Zumindest für stärkere Fehlsichtigkeit bezweifle ich jedoch, dass man so trainieren kann, dass man einfach jedes Jahr mit einer um z. B. 0,5 Dioptrien schwächeren Brille auskommt und daneben keine störenden Nebenwirkungen wie die erwähnten plötzlichen Leistungssprünge erlebt. Selbst wenn man sich nur eine kleine, allmähliche Besserung als Zielsetzung nimmt, sollte man sich deshalb auf jeden Fall auf Merkwürdigkeiten und kleinere Probleme einstellen.

Zur Zielsetzung gehört auch die Entscheidung, ob Sie einfach nur möglichst bald ohne Brille scharf sehen wollen, egal ob nun mit beiden Augen oder nur mit einem, oder ob Sie den Ehrgeiz haben, unbedingt beide Augen auf ein gleichmäßiges hohes Leistungsniveau zu bringen. Für die Sehpraxis ist der Unterschied gering, aber der Trainingsaufwand und -ärger für ein gleichmäßig gutes Sehen auf beiden Augen kann um ein Vielfaches höher sein. Auf dieses Problem werde ich noch mehrfach im Detail eingehen.

Grundsätzlich ist es möglich, die gewählte Zielsetzung des Sehtrainings später jederzeit zu ändern, z. B. nach den ersten Erfahrungen und Erfolgen, oder wenn sich einmal Ihre verfügbare Trainingszeit oder andere äußere Gegebenheiten ändern. Eine Änderung der Zielsetzung oder gar zielloses "Herumtrainieren" kann in Einzelfällen aber gewisse Nachteile mit sich bringen. Insbesondere bei verschieden starken Augen kann viel Trainingsaufwand sinnlos vergeudet werden, wenn Sie sich nicht klar darüber werden, ob Sie nun beide oder nur ein Auge trainieren wollen. Und bei vorzeitigem Abbruch oder längerer, vorübergehender Unterbrechung des Sehtrainings sollten Sie sofort prüfen, ob Sie sich eine neue, schwächere Brillenstärke anpassen lassen können. Sonst werden Sie womöglich durch den Gebrauch Ihrer alten, starken Brille bald wieder auf Ihre Ausgangsposition zurückgezwungen und aller Trainingsaufwand wäre umsonst gewesen.

3.2 Willenskraft und Motivation

Eine Zielsetzung ist notwendig, aber die Willenskraft zum Durchhalten muss dazukommen. Und damit wären wir bei der Motivation. Diese wiederum wird hauptsächlich vom Wert des angestrebten Ziels bestimmt. Sicher, Sie wollen Ihr Sehvermögen verbessern, sonst hätten Sie dieses Buch nicht gekauft. Aber wie wichtig ist Ihnen das wirklich? Seien Sie einmal ganz ehrlich: Wenn Sie die Wahl hätten, für 1000 Stunden harten Arbeitseinsatz eine Million Mark oder aber perfektes Sehen ohne Brille zu erhalten, was würden Sie wählen? Und bei 100.000 Mark oder perfektem Sehen? Wenn Sie wirklich ehrlich zu sich sind, dann können Sie durch dieses simple Denkspiel schnell herausbekommen, wieviel Ihnen perfektes Sehen wert ist. Und daraus lassen sich dann Rückschlüsse über Ihr vermutliches Durchhaltevermögen beim Sehtraining ziehen.

Vermutlich würden die meisten Brillenträger durchaus gerne perfekt sehen, aber allzu wichtig ist Ihnen diese Brillenlosigkeit nun auch wieder nicht. Als Brillenträger fällt man nicht automatisch unangenehm auf; schließlich trägt fast jeder zweite Mitbürger eine Brille. Es sieht auch nicht unbedingt schlecht aus; manche Gesichter gewinnen sogar durch die Brille. Es gibt wirklich gutaussehende Brillen, und außerdem kann man sich auf den Standpunkt stellen, dass erst die Brille einen Mitmenschen als "Verstandsmenschen" ausweist. Brillen können sogar nützlich sein. Beim Radfahren schützen sie die Augen vor Insekten, und bei vielen Arbeiten sind Brillen zum Schutz der Augen sogar Vorschrift. Durch das Putzen oder Herumspielen mit der Brille kann man manchen peinlichen Augenblick überbrücken; Brillen können einen vor unangenehmen Arbeiten schützen ("Als Brillenträger kann ich das nicht machen") oder als Entschuldigung für diverse Fehler dienen ("Sorry, konnte ich nicht erkennen").

Als Nachteile stehen dem hauptsächlich dieses Gefühl der Abhängigkeit und die Angst vor der Hilflosigkeit ohne Brille entgegen. Die echten körperlichen Nachteile wie Druckstellen auf Nase und hinter den Ohren sind gering; meistens gewöhnt man sich völlig an die Brille und fühlt sie gar bald nicht mehr. Die zusätzlichen Gefahren durch die Brille (Splitter bei Unfällen, etc.) sind ebenfalls gering und werden vermutlich durch die Schutzfunktion der Brille mindestens ausgeglichen. Auch die Kosten der Brille fallen in unserer immer noch relativen Wohlstandsgesellschaft kaum ernsthaft ins Gewicht. Und soweit die Brille bei bestimmten beruflichen oder sportlichen Tätigkeiten stört, kann man auf Kontaktlinsen ausweichen, die allerdings teurer und umständlicher zu handhaben sind.

Ein wirkliches Problem sind Brillen bzw. Fehlsichtigkeit erst dann, wenn Sie dem beruflichem Werdegang im Wege stehen. Dies dürfte aber nur bei vergleichsweise wenigen Berufen wie z. B. Piloten, Militärs, Polizisten, etc. der Fall sein, und da gibt es neuerdings ja den Ausweg einer Operation. Das ist zwar noch etwas umstritten, aber zumindest in manchen Fällen durchaus praktizierbar. Ähnlich liegt der Fall, wenn die Fehlsichtigkeit ein Maß erreicht, wo als schwerwiegend empfundene Nachteile drohen. Ich z. B. habe mich erst dann konkret mit dem Thema Sehtraining beschäftigt, als mir klar wurde, dass bei einer weiteren Verschlechterung meiner Sehfähigkeit der Verlust meines Führerscheins drohte. In meinem Fall hätte vermutlich nicht einmal mehr eine Operation geholfen. Denn die Grenze für den Führerschein liegt in den meisten Ländern bei 50% Fernvisus mit Brille (unterschiedliche Detailreglungen im Bereich 40 bis 70%; von Berufskraftfahrern werden oft mehr verlangt), und genau an dieser Grenze lag ich bei Beginn des Sehtrainings. Da bei solch einer Operation gewissermaßen eine Linse vorne ins Auge eingebaut wird, ist nicht zu erwarten, dass sich durch die Operation eine höhere Sehleistung ergibt als vorher mit normaler Brille. Ich wäre also von meinen 50% Fernvisus (65% Nahvisus) nicht heruntergekommen und hätte weiterhin gefährlich knapp an der Grenze gelegen. Aus dieser Gewissheit ergab sich für mich ein Zwang, der vermutlich die beste Motivation für das Training war.

Sie sehen, es gibt für die weitaus meisten Brillenträger gar nicht so viele und schwerwiegende Gründe, warum sie nicht weiterhin mit Fehlsichtigkeit und Brille leben sollten. Entsprechend gering dürfte bei vielen die Motivation und das Durchhaltevermögen sein. Es ist mehr eine persönliche und psychologische Sache, wie sehr einen die Abhängigkeit von der Brille und der "Makel" der Fehlsichtigkeit stört. Und, das war sicherlich bei mir der Fall, es kann einem während des Trainings auch der sportliche Ehrgeiz und das wissenschaftliche Interesse packen und zum Durchhalten motivieren. Um meinen Führerschein zu behalten, hätte es für mich ja vollkommen gereicht, mein Sehvermögen auf dem damaligen Stand zu konservieren. Aber nein, bald war mir klar, dass ich nicht nur die Brille vollständig wegtrainieren, sondern mein Sehvermögen sogar steigern wollte. Einfach so, um mir und anderen zu beweisen, dass das zu schaffen ist. Es lässt sich nicht immer erklären, warum man bezüglich einiger Dinge eine extreme Durchhaltekraft entwickelt und bei anderen nicht. Meine Glatze ist sicherlich auffallender, als es meine Brille war. Aber ich kann mir nicht vorstellen, jemals auch nur eine Stunde Arbeit oder eine Mark in ein "Anti-Glatzen-Training" oder ein "Anti-Glatzen-Mittel" zu investieren. Meine Mütze kann ich ganz nach Temperatur aufsetzen oder abnehmen. Welcher Haarträger kann das schon? Aber ich weiß natürlich, dass andere Glatzköpfe das ganz anders sehen. Denen ist Ihre Brille völlig egal, aber sie würden fast alles machen, damit Ihnen wieder Haare wachsen.

Motivation und Durchhaltevermögen im Bezug auf eine bestimmte Zielsetzung ist also eine sehr persönliche Sache. Hinzu kommt, dass wir fast alle die eine oder andere geistig-körperliche Sperre bezüglich bestimmter Dinge haben. Wir alle kennen mindestens einen "Dicken", der es zwar einfach nicht schafft, sein Körpergewicht zu kontrollieren, der aber andererseits bei der Erreichung anderer Ziele eine ungewöhnliche Hartnäckigkeit und Durchhaltevermögen an den Tag legt. Es gibt Raucher, die fast alles schaffen. Nur sich das Rauchen abzugewöhnen ist ihnen unmöglich. Aus dem Krafttraining kenne ich reihenweise Leute, die sich täglich stundenweise mit härtesten Training schinden, aber sie schaffen es nicht, ihren persönlichen Problembereich wirksam zu trainieren. Da gibt es Männer mit gewaltigem Oberkörper auf spindeldürren Beinen, superstarke Oberarme mit Kleinmädchenunteramen dran, usw., usw. Diese Leute sind weder dumm noch faul, aber sie haben eine eingebaute Sperre, die sie daran hindert, gerade dieses Problem zu bekämpfen.

Dagegen muss man ankämpfen, aber ich kenne kein Patentrezept. Ich glaube, man kann es wirklich nur durch harten Kampf schaffen; einfache Tricks gibt es da wohl nicht. Ich selbst habe lange Zeit geglaubt, solche Probleme hätten immer nur die anderen. Leute, die dumm sind und sich nicht beherrschen können. Die Beschäftigung mit dem Augentraining hat mir aber vor Augen geführt, dass auch ich mich jahrelang vor der Bekämpfung eines wichtigen persönlichen Problems gedrückt habe. Ich habe zwar einerseits fast jede sportliche Herausforderung angenommen und meine Kräfte für jeden Unsinn verschwendet. Andererseits habe ich aber 35 Jahre lang meine Augen verkrüppeln lassen wie ein Depp. Ich könnte dafür jetzt natürlich jede Menge Begründungen und Ausreden aufzählen ("nicht gewusst"). Aber gerade die Tatsache, dass wir in solchen Situationen lieber nach Ausreden suchen statt die Sache anzugehen, das scheint ein wesentlicher Teil des Problems zu sein.

Ein weiteres Problem für viele Menschen ist oft die Langfristigkeit des Trainings. Denn viele begeistern sich zwar gerne und schnell für etwas und arbeiten auch einige Zeit mit vollem Einsatz daran. Aber genauso plötzlich schwindet dann die Begeisterung, und man wendet sich etwas anderem zu. Mit zunehmendem Lebensalter steigt im Allgemeinen die Durchhaltedauer, weil man gelernt hat, dass sich mit nur kurzfristiger Begeisterung meistens kein wirklicher Erfolg erreichen lässt. Aber trotzdem kann man auch bei älteren Menschen oft noch eindeutig zwischen den "hartnäckigen Bohrern" und den "Kurzatmigen" unterscheiden.

Und beim Sehtraining hat man die Verführung zum Abbruch oder zumindest zum Schummeln dauernd in Form seiner Brille in Reichweite. Man kann jederzeit wieder zu dieser Krücke greifen und das Sehtraining zu Teufel wünschen. Durchhalten ist da doppelt schwierig. Genauso gut könnte man einen Dicken zum Abnehmen in eine Konditorei einsperren.

Zum erfolgreichen Durchhalten gehören also gleich mehrere Voraussetzungen. Sie kennen sich selbst am besten, und Sie sollten bei der Wahl des Ziels für Ihr Sehtraining die oben genannten Argumente Punkt für Punkt für sich durchgehen. Wieviel ist Ihnen die Sache wirklich wert, zu welchem Typ von Zeitgenossen gehören Sie, und außerdem: Wie gut lässt sich das Sehtraining mit Ihrem beruflichen und sonstigen Alltag vereinbaren? Und erst dann sollten Sie sich Ihr Trainingsziel setzen - ein realistisches Ziel. Im Zweifelsfall ist für den Anfang ein bescheidenes Vorbeugetraining gegen eine weitere Verschlechterung Ihres Sehvermögens immer besser als eine extrem ehrgeizige Zielsetzung, die Sie nicht durchhalten und die Sie dann womöglich frustriert zum völligen Abbruch des Sehtrainings treibt.

Übrigens: Kennen Sie die Geschichte von dem ostfriesischen Marathonläufer (in Frankreich würde man sagen, es war ein belgischer, und für Engländer war es natürlich ein Ire)? Der gute Mann kam jedenfalls etwa bei Kilometer 40 zu der Erkenntnis, dass er es nicht schaffen würde, und deshalb kehrte er um und lief zurück. Ergebnis: Doppelte Anstrengung ohne das geringsten Ergebnis, denn er hat ja nie den Zielstrich passiert.

Beim Sehtraining dagegen kann Ihnen auch im schlimmsten Fall kein derartiger totaler Misserfolg passieren. Selbst wenn sie vorzeitig abbrechen, geht Ihnen nicht alles verloren; Sie müssen nicht zurücklaufen, sondern vom bisherigen Training bleibt Ihnen mancher Nutzen erhalten. Sie kennen die wichtigsten Ursachen von Fehlsichtigkeit, Sie wissen jetzt, welche Sehgewohnheiten falsch sind und wie man richtig sieht, Sie kennen die Trainingsmethoden, und das alles zusammen sollte doch zumindest dazu reichen, um mit ein klein wenig Bemühen wenigsten Ihre aktuelle Sehleistung auf Dauer zu halten. Und es sollte auch reichen, um Ihren Kindern von Anfang an richtiges Sehen beizubringen. Und das wären doch auch schon Erfolge.

Aber vielleicht suchen Sie sogar eine Herausforderung? Wir leben ja in einer seltsamen Zeit. Die Leute versichern sich bei jeder Gelegenheit gegenseitig wehleidig, dass die Zeiten immer härter und die Anforderungen immer größer würden. Wenn man sich aber einmal für ein paar Sekunden wirklich ernsthaft und realistisch in die Haut unserer Vorfahren vor 50 oder gar 500 Jahren versetzt, dann müsste man sich wegen solcher Sprüche eigentlich in den Boden schämen. Es würde mich auch nicht wundern, wenn in einigen Jahren allen Neugeborenen gleich nach der Geburt hinten ein fernbedienbares Ventil eingebaut wird, weil dann allgemein anerkannt sein wird, dass die Beherrschung des Schließmuskels eine "unzumutbare Anstrengung" ist.

Andererseits suchen viele Menschen, oft sogar die gleichen, die sich dauernd über alle möglichen Kleinigkeiten beklagen, freiwillig extreme Herausforderungen. Selbst wenn man die vielen Schönwetter- und Modesportler beiseite lässt, so bleiben doch Millionen, die sich wirklich auf das Härteste quälen. Denken Sie nur an die zigtausend ernsthaften Teilnehmer an den diversen großen Marathonläufen. Und in Extremfällen gipfelt das dann in jenen kuriosen, aber manchmal wahren Geschichten, wo sich jemand immer wieder wegen allerlei Wehwehchen an seinem Arbeitsplatz krank meldet und die so gewonnene Zeit für härtestes Training auf dem Sportplatz nutzt.

Wäre Sehtraining nicht die geeignete Herausforderung für Sie? Das lässt sich relativ einfach, billig, gefahrlos und wettergeschützt zu Hause durchführen, weitgehend unabhängig von Ihrem Alter und Gesundheitszustand, und es ist trotzdem eine echte Herausforderung an Ihren Durchhaltewillen.

Hier können Sie sich und anderen beweisen, dass nicht Ihr Körper Sie beherrscht, sondern Sie Ihren Körper beherrschen. Und ist möglichst perfekte Körperbeherrschung nicht auch ein Zeichen von Zivilisation?

Sehtraining hat zudem den großen Vorteil, dass Sie nur gegen sich selbst kämpfen und damit nur Sie selbst Ihren Erfolg bestimmen. Das mag auf den ersten Blick selbstverständlich klingen, weil es so oder ähnlich immer wieder in so vielen Ratgeberbüchern heruntergeleiert wird, aber meistens stimmt es gar nicht. Denn z. B. im Leistungssport oder im Geschäftsleben spielen und bestimmen Sie nicht alleine. Da kann es vorkommen, dass Sie zwar wirklich persönlich alles optimal vorbereitet und gegeben haben, aber ein anderer ist trotzdem besser und zieht an Ihnen vorbei. Oder die Kunden wollen einfach nicht kaufen. Sie sehen, bei den meisten Gelegenheiten reicht es gar nicht, selbst perfekt zu sein und alles zu geben; es muss hinzukommen, dass die anderen in Ihrem Sinne mitspielen. Gewisse hartnäckige "Erfolgsratgeber" werden jetzt natürlich einwenden, die eigene Leistung müsse dann gerade darin liegen, den anderen den eigenen Willen aufzuzwingen. Aber da gerät man nach meiner Meinung schnell auf moralisch und rechtlich sehr rutschiges Gelände. Beim Sehtraining dagegen gibt es keine "anderen". Es kommt wirklich nur auf Sie an. Sie können dann allerdings auch keinem anderen die Schuld geben, wenn es nicht klappt.

Wer nun sofort glaubt, er wäre zu solch harten, trainingsaufwendigen Leistungen nicht fähig, der sollte einmal in seiner Vergangenheit graben, ob er nicht selbst den einen oder anderen Erfolg finden kann, der nur durch ähnliche Hartnäckigkeit und Ausdauer zu schaffen war. Vielleicht war es keine so auffallende Leistung, und vielleicht bewerten Sie es selbst auf den ersten Blick gar nicht als Leistung, weil es Ihnen Spaß gemacht hat? Aber wenn es mehr als ein paar hundert Stunden hartnäckigen Einsatz erfordert hat, dann brauchen Sie eigentlich auch keine Angst vor dem Sehtraining zu haben.

Allerdings: Bleiben Sie realistisch. Eine Überschätzung der eigenen Fähigkeiten und überzogene Erwartungen etwa nach dem Motto: "wenn andere das in 3 Jahren schaffen, dann schaffe ich es bestimmt in 6 Monaten" legen nur die Grundlage für zukünftige Enttäuschungen und Demotivation. Man sollte selbstbewusst sein und sich manchmal auch ehrgeizige Ziele vornehmen und hart an ihrer Erreichung arbeiten. Aber man muss es auch mit möglichst geringen negativen Nebenwirkungen verkraften können, wenn man nicht alle Ziele erreicht. Manche erreicht man nicht so schnell und so gut wie beabsichtigt, und manche sogar überhaupt nicht.

Lassen Sie mich dazu eine kleine Geschichte erzählen: Ich bin in einer Jugend in einen damals sehr bekannten Sportverein eingetreten. Das erste Training, es waren drei oder vier erfahrene Olympiateilnehmer dabei, begann mit einem Waldlauf und einigen gymnastischen Übungen. Nach wenigen Minuten kam ich zu der Überzeugung, das Tempo sei lächerlich langsam und die Übungen lächerlich einfach. Entschlossen lief ich ganz nach vorne und machte alles schneller und besser. Nach etwa einer halben Stunde war ich zwar völlig erschöpft, aber natürlich mächtig stolz darauf, es so bekannten Sportlern einmal gezeigt zu haben. Dann blieb der Trainer stehen und sagt: "So, jetzt haben wir uns alle warm gemacht und können anfangen ...". Seit diesem Erlebnis habe ich gelernt, auch Wert auf die Meinungen und Erfahrungen anderer zu legen, meine eigenen Kräfte realistisch einzuschätzen und vorsichtig einzuteilen, und vor allen Dingen keine Wunder zu erwarten.

3.3 Zeit- und Finanzbedarf und mögliche Hemmschwellen

Der zum Training nötige direkte materielle Einsatz ist minimal, nahezu Null, denn die paar benötigten Trainingsgeräte lassen sich für etwa DM 10 bis maximal DM 100 organisieren und improvisieren. Wer mit Zwischenbrillen trainiert, wird dagegen einige Hunderter investieren müssen.

Etwas anders sieht es mit dem Zeitaufwand aus: Wer so intensiv trainiert wie ich, was aber wohl nur bei sehr wenigen von Ihnen infrage kommen dürfte, der muss im Schnitt mit etwa 1 bis 3 Stunden täglich rechnen. Und da täglich in diesem Zusammenhang 7 Tage pro Woche bedeutet, kommt man auf bis zu 1000 Stunden pro Jahr. Das ist einerseits sehr viel, in Stundenlohn umgerechnet vermutlich zigtausend DM. Aber andererseits werden sehr viele von Ihnen einräumen müssen, mindestens so viele Stunden jedes Jahr für zwar angenehme, aber ziemlich unproduktive Tätigkeiten zu vergeuden. Das Stichwort "Fernsehen" dürfte als Beispiel hier voll ausreichen.

Hinzu kommt, dass ja viele Übungen zusätzlich in die normale Tagesarbeit eingebaut werden und die Sehgewohnheiten bei der Arbeit umgestellt und ständig kontrolliert werden sollten. Und dies bedeutet in der Regel langsameres Arbeiten als bisher gewohnt, also zusätzlichen Zeitverlust. Insgesamt möchte ich schätzen, dass in meinem Fall die Arbeitsproduktivität während des Trainings um ein gutes Drittel gesunken ist. Allerdings kann man diesen Produktivitätsverlust durchaus steuern: Wenn einmal eine eilige Terminsache ansteht, dann wird diese fast mit dem alten Tempo durchgezogen und das Training für einige Tage deutlich eingeschränkt. Wenn weniger Arbeit ansteht und an Wochenenden, im Urlaub, usw., wird dafür dann länger und intensiver trainiert.

Ich muss hier aber nochmals darauf hinweisen, dass bei mir ein "extremer Extremfall" vorlag, denn ich wollte unbedingt in kürzester Zeit von starker und komplizierter Fehlsichtigkeit (Kurzsichtigkeit und Astigmatismus, noch dazu verschieden auf beiden Augen) zu perfektem Sehen völlig ohne Brille gelangen. Und mir fehlten anfangs all die Erfahrungen, auf die Sie als Leser dieses Buches gleich vom Trainingsbeginn an zurückgreifen können. Rückblickend möchte ich schätzen, dass ich mindestens die Hälfte meines Trainings mit unnützem Experimentieren verbracht habe. Diese Zeitverschwendung können Sie sich ersparen!

Die meisten von Ihnen werden weder so stark fehlsichtig sein, wie ich es war, noch wird Ihr Ziel ein schnelles und völliges Wegtrainieren der Brille sein. Wenn Sie Ihre Sehfähigkeit nur ganz allmählich verbessern, vielleicht nur stabilisieren ("nicht mehr alle paar Jahre eine stärkere Brille") oder gar nur vorbeugen wollen, dann ist der benötigte Zeitaufwand wirklich nur minimal, sicherlich nicht größer als der Zeitaufwand für regelmäßiges Zähneputzen. Es ist schließlich ein Unterschied, ob man z.B. im Sport einen Weltrekord aufstellen will, oder ob man nur der Gesundheit wegen etwas trainiert. Und bedenken Sie bitte: Bei den meisten von Ihnen wird Ihre heutige Fehlsichtigkeit durch jahrzehntelang gepflegte falsche Sehgewohnheiten und Brilletragen gewachsen und eingeschliffen sein. Das kann man nicht in wenigen Wochen rückgängig machen. Zum Wegtrainieren der Fehlsichtigkeit sollten Sie Ihrem Körper fairerweise schon 5 - 20% Prozent der Zeit lassen, die Sie zum "Antrainieren" gebraucht haben. Eine Berufsausbildung oder ein Studium dauert auch mehrere Jahre, und keiner würde das deshalb als "unannehmbar" zurückweisen.

Mit welcher Intensität Sie trainieren können, hängt neben Ihrer persönlichen Zielsetzung natürlich auch von ihrer beruflichen Situation ab. Sind Sie selbständig und können Sie Ihre Arbeit einigermaßen frei einteilen? Oder sind Sie angestellt mit ganz starren Leistungsvorgaben? Spielen die Augen bei Ihrer Arbeit eine extreme Hauptrolle (Kraftfahrer, Bildschirmarbeit, etc.), oder ist bei Ihrer Arbeit perfektes Sehen nicht ständig erforderlich? Wenn perfektes Sehen für Ihre Arbeit sehr wichtig ist, dann werden Sie als vorsichtiger und auf Ihren Job bedachter Mensch möglicherweise davor zurückschrecken, sich auf ein "ungewisses Experiment Sehtraining" einzulassen. Aber gerade in diesem Fall ist Sehtraining langfristig betrachtet für Sie besonders wichtig. Steigen Sie ganz langsam und vorsichtig ein. 10 mal 1 Minute Training am Tag können bestimmt nicht schaden, aber erheblich nützen!

Ideal wäre es, wenn man einen der sonst unausgefüllten Zeiträume im Leben für ein intensives Sehtraining nutzen könnte. Ein Urlaub wird zu kurz sein. Es mag aber sinnvoll sein, mit dem Sehtraining im Urlaub zu beginnen. Und da es nicht zwingend ist, an jedem Tag gleich viel und intensiv zu trainieren, kann es auch zweckmäßig sein, Schwerpunkte des Trainings an den Wochenenden und im Urlaub zu setzen.

Als ich mit dem Sehtraining begann, hatte ich übrigens die Vorstellung und Befürchtung, aufgrund der Trainingsfortschritte würde ich alle paar Wochen eine etwas schwächere Brille beschaffen müssen. Und das hätte dann doch einige Umstände und Kosten bedeutet, denn bei einer Ausgangsbasis von -9 Dioptrien und zusätzlicher Korrektur des Astigmatismus wären da durchaus 10 bis 20 Brillen als Zwischenschritte zusammen gekommen. In der Praxis ist das oft aber gar nicht nötig, denn die Fortschritte des Sehtrainings erfolgen ganz anders, als es sich der Anfänger vorstellt. Abgesehen davon dürfte jeder stärker Kurzsichtige noch einige ältere und schwächere Brillen in diversen Schubladen finden. Und selbst wer sich neue Zwischenbrillen anfertigen lässt, der kommt mit maximal DM 100 alle 6 Monate aus. Denn wenn man von einer Brille von vornherein weiß, dass sie nur als vorübergehender Zwischenschritt gedacht ist, dann reicht es auch vollkommen, kostensparend ein altes Gestell zu benutzen und nur die neuen Gläser in einfachster Ausführung zu bezahlen. Und außerdem muß man als Brillenträger erfahrungsgemäß ja sowieso ab und zu eine neue Brille kaufen.

Neben diesen zeitlichen und finanziellen Fragestellungen sind auch noch einige psychologische Hemmschwellen denkbar:

Die Trainingsübungen sind so einfach, dass man sich kaum vorstellen kann, dass sie ein derart schwieriges und oft als "unheilbar" betrachtetes Leiden tatsächlich lindern oder gar vollständig beseitigen können. Und sie sind so kindisch, dass man als erwachsener Mensch erhebliche Hemmungen hat, sich ernsthaft und dauerhaft damit zu beschäftigen. Nach den ersten Erfolgen ändert sich diese Einstellung zwar, aber auch ich habe einige der in anderen Büchern gefundenen Übungen nicht praktiziert, weil ich mir nicht vorstellen konnte (oder wollte?), dass sie irgendeinen Nutzen bringen.

Die Schwierigkeiten beim Überwinden dieser Hemmschwellen sind sicherlich individuell verschieden und hängen auch damit zusammen, wo und wann man trainieren will und muss. Ich empfand es als Glück, den größten Teil meines Trainings allein und unbeobachtet zu Hause durchführen zu können. Andere mögen Gemeinschaftsmenschen sein und es als zusätzlichen Ansporn empfinden, regelmäßig vor den Augen einer Großfamilie oder im Großraumbüro zu trainieren.

3.4 Körperliche und seelische Voraussetzungen

Selbstverständlich ist es auch für das Sehtraining am günstigsten, wenn wir nicht nur zurzeit gesund sind, sondern auch grundsätzlich gesund und weitgehend ohne ernsthafte seelische, materielle oder sonstige Probleme leben. Aber dies dürfte ja wohl unstreitig für fast alle Tätigkeiten und Vorhaben die ideale Voraussetzung sein, so dass man es gar nicht groß zu erwähnen braucht.

Ich ärgere mich jedesmal, wenn ich in Ratgeberbüchern seitenweise auf Allgemeinplätze stoße wie: "Leben Sie gesund, ... Vitamine, ... Sport, ... kein Alkohol, ... nicht rauchen, ... keine Sorgen machen, ... Yoga, ...", und das Ganze dann mehr oder weniger direkt in die Behauptung mündet, dann würde sich das eigentliche Problem, ob es nun Hämorrhoiden, Kurzsichtigkeit oder gar Krebs sei, schon fast von alleine lösen. Das ist wertloses Wunschdenken oder gar bewusste Bauernfängerei.

Tatsächlich leben die meisten von uns nicht in idealen Verhältnissen, und dies wird sich vermutlich auch nie dauerhaft ändern. Irgendwelche Probleme und Sorgen werden wir fast immer haben, und es wäre unsinnig, mit dem Beginn des Sehtrainings zu warten, bis sich unser sonstiges Leben zum perfekten Idealbild geändert hat. Da würden wir vermutlich ewig warten. Ebenso unsinnig wäre es aber, zu erwarten, dass das Sehtraining bei einem idealen Lebensumfeld dann ungleich einfacher und erfolgreicher wäre.

Wer zurzeit wirklich sehr ernsthafte Probleme irgendwelcher Art hat, der hat sowieso anderes im Kopf als Sehtraining. Alle anderen dagegen sollten besser heute als morgen beginnen. Es ist nämlich durchaus nicht so, dass ideale Voraussetzungen eine wesentliche Grundbedingung des Erfolgs sind. Wie wir alle wissen, gibt es sowohl Glückskinder, die scheinbar perfekt sind und in ideale Verhältnisse hineingeboren wurden, die im Leben aber trotzdem nichts Bemerkenswertes zustande bringen, als auch körperlich, materiell, usw. schwer benachteiligte Mitmenschen, die ganz Erstaunliches vollbringen.

Der bekannte Spruch: "In einem gesunden Körper ein gesunder Geist" ist sicherlich ein allseits angestrebtes Idealbild. Wer würde und hätte das nicht gern? Die verschiedenen Umkehrungen des Spruchs zeigen aber, dass es sich eigentlich um Unsinn handelt. Oder will irgend jemand ernsthaft behaupten, Kranke oder Körperbehinderte würden zwangsläufig zum Verblöden, oder geistig Behinderte zum Lahm-, Taub- und Blindwerden neigen?

Also versuchen Sie, möglichst gesund und seelisch unbelastet zu leben. Aber machen Sie keine übermäßigen Verrenkungen, um dies unbedingt mit Gewalt zu erzwingen. Und vor allen Dingen: Wenn das eine oder andere nicht klappt, dann sollte Sie das nicht daran hindern, trotzdem oder gerade deshalb wenigstens einige andere Pläne zu realisieren. Machen Sie das Beste aus Ihrer speziellen Situation: Wenn Sie lange Zeiten im Arbeitsamt, bei Ärzten, in der Kaserne, im Gefängnis oder sonstwo "absitzen" müssen, so ist das zwar einerseits seelisch belastend. Aber andererseits haben Sie ja gerade in solch einer Situation Zeit genug für neue Projekte. So gesehen haben Sie sogar die besten Voraussetzung für ein Sehtraining. Und möglicherweise würde das Sehtraining als Ablenkung auch die anderen Probleme etwas kleiner erscheinen lassen.

Ich habe während des Sehtrainings praktisch ständig nervenaufreibende Prozesse führen müssen. So z. B. in einer Angelegenheit, in der meine Firma Schadenersatz von der Bundesrepublik Deutschland wegen einer Benachteiligung forderte. Die deutschen Gerichte hatten sich mit einer absurden "Kreisbegründung" davor gedrückt, über den Hauptklagepunkt zu entscheiden: "Ob ein Grund für Schadenersatz gegeben ist, braucht nicht geprüft zu werden, weil kein Schaden entstanden ist, ... ob ein Schaden entstanden ist braucht nicht geprüft zu werden, weil kein Grund für Schadenersatz gegeben ist". Teilweise waren diese Entscheidungen wortwörtlich einschließlich Tippfehlern aus schriftlichen Stellungnahmen der Regierung abgeschrieben. Schließlich mussten wir uns wegen Verweigerung eines Urteils durch die deutsche Justiz bei der Europäischen Menschenrechtskommission beschweren, also bis zum allerhöchsten europäischen Gericht gehen.

Was daraufhin begann, erinnerte stark an einer jener aus dem Kino bekannten lächerlichen Agentenkomödien: Zuerst suchte ein seltsamer "Berater" Kontakt mit uns. Er kannte selbst Details aus den Akten, gab eine Anschrift an, die in dem Ruf stand, Deckadresse für allerlei geheimdienstliche Aktionen zu sein, und er versuchte, uns zu kriminellen Geschäften zu verleiten. Nachdem wir das aufgedeckt hatten, verschwand zeitweise unsere Post. Wir mussten die komplette Firma nach England verlegen, damit wieder ein regulärer Geschäftsbetrieb möglich wurde. Dann veränderte sich auf ungeklärte Weise unsere Beschwerde bei der Menschenrechtskommission zu einer sinn- und aussichtslosen Beschwerde wegen "widersprüchlichen Zeugenaussagen" (zu der betreffenden Sache hatte es aber gar keine Zeugenaussage gegeben) und es erging eine ablehnende Entscheidung, die nicht nur fast nichts mehr mit unserer Beschwerde zu tun hatte, sondern die gemäß Poststempel auch schon Monate vor dem Datum der innenliegenden Entscheidung abgeschickt worden war und dessen Einschreibeaufkleber die Post als Fälschung bezeichnete. Als wir immer noch nicht aufgaben, erhielten wir eine weitere "Zurückweisung unseres Falles", die ein untergeordneter Mitarbeiter selbst gebastelt hatte, ohne den Fall überhaupt der Kommission vorzulegen. Dann wieder eine, die nichts mit unserem Fall zu tun hatte, usw., usw. Wir hatten uns inzwischen zwar schon daran gewöhnt, dass viele deutsche Akten Angaben enthielten, die eigentlich nur auf illegale Weise da hinein geraten sein konnten. Aber dass sich auch das höchste europäische Menschenrechtsgericht als unglaublicher Sumpf aus Merkwürdigkeiten erwies, wo Unbekannte offenbar ganz nach Bedarf Akten kopieren, verändern oder einfach verschwinden lassen, das war schon ein herber Rückschlag für meinen Glauben an den Rechtsstaat. Keine einzige dieser Merkwürdigkeiten wurde geklärt; stattdessen fanden wir massenhaft Leidensgenossen, denen es ganz ähnlich ergangen war ...

Es ist kaum noch erwähnenswert, dass keine Staatsanwaltschaft wegen dieser Vorgänge ermitteln wollte. Eine Verfassungsbeschwerde wegen Verletzung des grundgesetzlich geschützten Postgeheimnisse wurde nicht bearbeitet mit den Begründung, es gebe kein Grundrecht auf Bestrafung anderer, und deshalb sei der Staat nicht verpflichtet, solchen Anzeigen nachzugehen.

Nun ja, nach dieser kurzen Darstellung erlebter Rechtspraxis werden Sie mir sicherlich glauben, dass ich während meines Sehtrainings durchaus nicht immer in seelisch unbelasteter Hochform war. Und ich habe trotzdem große Forttschrite gemacht.

Allerdings ist es tatsächlich so, dass neu auftretende körperliche oder seelische Probleme eine vorübergehende Verschlechterung des Sehvermögens bewirken können. Das ist aber keine Besonderheit des Sehtrainings. Auch mit Brille sieht man in solchen Situationen oft schlechter. Es fällt einem nur nicht so stark auf. Und Sie werden bestätigen müssen, dass ja eigentlich auch fast alle anderen Körperfunktionen und die gesamte körperliche und geistige Leistungsfähigkeit schon durch jede kleine Erkältung oder eine mittlere Aufregung vorübergehend geschwächt oder gestört werden. Warum sollte da ausgerechnet die Sehfähigkeit immer absolut stabil bleiben?

Alles in allem gibt es mindestens 3 objektive Gründe, möglichst umgehend und ohne Zaudern mit dem Sehtraining zu beginnen: Erstens ist unser Leben zeitlich begrenzt; je früher Sie Ihr Sehvermögen wieder herstellen, desto länger werden Sie mithin die Früchte des Sehtrainings genießen können.

Zweitens wird das Sehtraining natürlich umso leichter und schneller zu absolvieren sein, je weniger fehlsichtig Sie beim Trainingsbeginn sind. Wenn Sie schon beim Erhalt Ihrer ersten Brille mit dem Training beginnen, dann können Sie vermutlich bald wieder über eine normale Sehschärfe ohne Brille verfügen. Wer dagegen schon seit Jahrzehnten Brillenträger ist und mittlerweile bei -10 oder gar mehr Dioptrien angelangt ist, der muss sich auf mehrere Jahre hartes Training gefasst machen und wird vielleicht trotzdem nie 100% Sehleistung erreichen. Und dieses Training kann länger und härter ausfallen als der Weg von einem "Bewegungsmuffel" mittleren Alters bis zum ersten Marathonlauf - das kann man nämlich schon in 1 bis 2 Jahren mit 3 bis 6 Stunden wöchentlichem Training schaffen.

Und drittens ist zu bedenken, dass man in jungen Jahren vieles leichter und spielerischer lernt. Auch körperliche Umstellungen und Heilprozesse verlaufen in der Jugend schneller und komplikationsloser.

Bei im Mutterleib operierten Babys ist nach der Geburt oft gar keine Narbe zu entdecken. Bei Jugendlichen verheilen auch größere Verletzungen erfahrungsgemäß schnell, und bald ist kaum noch eine Narbe sichtbar. Aber mit zunehmenden Alter muss man mit Erschrecken feststellen, dass selbst kleine Hautwunden immer langsamer abheilen und Narben jahrelang als rote Flecken bleiben. Wer schon als Kind intensiven Turn- oder Balettunterricht hat, der wird sicherlich weit leichter und mit weniger Anstrengung bis ins hohe Alter gelenkig bleiben als der, der erst mit 50 Jahren damit anfängt. Und auch und gerade von der Augenlinse ist bekannt, dass sie mit zunehmenden Alter immer unelastischer wird. Aber egal worauf der Erfolg des Sehtrainings beruhen mag, es ist wahrscheinlich, dass der Körper die Umstellung auf perfektes Sehen in jungen Jahren leichter und schneller bewältigt als im Alter. Es spricht also fast alles für einen sofortigen Trainingsbeginn!

Aber selbst wenn Sie vielleicht schon den Großteil Ihres Lebens hinter sich haben, braucht Sie dies nicht davon abzuhalten, trotzdem noch mit Sehtraining zu beginnen. Erinnern Sie sich den berühmten Chemiker Lavoisier. Als der, weil er unglücklicherweise auch Steuerpächter gewesen war, während der französischen Revolution in der Schlange zur Guillotine anstand, da las er in diesen seinen letzten Minuten noch in einem Buch. Und als er an der Reihe war, machte er ein Eselsohr als Lesezeichen in die Seite, bevor er das Buch zuschlug. Und selbst wenn diese berühmte Geschichte erfunden sein sollte, so ist es doch kein Zufall, dass ein solches Verhalten gerade einem Menschen angedichtet wird, dessen Leben durch die Bereitschaft zum ständigen Dazulernen und hartnäckigen Experimentieren geprägt war.

Es gibt Menschen, die jammern dauernd, das Leben sei langweilig, weil schon alles erfunden und entdeckt und außerdem sowieso sinnlos sei. Und andere finden selbst dann eine spannende und erfüllende Aufgabe, wenn man sie für den Rest ihres Lebens ohne Aussicht auf Begnadigung in eine leere Zelle sperrt.

3.5 Ärztlicher Rat, Nebenwirkungen und seltsame Effekte

In der einschlägigen Literatur finden sich keinerlei Hinweise auf gesundheitliche Gefahren durch das Sehtraining, und auch ich konnte keine entdecken. Die einzigen von mir beobachteten Nebenwirkungen waren nach und während sehr intensivem Training manchmal leichte Kopfschmerzen, die sich aber mittels einer halben Schmerztablette beseitigen ließen. Diese Kopfschmerzen wären aber vermutlich auch dann aufgetreten, wenn ich mich mit irgendeiner anderen Sache derart intensiv beschäftigt hätte (fast alle von uns werden z. B. nach einigen Minuten Karusselfahren bei gleichzeitigem konzentrierten Beobachten der feststehenden Umgebung Kopfschmerzen bekommen). Und manchmal hatte ich am nächsten Morgen ein Gefühl "dicker Augen". Etwa so, wie sich jeder Körperteil am Morgen bemerkbar macht, wenn man ihn am Vorabend extrem trainiert bzw. belastet hat. Auch das darf wohl als normal bezeichnet werden. Dieser Effekt und auch die Kopfschmerzen traten im fortgeschrittenen Trainingsstadium dann auch immer seltener auf.

Bei sehr kreislaufschwachen Personen ist vermutlich Vorsicht angebracht, denn zumindest in der Anfangsphase des Sehtrainings kann, je nachdem, wie hektisch und verbissen die Person das Training angeht, manchmal leider unbeabsichtigt körperlicher oder seelischer Stress auftreten. Genau das sollte zwar vermieden werden, aber es kann passieren, und für Kreislaufschwache könnte das unschöne Folgen haben. Aber das ist nichts Neues; bei schwachem Kreislauf können bekanntlich fast alle Arten von Betätigung gefährlich werden - und Nichtstun eventuell auch, weil der Kreislauf dann langfristig noch schwächer wird.

Aus der Praxis wird sogar berichtet, dass sich zahlreiche echte organische Augenleiden im Verlauf des Trainings schnell gebessert haben und oft sogar völlig verschwunden sind. Dies ist auch leicht nachvollziehbar, denn viele Augenleiden haben ihre Ursache ja in falschen, zu hohen und einseitigen Belastungen der Augen aufgrund falscher Sehgewohnheiten. Verkrampftes, starres Sehen fast ohne Augenbewegungen und Blinzeln führt z. B. schnell zu trockenen Augen, und dies wiederum kann diverse Entzündungen begünstigen. Salben bringen da keine dauerhafte Linderung. Eine Umstellung der Sehgewohnheiten (regelmäßige Augenbewegungen, Blinzeln) dagegen sorgt wieder für normales und regelmäßiges Selbstbefeuchten der Augenoberfläche, und damit verschwinden auch schnell viele chronische Beschwerden.

Natürlich ist es sinnvoll, wenn Sie vor Beginn eines harten Sehtrainings Ihren Augenarzt befragen, ob Sie unter einem organischen Augenproblem leiden, welches möglicherweise durch das geplante Training verschlechtert werden könnte. Bei nur leichtem Sehtraining dürfte eine solche Arztkonsultation aber entbehrlich sein, denn nur einige Minuten leichtes Training am Tag ist wirklich nicht mehr als das, was jeder Normalsichtige sowieso ständig leistet. Und "normales Sehen" wird Ihr Augenarzt Ihnen wohl kaum ohne seriöse Begründung verbieten wollen und können. Ein Vorteil eines Besuchs beim Augenarzt liegt aber in jedem Fall darin, dass dabei Ihre Sehfähigkeit zu Beginn des Sehtrainings gemessen und in Ihrer Akte festgehalten wird. Bestehen Sie darauf, dass der Arzt auch Ihre Sehleistung ohne Brille misst und notiert. So können Sie später immer objektiv nachweisen, ob das Training Besserung gebracht hat.

Die meisten Augenärzte halten nicht viel von Sehtraining. "Es wird Ihnen nichts bringen, aber in Maßen praktiziert dürfte es auch nicht schaden." So oder ähnlich werden Sie es vermutlich aus dem Munde Ihres Arztes zu hören bekommen. Problematischer ist es dagegen, wenn Ihnen der Arzt ernsthaft abrät. In diesem Fall gibt es 2 Möglichkeiten:

1) Sie beginnen trotzdem vorsichtig mit einem vorerst nur leichten Sehtraining und suchen von Zeit zu Zeit Ihren oder einen anderen Augenarzt auf. Sie sagen ihm aber nichts von Ihrem Sehtraining, sondern bitten Sie unter einem Vorwand um eine "Routineuntersuchung", um eine objektive Information über den Zustand Ihrer Augen zu erhalten. Sollte tatsächlich eine Verschlechterung eingetreten sein, dann beenden Sie natürlich sofort Ihr Training. Bei einer Verbesserung dagegen können Sie an eine Intensivierung denken.

2) Sie wechseln den Augenarzt bzw. konsultieren einen zweiten, dritten ... Sollten Ihnen mehrere Ärzte ausnahmslos und ausdrücklich von einem Sehtraining abraten und dies mit einer echten Augenerkrankung begründen, die strengste Schonung Ihrer Augen erfordert, dann sollten Sie sich besser daran halten.

Eine gewisse Gefahr beim Sehtraining liegt aber in jedem Fall darin, dass der Trainierende möglichst viel ohne Brille erledigen sollte. Um Unfälle zu vermeiden, ist dabei natürlich ein großes Maß an realistischer Selbsteinschätzung, Verantwortungsbewusstsein und Vorsicht notwendig. Haben Sie also immer eine Brille bei sich und setzten Sie sie auf, sobald Sie auch nur in die Nähe eines potentiellen Gefahrenpunktes kommen. Oder bewegen Sie sich angemessen vorsichtig; die Treppengeländer z. B. sind durchaus nicht nur zur Verzierung da. Und haben Sie keinesfalls den Ehrgeiz, schon bald alles ohne Brille zu bewältigen. Im Straßenverkehr könnten Sie dadurch auch fremde Leben gefährden.

Abschließend möchte ich hier noch einige seltsame Effekte erwähnen, die bei mir während des Sehtrainings mehr oder weniger häufig auftraten, die aber offenbar nur ungewöhnlich und nicht etwa gefährlich sind. Möglicherweise hängen diese Effekte auch von der Art der Fehlsichtigkeit (z. B. Astigmatismus) ab und treten deshalb nicht bei jedem auf. Bei mir traten sie auch nicht immer auf und wurden mit den Fortschritten des Trainings auch wieder schwächer und seltener.

► **Grauschleier:** In den Momenten besonders scharfen Sehens waren die Kontraste oft blass, und das Bild erschien wie durch eine leicht milchige Scheibe betrachtet oder wie in leichten Nebel gehüllt. Selbst leuchtend farbige Bilder erschienen mir manchmal wie Pastellmalerei. Beim Training mit Gegenbrille war dieser Effekt besonders auffällig. Die Ursache ist mir rätselhaft; möglicherweise hängt es mit der relativ starken Verbiegung der Linse zusammen. Der Effekt tritt aber nicht immer auf und ist auch nicht dauerhaft, denn sobald man die normale Korrekturbrille aufsetzt, sind die Kontraste schlagartig wieder normal.

► **Glasige Verzerrungen:** Ebenfalls in den Momenten besonders scharfen Sehens, wobei das eigentlich scharfe Sehen in diesen Fällen infolge dieser glasigen Verzerrungen im Ergebnis eben doch nicht so scharf war. Der Effekt trat bei mir zuerst als "Waschbrett" auf. Stellen Sie sich Ihr Blickfeld durch etwa 5 bis 15 senkrechte Säulen oder Spalten unterteilt vor, und diese Spalten sind jeweils abwechselnd einmal scharf und einmal glasig verzerrt ("Schlieren"). Man sucht sich dann automatisch einen Blickwinkel, bei dem man durch eine der scharfen Spalten schaut. Und wenn man den Kopf dabei hebt oder senkt, so stört dies relativ wenig, weil man weiterhin durch die gleiche scharfe Spalte sieht. Sobald man den Kopf aber seitlich schwenkt, wechseln dauernd Schärfe und glasige Unschärfe, so dass der Fehler sich dann sofort störend bemerkbar macht. Dieses dauernde Auf und Ab der Schärfe hat mich immer wieder an eines jener altertümlichen, gewellten Waschbretter erinnert.

In späteren Trainingsstadien war es dann kein regelmäßiges Waschbrett mehr, sondern die glasigen Verzerrungen wurden kleiner, häufiger und unregelmäßiger. Das war dann mein "Hammerschlageffekt". Stellen Sie sich vor, Sie würden nicht durch eine glatte Scheibe sehen, sondern die Oberfläche der Scheibe sei durch viele kleine, unregelmäßige Hammerschläge eingedellt wie bei Lackierungen mit dem bekannten Hammerschlageffektlack. Oder stellen Sie sich viele kleine Wassertropfen auf der Scheibe vor. Oder denken Sie an eine durch stetigen feinen Wellenschlag bewegte Wasseroberfläche, durch die sie den Grund eines Bachs beobachten.

Anzahl, Stärke und Größe dieser verzerrenden Felder können sehr unterschiedlich sein. Auffällig ist aber immer, dass sie beim Auftreten jedesmal fest vorne im Auge sitzen und bei jeder Kopfbewegung störend über das Bild wischen. Oft sucht man sich deshalb unwillkürlich einen Blickwinkel, bei dem man am besten durch die Lücken zwischen diesen Verzerrungen hindurchschauen kann.

Als Ursache vermute ich, dass die normalerweise vorne straff auf dem Auge anliegende Hornhaut vorübergehend wellige Verwerfungen aufweist. Ursache könnte sein, dass entweder die Straffheit der Hornhaut beim Scharfstellen verändert wird, oder dass eine ungewohnte Verformung des Augapfels relativ zur Hornhaut auftritt. Dass diese Verzerrungen beim Waschbretteffekt senkrecht auftreten, hängt möglicherweise damit zusammen, dass sich der Astigmatismus bei mir ja auch senkrecht störend auswirkte.

► **Tränende Augen und laufende Nase:** Insbesondere bei kühlem Luftzug stieg die genannte Flüssigkeitsproduktion enorm an. Bei Spaziergängen oder Radtouren in der kühlen Jahreshälfte sollten Sie unbedingt immer ausreichend Papiertaschentücher dabei haben. Sobald der kühle Luftzug wegfällt, z. B. bei warmen Temperaturen oder beim Anhalten bzw. bei Windstille, lässt der Spuk um 90% nach. Das kann dazu führen, dass man z. B. im Winter durch die geschlossene Balkontür hindurch scharf sieht. Sobald man die Tür öffnet und auf den kühlen, windigen Balkon hinaustritt, sieht man wegen der tränenden Augen dagegen deutlich schlechter. Als Ursache vermute ich eine leichte Bindehautreizung durch die Anstrengungen des Trainings. Als ich mich mit zunehmenden Trainingserfolg immer mehr anstrengen konnte, trat der Tränenfluss sogar oft auch bei warmem Luftzug auf, aber nie zu Hause in luftzuggeschützer Umgebung. Die gleichzeitig laufende Nase rührt von einem "Tränenüberlauf" her, der aus den Augenwinkeln überschüssige Tränenflüssigkeit in die Nase ableitet.

Manchmal verklebten die durch Tränenflüssigkeit aufgeweichten Lider und andere Hautteile um die Augen herum. Z.B. war nach Zupressen der Augen oder starkem Massieren der geschlossenen Augen das Wiederöffnen dann nur gegen einen starken klebrigen Widerstand möglich. Anfangs irritierte das sehr, denn ich befürchtete irgendwelche ernsthaften Veränderungen innerhalb der Augenhöhle. Erst als ich das einmal vor dem Spiegel beobachtete, wurde mir klar, dass es ein leicht erklärbarer, rein äußerlicher Effekt war.

Im späteren, sehr fortgeschrittenen Trainingsstadium, als ich schon sehr lange Scharfsehphasen durchhalten konnte, hatte ich auch manchmal in warmen und zugfreien Räumen ganz leichten Tränenfluss aus den äußeren Augenwinkeln. Sehr gering, keine richtigen Tränen, die die Wangen herabflossen, sondern nur eine feuchte Klebrigkeit in den Augenwinkeln. Ursache scheint die hohe Daueranstrengung zu sein. Es gibt aber auch Phasen mit besonders gutem und mühelosem Scharfsehen ("automatische Scharfsehphasen" im Gegensatz zu den mit Anstrengung erzwungenen Scharfsehphasen) in denen kein oder zumindest deutlich geringerer Tränendrang auftritt.

► **Trübes Auge:** Etwa 10 mal in 4 Jahren Augentraining erlebte ich es, dass ein Auge praktisch vollständig von einem grau-weiß-nebligen Fleck bedeckt war, durch den ich auch mit größter Mühe nur noch grobe Umrisse erkennen konnte. Dieser Effekt trat nie bei beiden Augen gleichzeitig auf und hielt zwischen einigen Sekunden und maximal 30

Minuten lang an, bevor er plötzlich spurlos verschwand. Schmerzen hatte ich dabei nie, aber beim ersten Auftreten war ich natürlich sehr erschreckt und voller Befürchtungen, da sei jetzt wirklich etwas kaputt. Rein gefühlsmäßig hatte ich beim Blinzeln und ähnlichen Augenbewegungen den Eindruck, dass da etwas "verklebt" sei.

► **Fremdkörpergefühl:** Ein Gefühl, als wäre ein großes Sandkorn oder ein ähnlicher Fremdkörper in der Augenhöhle auf der Nasenseite. Es trat offenbar immer dann und nur dann auf, wenn ich viele Tage hintereinander regelmäßig extrem häufig und intensiv Augenbewegungsübungen gemacht hatte. Dieses Gefühl ist mehr irritierend als echt schmerzhaft oder gar hinderlich beim Sehen. Es vergeht wieder bzw. man gewöhnt sich daran.

► **Schwere Verstellbarkeit:** Einige Male konnte ich meine Augen zeitweise (stunden- bis tagelang) nur langsam und mit großer Anstrengung verstellen. Das heißt, wenn ich sie auf ein Beobachtungsobjekt in z. B. 1 Meter Entfernung eingestellt hatte und dann den Blick auf einem näheren oder ferneren Gegenstand scharfstellen wollte, dann ging das nicht so schnell und einfach wie gewohnt. Einige Male hatte ich dabei auch leichte Kopfschmerzen im linken Hinterkopf oder das Gefühl unbeweglicher Augen. Andere Male war nichts Auffälliges zu bemerken. Ich hatte dann einfach das Gefühl, irgendwie schlecht zu sehen, ohne das genau definieren zu können. Erst genaue Tests brachten mich darauf, dass verminderte Verstellbarkeit der Augen die Ursache war. Als Ursache vermute ich Überbeanspruchung durch zu hartes Tarining an den Vortagen.

3.6 Ernährung und Medikamente

Wie üblich gibt es auch für gutes Sehen allerlei "Geheimrezepte", was man essen oder einnehmen soll, um die Augen zu stärken. Am bekanntesten ist Vitamin A oder Carotin (Karotin), eine seiner Vorstufen. Wie der Name schon sagt, findet es sich besonders in Karotten, aber auch in vielen anderen pflanzlichen oder tierischen Nahrungsmitteln. Es heißt auch, dass der Körper zur Verwertung etwas Fett braucht, weshalb man es zusammen mit einer leicht fetthaltigen Nahrung essen sollte. Natürlich gibt es auch Vitamin A in Pillenform, oft werden sie sogar gleich als "Augenpillen" angepriesen.

Ich halte nichts davon, sich nach einem speziellen Vitaminplan zu ernähren oder gar noch zusätzlich Vitaminpillen einzunehmen. Wenn man sich einigermaßen ausgewogen ernährt, bekommt man alles, was man braucht und braucht sich nicht um irgendwelche Zusätze zu kümmern. Bei Vitamin A kommt als Problem hinzu, dass dies eines der Vitamine ist, die bei längerer Überdosierung offenbar echte Schäden verursachen können.

Ich selbst bin seit fast 30 Jahren gemäßigter Vegetarier. Ich esse Milch- und Eiprodukte, aber keinerlei Fleisch oder Fisch, trinke keinen Alkohol, rauche nicht, treibe viel Sport, und ich bin damit immer sehr gut zurechtgekommen, ohne irgendwas "extra" einzunehmen. Ab und zu esse ich auch rohe Karotten in größeren Mengen - man bekommt sie ja oft nur in Beuteln zu 2 oder 5 kg und muss sie dann innerhalb weniger Tage wegessen, damit sie nicht schlecht werden - und manchmal esse ich dann wieder wochenlang gar keine Karotten. Obwohl ich es genau beobachtet habe, habe ich nie feststellen können, dass meine Sehleistung in einer "Karottenwoche" auffallend besser als in den Wochen ohne Karotten wäre.

Normale, ausgewogene Nahrung reicht also vollkommen. Die in vielen Ratgeberbüchen verbreitete Weisheit, dass fast alle Übel unserer heutigen Zeit mit der "schlechten modernen Ernährung" zusammenhängen und sich die Menschen früher gesünder ernährt hätten, halte ich für ausgesprochen naiv. Die Ernährung war früher erstens viel einseitiger. Denn wegen Armut und schlechter Konservierungsmethoden haben die Menschen oft wochenlang immer das essen müssen, was gerade jahreszeitlich bedingt billig verfügbar war. Und zweitens war ein großer Teil des Essens verschmutzt, verdorben oder gar von Ungeziefer angefressen. Unsere heutige lange Lebenserwartung verdanken wir zu einem erheblichen Teil dem verbesserten Nahrungsangebot. Dass es dabei zu Übertreibungen in die andere Richtung kommen mag, also zu viel Nahrung und zu weit aufbereitete Nahrung, das will ich nicht bestreiten. Aber der heutige Mensch hat - jedenfalls in vielen Ländern dieser Erde - die freie Wahl, wie er sich ernährt. Früher mussten die meisten Menschen froh sein, wenn sie überhaupt regelmäßig etwas zu essen hatten. Und viele sind ja sogar verhungert.

Dass Fehlsichtigkeit nicht einfach nur auf falscher Ernährung beruhen kann, ergibt sich schon aus der Beobachtung, dass von den vielen Menschen, die sich nahezu gleich ernähren, einige ausgezeichnet sehen, während andere stark fehlsichtig sind. Und wenn falsche Ernährung eine Mitschuld hätte, dann würde diese schlechte Ernährung doch sicherlich nicht nur das Sehvermögen schädigen, sondern auch den Rest des Körpers. Aber es gibt bekanntlich Menschen, die geistig und körperlich absolut fit sind und trotzdem eine dicke Brille tragen müssen. Und andere sehen zwar ausgezeichnet, leiden aber ansonsten an allen möglichen Beschwerden. Wenn einige Autoren trotzdem meinen, es reiche, den Körper durch Umstellung der Ernährung oder Fasten zu "entgiften", und dann würde sich auch schnell die Sehleistung wieder verbessern, dann halte ich das für Wunschdenken.

Neben Karotten werden auch Mellissenpräparaten günstige Wirkungen auf das Auge nachgesagt. Damit habe ich aber keinerlei eigene Erfahrung.

Das einzige, mit dem ich etwas experimentiert habe, waren Versuche, durch Einnehmen von Mitteln Stress zu lindern und die Konzentrationsfähigkeit zu erhöhen. Aus meiner Studentenzeit kannte ich da noch eine relativ harmlose Mischung aus Baldrian zur Beruhigung, Kaffee zum Aufmuntern und Lezithin (Lecithin) zur Erhöhung der Konzentrationsleistung. Man nimmt also einige Baldrian- und Lezithinpillen zusammen mit koffeeinhaltigem Kaffee ein, und etwa 1 bis 2 Stunden später erreicht man mit etwas Glück einen Zustand, in dem man einerseits hellwach und hochkonzentriert, aber anderseits nicht etwa nervös, sondern souverän-entspannt ist. Für Prüfungssituationen ist das geradezu ideal.

Da sich im Verlauf meines Trainings eindeutig gezeigt hatte, dass die Fehlsichtigkeit durch Stress erheblich verstärkt wurde, lag es nahe, diese Methode auch hier auszuprobieren. Das Ergebnis ist nicht ganz eindeutig. Zumindest hat sich meine Sehleistung in den Stunden nach der Einnahme nie verschlechtert; einige Male hat sie sich sogar eindeutig verbessert. Da die Sehleistung allerdings sowieso im Verlauf eines Tages stark schwankt, könnten diese Ergebnisse auch auf Zufall beruhen. Und außerdem gibt es ja den bekannten Placebo-Effekt, dass man sich eine bestimmte Wirkung oft einbildet, nur weil man sie erwartet oder erhofft.

Da bei Fehlsichtigkeit offenbar auch Verkrampfungen der Augenmuskulatur eine große Rolle spielen, wäre es auch interessant, mit krampflösenden Mitteln zu experimentieren. In der Literatur fand ich einen Hinweis, dass stark Fehlsichtige direkt nach dem Aufwachen aus einer Narkose manchmal erstaunlich gut sehen. Angeblich hängt das mit der krampflösenden Wirkung der Narkose zusammen. Ebenso fand ich in Fachbüchern für Augenärzte immer wieder die Mahnung, bei der Anpassung einer Brille vorher unbedingt die Augenmuskeln durch Tropfen zu lähmen, um alle Messungen am unverkrampften Auge durchzuführen. In der Praxis habe ich aber nie einen Augenarzt getroffen, der das wirklich gemacht hätte.

All diese Mittel (z. B. Atropin) sind übrigens gefährlich und verschreibungsflichtig und ganz und gar nichts für Selbstversuche. Grundsätzlich meine ich deshalb, als Nichtfachmann sollte man sich keinesfalls an tiefergehenden Experimenten mit der Einnahme von ungewöhnlichen Mitteln versuchen. Ich kann mir auch nicht vorstellen, dass man die Mühen eines Trainings einfach durch Pillenschlucken umgehen kann. Außerdem wollen wir ja lernen, immer scharf zu sehen, und nicht nur, wenn wir alle paar Stunden ein bestimmtes Mittel einnehmen.

Gegen die leichten Kopfschmerzen, die sich im Laufe des Sehtrainings manchmal einstellten, habe ich gute Erfahrung mit normalen Acetylsalicylsäure-Schmerztabletten wie Aspirin oder den diversen Nachahmerpräparaten gemacht. Als vorsichtiger Mensch habe ich allerdings meist nur 1/2 Tablette, also 250 mg, eingenommen.

3.7 Sonstige Fragen und Probleme

In meinen Augen liegt das größte Problem beim Sehtraining in der fehlenden Erfahrung; jeder Trainierende ist noch mehr oder weniger Pionier. Mangels Wissens, welche Übungen in welcher Reihenfolge und Intensität für meinen Fall optimal waren, habe ich die meisten Übungen regelmäßig und sehr intensiv durchgeführt. Vielleicht wäre der Erfolg aber wesentlich schneller und leichter eingetreten, wenn ich noch härter oder aber wesentlich leichter trainiert hätte. Vielleicht hätte ich mich auf einige wenige Übungen konzentrieren sollen, weil die anderen Übungen grundsätzlich oder speziell in meinem Fall nutzlos oder sogar kontraproduktiv waren.

Was bisher fehlt, sind Ergebnisse aus großen, objektiven Vergleichsversuchen, welche Übung in welcher Intensität bei welchem Sehproblem hilft. Gäbe es solche Erfahrungen, so könnte man vermutlich mit viel weniger Aufwand schneller Erfolg haben. Es ist traurig, dass Laien wie ich auf diesem Gebiet Pionierarbeit leisten müssen. Was wäre wohl alles möglich, wenn sich echte Profis einmal ausführlich dieses Gebietes angenommen hätten?

Mein ganz spezielles Problem war die Frage der optimalen Trainingsintensität. In den meisten Büchern werden nur 1 bis 5 Minuten je Übung empfohlen, und maximal 2 bis 3 Wiederholungen der Übung am Tag. Fast immer werden ausdrücklich intensive Erholungspausen zwischen den Übungen angeraten. Mir selbst liegt diese Art des Trainings nicht, sondern ich brauche immer das Gefühl, das Maximum gebracht zu haben. Etwa nach der leistungssportmäßigen Trainingsregel "Solange und so hart trainieren, bis es vor Schmerzen nicht mehr geht, und dann noch drei Wiederholungen". Das mag brutal klingen, aber diese Methode ist bei körperlichem Training sehr wirkungsvoll und gleichzeitig moralisch äußerst befriedigend. Vermutlich lassen sich nur so absolute Spitzenleistungen erreichen. Gesundheit und professionell aufgebautes und kontrolliertes Training sind dabei allerdings Voraussetzung, sonst kann der Schaden größer als der Nutzen sein.

Ich habe versucht, diese Trainingsmethode zumindest teilweise auf mein Sehtraining zu übertragen, natürlich mit dem Hintergedanken, so besonders schnell Erfolg zu haben. Ich bin aber auch heute noch nicht sicher, ob dies richtig war. Sicher ist, dass z. B. der zehnfache Trainingseinsatz gegenüber der in manchen Büchern empfohlenen Dosis nicht zum zehnfach schnelleren oder stärkeren Erfolg führt. Vielleicht ist es sogar nachteilig gegenüber "normaler" Trainingsintensität, oder jedenfalls unökonomisch. Aber was ist die normale und optimale Trainingsintensität? Ist sie für jeden und während des ganzen Trainingsverlaufs gleich, oder gibt es Unterschiede? Und spielt nicht auch der Typ des Trainierenden eine Rolle? Die einen brauchen immer das Gefühl, voll ranzugehen, sonst fehlt ihnen schnell die Motivation, während andere sich nur für ein Training begeistern können, das sie eher nebenbei und spielerisch erledigen können.

Eine andere Frage ist, ob das Training bei sofortigem, völligem Verzicht auf die Brille wirksamer wäre - eine rein akademische Fragestellung natürlich, denn die meisten Fehlsichtigen können schon wegen beruflicher Verpflichtungen nicht sofort völlig ohne Brille auskommen - oder ob das anfängliche, ständige "Brille ab", "Brille auf" vorteilhafter ist. Mein Eindruck ist, dass die Momente mit Brille den durch das Training erschöpften Augen durchaus willkommene Erholungsphasen bieten und insofern nützlich sind. Man muss sich wohl damit abfinden, dass die seit Jahren oder Jahrzehnten durch das Brilletragen verkrüppelten Muskeln nur allmählich "entwöhnt" werden können. Es ist wohl mehr eine Frage der Dosierung des Entwöhnens.

Zu all diesen Fragen fehlen noch Erfahrungen und verlässliche Richtlinien, und das verunsichert den Trainierenden. Es sei denn, er macht es wie ich und betrachtet das Training von vornherein auch als interessantes Experiment und zieht gerade daraus einen Teil seiner Motivation. Ursache des Fehlens dieser Erfahrungen ist einerseits die Tatsache, dass Sehtraining "wissenschaftlich nicht anerkannt" und wirtschaftlich unattraktiv ist. Zu viele Menschen leben von der "Brillenindustrie".

Andererseits liegt das Problem darin, dass jeder, der aus eigener Erfahrung vom Nutzen des Sehtrainings weiß, nur einmal ein ganz kleines Stückchen neue Erfahrungen beitragen kann. Denn man kann nur einmal und nur nach einer Methode erfolgreich trainieren. Danach sieht man eben gut, und man kann es nicht noch einmal zum Vergleich mit einer anderen Methode probieren. Das ist wie beim Lesenlernen: Wenn man erst einmal lesen gelernt hat, dann kann man nicht noch 10 andere Methoden des Lesenlernens selbst ausprobieren.

Unklar ist bisher auch noch, wie weit sich Sehtraining und Operationen zur Korrektur von Fehlsichtigkeit vertragen. Bekanntlich gibt es inzwischen mehrere Methoden, um Kurzsichtigkeit operativ zu korrigieren; "beseitigen" sollte man hier wohl besser nicht sagen. So wird z. B. die Hornhaut des Auges durch genau gesetzte feinste Einschnitte mittels Laser oder durch Einsetzen eines winzigen Ringes verändert, oder es wird ganz einfach eine kleine Kunststofflinse vorne ins Auge einoperiert. In den weitaus meisten Fällen kann der Patient nach solchen Operationen zuerst einmal wesentlich besser sehen, manchmal wird die Brille sogar völlig überflüssig. Als Nebenwirkung ist hauptsächlich bekannt, dass es an den winzigen Narben, die vorne am Auge bleiben, vereinzelt störende Lichtreflektionen geben soll. Außerdem wird nur ein kleiner zentraler Teil der Hornhaut verändert. Wenn sich bei Dunkelheit die Pupille voll öffnet und auch bei stark seitlichen Blicken kann der Blick deshalb auch teilweise durch unbehandelte Randbereiche der Hornhaut fallen.

Wesentlich ist jedoch, dass bei solchen Operationen natürlich nicht die falschen Sehgewohnheiten beseitigt werden. Deshalb zeigt die Praxis, dass bei vielen derart "geheilten" Patienten der Sehfehler danach oft erstaunlich bald wieder auftaucht. Die Fachautoren können dazu bisher nur unklare und widersprüchliche Erklärungen liefern. Da heißt es z. B.: "Grundsätzlich ist zu beachten, dass ein refraktiv-chirurgischer Eingriff wie die PRK (Photorefraktive Keratektomie, Anm. des Autors) eine Operation an einem gesunden Auge darstellt" und dann: "Es wird nicht die Ursache der Fehlsichtigkeit behandelt, sondern das Symptom" sowie: "Ein Fortschreiten der Grunderkrankung kann nicht verhindert werden" (welche Grunderkrankung, wo es sich doch angeblich um ein gesundes Auge handelt?).

Gegenüber den Leidensgenossen ohne Operation, deren Brillenstärke sich mit den Jahren dann vielleicht von -4 auf -5 und später auf -6 erhöhen wird, bleibt den Operierten dann oft nur der Vorteil, dass sie nach der Operation auf einem etwas geringeren Niveau neu anfangen und mit den Jahren entsprechend nur auf -2, -3, etc. kommen. Es gibt erste Erfahrungen dahingehend, dass sich die Sehleistung nach einer Operation schneller verschlechtert als bei Brillenträgern ohne Operation. Grund könnte sein, dass die so Operierten ihre Brille jetzt fest im Auge eingebaut haben. Sie können deshalb nie mehr wenigstens ab und zu einige Minuten ohne Brille schauen, und ihre Augenmuskeln verkümmern deshalb noch schneller als beim normalen Brillenträger. Jedenfalls scheint die Euphorie vieler Operierter nach einigen Jahren nachzulassen und manchmal gar in Panik umzuschlagen, wenn sie bemerken, dass die teure und unangenehme Operation keine wirklich dauerhafte Beseitigung des Problems bewirkt hat.

Bei den eingepflanzten Linsen gibt es eventuell die Möglichkeit, diese später nochmals zu wechseln; bei Laser- und Schnittechniken wird man die Operation aber wohl kaum beliebig oft wiederholen können.

Es wäre ein interessantes Experiment, auszuprobieren, ob sich nach einer solchen Operation durch vorbeugendes Sehtraining eine erneute Verschlechterung der Sehfähigkeit verhindern lässt.

Abschließend muss ich hier ausdrücklich betonen, dass ich mit solchen Operationen keinerlei persönliche Erfahrungen habe und mich bezüglich aller Bemerkungen zu diesem Thema nur auf Gehörtes und Gelesenes berufe, und dass wegen der relativen Neuheit dieser Operationsmethoden noch keine sehr langfristigen Beurteilungen möglich sind. Außerdem ist meines Wissens noch nicht geklärt, ob derartige Operationen nicht rechtlich als Verstümmelung eines an sich gesunden Organs zu beurteilen sind, denn es ist ja inzwischen vielfach bewiesen worden, dass in vielen Fällen von Fehlsichtigkeit die Augen an sich völlig in Ordnung sind und die Sehprobleme lediglich durch falsche Sehgewohnheiten oder gar "Sehfaulheit" verursacht werden.

4. Trainingspraxis

4.1 Allgemeine Übungsregeln

Vor der Beschreibung der einzelnen Übungen hier zuerst einige Regeln, die im Prinzip für alle Übungen gleichermaßen gelten.

► Alle Sehübungen sollten möglichst ohne Brille durchgeführt werden. Beginnen Sie also mit entsprechend einfachen Übungen. Ist dies aus irgendwelchen Gründen nicht möglich, dann üben Sie bitte mit der schwächstmöglichen Brille. Sicherlich haben Sie in der einen oder anderen Schublade noch alte, schwächere Brillen. Versuchen Sie aber immer wieder, ob Sie die Übung irgendwann nicht vielleicht doch auch ohne Brille schaffen.

Grundsätzlich gilt natürlich, dass Übungen mit Brille immer noch besser als gar keine Übungen sind. Wenn Sie bei bestimmten Gelegenheiten, z. B. während des Autofahrens, nicht auf Ihre stärkste Brille verzichten können, so sollte Sie dies trotzdem nicht davon abhalten, auch dann jede passende Gelegenheit für eine Augenübung zu nutzen.

Im übrigen sollten natürlich nicht nur die Übungen ohne Brille erfolgen, sondern Sie sollten grundsätzlich während des gesamten Tagesablaufs soweit nur irgend möglich auf die Brille verzichten.

► Getönte Brillen bzw. Sonnenbrillen sollten grundsätzlich nur dann benutzt werden, wenn wirklich unbedingt notwendig. In etwa 9 von 10 Fällen werden Sonnenbrillen offenbar ausschließlich aus modischen Gründen getragen. Man muss nicht alles nachmachen, was von einigen Wichtigtuern und Modezeitschriften vorgemacht wird. Zurzeit ist "Inline-Skating" der letzte Schrei (eine Art Rollschuhlaufen). Die Modezeitschriften und Werbeprospekte haben den Leuten eingehämmert, dass man dazu eine schwarze Sonnenbrille trägt. Und tatsächlich, fast alle Inline-Skater tragen eine schwarze Sonnenbrille, selbst in später Dämmerung und manche sogar nachts!

Wer glaubt, er sei gegen Licht empfindlich, der sollte sich einmal fragen, ob er sich diese Empfindlichkeit, vermutlich ist es sowieso nur eine Ungewohntheit, nicht selbst durch zu häufiges Tragen von Sonnenbrillen antrainiert hat. Sonnenbrillen erhöhen tatsächlich auf Dauer die Empfindlichkeit der Augen. Es müsste Ihnen doch zu denken geben, dass viele Naturvölker, die ständig ohne Brille im gleißendem Sonnenlicht leben und arbeiten, besonders scharfe Augen haben! Adler, Löwen, etc. wären schon längst verhungert und ausgestorben, wenn Scharfsehen in der Sonne nur mit Sonnenbrille möglich wäre.

► Mit Brille meine ich wirklich Brille und nicht Kontaktlinsen. Kontaktlinsen sind nach meiner Meinung noch wesentlich schlechter als Brillen. Einerseits gibt es Hinweise darauf, dass das ständige Tragen von

Kontaktlinsen das natürliche Sehvermögen noch stärker schädigt als das ständige Tragen einer Brille. Der Grund dafür ist wahrscheinlich, dass Kontaktlinsen durch den direkten Kontakt zum Auge dies mehr "zwingen" als eine Brille. Und andererseits hat eine Brille den großen Vorteil, dass man sie zwischendurch jederzeit mal kurz abnehmen kann, wenn man sie gerade nicht unbedingt benötigt. Dies ist dann jedesmal eine wertvolle Erholungspause für die Augen, auf die Kontaktlinsenträger verzichten müssen.

► Machen Sie unbedingt schon vom ersten Trainingstag an Notizen zu Ihrer Sehleistung und den Trainingsfortschritten. Details finden Sie weiter hinten in dem Kapitel "Leistungskontrolle und Trainingsfortschritte". Dieser Punkt ist wirklich sehr, sehr wichtig, denn die Trainingsfortschritte erfolgen manchmal so langsam, dass die Trainingsmotivation nur aufrechterhalten werden kann, wenn man sich immer wieder schwarz auf weiß versichern kann, dass es vorwärts geht und die ganze Mühe sich lohnt. Glauben Sie nicht, Sie könnten sich Ihren alten Leistungsstand im Kopf merken; allmähliche Veränderungen kann man nicht durch Schätzung objektiv beurteilen.

► Trennen Sie Sehtraining und professionelle Sehpraxis. Natürlich sollte man möglichst viele Elemente des Sehtrainings in Alltagstätigkeiten einbauen. Aber machen Sie nicht den Fehler, alle Tätigkeiten im Alltag und Beruf gleichzeitig als Sehtraining ohne Brille bewältigen zu wollen. Es gibt nämlich einen ganz wesentlichen Unterschied:

Sehtraining muss möglichst entspannt und ohne Leistungsdruck erfolgen, während bei der Arbeit ein gewisser Leistungsdruck und Hetze meistens unvermeidlich sind. Beim Lesetraining z. B. kann es sein, dass Sie stundenlang an einem Wort, einem Buchstaben oder gar nur einem Punkt trainieren. Im Job dagegen heißt es knallhart: "Diese 200 Seiten haben Sie bitte bis 16 Uhr durchgearbeitet, und zwar perfekt.". Und diese beiden unterschiedlichen Zielvorgaben, einerseits entspanntes Sehtraining ohne Leistungsdruck und andererseits berufliche Leistungsvorgabe, die lassen sich nun einmal nicht vereinbaren. Im Gegenteil, so etwas führt zu genau den falschen Sehgewohnheiten, denen Sie vermutlich Ihre heutigen Sehprobleme verdanken.

Sobald Sie unter Stress und Leistungsdruck etwas unbedingt erledigen müssen, setzen Sie bitte Ihre Brille auf und arbeiten wie gewohnt. Vielleicht nicht ganz wie bisher gewohnt, denn einige der neuen Sehgewohnheiten und Erkenntnisse über das Sehen können Sie sicherlich schon in ihre Arbeitsgewohnheiten einbauen, ohne dass dadurch die Arbeitsproduktivität wesentlich sinkt: Brauchen Sie wirklich für alle Tätigkeiten Ihre stärkste Brille, oder lassen sich bestimmte Tätigkeiten auch mit einer schwächeren oder ganz ohne Brille erledigen? Müssen Sie immer so dicht an den Bildschirm oder den Lesestoff herangehen, oder wären 10 cm weiter nicht auch machbar? Ist es wirklich nicht möglich, etwa alle 10 Minuten die Naharbeit einmal für einige Sekunden zu unterbrechen und dabei die Augen durch Scharfstellen auf ein entferntes Objekt zu entspannen? Unterbrechen Sie Ihre Arbeit nicht sowieso manchmal kurz, z. B. zum Telefonieren, und könnten Sie es sich nicht angewöhnen, dabei dann jedesmal die Augen zwecks Erholung zu schließen oder durch einen Blick aus dem Fenster in die Ferne einzustellen?

► Der Grundsatz des Sehtrainings muss lauten: Kein Leistungsdruck, nur die Qualität und nicht etwa Quantität wie bewältigte Menge oder Arbeitstempo zählt. Üben Sie im Zweifelsfall also lieber weniger oder langsamer, als zu versuchen, immer neue Rekorde bei der Zahl oder Schnelligkeit der Übungswiederholungen aufzustellen. Sobald Leistungsdruck hinzutritt, ist es Arbeit, und dann gelten die Regeln für Arbeit und nicht die für Sehtraining. Erst in einem spätem Trainingsstadium wird dann bewusst Sehen unter Stress trainiert.

► Stellen Sie ihre Augen immer sofort neu scharf ein, sobald das Bild unscharf wird. Vermutlich werden Sie am Anfang Ihres Sehtrainings mit dieser Anweisung nicht viel anfangen können, weil Sie eben gar nicht scharf sehen können. Und auch im fortgeschrittenem Stadium werden Sie das Bild nicht immer ganz nach Wunsch scharfstellen können. Sie werden zwar lernen, dass und wie Sie es scharf oder wenigstens etwas schärfer stellen können, aber das Bild wird meistens nach wenigen Sekunden wieder unscharf werden. Sie müssen dann sofort versuchen, es wieder scharfzustellen. Möglichst sanft und locker, ohne starken Zwang oder gar zu verkrampfen, aber eben doch unerbittlich. Sehtraining ist in der Hauptsache ein dauernder Kampf zwischen Ihrem Willen zum aktiven Scharfsehen und dem Hang ihrer Augen zu einem vor sich hin dösenden Starren. Diesen Kampf müssen Sie gewinnen. Wenn Ihre Augen zu erschöpft sind, um Ihren Anweisungen zum aktiven Sehen weiter zu folgen, dann hat weiteres Training im Augenblick keinen Sinn. Ruhen Sie sich mit geschlossenen Augen kurz aus oder setzen Sie ihre Brille auf und erledigen Sie damit ihre normalen Arbeiten. Sehr wirksam ist es auch, die Augen ab und zu mit kaltem Wasser zu erfrischen. Am einfachsten geht das mit einem oder zwei nassen Schwämmchen, Lappen oder Toilettenpapier.

► Trotzdem werden Sie sicherlich Momente mit akuten Verkrampfungen oder Verspannungen der Augen erleben. Das ist zwar nicht so deutlich oder gar schmerzhaft spürbar wie bei anderen Muskeln des Körpers, aber doch leicht daran erkennbar, dass man es einfach nicht (mehr) schafft, die Augen wie gewohnt scharfzustellen. Und je mehr man es versucht, desto mehr verkrampft man, und umso schwerer wird das Scharfstellen.

In solchen Fällen müssen Sie unbedingt versuchen, sich zu entspannen und jeden Leistungsdruck zu vermeiden. Pausieren Sie oder beenden Sie das Training und machen Sie etwas Angenehmes. Oder trainieren Sie einfach mit Brille weiter, so dass erst einmal die Angst wegfällt, nichts zu erkennen. Machen Sie einfache Augenbewegungsübungen oder die etwas anstrengenderen Übungen wie Schweifen und Extremakkommodation. Beim Lesen sollten Sie nicht mehr versuchen, große Textmengen zu erkennen, sondern sich hauptsächlich auf analytisches Betrachten einzelner Buchstaben oder Muster beschränken. Und wenn Sie an manchen Tagen die Verspannungen gar nicht dauerhaft in den Griff bekommen, dann sollten Sie keine Hemmungen haben, den Rest des Tages die Brille zu benutzen.

► "Betrügen" ist beim Sehtraining ausdrücklich erlaubt. Beispiel: Beim täglichen Betrachten eines weit entfernten Hauses können Sie nicht erkennen, ob im zweiten Stock zwei kleine Fenster sind oder es sich um ein großes Doppelfenster handelt. Je mehr Sie hinschauen, desto unsicherer werden Sie. Wenn Sie nun einfach so weitermachen, dann riskieren Sie, dass Sie mit der Zeit meinen, immer schärfer ein Doppelfenster erkennen zu können. Tatsächlich sind es aber zwei Einzelfenster. Um solch ein Einschleifen von Sehirrtümern zu verhindern, sollten Sie bei allen Unsicherheiten einmal kurz die Brille aufsetzen, oder gehen Sie einfach näher ran und prägen Sie sich genau ein, wie das betreffende Ding aussieht. Danach trainieren Sie dann wieder wie vorher ohne Brille weiter. Wenn man erst einmal weiß, wie etwas wirklich aussieht, dann fällt es auch viel leichter, es scharf zu erkennen. Und in einigen Wochen wird es Ihnen selbst kaum noch glaublich erscheinen, dass Sie so etwas Einfaches früher nicht erkennen konnten.

► Allerdings sollten die Übungen selbst möglichst ohne Tricks durchgeführt werden. Es gibt bekanntlich zahlreiche Kniffe, mit denen man vorübergehend seine Sehfähigkeit verbessern kann, z. B. durch ständige Kopfbewegungen (Kopf schnell hin- und herdrehen oder auf- und abschwenken), durch dauerndes Öffnen und Schließen der Augen ("Dauerblinzeln"), durch Sehen durch einen engen Fingerspalt oder ein kleines Loch (eine "Notbrille" in Form eines Papiers mit einem winzigen Nadelloch soll schon Leben gerettet haben!), durch Zusammenkneifen oder plötzliches Aufreißen der Augen, usw.

All diese Tricks und Kniffe sind erstaunlich und hochinteressant, aber wir sollten uns gar nicht erst angewöhnen, damit zu arbeiten. Schließlich wollen wir unsere Brille möglichst völlig wegtrainieren und nicht gegen eine andere "Krücke" eintauschen. Was nützt es Ihnen, wenn Sie es zwar in der Rekordzeit von einigen Monaten schaffen, ohne Brille scharf zu sehen, aber nur, wenn Sie dabei Ihr Gesicht zu einer Grimasse verziehen und womöglich zusätzlich fortlaufend bestimmte Kopfbewegungen vollziehen müssen?

► Es ist einerseits ganz natürlich, wenn man insbesondere im Anfangsstadium des Sehtrainings manchmal die Augen zusammenkneift, rollt, oder Augen oder Gesichtszüge sonstwie auffällig bewegt, um besser zu sehen. Augenbewegungen und Augenmuskeltraining gehören ja sogar zum Trainingsprogramm. Und auch normalsichtige Personen nutzen Augenkneifen und ähnliche Tricks, um in Extremsituationen eine vorübergehende Verbesserung der Sehfähigkeit zu erzwingen.

Aber andererseits sollten Sie immer darauf achten, dass Sie es nicht übertreiben. Kontrollieren Sie sich regelmäßig selbst, und jedesmal, wenn Sie sich dabei ertappen, dass Sie scharfes Sehen durch übertriebenes dauerhaftes Augenkneifen oder Grimassieren erzwingen wollen, dann schalten Sie einen oder zwei Gänge zurück. Gewöhnen Sie sich da nichts an, was Sie später womöglich nicht mehr los werden! Das fällt am Anfang schwer, denn tatsächlich kann man durch Augenkneifen meistens bald etwas schärfer sehen, und auf diesen "Fortschritt" will man ungern verzichten. Und ein bisschen gelegentliches Augenkneifen ist zum Training der entsprechenden Muskeln auch sinnvoll und nötig, denn unbewusstes, also automatisches Augenkneifen gehört auch zu den Mechanismen, mit denen das normal funktionierende Auge das Scharfsehen regelt. Aber konzentrieren Sie es sich nicht darauf, Scharfsehen alleine durch ständiges bewusstes Augenkneifen oder ähnliche Verrenkungen erzwingen zu wollen.

Grobe Faustregel: "Inneres Anspannen" ist erlaubt, "äußeres Anspannen" ist verboten. Inneres Anspannen fühlt man anfangs zwar, weil es ungewohnt ist; man kann es aber von außen nicht sehen. Äußeres Anspannen dagegen ist leicht an verzerrten Gesichtszügen erkennbar. Statt "Anspannen" werde ich in diesem Buch überwiegend den Ausdruck "Pressen" benutzen, weil ich es gefühlsmäßig als Pressen empfand. Das mag auch mit meiner anfangs recht bildhaften Vorstellung vom Zusammenpressen zu langer Augäpfel zu tun haben. Andere würden es vielleicht eher als "Drücken" oder "Ziehen" bezeichnen. Und was genau wie angespannt wird, muss mangels sicherer Erkenntnisse bislang sowieso offen bleiben.

► Alle Übungen müssen bewusst praktiziert werden. Konzentrieren Sie sich voll auf die Übung, und denken Sie dabei nicht an etwas anderes. Versuchen Sie also z. B. nicht, die Übungen zeitsparend nebenbei durchzuführen, während Sie sich in Wirklichkeit geistig mit irgendwelchen privaten oder geschäftlichen Problemen beschäftigen. Der Sehapparat denkt mit und konzentriert sich auf das, an was Sie wirklich denken. Starren Sie nur so nebenbei ins Leere, so bemühen sich auch die Augen nicht um Scharfeinstellung. Träumen Sie gar mit offenen Augen, so besteht eine gute Chance, dass Sie tatsächlich Traumbilder zu sehen glauben. Es dürfte leicht einsichtig sein, dass die Leistung des Sehapparats durch solche Sehgewohnheiten verkümmert.

Etwas anderes gilt natürlich für diejenigen Übungen, die Sie später in Ihren Arbeitsalltag einbauen und deshalb tatsächlich nur nebenbei durchführen. Aber auch in solchen Fällen sollten Sie sich bemühen, Ihre optische Aufmerksamkeit zu erhöhen. Schließlich kann man auch neben ernsthafter Arbeit aufmerksam Radio hören. Warum sollte das nicht auch mit dem Sehen funktionieren?

► Wie schon an anderer Stelle erwähnt kann ich keine sicheren Aussagen zur optimalen Intensität des Trainings machen. Ich habe es vorgezogen, sehr hart und manchmal bis zum "Gehtnichtmehr" zu trainieren. In der Literatur werden dagegen überwiegend kurze Trainingsphasen mit langen Pausen empfohlen ("nur nicht überanstrengen"). Nach meiner Einschätzung könnte diese Empfehlung nur leichten Trainings auf einem Denkfehler und mangelnder Erfahrung mit den Trainingsmethoden des modernen Leistungssports beruhen:

Unerfahrene neigen dazu, während eines sportlichen Trainings dauernd ihre Leistungsfähigkeit in der entsprechenden Disziplin zu messen und anhand dieser Leistungsdaten den Erfolg der Trainingsmethode zu beurteilen. Ein 100-Meter-Läufer würde also bei jedem Training mehrmals seine Zeit über 100 Meter stoppen und den Trainingserfolg danach zu beurteilen, ob sich die Zeit verbessert hat. Nach genau diesem Muster argumentieren die Anhänger leichten Sehtrainings mit langen Pausen, denn nach den Pausen würden sie besonders gut Sehen. Mag sein, aber dies besagt nichts über die langfristige Wirksamkeit des Trainings. Unmittelbar nach Pausen ist man logischerweise fast immer besser als nach härtestem Training ohne Pause.

Erfahrene Leistungssportler trainieren außerhalb der Wettkampfsaison dagegen extrem hart, sehr häufig und mit minimalsten Pausen. Obwohl am nächsten Tag noch alles weh tut, wird wieder hart trainiert, usw. Es werden vielleicht 50 mal hintereinander mit nur kurzen Pausen dazwischen die 100 Meter gelaufen. Andere schwören sogar darauf, nur selten direkt die eigene Disziplin zu trainieren; ein 100-Meter-Läufer würde dann im Training also sehr selten wirklich 100 Meter laufen. Sie machen dann vielmehr spezielle Kraft- und Dehnungsübungen und laufen vielleicht längere oder kürzere Strecken als 100 Meter. Leistungsmessungen durch Stoppen der 100-Meter-Zeit erfolgen in dieser Trainingsphase jedenfalls praktisch nie. Sie wären auch sinnlos und demotivierend, denn aufgrund des dauernd bis zum Maximum belasteten Körpers wären die Zeiten vergleichsweise schwach. Der Sportler kann in diesem Trainingsstadium sein eigenes Leistungsvermögen und die Richtigkeit oder Falschheit der Trainingsübungen tatsächlich kaum ernsthaft beurteilen. Erst einige Tage vor der Wettkampfsaison wird das Trainingspensum deutlich heruntergefahren; der Körper kann sich dann regenerieren, und genau passend zum Wettkampf steht dann, falls alles geklappt hat, ein gleichzeitig optimal austrainierter und erholter Körper mit maximaler Leistungsfähigkeit für neue Rekorde zur Verfügung. Ein so oder ähnlich organisiertes Training ist professionell, aber es ist für den Uneingeweihten verwirrend und demotivierend, weil ihm während des Trainings die tägliche Kontrolle des Leistungsvermögens und Erfolgserlebnisse fehlen.

Aufgrund dieser Erfahrungen aus dem Leistungssport halte ich es auch beim Sehtraining für besser, möglichst stark und ohne zu viele Pausen zu trainieren, auch wenn dabei aufgrund der dauernden starken Belastung eben nicht sofort nach jedem Training eine direkte Belohnung in Form von möglicherweise ganz leicht verbessertem Sehvermögen zu erwarten ist. Im Gegenteil: Es wird oft trainiert, bis man wegen Erschöpfung und vielleicht sogar Kopfschmerzen kaum noch klar sehen kann und aufhören muss. Hier ein konkretes Vergleichsbeispiel für die Übertragung auf das Sehtraining:

Wenn ich während einfacher Arbeiten, die ich ohne Brille erledigt habe und die deshalb schon eine Art leichtes, ständiges Sehtraining darstellten, eine kurze Pause mit besonders intensiven Sehübungen einlegte, dann waren die Sehleistungen bei diesen Übungen meist nicht so gut.

Wenn ich dagegen Arbeiten mit Brille erledigte, bei mir war das hauptsächlich Arbeit am Computerbildschirm, und dabei z. B. alle 10 Minuten 2 Minuten Sehübungen ohne Brille einlegte, dann erlebte ich während dieser Übungen oft überraschend gute Sehleistungen. Die Augen schienen durch das Arbeiten mit Brille ausgeruhter und leistungsfähiger.

Trotzdem habe ich so weit wie möglich die erste Methode vorgezogen, kann aber nicht mit Sicherheit sagen, dass die zweite Methode bei konsequenter Durchführung zu einem schlechteren Ergebnis geführt hätte. Vielleicht spielt da auch die Veranlagung jedes Einzelnen eine Rolle. Und wer darauf angewiesen ist, täglich an einem festen Arbeitsplatz unter ständigem Leistungsdruck zu arbeiten, für den ist vielleicht nur diese 2. Methode praktizierbar.

Meine persönliche Meinung ist, dass es bei der harten Trainingsmethode länger bis zu Erfolgserlebnissen dauert, diese dann aber jeweils deutlich stärker sind. Und in der Praxis ist es bei hartem Training ja auch durchaus so, dass man ab und zu mal einige Tage weniger oder gar nicht trainieren kann, z. B. aus beruflichen Gründen. Und nach solchen Tagen überraschen einen die dann ausgeruhten Augen plötzlich mit einer umso größeren Ladung Erfolgserlebnisse. Deshalb halte ich diesen Weg, falls zeitlich machbar, für den besseren. Allerdings sollten Sie anfangs grundsätzlich vorsichtig beginnen und Trainingspensum und -stärke nur allmählich steigern.

Hart und ohne zu viele und lange Pausen zu trainieren bedeutet aber nicht, dass Sie eine einzelne Übung bis zur Erschöpfung durchführen sollen. Wechseln Sie stattdessen alle paar Minuten die Übung und insbesondere auch die Übungsentfernung. Trainieren Sie also abwechselnd auf kurze und weite Entfernung, Blicksprünge und

Blickschweifen, usw. Auch Leistungssportler teilen ihr Training so ein, dass sowohl die belasteten Muskeln als auch die Arten der Belastung ständig wechseln.

► Seelische Entspannung ist ein wesentliches Element des Sehtrainings. Da dies am besten in gewohnter Umgebung möglich ist, sollten Sie mit dem Training bei sich zu Hause beginnen. Tageszeit, eventuelle Musikbegleitung und sonstiges Drumherum sind anfangs ganz unter dem Aspekt der Entspannung zu wählen. Hüten Sie sich aber vor Abhängigkeit. Es nützt Ihnen für den Alltag nichts, wenn z. B. nur bei einer ganz bestimmten Musik scharf sehen können. Variieren Sie deshalb das Drumherum immer wieder leicht.

Mit etwas Erfahrung können Sie später dann auch z. B. am Arbeitsplatz oder bei Spaziergängen trainieren. Training in ganz fremder Umgebung und in stressträchtigen Situationen ist erst in einem sehr fortgeschrittenen Trainingsstadium sinnvoll.

► Bei hartem Sehtraining ist es anfangs ganz normal, dass Augen und die gesamte Augengegend sich am nächsten Morgen leicht schmerzend, dick und unbeweglich fühlen. Dies entspricht etwa einem Muskelkater nach hartem körperlichen Training am Vortag. Meistens wird man deshalb am Vormittag keine Höchstleistungen bei Sehübungen und Sehtests vollbringen. Im Verlauf des Nachmittags und Abends bessert sich der Zustand jedoch immer mehr, um nach hartem Training dann am nächsten Morgen wieder schwach zu starten.

► Bei allen Übungen sollte man anfangs keine glatten, glasigen, reflektierenden, sondern eher matte und gut strukturierte Beobachtungsobjekte wählen, an denen sich das Auge richtig "festbeißen" kann. Gut geeignet sind oft grobes Gewebe, Beton, Stein, Holz oder Rinde, Schotter und ähnliche Materialien. Erst in einem sehr fortgeschrittenen Trainingsstadium sollten Sie auch an reflektierenden Objekten üben.

► Anfangs müssen Sie beim Sehtraining unbedingt auf wirklich gute Beleuchtung achten (sehr hell, aber nicht blendend). Aufgrund des aus der Fotografie bekannten "Tiefenschärfeeffekts" sehen die Augen tatsächlich schärfer, wenn sich die Pupillen wegen großer Helligkeit verkleinern. Daraus ergibt sich auch, dass Sie Sehleistungen nur dann sinnvoll vergleichen können, wenn sie bei gleicher Beleuchtung erbracht wurden. Im fortgeschrittenen Trainingsstadium ist es dann natürlich sinnvoll, auch das Sehen bei weniger gutem Licht zu üben.

► Kontrollieren Sie immer wieder, ob möglicherweise irgendwelche Härchen (Augenbrauen, Ober- und Unterlid, etc.) Ihr Sichtfeld beeinträchtigen, und kürzen Sie diese dann regelmäßig etwa einmal wöchentlich mit einer Schere, wobei man sicherheitshalber eine Schere ohne Spitze oder mit vom Auge weggebogener Spitze verwenden sollte. Es mag lächerlich klingen, aber meinem ausführlichen Trainingstagebuch werden Sie entnehmen, dass mich von einigen Wimperhärchen verursachte Irritationen vermutlich viele Trainingsmonate gekostet haben. Diese Härchen hatten auf meinem rechten Auge den Endruck eines Fleckes hervorgerufen oder zumindest einen tatsächlich vorhandenen Fleck vergrößert, und deshalb hat mein Gehirn automatisch immer das linke Auge bevorzugt. Das wiederum hat dazu geführt, dass das rechte Auge immer weiter verkümmert ist und schließlich fast stillgelegt wurde. Und weil ich rechts so schlecht sah, dauerte es über ein Jahr, bevor ich diese verhängnisvollen Härchen überhaupt erst entdeckte.

Das Tückische dabei ist nämlich, dass sich die Stellung dieser Haare durch Anspannung der Muskeln in der Augengegend ändern kann. Bei der Kontrolle im Spiegel scheinen die Härchen weit außerhalb des Blickfeldes, aber unter der Anspannung des Sehens ohne Brille können sie sich dann plötzlich in einem ganz anderen Winkel ausrichten. Deshalb stören sie beim Sehen mit Brille auch nicht. Dieser Punkt ist wirklich sehr wichtig. Kürzen Sie im Zweifelsfall alle Härchen in Augennähe einmal wöchentlich radikal.

► Auch der Druck einer tief und fest ins Gesicht gezogenen Mütze, eines Huts, eines Stirnbands, etc. kann das Sehen stark behindern. Zwar sollten Sie grundsätzlich versuchen, ohne Grimassen scharf zu sehen, aber trotzdem ist es wichtig, dass sich Gesichtszüge und Stirnhaut stets frei bewegen können.

► Selbstverständlich müssen und sollen Sie nicht immer alle der nun folgenden Übungen praktizieren. In einigen Kapiteln, wie z. B. bei den harten und weichen Akkommodationsübungen, sind eine ganze Reihe von alternativ durchzuführenden Übungen beschrieben. In diesen Fällen reicht es vollkommen, wenn Sie jeweils nur eine der Übungen machen und vielleicht ab und zu mal die Übung wechseln.

► Es dürfte leicht einsichtig sein, dass immer besonders diejenigen Übungen bevorzugt durchgeführt werden müssen, die schwer fallen und bei denen Probleme auftreten, und nicht diejenigen, die befriedigen, weil man sie schon so gut kann.

► Lesen Sie zum besseren Verständnis unbedingt alle Übungskapitel durch, denn es gibt gewisse Überschneidungen und Zusammenhänge, die sonst nicht klar werden, da ich zur Vermeidung von Wiederholungen nicht bei jeder einzelnen Übungsbeschreibung wieder bei Adam und Eva anfangen möchte.

4.2 Übungstafeln und andere Übungsgeräte

In diesem Kapitel werde ich Ihnen übersichtlich zusammengefasst alle für die Übungen benötigten Gerätschaften auflisten und beschreiben. Sie benötigen aber nicht in jedem Falle alle der hier vorgestellten Teile, denn nicht immer müssen alle Übungen durchgeführt werden, und außerdem können manchmal auch etwas anders geartete Geräte zweckmäßig sein. Lesen Sie deshalb am besten erst das ganze Buch oder zumindest doch die Beschreibung der einzelnen Übungen durch, bevor Sie sich daranmachen, die Teile zu beschaffen oder zu basteln.

Ganz wichtig für das Sehtraining sind mehrere **Übungstafeln**. Sie können die hinten in diesem Buch abgedruckten Tafeln benutzen. Günstiger ist es aber, wenn Sie sich später mittels eines Computertextprogramms und eines Druckers eigene größere Übungstafeln anfertigen können. Die Art des Druckers (Laser-, Tintenstrahl-, Matrix-, etc.) spielt keine Rolle, vorausgesetzt, er liefert scharfe Konturen und wirklich massiv mattschwarze Flächen (also weder ausgebleicht noch glänzend). Alle Übungstafeln sollte Sie gleich mehrfach ausdrucken und eventuell auf einen starken Karton kleben. Ein Folienüberzug zum Schutz ist nur dann zu empfehlen, wenn er wirklich keinerlei Reflexionen verursacht.

Zum Inhalt der Übungstafeln werden sich viele Anfänger vermutlich fragen: "Den Text kenne ich doch spätestens nach einigen Stunden auswendig. Wie sollen mir die Tafeln dann noch beim Üben helfen?"

Natürlich werden Sie die Übungstafeln bald in- und auswendig kennen, und genau das ist ein großer Vorteil beim Üben. Beim Sehtraining kommt es anfangs nämlich gar nicht darauf an, irgend jemandem zu beweisen, was man alles erkennen kann, und dann jeden Tag ein paar mehr und kleinere Zeichen zu erkennen oder eine ähnliche Wettbewerbsstimmung zu erzeugen. Dies würde Sie nur unter Leistungsstress setzen.

Es kommt vielmehr darauf an, in möglichst entspannter Situation und völlig ohne Leistungsdruck vertraute Objekte immer wieder ganz langsam und in allen Details mit den Augen abzutasten und sich einzuprägen. Deshalb sollten Sie auch vermeiden, die Übungstafeln mit zu vielen Zeichen zu überladen. Einige wenige Symbole, Zeichen und Zeilen mit viel Weiß dazwischen sind immer besser, als wenn Sie versuchen, mit Gewalt alle Buchstaben und Zahlen in möglichst allen Größen und Schrifttypen auf einer Tafel unterzubringen.

Etwa die Hälfte einer Übungstafel im Normalbogenformat sollte aus Buchstaben und Zahlen bestehen. Stellen Sie sich eine gute Mischung aus Zahlen, scharfkantigen Großbuchstaben und rundlichen Kleinbuchstaben in einer möglichst einfachen und schnörkellosen Schrift zusammen. Etwa 5 bis 8 Zeilen sollten reichen. Die oberste Zeile in ganz großer Schrift und die folgenden Zeilen dann jeweils kleiner. Richtiger Text, also ganze Wörter und Sätze, sind oft schwerer zu erkennen als

Einzelbuchstaben oder Zahlen. Es kann deshalb sinnvoll sein, z. B. in der linken Hälfte freistehende Einzelzeichen und in der rechten Hälfte richtigen Text zu benutzen.

Der untere oder obere Teil der Übungstafel sollte aus Symbolen bestehen. Mischen Sie hier eckige (Quadrat, längliches Viereck, Dreieck) und runde Elemente (Kreis), und zwar jeweils einmal als dicken Rahmen mit weißer Füllung, also z. B. ein Kringel, und einmal als sattschwarz gefülltes Element. Hinzu sollte mindestens ein einfaches "Fadenkreuz" aus einem senkrechten und einem waagerechten Balken kommen, eventuell einmal aus dicken Balken und einmal eher zierlich.

Von dieser Übungstafel sollten Sie 3 bis 6 Kopien drucken und in Ihrem Arbeits- bzw. Übungszimmer oder gar auf die ganze Wohnung bzw. den Arbeitsplatz verteilt aufhängen. Die Hauptübungstafel sollte etwa in Augenhöhe ca. 1 bis 3 Meter von Ihrem Hauptplatz entfernt hängen (bei Weitsichtigen eventuell näher). Wenn Sie hauptsächlich am Computer oder am Schreibtisch arbeiten, dann sollte diese Tafel also derart hängen, dass Sie während der Arbeit ohne große Verrenkungen immer wieder auf diese Übungstafel schauen können. Wenn Sie auf einem Drehstuhl arbeiten, dann ist auch eine Aufhängung seitlich vom Arbeitsplatz möglich. Natürlich muss der Platz auch vernünftig beleuchtet sein oder zumindest jederzeit durch eine einfache Schwenkung der Arbeitsplatzleuchte problemlos ausleuchtbar sein.

Wenn machbar, sollten Sie weitere Kopien der Übungstafel an andere Plätze hängen: näher, weiter entfernt, höher, tiefer, seitlich. Wenn Sie viel fernsehen, dann kann auch eine Übungstafel neben oder über dem Fernseher sinnvoll sein, vorausgesetzt, es lässt sich dazu eine brauchbare Beleuchtung einrichten. Wenn Sie viel aus dem Fenster schauen: Warum nicht eine Übungstafel im Garten oder an der Garagenwand?

Nach einigen Wochen Training kann es sinnvoll sein, eine neue und besser an Ihre individuellen Bedürfnisse angepasste Übungstafel zu drucken. Vielleicht haben Sie inzwischen bemerkt, dass manche Buchstaben für Sie viel zu groß oder zu klein sind, dass bestimmte Buchstaben oder Elemente für Sie besonders einfach oder schwer zu erkennen sind? Stellen Sie also eine neue Übungstafel zusammen, die besser an Ihre Schwachpunkte angepasst ist. Nehmen Sie aber in jedem Fall einige große und einfache Zeichen und Elemente auf, damit Sie auch an schwachen Tagen oder aus größerer Entfernung ein schnelles Erfolgserlebnis haben können.

Dann sollten Sie sich noch einige kleine, **karteikartengroße Übungstafeln mit einem "Fadenkreuz"** in der Mitte drucken. Später, mit etwas Trainingserfahrung, kann es auch bei dieser kleinen Übungstafel sinnvoll sein, besser an Ihre Verhältnisse angepasste Exemplare zu drucken, vielleicht mit einem dickeren oder dünneren Fadenkreuz oder mit einem oder gar mehreren anderen Zeichen.

Für Schweifübungen zu Hause sind **Karostreifen oder ähnliche längere Muster** notwendig. Fotokopieren Sie die Muster aus dem Anhang dieses Buches oder drucken Sie sich ähnliche Muster selbst und kleben Sie mehrere davon auf einem länglichen Karton oder Brettchen zu einem nahtlosen Streifen zusammen.

Weiterhin benötigen Sie etwa 3 bis 8 Meter einer ca. **2 bis 4 mm starken Schnur**. Nehmen Sie dazu keine Naturfasern, denn diese sind meist rundum leicht ausgefasert. Das mag sich zwar flauschig anfassen, aber solche Schnüre haben keine scharfe Kontur und sind deshalb schlecht geeignet, um Scharfsehen zu üben. Nehmen Sie aber auch keine dieser ganz glatten, schlauchartigen Schnüre, wie es sie z. B. als Wäscheleinen gibt. Die eignen sich auch nicht, denn sie glitzern bei Licht wie ein Spiegel. Gut geeignet sind dagegen weiße, aus ganz feinen, glatten Kunstfasern geflochtene Schnüre, wie es sie z. B. als Gardinenschnüre oder als Zeltschnüre gibt (Sportgeschäfte).

Suchen Sie sich eine oder mehrere **Wäscheklammern**. Möglichst keine stark reflektierenden Exemplare, sondern solche mit satten Farben und markanten Konturen wie Stegen zur Verstärkung und Zähnchen gegen das Abrutschen im Maul und an den Griffen.

Für einige Akkommodationsübungen ist ein **feines, möglichst helles Netz** notwendig, nicht zu grob, aber auch nicht so fein wie Damenstrümpfe. Sie müssen aus der Nähe einerseits durch das Netz problemlos durchschauen können, andererseits aber auch die Augen auf die einzelnen Fäden des Netzes scharfstellen können. Deshalb sind markant in sich verdrillte Fasern besser als glatte Faserstränge. Ein karteikartengroßes Stück Netzgardine ("Store"), Tüll oder ein ähnliches, gitterartiges, nicht glänzendes Gewebe ist z. B. gut geeignet. Für einige spezielle Kontrollen ist es nützlich, wenn eine einzige der senkrechten Fasern sich farblich von den anderen abhebt. Wenn alle Fasern weiß sind, kann man also z. B. eine mit Filzstift schwärzen.

Spannen Sie dieses Netz in ein Rähmchen. Im einfachsten Fall schneiden Sie dazu einen etwa 12 mal 5 cm großen Augenschlitz in einen starken Karton und befestigen das Stück Netzgardine mit Heftklammern darüber. Günstig ist es, wenn das Netz an der Oberkante des Rähmchens ca. 4 bis 8 mm nach außen übersteht (dort also etwas größer ist als die Grundfläche des Rähmchens).

Oder heften Sie das Netzgewebe so auf einen fingergroßen Papp- oder Plastikstreifen, dass es an einer oder beiden Längsseiten etwa 4 bis 8 mm übersteht. Wenn die Maschen des Netzes zu groß oder die Fäden zu fein sind, um die Augen richtig darauf fixieren zu können, dann legen Sie ruhig mehrere Lagen Netzgewebe übereinander. Es kommt nicht auf schönes Aussehen oder regelmäßige Struktur an, sondern nur darauf, dass sich das Auge in der Nahsicht an den feinen Struktur richtig "festbeißen" kann. Auf die andere Seite des Pappstreifens können Sie auch noch Papier mit sehr kleinem Druck (Text oder Muster) kleben. Und damit das Papier nicht zu schnell verschmutzt, könnte man auch noch eine durchsichtige Klebefolie darüber kleben. Da diese aber störend glänzen kann, habe ich lieber ohne derartige Schutzfolie gearbeitet und stattdessen einfach ab und zu neues, sauberes Papier aufgeklebt. Oder zeichnen Sie einfach mit einem feinen, dunklen Stift einige Zeichen wie z.B. "+ . -" auf den Pappdeckel.

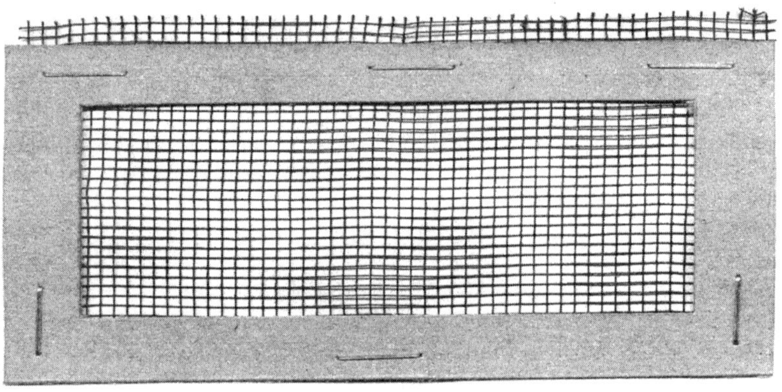

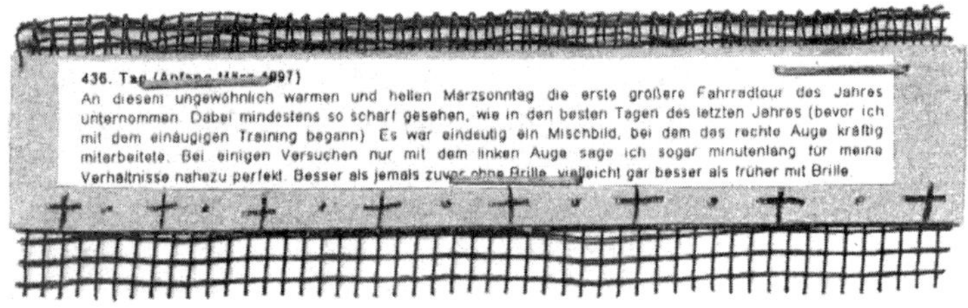

Selbstgebastelte Übungsgeräte: Ein Stück heller Vorhangstoff, bei den Abbildungen wurde er zwecks besserer Sichtbarkeit eingedunkelt, wird auf Pappe geheftet und einige kleinere Zeichen oder Texte auf die Pappe gemalt oder geklebt. Bei der unteren Abbildung ist der Netzstoff an der Unterkante in einfacher und an der Oberkante in doppelter Lage.

Alternativ oder zusätzlich können Sie für diese Übungen auch einen kleinen Kamm benutzen. Er sollte aber nicht transparent oder hell sein und möglichst wenig glänzen. Das Oberteil (Bügel) des Kamms können Sie auch mit einem markant strukturierten, nicht zu hellen oder zu dunklen Gewebe beziehen, z. B. mit groben Jeansstoff oder Holzfurnier (mit doppelseitigem Klebeband befestigen). Weitere Details dazu finden Sie im Kapitel zu den Akkommodationsübungen.

Für die Ball- und Jonglierübungen benötigen Sie einen Ball, den Sie bequem mit einer Hand halten und fangen können. Dieser Ball sollte eine optisch markante, d. h. scharf und kontrastreich begrenzte Zeichnung oder Markierung aufweisen. Besonders günstig ist ein **Tennisball**, dessen umlaufende optisch scharf abgesetzte Naht diese Bedingung erfüllt.

Körperlich geschicktere Zeitgenossen können für diese Übungen auch 2 bis 3 Bälle benutzen, die jedoch unbedingt etwas unterschiedliche Größen aufweisen sollten. Auch andere "Jonglierwerkzeuge" wie leichte Keulen, leere Kunststoffflaschen oder Gegenstände aus Hartschaum können benutzt werden. Sie alle sollten aber eine markante optische Markierung besitzen.

Zum einäugigen Üben ist eine **Augenklappe** notwendig, denn Abdecken mit einer Hand oder gar Zukneifen eines Auges sind aus verschiedenen Gründen weniger empfehlenswert. Der Eigenbau einer brauchbaren Augenklappe ist gar nicht so einfach. Es ist deshalb zweckmäßiger, sich so ein Ding für etwa 2 bis 6 Mark fertig in einer Apotheke zu kaufen.

Eventuell ist auch eine **"Gegenbrille"** sinnvoll. Hinweise dazu im Kapitel "4.11 Schwächere Brillen und Gegenbrillen".

Viele wertvolle Übungen lassen sich beim Fernsehen durchführen. Deshalb sollte ein brauchbares **TV-Gerät** möglichst mit Einrichtung für Videotext vorhanden sein.

Und schließlich sollten Sie sich in Ihrer Wohnung ein Zimmer oder einen Balkon mit geeigneter **Aussicht** suchen. Ein reiner, idyllischer Naturblick ist dabei weniger geeignet, denn die Natur liefert leider nur wenige markante Konturen. Stark Fehlsichtige, zu denen ich früher gehörte, sehen Büsche und Wiesen nur als einheitliche Farbflecken und können keine einzelnen Blätter oder Gräser ausmachen. Bei leichter Fehlsichtigkeit oder in einem fortgeschrittenen Trainingsstadium dagegen können auch Wiesen, Rosenbeete oder ein "Blätterwald" wertvolle Beobachtungsobjekte sein.

Außerdem ist zu bedenken, dass die Umwelt ständig ihr Aussehen ändert. Das Haus gegenüber, das sich im Winter hervorragend als Betrachtungsobjekt eignet, kann im Sommer fast vollständig von Blättern verdeckt sein. Und entsprechend sind die Büsche dazwischen im Winter plötzlich bis auf ein dünnes Geäst verschwunden. Solche Änderungen können die Beurteilung des Trainingserfolges schon ganz erheblich erschweren.

Zum Sehtraining benötigen wir anfangs einige möglichst einfache und markante Konturen, die das ganze Jahr über in gleicher Form, Farbe und Entfernung verfügbar sind. Ideal ist deshalb ein einfaches Gebäude mit klaren, nicht spiegelnden oder reflektierenden Formen und Kanten (z. B. Fensterrahmen, Fensterkreuz, Tür, Türgriff, Briefkasten, Schornstein, Dachziegel, Mauerwerk mit markanten Mörtelfugen, Lattenzaun, etc.) in ca. 10 bis 50 Meter Entfernung. Später, wenn sich Ihr Sehvermögen schon verbessert hat oder wenn Sie sowieso nur wenig fehlsichtig sind, dann eignen sich als Beobachtungsobjekte auch zunehmend natürliche

Objekte wie ein "Blattwald" oder Landschaften mit feinen Pflanzen wie Gräsern und Blumen.

Wenn Sie regelmäßig spazieren gehen, dann sollten Sie sich auch eine Bank oder einen ähnlichen ungestörten Rastplatz mit einer entsprechenden Aussicht suchen. Günstig kann auch ein Platz etwas oberhalb der Stadt sein, von wo aus man sowohl einige naheliegende Objekte als auch einen Teil der Stadt beobachten kann. Suchen Sie sich am besten mehrere Ausweichplätze, denn gute Plätze haben die unschöne Eigenschaft, manchmal auch andere Leute anzuziehen und dann besetzt zu sein. Notfalls kann auch Ihr Balkon reichen; der dürfte normalerweise nicht von fremden Leuten belegt sein.

4.3 Bewegungsübungen für die Augen, Blinzeln, Mimik

Fehlsichtigkeit geht fast immer Hand in Hand mit vergleichsweise unbeweglichen Augen; oft kann man von regelrechtem "Starren" sprechen". Was dabei Ursache und was Wirkung ist, kann offen bleiben, aber die Unbeweglichkeit muss gleich zu Beginn des Sehtrainings abgestellt werden. Dies ist vergleichsweise einfach und kann innerhalb weniger Wochen erfolgen. Danach muss man nur noch darauf achten, sich die neu gewonnene Beweglichkeit durch geänderte Sehgewohnheiten und einige in den Alltagsablauf eingebaute Kurzübungen zu bewahren.

Zuallererst sollte man aber Abschied nehmen von der populären Vorstellung, unbewegliches Blicken wäre ein besonderes Zeichen von Stärke ("Der Held zuckte mit keiner Wimper", "Er starrte seinen Gegner mit unbeweglichem Blick minutenlang direkt in die Augen" und ähnliche Sprüche). Entsprechende Szenen mögen sich gut im Kino machen; sie haben aber nichts mit der Realität zu tun. Starren ist Gift für das Sehvermögen. Revolverhelden mit starrem Blick würden schnell fehlsichtig und hätten deshalb außerhalb von Filmstudios keine Überlebenschance. Darum gleich zu folgenden Übungen:

► Allgemein: Bewegungsübungen der Augen sind sicherlich auch bei geschlossenen Augen nicht völlig nutzlos, aber in der Regel sollte man sie mit offenen Augen durchführen. Mehr noch: Sie sollten dabei bewusst sehen und zu erkennen versuchen. Wenn Sie also z. B. nach äußerst rechts unten blicken, dann darf das nicht nur eine rein mechanische Augenbewegung sein, sondern Sie sollten versuchen, wirklich bewusst nach rechts unten zu schauen und dort so viel und so genau wie möglich zu erkennen.

Art und Tempo der Augenbewegungen sollten variiert werden: mal schnelle, mal langsame kontinuierliche Bewegungen, mal ruckartige Sprünge mit einigen Sekunden Verharren in der Extremstellung und dem Versuch, die Augen wirklich ganz weit nach außen zu bringen.

Wenn Sie sehr ungeübt sind, so werden Ihre ersten intensiven Bewegungsübungen vermutlich zu Muskelkater an den Folgetagen führen. Dies ist normal und unbedenklich. Wie bei allen lange Zeit nur wenig benutzten Muskeln sollten man es aber besser am Anfang nicht übertreiben.

► Beginnen Sie mit einfachem Augenrollen. Eine Beschreibung ist sicherlich entbehrlich. Variieren Sie das Tempo, halten Sie unterwegs manchmal an und rollen Sie auch ab und zu mal in die andere Richtung.

► Die nächste Stufe besteht darin, mit den Augen bestimmte Figuren abzufahren. Beginnen Sie mit einfachen Formen wie einem Dreieck, einem auf der Spitze stehenden Dreieck, einem Quadrat, etc. und gehen Sie dann allmählich zu Buchstaben oder Zahlen wie z. B. einer stehenden oder liegenden 8 über. Oder Sie teilen Ihr Blickfeld gedanklich wie das Zifferblatt einer Uhr ein und springen dann kreuz und quer zu verschiedenen Stunden wie "9 Uhr", "1 Uhr", "10 Uhr", etc.

► Wenn Ihnen die Sache Spaß macht, dann können Sie es später auch mit gegenläufigem Augenrollen versuchen. Das ist einfacher als es scheint, und schon nach wenigen Tagen Training können Sie damit Ihre Bekannten und Verwandten erstaunen. Wenn Sie es schaffen, so bedeutet das noch eine Stufe mehr Augenbeherrschung und -beweglichkeit als die oben beschriebenen einfacheren Übungen. Zum besseren Sehen ist solche Artistik aber sicherlich nicht zwingend notwendig.

► Auch ein kurzes Akkommodationstraining sollte zu jeder Augengymnastik gehören. Halten Sie dazu einfach Ihre Hand oder Ihren Ärmel etwa 10 cm vors Gesicht und verstellen Sie den Blick mehrfach schnell hintereinander von diesem extremen Nahbereich zum Fernbereich und wieder zurück. Im fortgeschrittenen Trainingsstadium sollten Sie den Nahbereich sogar noch extremer etwa bis auf Nasenspitzenentfernung verkürzen. Solche Übungen sollten Sie aber immer erst mit warmtrainierten Augen durchführen. Nie z. B. direkt nach dem Aufstehen.

► Ich habe gehört, kenne es mithin nicht aus eigener Erfahrung, dass einige Menschen Probleme beim Anpassen der Augen an extreme Beleuchtungssituationen haben. Die Pupillen öffnen oder schließen sich also nicht so weit, wie es eigentlich sein sollte. Auch dies sollte sich durch Übungen wie Lesen bei abwechselnd extrem heller und abgedunkelter Beleuchtung gezielt trainieren lassen.

Mehrmals täglich etwa 2 Minuten Bewegungsübungen reichen, um binnen weniger Wochen die normale Bewegungsfähigkeit der Augen wiederherzustellen. Begehen Sie aber nicht den Fehler, später völlig auf

Bewegungstraining zu verzichten, weil Sie es nun ja können. Machen Sie sich einige tägliche Lockerungsübungen zur festen Angewohnheit - bis an Ihr Lebensende. Bei jedem Aufstehen, nach jeder Ruhepause sollten Sie Ihre Augen durch ein paar Sekunden Bewegungstraining "ankurbeln". Dies gilt ganz besonders, wenn die Augen durch hartes vortägliches Sehtraining oder intensive Arbeit von muskelkaterähnlicher Erstarrung befallen sind.

Allerdings sollte man es mit Bewegungsübungen auch nicht grenzenlos übertreiben. Bei zuviel Bewegungsübungen, die Grenze mag so in der Gegend von regelmäßig täglich 1 Stunde liegen (1 Stunde für alle Bewegungsübungen zusammen), scheinen häufig tränende Augen und ein Fremdkörpergefühl ("Sandkorn in der Augenhöhle") aufzutreten.

Durch Bewegungsübungen allein wird zwar das Sehvermögen noch kaum verbessert, aber eine volle Bewegungsfähigkeit der Augen ist notwendige Grundlage für ernsthaftes Sehtraining. Viele falsche Sehgewohnheiten und auch andere Verhaltensweisen, die man kaum auf Anhieb mit den Augen in Verbindung bringt, haben nämlich ihre Ursache in unbeweglichen Augen.

Ein persönliches Beispiel: Ich halte mich zwar für einen ziemlich sportlichen Menschen und mache etwa einmal pro Woche eine wirklich lange Tour mit dem Fahrrad, aber Auto fahren war mir etwa seit meinem 30. Lebensjahr zunehmend zuwider. Und so fuhr ich dann auch: Ich klemmte meist wie ein Greis mit starrem Blick und fast unbeweglichem Kopf am Steuer und fuhr am liebsten etwa mit Tempo 90 stur hinter einem Lastwagen. Alles, was mich zwang, zusätzlich auch noch andere Spuren zu beobachten, also z. B. lebhafter Verkehr auf mehreren Spuren, Überholvorgänge aller Art, Verkehrsschilder, Abfahrten oder gar Autobahnkreuze, empfand ich als äußerst unangenehm und stressig. Nach einigen Wochen Augenbewegungstraining hatte ich damit plötzlich keinerlei Probleme mehr, und erst da wurde mir bewusst, dass diese Fahrweise Folge der unbeweglichen Augen gewesen war. Ich hatte einfach eine unwillkürliche Abneigung oder gar Angst vor allem entwickelt, was schnelle Blicksprünge oder weites Blickschweifen erforderte. Hier hat mithin schon die erhöhte Augenbeweglichkeit geholfen; Sehschärfe ist also nicht immer allein entscheidend.

Und nun zum Blinzeln: Blinzeln erfüllt wichtige Aufgaben wie Befeuchten und Reinigen der Augenoberfläche und ist deshalb als regelmäßige "Wartung" für Gesundheit und Leistungsfähigkeit der Augen sehr wichtig. Nicht oder zuwenig Blinzeln kann mittel- und langfristig zu echten organischen Problemen führen. Versuchen Sie deshalb festzustellen, ob Sie normalerweise automatisch ausreichend blinzeln. In einigen Büchern wird ein Blinzeln alle 3 Sekunden als richtig bezeichnet. Nach meiner Beobachtung und Meinung dürfte aber einmal alle 5 bis 15 Sekunden auch ausreichen. Etwas mehr schadet sicher nicht und kann bei staubiger Umgebung oder angestrengten Augen sogar notwendig sein.

Falls Sie feststellen, dass Sie zu wenig oder gar überhaupt nicht blinzeln, dann sollten Sie sich angewöhnen, öfter zu blinzeln. Dabei sind in der Praxis aber mindestens folgende Punkte zu beachten:

Jedes Blinzeln unterbricht nicht nur kurz das sichtbare Bild, sondern es verstellt auch für einen kurzen Augenblick die Sehschärfe. Probieren Sie es einmal mit Brille, und beobachten Sie genau die Bildschärfe. Sie werden feststellen, dass das Bild für einen Sekundenbruchteil unscharf wird. Normalerweise bemerkt man dies gar nicht, weil das Gehirn diese unscharfen Momente irgendwie überbrückt. In den ersten Monaten des Sehtrainings ohne Brille dagegen kann es Sekunden oder Minuten dauern, bis das Auge nach jedem Blinzeln die alte Sehschärfe wiederfindet. Dies hängt vermutlich von der Stärke der individuellen Fehlsichtigkeit ab; bei mir jedenfalls war es so, dass anfangs jedes Blinzeln das mühsam halbwegs scharfgestellte Bild abrupt hinwegfegte. Wenn dies auch bei Ihnen der Fall ist, dann sollten Sie sich in diesem Trainingsstadium natürlich noch nicht zu häufiges Blinzeln angewöhnen. Aber keinesfalls dürfen Sie sich dazu verführen lassen, Blinzeln völlig zu unterdrücken, nur um die Schärfe länger zu halten.

Im fortgeschrittenen Trainingsstadium wird es dagegen genau andersherum: Wenn das Bild an Schärfe oder Kontrast verliert, dann kann man durch Blinzeln oft eine Auffrischung erreichen. Das Blinzeln löst offenbar eine automatische Neueinstellung der Schärfe aus. Wenn Sie in diesem Trainingsstadium sind, dann werden Sie vermutlich von selbst eher zu häufig als zu selten blinzeln, weil man sich dann schnell angewöhnt, dauernd schärfesuchend zu blinzeln.

Im noch weiter fortgeschrittenen Trainingsstadium ist es dann wieder umgekehrt: Jetzt sieht man oft minutenlang scharf, und Blinzeln zerstört diese Schärfe wieder für einige Sekunden. Deshalb tendiert man dazu, möglichst wenig zu blinzeln. In diesem Stadium sollte man manchmal absichtlich blinzeln und üben, danach das Bild möglichst schnell wieder scharfzustellen.

Da wir allerdings in der Regel nicht alleine auf einer einsamen Insel leben, sind auch die Auswirkungen zu häufigen Blinzelns und übertriebener Augenbewegungen auf unsere Umwelt zu bedenken. Wenn Sie in einem wichtigen Gespräch aus Gewohnheit alle 3 Sekunden blinzeln und alle 30 Sekunden eine kurze "Augengymnastik" einlegen, dann könnte das Ihren Gesprächspartner doch ziemlich irritieren. Gewöhnen Sie sich deshalb besser gar keine überzogene Mimik irgendeiner Art und keinen Automatismus an, den Sie später dann nicht mehr loswerden.

Nach der Häufigkeit nun noch einige Worte zur Technik des Blinzelns: Blinzeln bedeutet nicht Kneifen und erst recht nicht Verkrampfen der Augen, sondern damit ist ein lockeres und leichtes, ganz kurzes Zusammenführen und wieder Öffnen der Augenlider gemeint. Der Rest des Gesichtes sollte sich dabei nicht verziehen. All das kann man problemlos üben. Achten Sie darauf, dass Sie locker bleiben und dass sich die Lider zwar berühren, aber wirklich nur ganz kurz und leicht. Denken Sie dabei an den Flügelschlag eines Schmetterlings. Nutzen Sie zum Üben notfalls einen Spiegel oder eine vertraute Person. Ein Spiegel ist nicht ganz ideal, weil man so den entscheidenden Moment der Lidberührung nicht genau beobachten kann, da gerade dann ja logischerweise die Augen geschlossen sind. Aber man kann sich trotzdem allmählich an perfektes Blinzeln heranarbeiten.

4.4 Akkommodationsübungen

Unter Akkommodation versteht man die Anpassung des Auges an die Entfernung des jeweiligen Beobachtungsobjektes, oder einfacher ausgedrückt z. B. das Verstellen der Augen von Fern- auf Nahsicht. Diese Verstellfähigkeit ist besonders bei häufiger pausenloser Naharbeit und bei langjährigen Brillenträgern oft verkümmert. Sie sollten es sich deshalb grundsätzlich zur Angewohnheit machen, in jeder Sehsituation des Alltags spätestens etwa alle 5 Minuten einmal für einige Sekunden den Blick auf ein Beobachtungsobjekt in deutlich anderer Entfernung einzustellen. Wenn Sie hauptsächlich im Nahbereich arbeiten, z. B. bei Lese- oder Bildschirmarbeit, dann sollten Sie also ab und zu den Blick auf ein weit entferntes Objekt einstellen. Dies könnte beispielsweise eine Übungstafel in einigen Metern Entfernung oder eine markante Kontur beim Blick aus dem Fenster sein.

Zusätzlich muss die Akkommodationsfähigkeit täglich intensiv durch einige der folgenden Übungen trainiert werden. Im fortgeschrittenen Trainingsstadium sollten die Akkommodationsübungen zusätzlich noch durch das Aufsetzen einer Gegenbrille erschwert werden. Natürlich müssen Sie nicht alle der hier geschilderten Akkommodationsübungen durchführen. Eine harte und eine weiche Übung reichen. Meine persönlichen Favoriten waren die Extremakkommodation und das Schweifen.

Bei all diesen Übungen ist es wichtig, dass Sie bewusst hinsehen. Sie müssen sich keine großartigen Gedanken über die einzelnen Objekte machen, dazu würde die Zeit ja auch gar nicht ausreichen, aber Sehen muss immer bewusst hinsehen und Scharf-sehen-Wollen bedeuten. Wenn Sie nur rein mechanisch Punkte mit den Augen abfahren und dabei in Wirklichkeit nur an irgendwelche privaten oder geschäftlichen Probleme denken, dann denkt auch Ihr Augen-Hirn-Apparat nicht daran, die Beobachtungsobjekte ernsthaft zur Kenntnis zu nehmen und sich darauf scharf einzustellen. Die Übung wäre nutzlos, womöglich sogar schädlich.

Mit etwas Training ist es später aber durchaus möglich, bewusst zu sehen und sich trotzdem gleichzeitig auch auf andere Dinge zu konzentrieren. Haben Sie schon einmal beobachtet, dass es einen Fahrschüler völlig aus dem Konzept bringt, wenn man während der ersten

Fahrstunden das Autoradio anschaltet? Er wird plötzlich nicht mehr geradeaus fahren oder sauber schalten können. Einige Monate später kann er dann problemlos gleichzeitig Auto fahren, Autoradio hören und sich mit dem Beifahrer unterhalten. Es ist alles eine Sache von Übung und, bei Dingen wie dem Autofahren, auch von Verantwortungsbewusstsein.

Akkommodationsübungen können im Prinzip auch einäugig durchgeführt werden. Decken Sie dazu ein Auge ab, so dass das freibleibende Auge keine Möglichkeit hat, der Trainingsbelastung durch Verlagerung der Arbeit auf das andere Auge auszuweichen. Ich persönlich glaube aber, dass einäugiges Training oft mehr Nachteile als Vorteile bringt.

Harte Akkommodationsübungen

Diese Muskel-Akkommodationsübungen sind ganz harte Übungen für das Muskelwachstum, auch wenn im Detail noch umstritten ist, welche Muskeln dabei trainiert werden. In jedem Fall sind diese Übungen am Anfang aber anstrengend, und im Gegensatz zu den anderen Sehübungen, bei denen Entspannung und Vermeiden von Zwang angesagt ist, ist bei den harten Akkommodationsübungen ein gewisses Maß an "Pressen", "Augeneinziehen" (bei Kurzsichtigkeit), oder wie immer man dieses körperliche Anspannungsbemühen nennen mag, notwendig. Einerseits müssen die Muskeln beim Sehen ständig eine beachtliche Leistung zum Halten und Korrigieren der Sehschärfe erbringen. Andererseits ist das Endziel, dass sie das völlig selbsttätig und mühelos tun und dabei auch noch flexibel genug sind, sich schnell und unmerklich zu verstellen. Bis sie dazu in der Lage sind, ist es unvermeidlich, dass wir sie immer wieder zwingen und quälen müssen, und dies wird manchmal zu vorübergehenden unangenehmen Situationen wie Erschöpfung, Schmerzen und Verkrampfung mit der Unfähigkeit zur schnellen Verstellung führen. Muskeltraining ohne Muskelanstrengung ist nun einmal nicht möglich; aber bitte achten Sie darauf, dass Sie es nicht übertreiben. Bei hartem Training kann es auch vorkommen, ja ist es sogar normal, dass sich Ihre gesamte Augengegend am nächsten Morgen irgendwie dick und unbeweglich anfühlen wird. Dies scheint zwar nichts anderes als eine Art Muskelkater zu sein, aber fangen Sie besser trotzdem vorsichtig an.

Kartenakkommodation: Nehmen Sie eine der kleineren karteikartengroßen Übungstafeln mit "Fadenkreuz" (Beschreibung im Kapitel zu den Übungsutensilien). Halten Sie diese Tafel ganz dicht vor die Augen, und zwar wirklich so dicht, dass Sie einen Ausschnitt des Kreuzes gerade noch scharf erkennen können. Dann strecken Sie den Arm langsam soweit wie möglich und verfolgen Sie das sich entfernende Fadenkreuz mit den Augen. Ziehen Sie den Arm wieder heran, bis die Tafel wieder ganz dicht vor den Augen ist, strecken Sie den Arm wieder, usw. Variieren

Sie die Geschwindigkeit zwischen "eher schnell" und "eher langsam", und üben Sie manchmal auch mit Zwischenstops. Sinn der Übung ist es, die Augen zu ständiger Anpassung an die sich ändernde Entfernung zu zwingen. Bemühen Sie sich, das Fadenkreuz ständig möglichst scharf zu sehen, aber ohne Leistungsdruck und Zwang, denn das würde nur zu Verkrampfungen führen.

Drehen Sie auch manchmal die Übungstafel etwas, so dass sich das Fadenkreuz von einem + zu einem x verwandelt. Besonders bei Astigmatismus kann schon eine geringfügige Drehung eine erhebliche Erschwerung oder Erleichterung der Übung bedeuten. Falls sich dabei einer der Balken auffällig ändert, fetter oder heller wird, sich einen Geisterschatten zulegt oder sich gar in mehrere Doppelbilder auflöst, während der andere Balken relativ normal bleibt, dann deutet das auf Astigmatismus hin. Versuchen Sie in solchen Fällen, sich den unscharfen Balken durch Autosuggestion "scharf zu denken". Dies ist allerdings nicht Hauptzweck dieser Übung, sondern hier geht es vornehmlich um die Anpassung an verschiedene Entfernungen.

Falls Ihnen die Karteikarte mit dem Fadenkreuz nicht zusagt, dann können Sie natürlich auch ein anderes Zeichen oder gar einen kleinen Gegenstand wie einen Radiergummi, ein Lineal, oder zur Not auch die Fernbedienung Ihres Fernsehers oder gar Ihre Faust oder einen Daumen benutzen. Das Objekt sollte aber möglichst einfach sein und über markante und kontrastreiche Konturen verfügen, damit sich das Auge daran "festbeißen" kann. Ein längerer Text ist nach meiner Meinung zu kompliziert, denn es soll eine Akkommodationsübung und keine Leseübung sein, und ein Daumen oder eine Faust hat meistens keine wirklich kontrastreichen Konturen.

Im fortgeschrittenen Trainingsstadium sollten Sie sich zusätzlich zur Angewohnheit machen, nicht nur stur auf das sich nähernde oder entfernende Fadenkreuz zu starren, sondern gleichzeitig langsam mit den Augen an den Balken entlangzufahren, damit der Blick auch immer seitlich etwas in Bewegung ist.

Sie können bei dieser Übung die maximale Entfernung übrigens auch über die Länge des ausgestreckten Arms hinaus verlängern, indem Sie zusätzlich eine gleichartige Übungskarte an die Wand hängen. Dies ist aber nicht unbedingt nötig, denn nun folgt eine Übung, die ganz speziell für weitere Entfernungen gedacht ist.

Extremakkommodation: Suchen Sie sich ein markant konturiertes Beobachtungsobjekt in weiterer Entfernung, z. B. ein Gebäude. Als weitere Entfernung kann man alles ansehen, was mindestens etwa 10 Meter entfernt ist, denn für die Einstellung der Augen macht es kaum noch einen Unterschied, ob ein Objekt z. B. 30 Meter oder 3000 Meter entfernt ist. Nun nehmen Sie das in dem Kapitel "Übungsutensilien" beschriebene Rähmchen mit Netz oder feinem Gitter. Halten Sie dieses Rähmchen ganz dicht vor die Augen. So dicht, dass Sie die Fäden des

Netzes gerade noch scharf erkennen können. Dann fixieren Sie durch das Netz hindurch das weit entfernte Beobachtungsobjekt. Sobald Sie dieses weit entfernte Objekt scharf sehen, stellen Sie die Augen wieder auf das Netz scharf ein. Dann wieder auf das entfernte Objekt, usw. Zwingen Sie Ihre Augen also in schneller Folge zwischen nahester und fernster Einstellung hin und her. Neben dieser dynamischen Übungsvariante (schnelles Umschalten der Einstellung) sollten Sie auch manchmal statisch trainieren. Das bedeutet, dass Sie versuchen sollten, jede der beiden Extremeinstellungen möglichst lange zu halten. Diese Übung ist wirklich sehr anstrengend und kann schon nach wenigen Minuten zu Kopfschmerzen führen. Sie ist aber noch wirksamer als das oben beschriebene Heranführen einer Karteikarte.

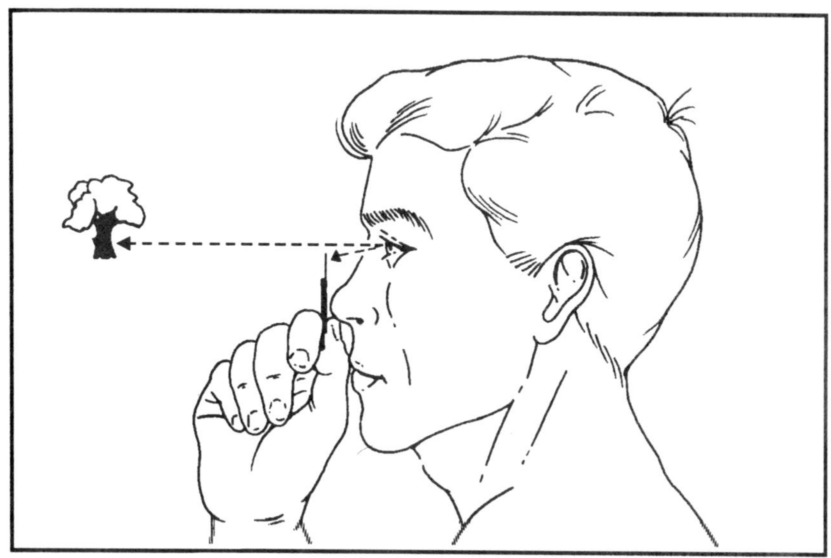

Falls Sie durch das Netz hindurch nicht gut sehen können - dies kann je nach Beleuchtung manchmal vorkommen -, dann drehen Sie das Rähmchen so, dass die Kante mit dem überstehenden Gitter nach oben zeigt. Halten Sie diese Kante ganz dicht unter Ihre Blickachse zu dem entfernten Objekt. Sie können Ihre Augen jetzt abwechselnd auf das weit entfernte Objekt und, durch leichtes Senken des Blickes, auf den Netzrand scharf einstellen. Diese Methode führt zu nahezu der gleichen Trainingswirkung. Statt unter die Blickachse können Sie den Netzrand natürlich auch über die Blickachse halten. Mir war beim Training die Kante mit überstehenden Netz angenehmer, als direkt durch das Rähmchen zu sehen, so dass ich bald das Rähmchen weggelassen und nur noch einen kleinen Pappstreifen mit überstehenden Netz benutzt habe. Dieses Gerät ist so klein (max. 20 * 120 mm), dass man sie ständig z. B. im Schlüssel- oder Geldbeutel mit sich tragen kann.

Später habe ich auf den Pappstreifen auch noch ein Papier mit sehr kleiner Schrift (oder kleinem Muster) geklebt und ihn oft so dicht unter die Augen gehalten, dass er die Nasenspitze berührte. Beim Nahsehen habe ich meinen Blick dann auf diese kleine Schrift ganz dicht vor den Augen eingestellt. Der Zwang, diese kleine Schrift erkennen zu wollen, verschärft die Übung extrem.

Und statt eines Rähmchens mit überstehendem Netz können Sie auch einen Kamm mit nach oben ragenden Zähnen benutzen. Und falls auch das nicht so recht klappt, z. B. weil transparente oder glatte und reflektierende Zähne dem Blick keine gute Angriffsfläche bieten, dann drehen Sie den Kamm um und fixieren Sie den mit einem markanten Gewebe bezogenen Bügel. An grobem Jeansstoff z. B. kann man den Blick hervorragend scharf stellen.

Auch unterwegs lassen sich solche Übungen improvisieren. Halten Sie z. B. einfach Ihren Ärmel ganz dicht unter Ihre Augen, und dann können Sie mit Ihren Blicken zwischen dem Ärmelstoff und einem entfernten Beobachtungsobjekt hin- und herspringen.

Und wenn Sie gerade kein wirklich weit entferntes Beobachtungsobjekt haben, z. B. weil Sie im Zimmer trainieren und es draußen dunkel ist, dann kann man auch die Übungstafel oder den Fernseher bzw. Videotext als entferntes Beobachtungsobjekt benutzen.

Im fortgeschrittenen Übungsstadium sollten Sie das Nahobjekt manchmal ganz nahe vor die Augen bringen und versuchen, den Blick für einige Sekunden in dieser extremen Naheinstellung zu halten und dabei möglichst auch noch etwas zu bewegen (mit dem Blick von rechts außen nach links außen am Nahobjekt hin- und herschweifen).

Bastler können sich so ein kleines Nahbeobachtungsobjekt auch auf etwa Nasenspitzenentfernung vor eine Brille montieren. Dann müssen sie es nicht immer mit der Hand halten. Ja nach Trainingsfortschritt kann man dazu seine normale Korrekturbrille, ein altes Brillengestell ohne Gläser oder gar eine Gegenbrille benutzen.

Mit einiger Übungserfahrung werden Sie das Pressgefühl dieser Übung so gut kennen und nachmachen können, dass Sie die Übung auch manchmal zwischendurch ohne Hilfsmittel durchführen können, z. B. abends im Bett. Dabei werden zwar auch die Muskeln trainiert, aber die Übung ist dann natürlich nicht ganz so wirksam, weil ja nichts da ist, an dem man wirklich die Augen scharf stellen kann. Zudem besteht die Gefahr, dass man allmählich von den ursprünglichen, richtigen Muskelbewegungen abkommt und falsch presst. Deshalb sollte man dieses blinde Akkommodationspressen nur dann durchführen, wenn man die richtige Übung aus irgendwelchen Gründen gerade nicht durchführen kann.

Nachdem Sie nun das Prinzip dieser Übungen erkannt haben, wird es Ihnen sicherlich nicht schwer fallen, selbst entsprechende Übungen zu entwickeln. Eine ähnliche Übung ist das Entlangwandern an der

Knotenschnur. Dies wird am Ende des Kapitels zu den Fusionsübungen beschrieben. Und auch im Alltag gibt es viele geeignete Übungssituationen. Wenn Sie mit dem Auto oder Fahrrad unterwegs sind, dann können Sie auch ein weit entferntes Verkehrszeichen, einen Leitpfosten oder etwas anderes fixieren und im Blick behalten, während es ihnen entgegenkommt (natürlich nur, wenn die Verkehrssituation solche Ablenkungen gefahrlos erlaubt).

Weiche Akkommodationsübungen

Bei diesen Feineinstell-Akkommodationsübungen geht es ebenfalls um Akkommodation, allerdings weniger darum, die entsprechenden Muskeln durch vorsätzliche Extrembelastung zu stärken, sondern vielmehr um das Training der automatischen Feineinstellung, also darum, den Augen-Hirn-Apparat daran zu gewöhnen, die Augeneinstellung in Alltagssituationen ständig automatisch exakt an die Entfernung des jeweiligen Beobachtungsobjektes anzupassen. Deshalb sollten Sie bei diesen Übungen die Augen nicht bewusst anspannen, sondern immer versuchen, ganz locker zu bleiben. Ein leichtes Nachhelfen beim Scharfstellen ist aber zulässig und an manchen Tagen auch notwendig.

Schnelle Blicksprünge: Schnelle Blicksprünge werden durchgeführt, indem man ohne stärkere Kopfbewegung mit Blicken zwischen möglichst vielen Objekten in verschiedenen Entfernungen hin- und herspringt. Die Blickverlagerung erfolgt also hauptsächlich durch Augenbewegungen, und dabei sollte man auch manchmal das Blickfeld seitlich, nach oben und unten voll ausreizen ("aus den Augenwinkeln schauen"). Dies ist dann gleichzeitig eine gute Bewegungsübung für die Augen, und deshalb ist es besser, mit den Augen zu springen, statt mit starren Augen immer nur den Kopf zu bewegen. Der Blick sollte kurz auf den einzelnen Beobachtungsobjekten verweilen und dann weiterspringen. Versuchen Sie nicht, die Augen mit Gewalt auf die einzelnen Objekte scharf einzustellen, und warten Sie auch nicht unbedingt immer, bis der Blick sich selbst perfekt scharf gestellt hat. Dies würde am Anfang sowieso nicht klappen. Ziel der Übung ist vielmehr, die Augen dazu anzuregen, sich selbst ständig automatisch möglichst passend einzustellen. Eventuell kann das automatische Scharfstellen manchmal durch Blinzeln eingeleitet werden. Bei mir hat Blinzeln in den ersten Trainingsmonaten die Scharfeinstellung zerstört, während ich später durch Blinzeln die Augen zum Scharfeinstellen anregen konnte.

Für diese Übung können Sie sich Plätze im oder außerhalb des Hauses suchen, wo ca. 3 bis 8 brauchbare Beobachtungsobjekte in Entfernungen von unter einem Meter bis zu über 10 Metern innerhalb eines möglichst kleinen Blickwinkels sichtbar sind. Die größte Entfernung könnte dabei z. B. durch einen Blick aus dem Fenster dargestellt werden. Geeignet sind z. B. auch gut beleuchtete Rumpelkammern, Garagen oder

Gartenecken, in denen allerlei Zeug rumsteht. Sehr günstig ist ein Balkon. Sie stellen sich ganz an die Seite des Balkons, und einige auf der Brüstung verteilte Gegenstände (z. B. Pflanzen in den Blumenkästen) decken den Nahbereich bis etwa 3 oder 4 Meter ab. Dazu noch einige Bäume oder Gebäude in verschiedenen Entfernungen, und Sie haben alles, was Sie für die Übung brauchen.

Diese Übung lässt sich ausgezeichnet in den Alltag einbauen, denn entsprechende Orte gibt es überall. Selbst beim Sitzen auf einer Parkbank können Sie Ihre Blicke springen lassen: vom eigenen Knie zu einem nahen Busch, zu einem fernen Gebäude, zu ihrem Fuss, zu einem Baum oder einer Laterne, einem Schild, usw.

Schweifübungen: Schweifübungen funktionieren ganz ähnlich. Der einzige Unterschied liegt darin, dass der Blick eben nicht springt, sondern gleichmäßig an einer gedachten Linie entlangläuft und dabei nacheinander über die Beobachtungsobjekte wandert. Auch hierbei sollten Sie nicht nur den Kopf schwenken, sondern auch die Beweglichkeit der Augen zum Schweifen nutzen. Die Geschwindigkeit kann variiert werden; der Blick sollte aber weder rasen noch ständig in Zeitlupe kriechen. Gelegentliche Zwischenstops sind zulässig. Auch hierbei geht es darum, die Augen dazu anzuregen, sich auf die jeweils mit dem Blick überstrichenen Objekte scharf einzustellen. Eine geeignete Schweifstrecke oder -runde kann man sich oft, wie bereits weiter oben beschrieben, am Balkon einrichten oder sich einen passenden Platz im Park oder Garten suchen. Statt einer gedachten Linie ist es oft einfacher, eine echte Markierung mit den Augen abzufahren. Beispiele wären der Bordstein oder der Seitenstreifen einer Straße, Markierungslinien auf Sportplätzen, eine Mauer, ein Zaun, ein Baumstamm oder die Rasenkante seitlich an einem Parkweg. Für letzteres suchen Sie sich am besten eine Parkbank an einer Wegkreuzung oder in einem Wegbogen. Dann können Sie auch "um die Ecken schweifen".

Die einfachste Form des Schweifens ist es aber, z. B. beim Sitzen auf einer Parkbank den Kopf so weit zu senken, dass der Blick auf den Boden direkt vor die eigenen Füße fällt. Dann wird der Kopf langsam gehoben, so dass der Blick immer weiter nach vorne über den Boden schweift. Dann wieder langsam Kopf runter, Kopf hoch, usw. So kann man auch an einem Baumstamm rauf- und runterschweifen. Einfaches Schweifen im Nahbereich lässt sich am eigenen ausgestreckten Arm praktizieren: Schweifen Sie mit Ihrem Blick einfach vom Schulterbereich bis zum Handgelenk am Ärmelstoff entlang und wieder zurück. Bauen Sie vielleicht auch schnelle Blicksprünge von der Hand zu entfernten Objekten und zurück ein und schweifen Sie gleich danach wieder am Ärmel zurück bis zur Schulter. Um Ablenkungen durch die Anstrengung des Armaustreckens zu vermeiden, kann man den Arm dabei irgendwo aufstützen oder anlehnen.

Einen ähnlichen Trainingseffekt erreichen Sie auch, wenn Sie ein Fußballspiel oder ähnliches Laufspiel aus nächster Nähe beobachten und dabei die sich bewegenden Spieler oder den Ball ständig mit den Augen verfolgen. Wichtig ist, dass Sie wirklich nahe am Spielfeld sind, denn nur dann empfindet das Auge die Bewegung der Spieler als dauernde Entfernungsveränderung. Aus 50 Meter Abstand oder am Bildschirm dagegen stellen die laufenden Spieler für das Auge praktisch keine Entfernungsänderung mehr dar (trotzdem ist das Beobachten von solchen Sportveranstaltungen am Bildschirm auch ein gutes Sehtraining, aber eben kein Akkommodationstraining).

Ebenfalls geeignet ist die Beobachtung von fließendem Verkehr, z. B. von einer Autobahnbrücke herab. Hierbei tritt allerdings leicht Stress auf, denn man fürchtet immer, dass das Auto gleich wieder aus dem Bild ist, bevor man es scharf gesehen hat. Ein Fußballspieler dagegen mag zwar mal nah und mal fern, mal scharf und mal unscharf zu sehen sein, aber wir wissen genau, dass er unserem Auge nicht wirklich entkommen kann. Wir haben also Zeit.

Geeignete Objekte zum Schweifen und für schnelle Blicksprünge sind markant gemustert oder strukturiert, anfangs keinesfalls glatt oder spiegelnd. Im Freien eignen sich z. B.: Schotterwege, vielleicht mit optischen Höhepunkten in Form von vereinzelten Zigarettenkippen, Steinchen oder Laub, Natursteinwände, Ziegelwände mit Fugen, nicht spiegelnde Kacheln oder Platten, markantes Holz, Baumrinde. Bei geringerer Fehlsichtigkeit kommen auch alle Arten von Gewächsen hinzu, also z. B. Bäume, Büsche, Wiesen, oder auch größere Topfpflanzen wie Bubikopf, Bambus, Farn, usw. Und beim Gehen oder Fahren finden sich fast immer geeignete Randstreifen zum Vor- und Zurückschweifen.

Zu Hause eignen sich folgende Objekte besonders: Karierte oder markant gemusterte oder strukturierte Tücher (Handtuch, Geschirrtuch), Vorhänge, Teppiche, Fußmatten, Decken, Sofa- oder Stuhlbezüge, größere matte Holzflächen, etc. Aber nur scharfe Muster, nicht verwaschen oder ausgefranst, keine ineinander überlaufenden Farben. Ebenfalls geeignet sind bedrucktes Papier, Tapete, großes, sehr grobes Schmirgelpapier. Tücher können Sie z. B. auf den Boden legen oder an die Wand oder über einen Schrank hängen. Oder streuen Sie einen Streifen groben Schotters auf Balkon oder Terrasse. Statt Schotter kann man auch dieses rote Granulat aus gebrannten Ton benutzen, das man in Blumengeschäften erhält.

Ganz besonders geeignet sind jedoch schwarzweiße Karomuster. Falls Sie nicht zufällig eigene Karomuster zur Hand haben, können Sie die Übungstafeln mit den Karoleisten aus dem Anhang hinten in diesem Buch mehrmals kopieren und mehrfach hintereinander so auf einen langen Karton oder ein Brettchen kleben, dass sich Karobänder von 50 bis 100 cm Länge ergeben (mehrere unterschiedlich grobe Karobänder nebeneinander). Diesen Karton können Sie dann beliebig hinstellen, -hängen oder schräg vors Gesicht halten und den Blick ähnlich wie beim

"Schräglesen" schweifen lassen (vgl. Kapitel zum Lesetraining). Dabei muss man sich bemühen, die Karos ständig wirklich als einzelne schwarze oder weiße Quadrate zu erkennen, nicht etwa nur als Schräglinien oder irgendwelche Muster oder gar nur als graue Oberfläche.

Eine andere Übung ist, mit den Augen zwischen verschiedenen Quadraten in verschiedenen Entfernungen hin- und herzuspringen und das betreffende Karo dabei jeweils einige Sekunden genau zu betrachten.

Ball- und Jonglierübungen: Auch hierbei wird hauptsächliche die automatische Akkommodation geübt. Im einfachsten Fall werfen Sie einen Tennisball mit einer Hand hoch und fangen ihn wieder auf. Wichtig ist, den Ball während seines gesamten Fluges mit den Augen zu verfolgen. Damit sich die Augen dabei auf etwas scharf einstellen können, sollte der Ball eine markante Zeichnung haben, wie z. B. die deutlich erkennbare Naht bei einem Tennisball. Wählen Sie für diese Übung einen Standort, wo der Ball gut beleuchtet ist, wo Sie aber nicht direkt in den hellen Himmel oder gar die pralle Sonne sehen müssen. Und achten Sie darauf, dass Sie den Ball wirklich während seines gesamten Fluges beobachten. Erfahrungsgemäß neigen wir nämlich schnell dazu, die Flugbahn abzuschätzen und dann die Hand automatisch dorthin zu halten, wo der Ball voraussichtlich ankommen wird. Es ist zwar ein schöner Beweis unserer geistigen Leistungsfähigkeit, dass wir durch Beobachtung von etwa einem Drittel der Flugbahn die restlichen zwei Drittel blitzschnell und präzise automatisch vorausberechnen können, aber diese Übung hat als Augenübung nur Sinn, wenn wir uns dazu zwingen, jedesmal wirklich die ganze Flugbahn zu beobachten.

Versuchen Sie deshalb, den Ball möglichst "unregelmäßig" zu werfen, also mal höher, mal mit Drall, mal etwas vom Körper weg, mal etwas zum Körper hin, nach links oder rechts, oder in einem Bogen von der einen in die andere Hand, usw. Diese Übung ist übrigens auch gut geeignet, wenn Sie morgens nach dem Aufstehen Probleme haben, so richtig wach zu werden. 3 Minuten dieser Übung, und Sie sind körperlich und geistig hellwach. Natürlich wird der Ball am Anfang dauernd runterfallen. Aber gerade das Bücken wird Sie in Schwung bringen. Rechtshänder sollten diese Übung übrigens besonders häufig mit der linken Hand durchführen bzw. Linkshänder mit der rechten Hand. Dies erhöht die geistigen und körperlichen Anforderungen.

Wenn Sie körperlich geschickt sind, dann können Sie die Übung später auf zwei oder gar drei Bälle gleichzeitig erweitern. Die Schwierigkeit wird noch dadurch erhöht, dass sich die einzelnen Bälle in Größe und eventuell auch Farbe bzw. Zeichnung unterscheiden. Es gibt da diverse, im Detail unterschiedliche Übungsvarianten, die hier sicherlich nicht alle genau beschrieben werden müssen. Außerdem dürfte es selbstverständlich sein, dass man sich für solche Übungen möglichst einen "bruchsicheren" Standort nicht gerade unmittelbar neben Glas, Porzellan, empfindlichen Geräten, Blumenvasen, etc. sucht.

Die Übung kann auch erschwert werden, indem man statt eines Balles ein anderes Objekt benutzt, das keine so leicht abzuschätzende Flugbahn hat. Dadurch werden Sie gezwungen, die Flugbahn wirklich vollständig und genauestens zu beobachten. Besonders geeignet sind stab- oder kegelförmige, leichte und unzerbrechliche Objekte wie z. B. eine leere, farbige Kunststoffflasche, ein Stück Verpackungsmaterial aus Hartschaum, ein aufblasbares Spielzeug. Eventuell kann es dabei auch sinnvoll sein, dem Objekt mittels farbigem Klebestreifen eine markante Zeichnung zu geben. Fortgeschrittene sollten solche Übungen auch manchmal mit Gegenbrille durchführen.

Falls Sie einen weitgehend leeren Raum oder eine Wand oder einen Innenhof ohne Fenster und ohne lärmempfindliche Nachbarn benutzen können, dann eignet sich auch folgendes Spiel: Sie werfen einen Tennisball gegen die Wand und fangen ihn beim Zurückspringen wieder auf. Meist wird man es allerdings so einrichten müssen, dass der Ball zwischendurch jeweils einmal auf dem Boden aufspringt. Spezielle Regeln gibt es bei diesem Spiel nicht; wiederholen Sie es einfach, so oft Sie es ohne Pause können. Sie werden mit Erstaunen feststellen, dass dieses primitive Spiel konzentrationsmäßig und konditionell ungeheuer anstrengend ist (ähnlich Squash). Vorsicht also, wenn Sie ungeübt sind oder Herz- oder Kreislaufprobleme haben. Mehr als einige wenige Minuten werden Sie kaum durchhalten, und am nächsten Morgen werden Sie Muskelkater im Unterarm haben (deshalb nicht immer mit der gleichen Hand spielen). Unser Hauptzweck ist natürlich, den Ball während des ganzen Fluges mit den Augen zu verfolgen. Und das ist bei diesem Spiel praktisch unvermeidlich, denn es ist kaum möglich, den Ball so regelmäßig zu werfen, dass man ihn ohne genaues Beobachten der ganzen Flugbahn wieder fangen kann.

Und falls Sie sehr sportlich sind: Auch Trampolinspringen ist eine sehr wirksame "umgedrehte Jonglierübung".

4.5 Wandernde Blicke und analytisches Betrachten

Wenn Sie einen Gegenstand ertasten wollen, so lassen Sie in der Regel Ihre Hand oder die Finger in ständiger Bewegung langsam über ihn wandern. Sie werden kaum auf die Idee kommen, den Gegenstand zum Befühlen einfach stur in der bewegungslosen Hand zu halten, denn da würden Sie erfahrungsgemäß sehr schnell jegliches Gefühl für seine Form verlieren. Vereinfacht kann man sagen, dass alle Sinneszellen dazu tendieren, nur Bewegungen, Veränderungen und Unterschiede, nicht aber Stillstand wahrzunehmen.

Genau das gleiche gilt beim Sehen: Der Blick muss in ständiger Bewegung über das Betrachtungsobjekt wandern. Sobald der Blick stehen bleibt, beim sogenannten "Starren" also, verliert das Bild allmählich an Schärfe. Natürlicher Normalzustand ist ein fast unmerkliches und unwillkürliches Augenzittern oder wenigstens ein ständig unbewusst wandernder Blick. Leider ist vielen von uns dieser Normalzustand abhanden gekommen, und wir starren. Da aber kaum einer weiß, dass ein bewegter Blick normal und richtig ist, denn diese Bewegung erfolgt ja unbewusst und ist von außen kaum feststellbar, wird uns auch das Starren nicht als Abweichung vom Normalzustand bewusst. Folglich unternehmen wir auch nichts dagegen, sondern wundern uns nur darüber, dass einige schlechter und andere besser sehen.

Technisch gesehen gibt mindestens zwei Gründe, warum der Blick wandern sollte: Die Sehnerven hinten im Auge sitzen an einem kleinen Punkt besonders dicht. Und dort sieht das Auge deshalb ganz besonders scharf; darum herum wird das Bild unschärfer. Durch das Wandern des Blickes werden nach und nach alle Teile des Beobachtungsobjektes einmal von diesem schärfsten Punkt abgetastet.

Außerdem neigen die Sehzellen zum schnellen Ermüden. Durch das Wandern des Blickes werden laufend andere Sehzellen überstrichen bzw. jede einzelne Sehzelle wird immer wieder neu und anders angeregt, und dadurch werden ständig frische und starke Sehinformationen ans Gehirn geschickt. Genauso wie beim Tasten mit den Fingern ja laufend neue Fühlreize entstehen, während beim sturen In-der-Hand-Halten die ursprünglichen Fühlinformationen immer mehr verbleichen.

Was wir beim Befühlen instinktiv richtig machen, das machen viele von uns beim Sehen leider genau falsch: Je weniger wir scharf erkennen, desto mehr wollen wir das Scharfsehen durch intensives Hinstarren erzwingen. Und dadurch wird das Bild immer unschärfer. Vielleicht ist Ihnen schon einmal aufgefallen, dass wir oft im allerersten Augenblick des Hinsehens mehr und schärfer sehen als all in den folgenden Sekunden zusammen, wo wir den ersten Eindruck dann durch Starren vervollständigen oder bestätigen wollen. Je länger wir Hinstarren, desto mehr kommen wir ins Zweifeln, ob und was wir im ersten Augenblick scharf gesehen haben, oder ob wir uns vielleicht doch nur etwas eingebildet haben. Diesen Negativeffekt kann man vermeiden, indem man den Blick sofort wandern lässt, anstatt zu versuchen, mit einem einzigen starrenden Blick alles scharf zu sehen. Zum Üben gehen wir folgendermaßen vor:

► Statt einfach mit zufälligen Blickbewegungen über das Betrachtungsobjekt zu streichen, ist es zumindest anfangs einfacher, wenn sich die Augen an einem Detail des Objekts "festbeißen" und ihm dann folgen können. Anfangs sind einfache, große, möglichst gerade oder regelmäßig gebogene Linien am günstigsten. So kann man z. B. mit den Augen immer das Objekt an seiner Außenkante umwandern, an den Linien einer Tabelle oder den Zeilen eines Textes hin- und herlaufen oder das Betrachtungsobjekt umkreisen.

► Der nächste Schritt ist dann das Verfolgen komplizierterer gerundeter und zunehmend auch kleinerer Konturen. Ideal sind Buchstaben. Beginnen Sie mit großen, einfachen, eckigen Buchstaben und gehen Sie dann später auch zu kleinen runden und verschnörkelten Buchstaben über. Auch Satzzeichen wie Punkt, Komma und Doppelpunkt sind geeignet. Fahren Sie die Konturen der Buchstaben mit den Augen exakt ab, umrunden Sie die Punkte. Später reicht es dann, wenn Sie ganze Wörter oval umfahren oder an einer ganzen Textlinie entlangfahren. Weitere Übungsdetails finden Sie im Kapitel zu den Leseübungen und zur Arbeit an der Übungstafel. Wichtig an dieser Stelle ist nur das Aneignen der Sehgewohnheit, alle Beobachtungsobjekte grundsätzlich mit beweglichen Blick zu überstreichen. Es mag selbstverständlich klingen, wenn ich hier schreibe: "Folgen Sie beim Lesen dem Text mit den Augen", aber in der Praxis machen wir Fehlsichtigen das leider durchaus nicht so oder doch nur noch sehr eingeschränkt. Stattdessen schauen wir starr irgendwo in die Mitte einer Zeile und wollen dort dann mehrere Wörter gleichzeitig erkennen.

► Für Fortgeschrittene eignen sich auch dreidimensionale Beobachtungsobjekte. Ich habe viele Stunden an einer Wäscheklammer aus dunkelrotem Kunststoff geübt, die ich aus allen Blickwinkeln in allen Details geduldig mit den Augen abgefahren habe. Begonnen habe ich mit etwa 20 cm Abstand, später ging ich bis zu 60 cm, also mit voll gestrecktem, aufgestütztem Arm. Dreidimensionale Objekte neigen leider praktisch immer zu störenden Lichtreflexionen an irgendeiner Stelle, aber das habe ich als zusätzliche Herausforderung betrachtet. Unter anderem deshalb sollten aber erst Fortgeschrittene von flachen (gedruckten) zu räumlichen Beobachtungsobjekten übergehen. Später sollte man zu stärker reflektierenden Farben und somit zu schlechter sichtbaren Objekten übergehen.

► Beim Training des stetig wandernden Blickes neigt man anfangs dazu, mit dem Blick regelrecht an den Konturen entlangzurasen. Das ist nicht völlig falsch; zum Angewöhnen des wandernden Blickes vielleicht sogar eher nützlich. Auf Dauer ist es aber doch recht anstrengend, und außerdem sind derart heftige Augenbewegungen auffällig und könnten Ihre Mitmenschen irritieren. Der natürlich wandernde Blick dagegen ist eher langsam, sanft und unauffällig, wiederum ganz ähnlich wie beim Tasten. Als langfristiges Trainingsziel sollten Sie deshalb anstreben, dass Ihr sanft wandernder Blick von außen gar nicht auf Anhieb als Augenbewegung zu erkennen ist.

► Manchmal kann es auch sinnvoll sein, den Blick vorübergehend ganz vom Betrachtungsobjekt abzuwenden, kurz auf ein anderes Objekt in einer anderen Entfernung zu schauen, und dann wieder zum eigentlichen Objekt zu blicken. Statt also sekundenlang im Supermarkt auf ein Schild zu starren, wodurch dieses vermutlich immer unschärfer erscheinen wird, lassen wir den Blick zwischen mehreren Schildern hin- und herschweifen oder -springen.

Selbst eine Blickunterbrechung durch ein kurzes zwischenzeitliches Augenschließen kann das Bild schärfer erscheinen lassen als Dauerstarren. Allerdings sollte man sich solch ein "Dauerblinzeln" besser nicht als Technik für für die tägliche Sehpraxis angewöhnen.

► "Analytisches Betrachten" ergibt sich zwangsläufig aus dem wandernden Blick. Denn das bedeutet nichts anderes, als dass man nicht versuchen sollte, ein ganzes Bild mit einem einzigen Blick scharf zu erfassen, sondern man sollte es abschnittsweise abtasten, also Detail für Detail analysieren. Das Gehirn behält alle einmal beim Überwandern kurz und exakt analysierten Details im Gedächtnis und setzt daraus ein scharfes Gesamtbild zusammen - im Endergebnis schärfer, als wenn man versucht, alles mit einem einzigen starren Blick gleichzeitig scharf zu sehen.

Wandernde Blicke und analytisches Betrachten sind keine eigenständigen Übungen, sondern Sehgewohnheiten, die Sie sich angewöhnen und bei allen anderen Übungen praktizieren sollen, z. B. beim Training an der Übungstafel, beim Lesen, usw. Diese bewegliche Art des Sehens sollten Sie grundsätzlich immer anwenden. Und auch, wenn ich in diesem Buch an der einen oder anderen Stelle vielleicht schreibe, Sie sollten dieses fixieren oder Ihren Blick auf jenes richten oder konzentrieren, so meine ich damit nie "anstarren", sondern immer mit beweglichen Blick stetig umwandern oder überstreichen.

4.6 Autosuggestion und Biofeedback gegen Astigmatismus

Autosuggestion wird im allgemeinen definiert als "die Fähigkeit, sich selbst so zu beeinflussen, dass dauerhafte seelische oder gar körperliche Veränderungen eintreten". Es geht also darum, sich selbst ein bestimmtes Problem oder Leiden solange intensiv "wegzudenken" - bei krasseren Varianten auch "wegzureden", "wegzubrüllen" oder durch irgendeine körperliche Betätigung "wegzuarbeiten" - bis es wirklich weg ist oder von dem Betroffenen jedenfalls nicht mehr als störend wahrgenommen wird.

Im Falle des Astigmatismus nehmen wir dabei unsere Karteikarte mit dem "Fadenkreuz" und betrachten denjenigen Balken, der aufgrund des Astigmatismus unscharf erscheint. Die meisten werden diesen Balken in unscharfe, helle Mehrfachkonturen aufgelöst oder gar regelrecht doppelt oder dreifach sehen. Nun fahren wir mit den Augen stetig an diesem Balken entlang und denken ihn uns immer schärfer und deutlicher. Wir versuchen uns vorzustellen, uns einzureden, wir würden diesen Balken als dunklen, scharfen, einheitlichen Balken sehen. Und nach einigen Wochen oder Monaten werden wir den Balken tatsächlich immer öfter und für immer länger scharf und kontrastreich sehen.

Wichtig bei dieser Übung ist, dass wir dabei den anderen, schärferen Balken nie ganz aus den Augen verlieren. Die Übung darf nicht dazu führen, dass wir anschließend den anderen Balken unscharf sehen. Wir wollen den Astigmatismus wirklich wegtrainieren und nicht nur gegen eine verdrehte Art von Astigmatismus austauschen. Und vergessen Sie auch nicht, ab und zu die Karte mit dem Fadenkreuz leicht zu drehen, damit Sie das + bzw. x nicht immer nur mit genau der gleichen Winkelstellung sehen. Für den Hauptteil des Trainings sollte das Kreuz allerdings so gedreht werden, dass der maximale Fehler auftritt, der Balken also in seiner unschärfsten Position ist. Außerdem sollte man die Karte natürlich nicht nur immer ruhig und in der gleichen Entfernung von den Augen halten, sondern die Karte während der Übungen ähnlich wie bei den Akkommodationsübungen den Augen nähern und wieder von ihnen entfernen oder sie langsam seitlich durch das Blickfeld bewegen.

Und natürlich können Sie diese Übung auch ohne die Karteikarte mit dem Fadenkreuz durchführen. Passende Kanten und Winkel zum Üben werden Sie fast überall finden, z. B. Kanten an Möbeln, an Häusern, an Schildern, Pfosten oder Pfeiler, Markierungen auf Sportplätzen (z. B. bei Tennisübertragungen im Fernsehen), Eisenbahnschienen (Blick von einer Brücke auf die Schienen), Randstreifen oder Mittellinie auf Straßen beim Rad- oder Autofahren (klappt sogar bei Videos von Radrennen oder Eisenbahnfahrten, bei denen die Schienen zu sehen sind). Oder hängen Sie sich zuhause irgendwelche Kanten, Kantenbilder, Linien, schienenartige Parallelstreifen, etc. an die Wand oder die Decke.

Eine ähnliche Übung können wir auch mit der bei den Fusionsübungen beschriebenen Knotenschnur durchführen. In diesem

Fall spannen wir die Schnur am besten nicht genau zur Nasenspitze, sondern zu einem Punkt etwas seitlich oder ober- oder unterhalb des Kopfes, so dass wir die Schnur und die Knoten von der Seite her sehen. Bei Astigmatismus werden sich nun an der Schnur Doppelkonturen oder gar Mehrfachbilder zeigen. Unsere Aufgabe ist nun, mit unserem Blick die Schnur entlangzufahren und die Knoten zu umfahren und dabei zu versuchen, die Doppelkonturen in unserem Gehirn zu einem scharfen Bild übereinanderzuschieben.

Für Fortgeschrittene eignen sich auch Übungen mit einem silbrig glänzenden Rad eines Fahrrads vor dem Hintergrund einer grünen Wiese. Das reflektierende Rund der Felge und die sich sternförmig ausbreitenden Speichen sind bei Astigmatismus ein besonders harter Brocken.

Für schon weit Fortgeschrittene oder bei nur leichtem Astigmatismus sind auch Übungen mit einem Leuchtpunkt, wie z. B. Leuchtpunkten oder Leuchtschriften auf dem Display von elektronischen Geräten, Straßenlaternen oder Rücklichtern von Autos, sehr wirksam. Der Astigmatismus bewirkt ja leider, dass wir solche Leuchtpunkte normalerweise nicht klar sehen können, sondern wir sehen seltsame Verzerrungen, Lichtlinien oder gar mehrere umherschwirrende Leuchtpunkte. In solchen Fällen müssen wir versuchen, uns auf den einen wirklichen Leuchtpunkt zu konzentrieren und alle Störungen drumherum "wegzudenken" (je dunkler die Umgebung, desto schwerer die Übung). Das ist keine Übung für Anfänger, denn insbesondere wenn wir mehrere Leuchtpunkte sehen, ist dies anfangs fast unmöglich, weil wir gar nicht sicher entscheiden können, welcher der vielen Leuchtpunkte der echte ist und welche nur optische Täuschungen sind. Es kann passieren, dass, sobald wir uns auf einem Leuchtpunkt konzentrieren, dieser schwächer wird und ein anderer plötzlich der echte zu sein scheint. Sobald wir diesen anderen fixieren, scheint plötzlich wieder ein anderer heller und "echter" zu sein, usw.

Statt Leuchtpunkten reichen oft auch schon weiße Punkte auf einer sattgrünen Wiese. Verteilen Sie einfach einige Tennis- oder Tischtennisbälle oder notfalls auch auf Faustgröße zusammengeknülltes weißes Zeitungspapier auf einer Wiese und üben Sie daran. Auf manchen Wiesen kann man auch einfach an dem dort leider herumliegenden Abfall trainieren. Wenn Sie etwa 3 bis 10 solcher weißen Punkte von dicht vor sich bis zu etwa 20 Meter Entfernung in eine Linie legen, dann können Sie an dieser Linie von Punkt zu Punkt springen oder schweifen.

Übrigens tritt Astigmatismus oft unterschiedlich stark auf den beiden Augen auf, oder überhaupt nur auf einem Auge. In solchen Fällen könnte es zweckmäßig sein, einäugig zu trainieren, um zu verhindern, dass das Gehirn den Sehfehler einfach durch Ausweichen auf das "bessere" Auge unterdrückt. Allerdings darf auch hier der Hinweis auf die Gefahren eines einäugigen Trainings nicht fehlen.

Soviel zur Autosuggestion. Soweit Sehfehler nicht auf echten organischen Augenfehlern beruhen, sondern erst im Gehirn entstehen, kann man sie mit entsprechender Übung tatsächlich einfach "wegdenken". Das ist leicht einsichtig, denn alles, was im Gehirn entsteht, ist nur "gedacht" und kann auch "um- oder wegedacht" werden. Das wirklich Erstaunliche ist aber, dass man mit nahezu der gleichen Methode auch echte organische Fehler beeinflussen kann. Für den Trainierenden stellt sich dabei kein direkter Unterschied zum eben beschriebenen Autosuggestions-Training dar, die Wissenschaft spricht dabei aber meistens von "Biofeedback-Training". Auf Deutsch könnte man das etwa "Beeinflussung von Körperfunktionen durch Geist-Körper-Rückkopplung" nennen.

Beispiel: Eine Versuchsperson wird an ein Anzeigeinstrument angeschlossen, auf dem sie jederzeit eine Körperfunktion wie z. B. ihren Pulsschlag oder Blutdruck ablesen kann. Dann bekommt sie den Auftrag, ihren Blutdruck zu erhöhen oder zu senken. Dabei liegt die Versuchsperson ganz entspannt auf einer Liege, und direkte körperliche Betätigungen, wie z. B. Kniebeugen, sind ausdrücklich verboten. Tatsächlich schaffen die meisten Personen es mit einiger Übung dann, die betreffende Körperfunktion ganz nach Wunsch zu verändern, also z. B. den Blutdruck zu erhöhen oder abzusenken.

Wie sie das machen, können sie in der Regel selbst nicht genau beschreiben. Die meisten sagen, sie hätten sich eben darauf konzentriert und irgendwie "gedrückt", "gepresst", "gezogen" oder sich einfach "darum bemüht". Ganz wichtig dabei ist, dass sie das Ergebnis aller ihrer Bemühungen immer direkt auf dem Anzeigeinstrument ablesen können. Wollen sie ihren Blutdruck senken und sehen sie, dass ihre gegenwärtigen Bemühungen den Blutdruck erhöhen, dann können sie die Richtung ihrer Bemühungen eben solange ändern, bis sie sehen, dass die Anzeige sich in die gewünschte Richtung verändert. Statt "nach oben gepresst" wird dann eben "nach unten gezogen", oder wie immer man das beschreiben mag. Es kommt auch gar nicht darauf an, wie das nun im einzelnen gesteuert wird. Wichtig ist nur, dass es möglich ist. Und mit entsprechender Übung kann man dann bald alleine durch gedankliche Befehle den Blutdruck fast beliebig verändern.

Und ein ähnlicher Effekt lässt sich auch bei Astigmatismus erzielen. Vermutlich lernt das Gehirn, die Straffung der Hornhaut so zu regeln, dass dadurch dieser Sehfehler, Astigmatismus bedeutet ja nichts anderes als fehlerhafte Hornhautkrümmung, ausglichen wird. Aber die Details können uns auch völlig egal sein. Wichtig ist nur, dass es funktioniert. Beim Sehtraining mittels Biofeedback brauchen wir nicht einmal ein externes Anzeigeinstrument, denn unsere Augen dienen als Anzeige: Wird das Bild schärfer, so bemühen wir uns in die richtige Richtung, wird es unschärfer, so bemühen wir uns in die falsche Richtung und müssen etwas anderes versuchen.

Technisch wird diese Übung wie bei beim Autosuggestions-Training durchgeführt. Wir konzentrieren unseren Blick auf das Beobachtungsobjekt und bemühen uns, es möglichst scharf zu sehen und uns die Fehler "wegzudenken". Dabei werden wir automatisch versuchen, dieses

Bemühen durch bestimmte Augenanspannungen, -kneifen, -drücken oder ähnliche körperliche Bemühungen zu unterstützen. Und allmählich werden wir auch herausfinden, durch welche körperliche Anspannung wir unserem Ziel näher kommen, und diese Art der Anspannung werden wir dann wie von selbst verfeinern, trainieren und uns letztlich als Dauerzustand angewöhnen. Bei diesem Training ist es unvermeidbar, dass sich anfangs gewisse Verzerrungen der Gesichtszüge ergeben. Das ist nicht weiter schlimm; wir sollten uns nur vor Übertreibungen hüten. Wenn wir später einmal die richtige Einstellung gefunden haben, dann bemüht sich der Körper automatisch darum, diese Einstellung mit möglichst geringem Kraftaufwand zu halten, und dabei entfallen dann nach und nach wieder alle nicht unbedingt notwendigen mimischen Verrenkungen.

Bei dieser Trainingsmethode werden Augen- und Gesichtsmuskeln etwas beansprucht, und deshalb eignen sich solche Übungen auch nicht unbedingt für Anfänger. Sinnvoller ist es, mit den Übungen zur Steigerung von Beweglichkeit und Stärke dieser Muskeln zu beginnen.

Neuerdings gibt es übrigens auch Geräte zum Entspannungstraining mittels Biofeedback. Dabei wird ähnlich wie bei Lügendetektoren durch eine kleine Elektrode an einem Finger der elektrische Widerstand der Haut gemessen und auf einem Computermonitor angezeigt. So kann man den Erfolg von Entspannungsübungen besser kontrollieren und steuern. Ich habe keine eigene Erfahrung mit solchen Geräten, aber da Entspannung eine so große Bedeutung für gutes Sehen hat, könnten sie eventuell auch für das Sehtraining nützlich sein.

4.7 Training an der Übungstafel

Vorab: Die meisten der nun folgenden Regeln gelten natürlich auch für alle ähnlichen Übungen, z. B. beim Fernsehen, beim Blick aus dem Fenster auf das gegenüberliegende Haus oder bei Übungen an einem Schild, während Sie auf einer Parkbank sitzen.

Fertigen Sie sich Ihre Übungstafel an, wie im Kapitel über die Übungsutensilien beschrieben, oder nehmen Sie Fotokopien der Übungstafeln aus dem Anhang dieses Buchs. Hängen Sie Ihre Haupt-Übungstafel so auf, dass Sie sie von Ihrem üblichen Arbeitsplatz oder Aufenthaltsort (z. B. Fernsehsessel) aus ohne Verrenkungen betrachten können. Die Übungstafel sollte dabei möglichst gut beleuchtet sein, und die Entfernung muss so gewählt werden, dass Sie die größten Zeichen auf der Übungstafel noch einigermaßen klar erkennen können, nicht unbedingt absolut scharf, aber doch nahe genug, um diese Zeichen ohne Brille sofort und eindeutig identifizieren zu können. Ich hatte meine Haupt-Übungstafel an ein Bücherregal gehängt, was den Vorteil hatte, dass ich neben der eigentlichen Übungstafel auch noch Hunderte von

Buchrücken mit diversen Schriften, Zeichen und Farben als Übungsobjekte hatte.

Achten Sie darauf, dass Ihre Hauptübungstfel in Augenhöhe hängt. Es ist sicherlich nicht schädlich, wenn man auch manchmal an höher- oder tieferhängenden Tafeln übt. Ich habe aber festgestellt, dass die Sehleistung sehr unterschiedlich sein kann, je nachdem, ob man nach oben oder unten schaut. Um zu verhindern, dass sich solche wenig sinnvollen Stärken oder Schwächen durch einseitiges Training noch verstärken, sollte man aber darauf achten, hauptsächlich in Augenhöhe zu trainieren.

Bevor ich nun zu den einzelnen Übungen komme, möchte ich versuchen, Ihnen kurz zu beschreiben, welche Sehfehler bei mir anfangs auftraten. Sicherlich wird jeder von Ihnen etwas andere Probleme haben. Die meisten werden wohl keine ganz so schlechte Ausgangsbasis haben wie ich. Wer nur unter Kurz- oder Weitsichtigkeit ohne Astigmatismus leidet, wird vermutlich nur unscharf sehen, ohne die diversen zusätzlichen Sehfehler. Aber es dürfte doch eine gewisse Beruhigung darstellen, wenn Sie schon vor Trainingsbeginn sehen, welche seltsamen Effekte auftreten können und dass diese Effekte durchaus "normal" sind und mit der Zeit wegtrainiert werden können.

In den folgenden Abbildungen sehen Sie jeweils links bzw. oben links das originale Zeichen und dann folgen Bilder, die zeigen, wie ich diese Zeichen ohne Brille sah. Der Erkennbarkeit wegen ist bei den nun folgenden Bildern nicht berücksichtigt, dass für den Fehlsichtigen in der Regel natürlich zusätzlich auch noch die Konturen der Zeichen unscharf erscheinen. Oder anders ausgedrückt: Die folgenden Abbildungen zeigen überwiegend die Folgen von Astigmatismus und nicht von gewöhnlicher Kurz- oder Weitsichtigkeit. Und selbstverständlich können mehrere der in den folgenden einzelnen Abbildungen dargestellten Sehfehler gleichzeitig oder abwechselnd auftreten. Insgesamt werden sich für die meisten Fehlsichtigen die Bilder in der Praxis deshalb noch schlechter darstellen.

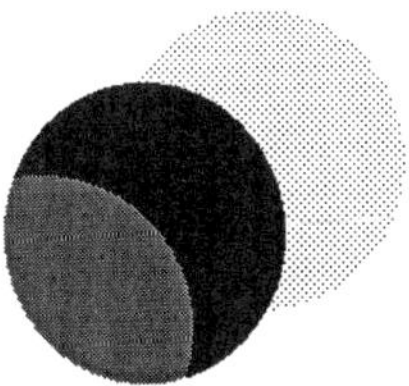

Bei solch massiven schwarzen Objekten scheint es oft so, als ob auf der einen Seite der weiße Hintergrund etwas auf das Objekt abfärbt und dadurch diesen benachbarten Teil des Objekts gräulich färbt, während auf der anderen Seite das Schwarz des Objekts einen gräulichen Schatten auf das Weiß des benachbarten Hintergrundes zu werfen scheint.

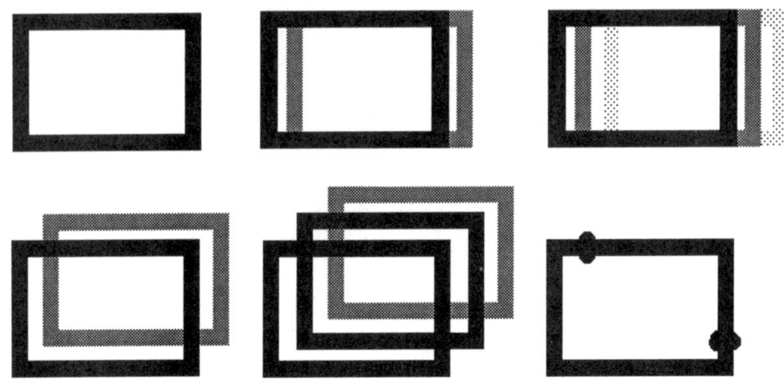

Bei nicht massiven Objekten wie z. B. Rechtecken treten die Störungen meist in Form von Doppel- oder Mehrfachkonturen oder gar vollständigen Doppel- oder Mehrfachbildern auf. Bei Doppelkonturen erscheint ein Rand des Objektes seitlich verschoben nochmals teilweise oder gar mehrfach wieder ("seitlich" kann in der Praxis natürlich auch eine Schrägrichtung oder nach oben oder unten bedeuten). Meist ist dieser zweite Rand undeutlicher und heller (glasig bis hellgrau) als der originale Rand. Manchmal kann dieser zweite oder gar dritte Rand aber auch genauso massiv und dunkel erscheinen wie der Original-Rand, so dass man unsicher ist, was Original und was optische Täuschung ist. Oft sind diese Fehler auch nicht beständig, sondern sie ändern sich laufend. Sobald man versucht, eine der Konturen mit dem Blick genauer zu fixieren, springt sie weg oder bleicht aus, während sich eine andere Kontur tiefschwarz färbt.

Doppel- oder Mehrfachbilder sind ganz ähnlich, nur dass dabei nicht nur ein Rand des Objekts, sondern das ganze Bild seitlich versetzt doppelt oder mehrfach erscheint. Auch hier gibt es hellere und dunklere Varianten, wobei letztere oft nicht vom Original zu unterscheiden sind. Da sich die Doppel- oder Mehrfachbildern meistens zum größten Teil überlagern, sind sie besonders schwer zu erkennen.

Machmal sah ich die Rechtecke auch relativ unverfälscht, aber mit seltsamen "ausgefransten Knoten" auf den Kanten. Ich vermute, dass es sich auch hierbei um Doppel- oder Mehrfachbilder handelt. Die Position der Knoten ließ vermuten, dass es sich um Schnittstellen zwischen sich überlagernden Rechtecken handelte, während der Rest der anderen Rechtecke aus irgendwelchen Gründen nicht mehr sichtbar war.

Ähnlich, aber meist noch krasser sind die Effekte bei runden Objekten, wie z. B. schwarzen Kringeln. Hier kann eine Vielzahl nach allen Seiten versetzter und sich überlagernder heller oder dunkler Kopien des Originalkringels auftauchen, die ständig hin- und herzuspringen, auszubleichen oder wieder dunkler zu werden scheinen.

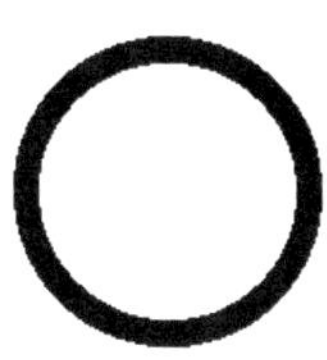

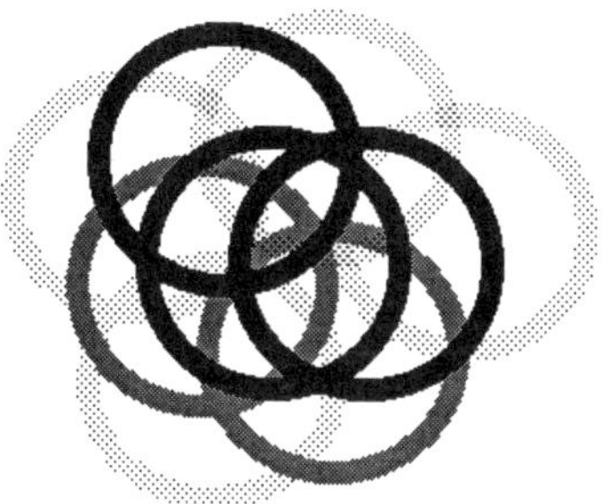

Die Beschreibung aller bei Schriften auftretenden Effekte möchte ich Ihnen und mir ersparen. Da Buchstaben im Prinzip aus eckigen und runden Bestandteilen zusammengesetzt sind, können Sie sich aber unschwer ausrechnen, dass hierbei alle oben beschriebenen Effekte auftreten, zwar jeweils nur in räumlich winziger Ausdehnung, aber dafür massenhaft und wild durch- und übereinander.

Anzumerken ist weiterhin, dass diese Effekte auf der schwarzweiß gedruckten, flachen Übungstafel noch vergleichsweise überschaubar sind. Bei dreidimensionalen, farbigen Objekten oder gar bei leuchtenden Objekten in der Dunkelheit, wie Anzeigen an elektronischen Geräten, Straßenlaternen oder Autorücklichtern geht es noch wesentlich verwirrender zu. Solche Übungsobjekte eignen sich deshalb erst für Fortgeschrittene oder bei sowieso nur kleinen Sehfehlern mit geringem Astigmatismus.

Die eigentliche Übungstätigkeit an der Übungstafel besteht nun darin, dass Sie die Objekte der Tafel mit ständiger Blickbewegung intensiv betrachten. Beachten Sie dabei alle im Kapitel "Wandernde Blicke und analytisches Betrachten" beschriebenen Regeln für korrektes Sehen. Umfahren Sie die Übungsobjekte mit den Augen und variieren Sie dabei ab und zu die Blicktechnik: mal langsam, mal schneller, mal rechts herum, mal links herum, mal an der Innenkante, mal an der Außenkante, mal das Objekt im Groben, mal Detail für Detail, usw.

Versuchen Sie dabei immer, die Bildfehler so weit wie möglich "wegzudenken", damit die im Kapitel "Autosuggestion und Biofeedback" beschriebenen Einwirkungsmechanismen, wie immer diese auch funktionieren mögen, wirken können. Vermeiden Sie übertriebenes oder dauerhaftes Augenkneifen. Durchrasen Sie nicht die gesamte Übungstafel, sondern arbeiten Sie minuten- oder gar stundenlang an ein- und demselben Zeichen. Beginnen Sie nicht mit kleinen und komplizierten Zeichen, sondern mit den großen und für Sie einfach erkennbaren Zeichen, die Sie einigermaßen scharf mit nur kleineren Fehlern erkennen können.

Beginnen Sie am besten mit den elementaren Zeichen Rechteck und Kreis, und zwar je einmal massiv schwarz gefüllt und einmal als schwarzer Rand mit weißem Inhalt. Zusätzlich ist ein Fadenkreuz sinnvoll. Stellen Sie fest, ob beim Betrachten dieser Objekte außer gleichmäßiger Unschärfe ein auffälliger Fehler ähnlich einem der oben beschriebenen auftritt. Wenn ja, dann trainieren Sie zuerst bevorzugt an dem betreffenden Zeichen. Eventuell ist es sinnvoll oder sogar notwendig, dass Sie sich nach den ersten Übungstagen eine neue Übungstafel anfertigen, die in Größe und Auswahl der Zeichen genau an Ihre derzeitigen speziellen Schwachpunkte angepasst ist. In jedem Fall sollte eine Übungstafel aber immer die oben genannten elementaren Zeichen in einer derartigen Größe enthalten, damit Sie diese selbst an schwachen Tagen oder aus größerer Entfernung problemlos erkennen können.

Und selbstverständlich kann es notwendig werden, dass Sie im Verlauf des Trainings entsprechend Ihrem Leistungsfortschritt noch mehrmals neue Übungstafeln anfertigen müssen.

Wenn platzmäßig machbar sollten Sie jeweils auch noch einige gleichartige Übungstafeln zusätzlich höher, tiefer, seitlich und in anderer Entfernung aufhängen und gelegentlich auch damit trainieren. Auf jeden Fall sollten die Augen alle paar Minuten einmal durch Blicke auf ein oder mehrere entferntere oder nähere Objekte auf andere Entfernungen eingestellt werden. Dabei sollten Sie nicht nur interesselos kurze Blicke woanders hinwerfen, sondern Sie müssen kurz entsprechende Sehübungen an diesen anderen Objekten machen, damit sich die Augen auch wirklich auf die andere Entfernung einstellen und nicht nur träge in der alten Einstellung verharren. Auch kurze Erholungspausen mit Schließen der Augen und Entkrampfen von Gesicht und Kopfhaltung sind ab und zu sinnvoll, sollten aber nicht zu häufig eingelegt werden. Das Training ist anstrengend und muss auch anstrengend sein; alle anderen Rezepte und Versprechungen wären unseriös.

Viele Fehlsichtige haben das Problem, dass ihre Sehfähigkeit nicht in im gesamten Blickfeld gleich ist. Ihnen erscheinen gewissermaßen nebelartige oder unscharfe Flecken oder Streifen im Bild. In diesem Fall sollte man einen Blickwinkel suchen, bei dem man an diesen Flecken vorbei schauen und den Blick möglichst scharf auf das Beobachtungsobjekt einstellen kann. Dann wird der Kopf langsam so geschwenkt, dass das Objekt für einen Augenblick ganz oder teilweise von einem dieser Flecken überdeckt wird - das Objekt wird dann also blasser oder unschärfer gesehen - und dann wird der Kopf wieder so zurückgeschwenkt, dass das Bild wieder scharf sichtbar wird. Bewegen Sie Ihren Kopf so langsam hin und her, und versuchen Sie dabei jedesmal, das scharfe Bild zu dem durch die Flecken verunstalteten Bild "hinüberzuziehen". Halten Sie dazu das scharfe Bild gedanklich fest und versuchen Sie, dieses scharfe Bild auch durch die Flecken hindurch zu sehen. Irgendwann früher oder später werden die Flecken dann allmählich kleiner und durchsichtiger erscheinen und immer weniger stören. Und eines Tages sind sie dann ganz verschwunden.

Anzumerken ist, dass es natürlich auch Fälle gibt, in denen die Flecken nicht wegzubekommen sind, weil es sich um echte Schäden des Auges oder der Hornhaut handelt. Zwar wird auch bei echten Hornhauttrübungen und ähnlichen Defekten in der Literatur von deutlichen Besserungen berichtet, meine eigenen Erfahrungen beschränken sich aber auf flecken- und streifenartige Bildfehler, die beim Aufsetzen der Brille größtenteils verschwanden, also auf keine größeren, echten organischen Schäden. Nur ein Fleck auf dem rechten Auge war "echt", aber auch den konnte ich so weit wegtrainieren oder wegdenken, dass seine Reste später nur noch bei intensiver Suche zu finden waren und keinesfalls störten.

Beim Training an der Übungstafel gibt es keine besonderen Tricks und Hilfen, sondern es sind einfach konsequent alle der neuen Sehgewohnheiten anzuwenden und sich möglichst dauerhaft anzugewöhnen. Insofern handelt es sich bei diesem Training überwiegend um Fleißarbeit. Da das Training an der Übungstafel ohne Zeitdruck zu Hause oder am Arbeitsplatz stattfinden sollte, also in vertrauter und damit relativ wenig stressträchtiger Umgebung, dient es auch gleichzeitig dem Üben des entspannten Sehens. Im fortgeschrittenen Stadium müssen dann entsprechende Übungen auch in fremder Umgebung und unter Stressbedingungen erfolgen. Lesen Sie dazu das Kapitel zum Stresstraining.

Ich habe am Anfang meines Trainings sehr viel an der Übungstafel trainiert und bin später dann immer mehr zu anderen Trainingsobjekten wie z. B. Videotext übergegangen. Zeitweise hatte ich gar nicht mehr mit Übungstafeln trainiert. Dann bemerkte ich zufällig, dass sich meine Sehleistung an der Übungstafel wieder leicht vermindert oder jedenfalls nicht weiter verbessert hatte, obwohl ich zwischenzeitlich starke Fortschritte bei Videotext erreicht hatte. Schon nach einer halben Stunde und erst recht nach einigen Tagen intensivem Trainings an der Übungstafel erreichte ich dann wieder gute Leitungen. Das hing eindeutig nicht mit Auswendiglernen der Texte zusammen, denn z. B. bei Videotext ändert sich der Text ja laufend. Ähnliche Feststellungen bei anderen Übungsobjekten bestätigten mir, dass die Sehleistung nicht unabhängig vom Übungsobjekt ist. Verallgemeinert ausgedrückt: Wenn man immer nur an zweidimensionalen, kleinen, gelb-schwarzen Objekten in Entfernung X trainiert, dann verbessert sich dadurch nicht unbedingt auch automatisch die Sehleistung an dreidimensionalen, großen, schwarz-roten Objekten in Entfernung Y. Man muss immer eine gute Mischung an Übungsobjekten beibehalten und sollte nie endgültig mit einer Übung aufhören, weil man meint, man könnte es jetzt. Also üben Sie auch im fortgeschrittenen Trainingsstadium immer wieder einmal an den einfachen Übungstafeln.

4.8 Berufliches Lesen und Lesetraining

Beim Thema "Lesen" möchte ich eingangs nochmals ausdrücklich darauf hinweisen, dass man keinesfalls berufliches Lesen und Lesetraining vermischen sollte. Beim beruflichen Lesen stehen wir unter Zeit- und Leistungsdruck, und das wäre Gift für jedes Lesetraining. In einem sehr fortgeschrittenen Stadium des Sehtrainings, oder wenn Sie einmal zu Hause einige wenige Seiten beruflichen Text in aller Ruhe durcharbeiten können, dann kann man dies eventuell gleichzeitig als Lesetraining handhaben. In allen anderen Fällen ist aber strikte Trennung angebracht.

Mit dem beruflichen Lesen gleichzusetzen sind Arbeiten am Computerbildschirm und bestimmte Basteleien und ähnliche feine Tätigkeiten, die uns unter Stress setzen können. Das müssen übrigens nicht nur unangenehme Dinge, sondern können auch und gerade faszinierende Hobbies sein, in die wir uns freiwillig hineinsteigern und mit denen wir kaum noch aufhören wollen; auch die können uns dazu verführen, die neuen Sehgewohnheiten wieder zu vergessen. Setzen Sie dafür lieber anfangs noch die Brille auf.

Obwohl das berufliche Lesen also kein Sehtraining ist, sollten sie aber auch dabei einige Grundregeln beachten, um wenigstens einer weiteren Verschlechterung Ihres Sehvermögens vorzubeugen. Deshalb hier einige Tips zum Lesen in der Berufspraxis:

► Nehmen Sie die schwächstmögliche Brille, mit der Sie problemlos aus einer Entfernung von etwa 30 bis 40 cm lesen können.

► Falls Sie mit einer schwächeren oder gar ohne Brille lesen, bei schwächerer Fehlsichtigkeit mag letzteres möglich sein, und nach einiger Zeit des Lesens dann Ihre Sehfähigkeit infolge Erschöpfung der Augen nachlässt, dann lesen Sie mit einer (stärkeren) Brille weiter. Dies ist immer noch besser, als sich mit zu schwacher Brille zu quälen und dadurch wieder falsche Sehgewohnheiten einzuschleifen.

► Achten Sie darauf, dass Sie im Normalfall (normale Schriftgröße und Beleuchtung) auch immer die normaler Leseentfernung von etwa 30 bis 45 cm einhalten. Erfahrungsgemäß tendieren Kurzsichtige dazu, den Lesestoff während des Lesens allmählich immer näher an die Augen heranzuführen (bei Weitsichtigkeit ist es vermutlich umgekehrt). Insbesondere bei Stress, z. B. infolge Zeitdrucks oder an einer besonders spannenden Lesestelle, kann diese Unsitte beobachtet werden. Kontrollieren Sie deshalb ständig die Leseentfernung und bringen Sie den Lesestoff immer wieder konsequent auf die Normalentfernung oder gar etwas weiter zurück.

► Ich weiß, es sagt sich leichter, als es zu machen ist, aber versuchen Sie, Stress zu vermeiden. Halten Sie emotionalen Abstand zum

Gelesenen. Sobald Sie sich über einen Text ärgern oder aufregen, verschlechtert sich Ihr Sehvermögen.

► Was Sie einmal erkannt haben, das brauchen Sie kein zweites Mal zu lesen. Erfahrungsgemäß erkennt man mit dem ersten kurzen Blick am besten. Vermeiden Sie es möglichst, nach diesem ersten Blick unsicher zu werden, ob Sie auch wirklich alles richtig erkannt haben, und den Text deshalb "sicherheitshalber" nochmals und nochmals zu lesen oder gar anzustarren. Gleiches kommt auch vor, wenn ein Text besonders faszinierend ist. Es ist aber schädlich, denn mit der Dauer des Anstarrens erkennt man immer schlechter, meistens führt man dabei auch unwillkürlich den Text immer näher an die Augen heran, und zum Schluss ist man erst recht verunsichert und hat sich selbst unter Stress gesetzt. Lernen Sie, Ihren Augen und sich selbst zu trauen: Wenn Sie auf den ersten Blick etwas klar erkannt haben, und sei es auch nur für einen Sekundenbruchteil, dann muss das reichen. Es ist Aufgabe Ihres Gehirns, dieses Bild dann für die nächsten Sekunden scharf im Gedächtnis zu behalten. Wenn Sie sich mit jemandem unterhalten, dann ist der Ton ja auch immer sofort verklungen, aber Sie behalten das Gesagte im Gedächtnis. Sie würden doch wohl kaum auf die Idee kommen, Ihren Gesprächspartner zu bitten, alle Sätze sicherheitshalber dreimal zu wiederholen?

► Denken Sie daran, spätestens etwa alle 5 Minuten einmal den Blick für einige Sekunden auf ein weiter entfernteres Objekt zu richten und scharfzustellen. Achten Sie darauf, dass das nicht nur eine schnelle Alibihandlung zur Selbstberuhigung wird, sondern dass Sie den Blick wirklich für einige Sekunden scharf stellen und das Objekt bewusst und in Details anschauen. Falls Sie mit Brille lesen, dann nehmen Sie die Brille dazu ab. Zusätzlich oder alternativ sind Schweifübungen zwischendurch sehr nützlich. In jedem Büro sollte es ein zum Blickschweifen geeignetes Beobachtungsobjekt von mindestens 1 bis 2 Meter Länge geben. Günstig wäre ein Kasten mit feingliedrigen Pflanzen wie z. B. einem Nadelgewächs oder zumindest ein Karostreifen an einer (Schrank)Wand oder auf dem Boden oder auf einem schmalen Brettchen oder einem Karton.

► Mindestens alle 15 Minuten sollten Sie eine kurze Pause zum Dehnen und Ausschütteln des ganzen Körpers und insbesondere von Nacken und Schultern einlegen. Stehen Sie dazu auf und gehen Sie auch etwas umher. Schließen Sie währenddessen eventuell die Augen zur Erholung.

► Auch das Befolgen dieses Tips kostet etwas Zeit, aber versuchen Sie, sorgfältig zu Lesen. Versuchen Sie, Buchstabe für Buchstabe zu lesen und nicht nur den Inhalt des Textes im Überfliegen zu erraten. Gewisse Schnellesetechniken nach dem Schema "50% Lesen und 50% Erraten ergeben die doppelte Lesegeschwindigkeit" mögen zwar tatsächlich die

Lesegeschwindigkeit erhöhen; sie verschlechtern aber in jedem Fall die Sehfähigkeit.

Oder machen Sie sich wenigstens zur Angewohnheit, einmal pro Seite einige Sekunden an einem Wort hängenzubleiben und dies langsam und sorgfältig Buchstabe für Buchstabe zu lesen. Von rechts nach links und wieder zurück nach rechts und dabei jedes Detail jedes Buchstabens wirklich und bewusst mit den Augen abfahren. Denken Sie aber immer daran: Wenn Sie ein Objekt für länger als einen kurzen Augenblick betrachten, dann müssen Sie es mit ständiger Augenbewegung analytisch Ab- oder Umfahren. Keinesfalls mit unbewegten Blick starren.

Und nun zum Lesetraining. Es erfolgt natürlich ohne Brille und immer nach dem Prinzip "Qualität geht vor Quantität; wir haben unbegrenzt viel Zeit und unterliegen keinerlei Leistungszwang". Für Leseübungen können Sie nahezu alle normalen Texte benutzen, allerdings sollte man für den Anfang Extrema wie sehr verschnörkelte Schrifttypen, ungewöhnlich kleine oder große oder dichte Schriften meiden. Im Allgemeinen gilt auch, dass feine, dünnere Schriften zum Lesetraining besser geeignet sind als Fettschrift. Und man sollte grundsätzlich oder zumindest anfangs nur mit richtig tiefschwarzen Drucken auf wirklich weißem und möglichst mattem Papier und nicht etwa mit irgendwelchen reflektierenden, farbigen Kompositionen trainieren. Einfache Tageszeitungen oder normale Bücher sind deshalb immer besser als Illustrierte oder gar bunte Hochglanz-prospekte. Oder üben Sie mit beim Lesen meines Trainingstagebuchs. Kapitel 5.2 dieses Buches ist nämlich bewusst in stufenweise immer kleineren Schriften gedruckt, damit Sie für jede Leistungsfähigkeit einen passenden Übungstext zur Hand haben. Jetzt zu den Übungen im Detail:

► Einstiegsübung: Halten Sie das Papier so weit bzw. so nahe vor die Augen, dass Sie noch problemlos lesen können. Und dann lesen Sie. Ganz langsam und sorgfältig. Fahren Sie mit den Augen jeden einzelnen Buchstaben ab, umspielen Sie jedes Detail, umkreisen Sie jeden Punkt lange und intensiv. Fahren Sie nicht immer nur auf den schwarzen Linien, sondern versuchen Sie auch manchmal, der weißen Außenkante oder Innenkante zu folgen. Erforschen Sie auch die weißen Felder innerhalb der Buchstaben, z.B im kleinem o oder e. Gehen Sie soweit wie möglich auch in kleinste Details. Halten Sie den Text auch einmal hochkant oder kopfstehend und lernen Sie die Buchstaben aus ungewohnter Perspektive kennen. Kurz: Lernen Sie die Buchstaben ganz neu und gründlich kennen. Bei diesen Übungen geht es nicht darum, schnell die Wörter als solche zu erkennen und den Text zu verstehen, sondern um das Erkennen und Wiedererkennen von Konturen und Einzelbuchstaben.

► Schräglesen: Halten Sie das Papier schräg vor die Augen. Wenn Sie den Text normalerweise so halten, dass er gleichmäßig 20 cm vor dem

Gesicht ist, dann halten Sie ihn jetzt also so, dass sich die linke Papierkante z. B. 18 cm und die rechte 25 cm vor dem Gesicht befindet. Beim Lesen jeder Zeile ändert sich damit automatisch die Leseentfernung. Schräglesen ist mithin gleichzeitig eine kleine Akkommodationsübung. Und da sich die Leseentfernung hierbei nur ganz langsam von Buchstabe zu Buchstabe erhöht, kann man so oft auch eine größere Scharfsehentfernung als bisher üblich erreichen.

Beachten Sie folgende Übungsdetails: Beim beidäugigen Üben müssen Sie natürlich regelmäßig die Kanten wechseln. Halten Sie also mal die linke und mal die rechte Kante näher ans Gesicht. Der Wechsel kann z. B. jedesmal beim Seitenwechsel im gelesenen Buch erfolgen. Dieser Wechsel ist wichtig, weil sonst ja immer das eine Auge den Nahbereich und das andere den ferneren Bereich bearbeiten . Bei jedem Kantenwechsel ändert sich leider auch die Beleuchtungssituation. In der Praxis kann deshalb eine schwenkbare Lampe oder ein Drehstuhl nützlich sein.

Im fortgeschrittenen Stadium eignet sich auch eine großformatige Zeitung zum Schräglesen. Dabei müssen Sie natürlich quer über alle Spalten lesen, so dass sich unsinnige Texte ergeben. Das hat jedoch den Vorteil, dass Sie den Text nicht erraten können, sondern gezwungen sind, Wort für Wort wirklich zu erkennen. Noch schwerer wird diese Übung durch die Benutzung einer Gegenbrille.

► Einzelwort fett denken: Für diese Übung müssen Sie wirklich entspannt sein und dürfen keinesfalls unter Zeitdruck stehen. Suchen Sie sich im Text ein kurzes, einfaches Wort aus, z. B. "und". Oder beginnen Sie gar mit einem einzelnen Punkt oder einem einzelnen Komma. Konzentrieren Sie sich minutenlang auf dieses einzelne Wort. Umfahren Sie die Buchstaben langsam und sorgfältig, wieder und wieder, von vorne nach hinten, von hinten nach vorne. Prägen Sie sich alle Details ein, und beachten vor allem auch den starken Kontrast zwischen dem tiefen Schwarz der Buchstaben und dem hellen Weiß des Papiers. Versuchen Sie, sich das Schwarz wirklich tiefschwarz zu denken. Im Idealfall, den Sie sicherlich nicht immer und wohl kaum bei ersten Versuch erreichen werden, wird Ihnen dieses Wort nach einigen Minuten dunkler und fetter als alle anderen Wörter erscheinen. Sie können nun das Papier langsam weiter von den Augen entfernen und werden dieses eine Wort immer noch scharf und fett leuchten sehen, während alle anderen Wörter längst nur noch unscharfe graue Flecken sind.

Im fortgeschrittenen Stadium wird es Ihnen sogar passieren, dass nicht nur dieses eine intensiv betrachtete Wort "und" scharf und fett leuchtet, sondern wenn Sie dann den Blick vorsichtig über den Rest des Textes schweifen lassen, dann werden plötzlich auch alle anderen "und" scharf und fett aus dem sonst grau-unscharfen Text hervorleuchten.

► Kombinierte Schreibe- und Leseübung: Schreiben Sie mit der Hand, und lesen Sie dabei gleichzeitig das Geschriebene mit. Achten Sie dabei auf einen normalen Abstand zwischen Augen und schreibender Hand. Dieser Abstand ist zwar normalerweise zum Lesen ohne Brille zu groß, aber da man den soeben selbst geschriebenen Text natürlich mit allen Details genau kennt, kann man ihn meistens trotzdem lesen.

► Alltagsübung: Suchen Sie sich eine tägliche Lesearbeit, die Sie vom ersten Tag an grundsätzlich ohne Brille erledigen können. Bei mir war das das Lesen der regionalen Tageszeitung am Morgen, und außerdem habe ich mir angewöhnt, auch jeden Blick in die Fernsehprogrammzeitung zu einer kleinen Leseübung zu machen. Natürlich musste ich die Zeitung dazu anfangs bis auf etwa 10 cm an die Augen heranführen, um einigermaßen flott lesen zu können. Die Entfernung spielt bei dieser Übung aber keine Rolle. Bei einer großformatigen Zeitung ist eben etwas Armarbeit notwendig, um das Blatt abschnittsweise vor dem Gesicht vorbeizuführen. Besondere Übungsdetails sind dabei nicht zu beachten; es geht nur darum, ein sinnvolles Stück Lesearbeit regelmäßig und flüssig ohne Brille zu schaffen.

► Lesen aus größerer Entfernung für Fortgeschrittene. Beim hastigen Lesen unter Zeitdruck verkrampft man leicht geistig (Angst vor dem Nichterkennen) und neigt deshalb dazu, das Papier immer näher an die Augen heranzubringen. Dies steigert sich von Mal zu Mal, bis man meint, ohne Brille nur aus nächster Nähe lesen zu können - und eines Tages kann man es tatsächlich auch nur noch aus nächster Nähe.

Zum Wiedererlernen des Lesens aus größerer Entfernung ist deshalb Entspannung und Freimachen von Leistungsdruck ganz wichtig. Sagen sich sich, dass es völlig egal ist, wieviel Text Sie bei dieser Übung schaffen. Wenn es nur ein Absatz oder gar nur ein Wort pro Stunde ist, dann macht das nichts. Und selbst wenn Sie heute kein einziges Wort schaffen, auch das wäre nicht schlimm. Dann schaffen Sie es eben morgen oder übermorgen. Sie haben unbegrenzt Zeit. Bleiben Sie ganz ruhig und entspannt. Halten Sie das Papier weiter als sonst von den Augen entfernt, so dass Sie den Text fast nicht oder normalerweise gar nicht mehr erkennen können. Dann suchen Sie sich ein kurzes Wort, oder jedenfalls einen jener grauen Schatten, die vermutlich die Wörter sind, und versuchen Sie zu lesen. Das wird natürlich nicht gleich auf Anhieb klappen, aber es gibt folgende Tricks, um früher oder später erste kurze Momente des Scharfsehens zu erreichen:

- Laufen Sie mit beweglichen Augen über das Wort hinweg oder umfahren Sie es. Wenn Sie Glück haben, dann schärft sich Ihr Blick allmählich oder sogar ziemlich plötzlich, und Sie werden das Wort lesen können. Wenn dieses Wort scharf ist, dann werden vermutlich auch die umgebenden Wörter scharf erscheinen, und Sie werden für einige Sekunden ein Stück des Textes lesen können

- langsam und sorgfältig, Buchstabe für Buchstabe abfahrend; es kommt jetzt nur auf die Qualität und nicht die Quantität an - bevor sich die scharfe Schrift wieder in graue Flecken auflöst.

◆ Oder fahren Sie mit schnellem Blick die ganze Zeile entlang. Von links nach rechts, sofort wieder zurück nach links, wieder nach rechts, und wieder und wieder. Statt direkt auf die bedruckte Zeile zu schauen, kann man dabei auch auf den weißen Zwischenraum zwischen den Zeilen sehen. Auch diese Technik regt die Augen manchmal zum Scharfstellen an. Und ist der Blick erst scharf, dann richten Sie ihn auf das bewusste Wort, umspielen Sie es und versuchen Sie, in die Details zu gehen.

◆ Wenn Sie es vorerst noch nicht schaffen, ein Wort scharf zu bekommen, dann bleiben Sie trotzdem ganz ruhig. Machen sie eine Pause, in der Sie die Augen schließen und sich entspannen, oder schauen Sie vorübergehend auf ein weiter entferntes Objekt. Versuchen Sie dann wieder, das Wort zu lesen.

◆ Bei Texten mit verschiedenen Schriftgrößen sollte man das Scharfstellen zuerst an einem größer gedruckten Wort versuchen und erst dann den Blick das Kleingedruckte richten, wenn der Blick an Schärfe gewonnen hat.

◆ Versuchen Sie es mit Blinzeln oder ausnahmsweise mit etwas stärkeren Augenbewegungen wie kräftigem Kneifen, plötzlichem Aufreißen der Augen oder anderer übertriebener Gesichtsmimik. So etwas sollte man sich zwar nicht dauerhaft angewöhnen, aber zum Einstieg in diese Übung darf man durchaus zu solchen Tricks Zuflucht nehmen.

◆ Versuchen Sie, sich dem Scharfsehen mittels Akkommodationsübungen zu nähern. Stellen Sie Ihre Augen abwechselnd auf ein extrem nahes Objekt (z. B. Ihrem dicht vor die Augen gehaltenen Ärmel) und dem Lesetext ein, oder auf den Lesetext und ein weit entferntes Objekt. Nach einigem Hin- und Herschalten kann es sein, dass die Augen sich plötzlich scharf auf den Text einstellen können.

◆ Sollte das dauerhaft nicht klappen, dann versuchen Sie es mit einem anderen Wort. Nehmen Sie vielleicht ein Wort, dass Sie schon einmal erkannt haben. Sollte alles nichts helfen, dann ist es anfangs sogar erlaubt, sich mit Brille in aller Ruhe die Details eines Wortes einzuprägen und dann erst zu versuchen, möglichst viel davon ohne Brille wiederzuerkennen.

◆ Und wenn das auch nicht klappt, dann nehmen Sie das Papier eben ein bisschen näher an die Augen oder erhöhen Sie die Beleuchtungsstärke (Schwenkleuchte näher dran) und versuchen es wieder. Die Leseentfernung soll zwar so weit sein, dass Sie den Text fast nicht oder jedenfalls nicht dauerhaft scharf sehen können.

Sie darf aber nicht so weit sein, dass Sie selbst nach Minuten noch kein einziges Zeichen erkannt haben. Die Augen müssen ab und zu mindestens ein kleines Textstück erkennen können. Sie brauchen einen Ansatzpunkt, auf den sie sich einstellen und an dem sie sich "festbeißen" können, bevor Sie versuchen, in der Zeile weiterzugehen. Das ist wie beim Krafttraining: Die Hantel soll zwar schwer sein, aber sie darf nicht so schwer sein, dass man sie überhaupt nicht bewegen kann.

◆ Oder nehmen Sie für den Anfang das Papier so nahe an die Augen, das Sie das Wort mit Sicherheit lesen können. Umspielen Sie das Wort mit den Augen, bis Sie sich alle Details eingeprägt haben: Bleiben Sie mit den Augen bei dem Wort, und führen Sie dabei nun das Papier ganz langsam weiter von den Augen weg. Meistens werden Sie auf diese Art die Entfernung beträchtlich vergrößern und trotzdem die Schärfe halten können.

◆ Oder versuchen Sie es mit Schräglesen. Halten Sie den Anfang der Zeile so nahe vor das Gesicht, dass Sie die ersten Wörter noch scharf sehen können. Stellen Sie das Papier dann so schräg, dass Sie das Ende der Zeile aufgrund der größeren Entfernung vom Gesicht eigentlich nicht mehr scharf sehen können. Und nun versuchen Sie, sich langsam an das weiter entfernte Ende der Zeile heranzulesen.

► Im fortgeschrittenen Stadium sollten Sie versuchen, die Leseentfernung immer weiter zu vergrößern (bei Weitsichtigkeit natürlich vermindern), auch wenn die Scharfsehphasen dadurch kürzer werden. 3 Sekunden Scharfsehen aus 50 cm Entfernung sind fürs Training wichtiger als 30 Sekunden Scharfsehen aus 30 cm Entfernung.

Gewöhnen Sie sich an, mit dem Blick immer wieder für einige Sekunden bei einem einzelnen Wort innezuhalten, es mit den Augen sorgfältig zu umfahren oder abzufahren und in allen feinen Details analytisch zu betrachten. Und vergessen Sie nie, beim Lesen immer wieder kurze Pausen mit in die Ferne schweifendem Blick einzulegen.

► Eine von Dr. Bates sehr empfohlene Übung ist das Lesen feiner Schriften aus näherer Entfernung, unter Umständen auch bei schlechter Beleuchtung, also genau das, was normalerweise als schädlich für die Augen bezeichnet wird, weil es eine besonders hohe Belastung darstellt. Ich habe diese Übung im fortgeschrittenen Trainingsstadium auch gerne gemacht, allerdings bei optimaler Beleuchtung und meisten aus der größtmöglichen Entfernung, aus der ich den Text mit Mühe gerade noch erkennen konnte.

Wenn Sie diese Übung machen wollen, so suchen Sie sich eine möglichst kleine Druckschrift (z. B. Kapitel 5.2 dieses Buches oder eventuell normale Schrift mittels Fotokopierer verkleinern; dadurch kann sich allerdings die Schärfe des Drucks verschlechtern) und lesen Sie diese ganz langsam und sorgfältig. Gehen Sie dabei ruhig mit den Augen näher ran als sonst üblich. Kurz: Versuchen Sie Ihre Augen ab und zu mit einer besonders schweren Aufgabe zu belasten. Ich hatte bei solch kleinen Schriften oft sogar den Eindruck wesentlich stärkerer Kontraste, d.h. ich sah die kleinen Schriften schnell wirklich tief schwarz und nicht nur mehr oder weniger grau wie meistens bei großen Schriften.

► Selbst im fortgeschrittenen Stadium, als ich manchmal schon recht kleine Schrift mit fast gestreckten Armen lesen konnte, hatte ich oft noch Schwierigkeiten beim Übergang zu einer anderen Schriftgröße oder Schrifttype. Es dauerte oft mehrere Sekunden, bis ich eine wenige Zentimeter neben der kleinen Schrift stehende größere Schrift klar erkennen konnte. Wenn Sie in diesem Stadium sind, dann müssen Sie sich einige Blätter suchen, auf denen dicht nebeneinander in verschiedenen Schriftgrößen und -typen gedruckt ist, und damit den Übergang üben.

► In der Literatur wird oft empfohlen, beim Lesen nicht direkt auf die Buchstaben bzw. Wörter zu sehen, sondern mit den Augen den weißen Zwischenräumen zwischen den Zeilen zu folgen. Für stark fehlsichtige Anfänger ist dieser Ratschlag sicherlich falsch, denn sie müssen Buchstabe für Buchstabe und Wort für Wort mit den Augen ab- und umfahren und analytisch betrachten, um den Sehapparat zu trainieren und allmählich eine Scharfeinstellung zu erreichen.

Fortgeschrittene dagegen können es sich bei gut erkennbaren Schrifttypen und -größen durchaus zur Angewohnheit machen, mit den Augen diese weißen "Zwischenzeilen" abzufahren und den eigentlichen Text so nebenbei mitzunehmen. Der Vorteil dieser Technik liegt darin, dass durch die Nichtkonzentration auf die Schrift auch der stressträchtige Leistungsdruck entfällt, den Text unbedingt erkennen zu müssen. Es ist gewissermaßen ein Entspannungstrick: Man tut so, als wolle man den Text gar nicht unbedingt scharf sehen und erkennt ihn gerade deshalb besonders schnell und mühelos und bleibt dabei auch noch wesentlich entspannter, jedenfalls wenn und solange es eben klappt. Wenn diese Technik aber nicht (mehr) funktioniert, dann sollte man jedoch sofort wieder zu der normalen Textverfolgungstechnik übergehen und sich keinesfalls unter den Leistungsdruck setzen, diese gehobene Lesetechnik zu erzwingen.

► Um bei Leseübungen das Erraten des Textes zu vermeiden kann, man auch manchmal mit völlig sinnlosen Texten üben. Sie müssen dann wirklich Buchstabe für Buchstabe erkennen. Für diese Übung können Sie sich z. B. mit dem Computer ein Blatt mit sinnlosen Wort- oder Buchstabenkombinationen herstellen. Oder stellen Sie einen normalen Text auf den Kopf oder benutzen Sie eine der Übungstafeln mit Symbolen anstatt Text. Alternativ können Sie sich natürlich auch ein Buch oder eine Zeitung in einer Fremdsprache beschaffen, von der Sie keine Ahnung haben. Türkische Tageszeitungen z. B. gibt es in Deutschland an fast jedem Kiosk; Gleiches gilt für arabische Zeitungen in Frankreich.

Oder durchsuchen Sie einmal einen Absatz nur nach Satzzeichen. Ignorieren Sie den Text und betrachten Sie stattdessen alle Kommas und Punkte intensiv. Sind Sie ganz sicher, dass hinter allen Sätzen auch ein Punkt ist? Lassen Sie sich Zeit und kontrollieren Sie das ganz genau!

► Im fortgeschrittenen Stadium habe ich manchmal auch an matten, farbigen Wanderkarten geübt. Da gibt es jede Menge Linien, seltsame Zeichen und ungewöhnliche Namen zu entdecken, und wenn man das mit der Planung der nächsten Wochenendtour verbindet, dann bereitet es auch noch Vorfreude. Man muss sich beim Betrachten nur von jeglichem Zeitdruck frei machen und konsequent auf weite Leseentfernung achten.

► Auch einige andere Lesearbeiten, die man üblicherweise zu Hause in aller Ruhe durchführt, kann man im fortgeschrittenen Trainingsstadium mit dem Lesetraining kombinieren. Z. B. das Lernen von Vokabeln mittels Karteikarten. Aber setzen Sie sich dabei keinesfalls unter Stress, indem Sie z. B. versuchen, möglichst viele Karten in kurzer Zeit zu schaffen.

► Ein seltsamer Effekt, den ich anfangs manchmal beim Lesen festgestellt habe und nicht erklären kann, sind einzelne fehlende oder ganz hellgraue Buchstaben. Man sieht einen Text also leidlich gut und mit ausreichendem Kontrast, aber mittendrin fehlt ein Buchstabe. Meistens war es der letzte Buchstabe eines Wortes. Selbst nach Blicksprüngen, nach Schwenken des Kopfes oder nach einem kurzen Schließen und Wiederöffnen der Augen bleibt genau dieser eine Buchstabe verschwunden. Ich vermute, dass es sich um kein organisches Problem handelt, sondern dass der Fehler irgendwo im Gehirn sitzt. Dieser Effekt verschwand später allmählich, aber im Endergebnis vollständig.

► Erst wenn Sie das Lesen normaler mattschwarzer Schrift auf weißem Untergrund gut beherrschen, sollten Sie auch öfter Übungen mit glänzenden Farbdrucken und ähnlichem schwierigem Druckmaterial machen.

► Im fortgeschrittenen Stadium sollten die Leseübungen auch oft mit Gegenbrille erfolgen.

► Neben diesen Leseübungen an auf Papier gedruckten Texten gibt es auch Leseübungen am Fernseher und insbesondere mit Videotext. Diese Übungen sind aber erst für Fortgeschrittene wichtig und werden im Kapitel "Übungen in den Alltag einbauen - Übungen am Fernseher" beschrieben.

4.9 Einäugiges Training

Normal- und Idealfall ist das gleichzeitige Üben mit beiden Augen. Das ist am unproblematischsten, und dabei ist auch der Zeitbedarf für das Sehtraining am geringsten. Bei zwei etwa gleich starken Augen sollten Sie nie oder nur selten einäugig üben. Ausnahmen sind z. B. intensive Akkommodationsübungen, um das jeweilige Auge einmal voll zu fordern, ohne dass das andere Auge mithelfen kann.

Allerdings sehen wir ja normalerweise mit zwei Augen, und das endgültige Bild wird im Gehirn aus den Teilbildern der beiden Augen zusammengesetzt ("Fusion"). Wird zu oft nur mit einem Auge geübt, so kann das Gehirn dadurch diese Fusionsfähigkeit verlernen, und Koordinationsprobleme zwischen den beiden Augen können sich einschleifen. Um solchen Gefahren aus dem Wege zu gehen, sollte nur dann sehr häufig und intensiv einäugig geübt werden, wenn es dafür zwingende Gründe gibt, wenn z. B. die Sehstärke beider Augen sehr unterschiedlich ist. Um dies herauszufinden, müssen Sie in aller Ruhe die Sehstärke jedes einzelnen Auges und beider Augen gemeinsam testen. Falls sich dabei zeigt, dass das Bild eines einzelnen Auges wesentlich schlechter als das Bild des anderen Auges und als das Bild beim Sehen mit beiden Augen ist, so ist dieses Auge deutlich schwächer. Das Bild beim Sehen mit beiden Augen besteht dann hauptsächlich aus dem Bild des stärkeren Auges. Das Bild des schwächeren Auges wird nur für den Blickwinkel ganz außen benutzt, den das stärkere Auge nicht erreichen kann. Das schwächere Auge ist mithin fast stillgelegt und wird nur dann wirklich benutzt, wenn das stärkere Auge aus irgendwelchen Gründen ausfällt, oder eben wenn es zwecks Training des schwächeren Auges abgedeckt wird.

Sicherheitshalber sollten Sie diesen Test übrigens besser vierfach durchführen. Und zwar einmal im Ultranahbereich (kleinen Gegenstand ganz dicht vor die Nase halten), einmal im Nahbereich (Buch lesen), einmal auf eine mittlere Entfernung (Übungstafel lesen) und dann noch auf weite Entfernung (Blick aus dem Fenster). Es ist nämlich möglich, dass die Leistungsfähigkeit der einzelnen Augen bei unterschiedlichen Entfernungen unterschiedlich ist. Bei mir ist das rechte Auge zwar eindeutig schwächer, aber im extremen Nahbereich unter etwa 10 cm ist es besser. Ich konnte oft feststellen, dass mein Gehirn im Ultranahbereich auf das rechte Auge umschaltete. Um dies zu testen, muss man z. B. einen Kugelschreiber mit einer Schrift darauf ganz dicht genau vor die Nase halten. Dann kneift man abwechselnd das eine und das andere Auge zu, so dass der Gegenstand scheinbar zwischen links und rechts hin- und herspringt. Öffnen Sie dann plötzlich beide Augen, und wenn Sie den Kugelschreiber dann nicht genau in der Mitte zwischen den beiden Außenpositionen, sondern immer wie beim einäugigen Test rechts oder links außen sehen, dann wissen Sie, dass Ihr Gehirn im Nahbereich ein Auge bevorzugt.

Außerdem sollten Sie den Test etwa monatlich wiederholen, denn auch mit dem Trainingsfortschritt könnten Veränderungen auftreten. Ich habe sogar einige Male beobachtet, dass sich die Augen manchmal regelrecht "ablösen". Bei sehr unterschiedlich starken Augen kann es kurze Momente geben, in denen das eigentlich stärkere Auge ruht, und währenddessen liefert das andere Auge vorübergehend ein für seine Verhältnisse erstaunlich gutes Bild.

Wenn Sie nun herausgefunden haben, dass ein Auge deutlich schwächer ist, dann könnte ein isoliertes Training dieses Auges sinnvoll sein, um seine Leistungsfähigkeit allmählich an das stärkere Auge heranzuführen, ausgenommen allerdings den sehr häufigen Fall, dass das schwächere Auge tatsächlich organisch beschädigt ist oder aus irgendwelchen anderen Gründen ein Training nicht möglich, nicht sinnvoll oder gar gefährlich sein könnte.

Dabei sollte man bedenken, dass unser Körper meistens durchaus gute Gründe hat, warum er bei dem einen oder anderen von uns nicht mit beiden Augen gleich gerne sieht, sondern ein bestimmtes Auge bevorzugt, so dass das andere im Laufe der Zeit durch mangelnde Benutzung in der Leistung verkümmert. Ich z. B. habe mit meinem rechten Auge deutlich schlechter gesehen und es deshalb durch ein wirklich anstrengendes einäugiges Training (etwa 6 Monate 2 Stunden täglich) so weit trainiert, dass ich dann rechts schärfer als links sah. Dann erst bemerkte ich, dass ein kleiner Teil der Hornhaut meines rechten Auges eine echte organische Beschädigung aufwies. Ich konnte jetzt zwar mit meinem rechten Auges sehr scharf sehen, aber das Bild hatte immer einen kleinen, neblig-unscharfen Fleck. Wahrscheinlich hatte ich diesen Schaden schon von Geburt an oder doch aus frühester Jugend, und er war dauerhaft und nicht wegtrainierbar. Mir selbst war dieser Fehler früher nie bewusst gewesen, aber vermutlich hat mein Körper davon "gewusst" und deshalb das fehlerlose linke Auge vorgezogen. Es hatte also gute Gründe gegeben, warum ich meistens einäugig sah. Und mein Spezialtraining für das schwächere Auge war sinnlos gewesen. Denn sobald ich mit dieser bewussten Bevorzugung des rechten Auges aufgehört hatte, stützte sich mein Gehirn ganz allmählich wieder mehr und mehr auf das bessere linke Auge, und die Trainingswirkung ging weitgehend am rechten Auge vorbei.

Nach dieser Erfahrung glaube ich, dass bei zwei sehr unterschiedlich starken Augen das schwächere meistens einen versteckten, echten Fehler hat. Man sollte dies als natürliche Selbstregulation akzeptieren und in solchen Fällen gar nicht versuchen, dass schwächere Auge speziell zu trainieren, es sei denn, Sie suchten eine Lebensaufgabe. Finden Sie sich damit ab, das Leben überwiegend einäugig zu sehen. Außerdem: Wenn Sie zwei so unterschiedlich starke Augen haben, dann haben Sie vermutlich auch bisher schon fast nur mit einem Auge gesehen, auch mit

Brille. Der dadurch verursachte Nachteil ist aber so klein, dass man ihn gar nicht bemerkt, wenn man sich dessen nicht bewusst ist.

Und sollten Sie irgendwann tatsächlich einmal Ihr starkes Auge verlieren, so können Sie binnen weniger Monate Ihr anderes Auge als fast vollwertigen Ersatz herantrainieren. Denn mein eigentlich sinnloses Spezialtraining des rechten Auges hat ja immerhin bewiesen, dass man auch ein stark verkümmertes Auge bei Bedarf weitgehend reaktivieren kann. Der Fleck auf meinem rechten Auge ist zwar lästig, und das rechte Auge ist insofern unabänderlich objektiv schlechter als das linke, aber zur Not könnte ich durchaus auch allein mit diesem rechten Auge und seinem Fleck leben.

Sobald ich gezwungen wäre, nur mit diesem Auge zu sehen und nicht mehr auf ein besseres ausweichen könnte, würde sich die Leistung des schwächeren Auges auch wieder seiner maximal möglichen Leistung nähern. Solange ich aber ausweichen kann, solange wird dieses Auge schwächer bleiben.

Die Entscheidung für beide Augen oder nur ein Auge kann im Einzelfall sehr schwer zu treffen sein. Trotzdem sollte man sich unbedingt schon im Anfangsstadium des Sehtrainings entscheiden. Trainiert man beide Augen einfach immer zusammen, so überlässt man seinem Körper die Entscheidung, ob er den Trainingseffekt gleichmäßig auf beide Augen verteilt, oder ob er im Ergebnis dabei nur das von ihm bevorzugte, stärkere Auge trainiert und das andere immer weiter zurückhängen lässt und es schließlich vielleicht sogar fast ganz "abschaltet".

Wollen Sie dagegen selbst bestimmen, wieviel Trainingseffekt welchem Auge zugute kommen soll, so müssen Sie ganz oder teilweise mit isoliertem (einäugigen) Training arbeiten. Eventuell müssen Sie die Dosierung je Auge sogar immer wieder ändern. Diese Art des Trainings ist wesentlich anstrengender und länger, und es ist durchaus nicht sicher, ob Sie das angestrebte Ergebnis auch erreichen und dauerhaft halten werden. Und falls Sie sich überhaupt nicht klar sind, wie Sie trainieren wollen, oder wenn Sie die Trainingsmethode gar später dauernd wechseln, dann kann dies zu noch mehr Zeitverlust und folgenden Problemen führen:

► Sie haben unterschiedlich starke Augen und trainieren trotzdem immer nur beide Augen zusammen. Dabei wird dann vermutlich der größte Teil der Trainingsarbeit von dem sowieso schon stärkeren Auge geleistet, so dass sich im Ergebnis der Leistungsvorsprung dieses Auges vor dem bisher schon schwächeren Auge immer mehr vergrößert. Bei einem wesentlich schwächeren Auge kann es sogar vorkommen, dass die gesamte Trainingsleistung auf das stärkere Auge umgeleitet wird und das schwächere Auge deshalb überhaupt nicht von dem Training profitiert. Das stärkere Auge dagegen wird schnell noch stärker, und irgendwann wird das Sehen mit beiden Augen bei Ihnen in Wirklichkeit nur noch ein

Sehen mit dem stärkeren Auge sein. Dieses Sehen kann dann eventuell sehr gut sein, aber es wird fast nur noch ein einäugiges Sehen sein.

Mit dieser Methode können Sie am schnellsten Fortschritte machen und es zu fast perfektem Sehen bringen, aber eben nur fast und mit den (erstaunlich geringen) Nachteilen einäugigen Sehens. Wie weiter unten gezeigt werden wird, ist ein späteres Herantrainieren des schwächeren Auges zwar nicht unmöglich, aber sehr, sehr aufwendig. Dieser Trainingsansatz (gleichzeitiges Trainieren beider Augen) kann sinnvoll sein, aber man sollte vorher die Vorteile (relativ schneller Erfolg) und die Nachteile (möglicherweise für immer einäugiges Sehen) kennen und abwägen. Nach meiner Schätzung wäre mein Training um die Hälfte kürzer und einfacher gewesen, wenn ich einfach immer nur mit beiden Augen zusammen trainiert und ignoriert hätte, dass unter Umständen nur ein Auge einen Nutzen aus dem Training zieht.

Sollte man später einmal das "Hauptauge" verlieren, so wird es meistens möglich sein, dann das andere Auge bis zu einer akzeptablen Leistungsfähigkeit heranzutrainieren. Aber es wird natürlich ein nochmaliges Stück harter Arbeit sein, dieses inzwischen immer mehr verkümmerte andere Auge wieder voll zu reaktivieren und seine Leistung allmählich zu erhöhen.

► Die Alternative wäre, zuerst das schwächere Auge bevorzugt zu trainieren. Dieses kann aber anfangs nur äußerst vorsichtig und in kleinsten Dosen trainiert werden, denn es ist infolge der langjährigen Unterforderung ja sehr verkümmert und muss erst ganz allmählich an die bisher ungewohnte Belastung gewöhnt werden. Und wenn man die Leistung dieses schwächeren Auges bis an die Leistung des stärkeren Auges herantrainieren will, was Monate oder Jahre dauern kann, so muss man während dieser ganzen Zeit auf ein spezielles Training des stärkeren Auges verzichten. Dies ist in gewisser Weise unökonomisch und erfordert besonders viel Selbstdiziplin, weil man ja freiwillig vorerst auf genau dasjenige Training verzichten muss, das besonders schnelle Fortschritte bringen würde.

Außerdem können die Trainingsfortschritte des schwächeren Auges zu einer vorübergehenden Verschlechterung beim Sehen mit beiden Augen führen. Dieser erstaunliche Effekt erklärt sich wie folgt: Bisher bestand das Bild beim Sehen mit beiden Augen fast ausschließlich, sagen wir einmal zu 95%, aus dem schärferen Einzelbild des stärkeren Auges. Das Sehen mit beiden Augen war deshalb nahezu identisch mit dem Sehen allein mit dem stärkeren Auge. Aufgrund des verstärkten Trainings des anderen Auges wird dieses schwächere, bisher fast stillgelegte Auge allmählich reaktiviert, und sein Anteil am Gesamtbild beim Sehen mit beiden Augen steigt langsam von vielleicht 5% auf 10%, 20%, usw. Dadurch entsteht allmählich ein echtes Mischbild aus den Einzelbildern beider Augen. Da das eine Auge aber immer noch deutlich schwächer und sein Einzelbild entsprechend unschärfer ist, wird dieses Mischbild durch den wachsenden Anteil des unschärferen Einzelbildes natürlich zuerst einmal unschärfer, oder die Scharfsehphasen werden so kurz wie bei dem schwächeren Auge.

Es mag kurios klingen, ist aber logisch: Die Verschlechterung beim Sehen mit beiden Augen ist der Beweis für den Fortschritt des bisher schwächeren Auges. Tatsächlich zeigen Vergleiche, dass das Bild beim Sehen mit beiden Augen in diesem Trainingsstadium deutlich schlechter ist als beim Sehen nur mit dem stärkeren Auge. Dazu passt ebenfalls, dass jetzt nach längerem, konzentrierten Sehen mit beiden Augen das Bild manchmal plötzlich wieder besser wird. Das ist dann der Zeitpunkt, an dem das schwächere Auge wegen Erschöpfung ausfällt und das Gesamtbild wieder nur noch vom stärkeren Auge geliefert wird.

Die Fortschritte des schwächeren Auges können Sie recht gut bei der Fusionsübung "Perlenschnur" kontrollieren. Sie müssten dort dann allmählich mehr Knoten schaffen.

Falls Sie, wie weiter oben als Alternative beschrieben, zuerst das stärkere Auge bis zur Perfektion trainiert haben und erst dann auch das schwächere Auge auf das gleiche Niveau trainieren wollen, dann kann dies dazu führen, dass Ihre Sehstärke beim Sehen mit beiden Augen für Monate oder gar Jahre wieder weit unter das schon erreichte Niveau zurückfällt. Das kann sehr verwirrend und entmutigend sein. Allerdings haben Sie bei dieser Methode auch einen kleinen Vorteil: Sie kennen die typischen Effekte des Sehtrainings schon vom Training des stärkeren Auges her, haben sich bereits bessere Sehgewohnheiten zugelegt und können das Training des schwächeren Auges insofern schon als "alter Hase" beginnen.

Außerdem ist zu bedenken, dass das isolierte Training des schwächeren Auges meistens deutlich mühsamer als das Training des stärkeren Auges oder beider Augen gleichzeitig ist, eben weil dieses Auge schwächer ist und mehr aufholen muss. Der oder die Fehler dieses Auges müssen wirklich wegtrainiert werden, denn das Gehirn hat nicht länger den Ausweg, immer auf das jeweils stärkere Auge auszuweichen und die Fehler des schwächeren Auges einfach auszublenden. Sollte dieses schwächere Auge gar einen versteckten echten Fehler haben, so wird dieser Fehler später das beidäugige Sehen verschlechtern, oder das schwächere Auge wird nach Beendigung seines isolierten Trainings dann allmählich doch wieder in seiner Leistung zurückfallen. Da dieses schwächere Auge durch das einäugige Training aber wieder voll aktiviert wurde, mischt es noch lange beim beidäugigen Sehen mit und stört mit seiner schlechteren bzw. wieder nachlassenden Leistung enorm. In meinem Fall hat sich diese Trainingsmethode deshalb als schwerer Fehler erwiesen und mich schätzungsweise die Hälfte der gesamten Trainingszeit gekostet.

Zusammenfassung: Dieser zweite Trainingsansatz, zuerst das schwächere Auge bis auf das Niveau des stärkeren Auges zu trainieren und erst dann beide Augen zusammen gleichmäßig weiter zu trainieren, wäre eigentlich besser und richtiger, weil er zu perfektem Sehen mit beiden Augen führt. Aber er ist deutlich langwieriger und wegen des Rückgangs der Sehleistung in den ersten Monaten eventuell demotivierend, und er kann sich sogar als falsch herausstellen, wenn das schwächere Auge einen versteckten echten Fehler hat.

► Ein möglicher Kompromiss, den ich zeitweise praktiziert habe, ist, jeweils abwechselnd an einem Tag das schwächere Auge bevorzugt und isoliert zu trainieren und am nächsten Tag dann wieder beide Augen zusammen zu trainieren.

Es kann sogar nötig sein, auch das stärkere Auge manchmal oder gar regelmäßig einem kürzeren isolierten Training zu unterziehen. Denn isoliertes Training fördert unter anderem auch enorm die Beweglichkeit des Auges, und deshalb kann regelmäßiges isoliertes Training nur eines Auges leicht zu unterschiedlich beweglichen Augen führen. Auch das sollte nicht sein.

Im Endergebnis muss man jedenfalls unbedingt beide Augen in jeder Beziehung (Sehschärfe, Dauer der Scharfsehphasen, Kontraststärke, Beweglichkeit) auf ziemlich genau das gleiche Leistungsniveau trainieren. Geht man mit noch unterschiedlich starken Augen wieder auf nur beidäugiges Training über oder beendet man gar das Training in diesem Stadium, so besteht immer die Gefahr, dass das schwächere Auge allmählich wieder unterdrückt und langfristig völlig abgeschaltet wird. Damit wäre das ganze einäugige Aufholtraining umsonst gewesen. Und noch sinnloser wäre es, ganz ohne Trainingsplan einäugig zu trainieren oder die Trainingsmethode dauernd zu wechseln, ohne jemals etwas zu Ende zu führen.

► Hat man sich aber damit abgefunden, praktisch nur mit dem stärkeren Auge zu sehen, dann könnte es sogar sinnvoll sein, zeitweise das schwächere Auge abzudecken und nur mit dem stärkeren zu trainieren. Dadurch würde man das Stilllegen des schwächeren Auges noch unterstützen und so auch die letzten Störungen durch das schlechtere Einzelbild beim beidäugigen Sehen ausschalten. Mit dieser Trainingsmethode habe ich aber keine persönliche Erfahrung, so dass dieser Vorschlag als reine Spekulation zu betrachten ist. Gut möglich, dass dabei andere Probleme auftauchen würden.

► Und noch andere interessante Trainingsansätze sind denkbar. Z. B. der Versuch, das bisher stärkere Auge für einige Wochen dauerhaft abzudecken und so das schwächere Auge zu einem schnellen Aufholen zu zwingen. Wir alle wissen, wie schnell ein eingefleischter Rechtshänder links schreiben lernt, wenn er die rechte Hand aus irgendwelchen Gründen nicht mehr benutzen kann. Dies wäre allerdings eine ziemliche Gewalttour, denn das bisher schwächere und kaum an Arbeit gewöhnte Auge würde unter der ungewohnten Arbeitslast anfangs vermutlich mehr als einmal zusammenbrechen. Vorerst kann nur spekuliert werden, ob diese Methode mehr Nutzen oder mehr Schaden brächte. Auch bei diesem Versuch sollte man aber vorsichtshalber das stärkere Auge jeden Tag für eine kurze Zeit mitbenutzen, um ein Verkümmern oder sonstige Schädigung zu verhindern.

► Ebenfalls interessant wäre ein Versuch, ganz ohne besondere Berücksichtigung des schwächeren Auges zu trainieren und zu beobachten, ob das schwächere Auge nicht vielleicht doch irgendwann später wenigstens etwas nachzieht. Es gibt Erfahrungen aus dem Krafttraining, die beweisen, dass auch die nicht trainierte Seite von einem einseitigen Training geringfügig profitiert. Wer also z. B. nur den rechten Arm trainiert, während der linke Arm im Gips liegt, dessen Arme entwickeln sich zwar extrem unterschiedlich, aber erstaunlicherweise entwickeln sich die Muskeln des vergipsten Arms dabei auch ein kleines bisschen.

Ich habe im zweiten Teil meines Trainings grundsätzlich nur beidäugig trainiert und hatte den Eindruck, dass auch das schwächere Auge etwas davon profitiert. Da ich vorher aber längere Zeit einäugig trainiert hatte, kann ich nicht mit Sicherheit sagen, ob dem auch so wäre, wenn ich immer nur beidäugig trainiert hätte. Außerdem musste ich leider feststellen, dass bei mir die Fortschritte des schwächeren Auges überwiegend in Richtung höherer Sehschärfe, aber nicht längerer Scharfsehphasen gingen. Das heißt, ich erlebte recht seltene und kurze Momente sehr scharfen Sehens mit dem schwächeren Auge inmitten viel häufigerer und längerer Zeiten äußerst schlechten Sehens. Und diese abrupte Wechsel irritieren leider mehr als dass sie helfen.

Zu den technischen Details des einäugigen Übens:

► Das Abdecken eines Auges mit der Hand ist zwar machbar, aber auf die Dauer anstrengend, hinderlich und unbequem, so dass es nur für kurze Übungen praktikabel ist, z. B. unterwegs.

► Auch das Zukneifen des Auges ist ungünstig, weil dadurch die Bewegungsfreiheit des zugekniffenen Auges und indirekt auch die des anderen Auges gestört wird. Idealerweise sollte sich auch das abgedeckte Auge immer zusammen mit dem gerade arbeitenden Auge bewegen können; und bei dauerhaftem Zukneifen eines Auges ist das natürlich nicht möglich. Außerdem bewirkt das Zukneifen eines Auges durch das dabei unvermeidliche Verziehen einiger Gesichtsmuskeln immer auch gleichzeitig eine leichte Verstellung des anderen (offenen) Auges. Einstellübungen an diesem offenen Auge entsprechen deshalb dann nicht ganz der Realität bei zwei offenen Augen. Man darf aber durchaus ab und zu mal eine kurze einäugige Übung durch Zukneifen eines Auges improvisieren.

Auch beim Üben mit Augenklappe kneifen wir übrigens anfangs oft unwillkürlich das abgedeckte Auge zusätzlich zu. Das ist offenbar eine unvermeidliche Instinkthandlung, die man sich aber mit der Zeit abgewöhnen kann und auch unbedingt sollte.

► Es bleibt als mit Abstand sinnvollste Lösung mithin die Benutzung einer Augenklappe. Versuchen Sie sich aber nicht an einer Eigenkonstruktion, und nehmen Sie erst recht keine dieser aus diversen Filmen bekannten Filzklappen. Solche Konstruktionen taugen nur, wenn man gar kein Auge mehr hat. Bei noch vorhandenem Auge dagegen liegen sie direkt auf dem Auge auf, und das führt bei jeder Augen- oder Lidbewegung zu Reibung, Reizungen und früher oder später zu Entzündungen. Die für ca. 3 bis 8 Mark in jeder Apotheke erhältlichen Augenklappen dagegen sitzen rund um das Auge auf, dichten dort recht gut ab und wölben sich berührungsfrei über das Auge. Unter solch einer Klappe kann sich das Auge frei bewegen. Achten Sie aber darauf, dass das Halteband um den Kopf keinesfalls zu stramm sitzt, denn schon kleiner Druck auf Kopf oder Gesicht kann beim Augeneinstellen zu Irritationen führen. Wechseln Sie das Band eventuell gegen ein breites Gummiband aus.

► Vielleicht haben Sie aber auch eine Mütze, Kappe oder ähnliche Kopfbedeckung, die man so schräg aufsetzen kann, dass damit ein Auge abgedeckt wird und sich trotzdem unter der Abdeckung frei bewegen kann. Wenn dadurch dem Auge zwar die Sicht versperrt wird, es aber nicht völlig abgedunkelt wird (z. B. durch hellen, sichtdichten, aber nicht lichtdichten Stoff), dann ist das sogar vorteilhaft, weil sich dadurch die Pupillen des gerade abgedeckten und des nicht abgedeckten Auges nicht so extrem entgegengesetzt verstellen.

► Bedenken Sie beim Training mit dem schwächeren Auge, dass dieses Auge bisher nicht an harte Dauerbelastung gewöhnt ist. Die Trainingsbelastung muss deshalb anfangs vorsichtig dosiert werden. Beim Training mit dem schwächeren Auge dauert es übrigens oft 10 bis 30 Minuten, bis dieses Auge richtig "anspringt" und seine bescheidene Höchstleistung bringt, denn es ist ja gar nicht mehr daran gewöhnt, dass es ernsthaft gefordert wird. Und andererseits ist dieses Auge erst recht nicht mehr an Dauerleistung gewöhnt. Deshalb wird es auch relativ bald wieder wegen Erschöpfung nachlassen. Aber schon nach einigen Wochen sind deutliche Fortschritte bemerkbar, und dann sollten Sie auch manchmal ein längeres Dauertraining einlegen.

Übrigens kann es sogar bei isoliertem Training des stärkeren Auges nach dem Anlegen der Augenklappe einige Minuten dauern, bis das Auge seine volle Leistung bringt. Nach meiner Erfahrungen brauchen Augen immer einige Zeit der Belastung, bis sie ihre wirkliche Höchstleistung erbringen. Isoliertes Training bringt deshalb besonders viel Nutzen, wenn man mindestens 15 bis 30 Minuten ohne Pause durchhält.

► Auch bei einseitigem Training darf das andere Auge natürlich nicht völlig vernachlässigt werden. Da Sie aber wohl die weitaus meiste Zeit des Tages mit beiden Augen sehen, dürfte dieses beidseitige Sehen ausreichen, um die Form des anderen (stärkeren) Auges zu konservieren. In jedem Fall sollten Sie bei intensivem einäugigen Training regelmäßig auch etwas Fusionstraining treiben, damit die Zusammenarbeit beider Augen nicht verlernt wird (Fusionstraining natürlich mit beiden Augen gleichzeitig!).

In einem fortgeschrittenen Trainingsstadium kann es auch sinnvoll sein, etwa täglich zu wechseln: den einen Tag intensives isoliertes Training des schwächeren Auges, dazu vielleicht auch viele Alltagsarbeiten nur mit diesem Auge erledigen, und am Folgetag dann nur beidäugig trainieren und arbeiten. Eventuell muss in der Schlussphase des Aufholtrainings auch das stärkere Auge manchmal etwas isoliert trainiert werden.

► Nach längerem einäugigen Üben kann es nach dem Abnehmen der Augenklappe für einige Minuten zu Irritationen wie weißen oder hellgrauen Sprenkeln auf dunklem Grund oder dunklen Sprenkeln auf hellem Grund oder seltsamen Unschärfen oder Helligkeiten kommen. Dies ist normal und hängt offenbar damit zusammen, dass die Pupillen der beiden Augen vorübergehend unterschiedlich offen bzw. geschlossen sind (die Pupille des abgedeckten Auges öffnet sich während der Dunkelheit voll). Außerdem muss sich das Gehirn natürlich erst wieder an den Umgang mit zwei Bildern gewöhnen.

Es ist auch kaum möglich, einfach durch Rüberschieben der Augenklappe auf das andere Auge direkt hintereinander oder abwechselnd beide Augen isoliert zu trainieren. Das bisher abgedeckte Auge braucht nach dem Aufdecken immer einige Minuten, um sich an das Licht zu gewöhnen und wieder normale Leistungsfähigkeit zu erreichen.

► Direkt nach einem einäugigen Training des schwächeren Auges sollten Sie kein einäugiges Training des stärkeren Auges durchführen (andersherum ist zur Not erlaubt). Grund: Durch das einäugige Training wird das schwächere Auge angeregt, und deshalb arbeitet es auch meistens nach dem einäugigem Training beim Sehen mit beiden Augen noch etwas mit. Würden Sie gerade dann das schwächere Auge abdecken und nur mit dem stärkeren trainieren, dann würden das schwächere Auge bei dieser Gelegenheit gleich wieder abschalten.

► Obwohl auch das einäugige Training natürlich vorzugsweise ohne Brille durchgeführt werden sollte, kann es durchaus manchmal Sinn haben, zusätzlich neben dem Sehtraining längere Teile der Alltagsarbeit mit einem Auge und Brille zu bewältigen. Denn wenn das schwächere Auge mit Brille arbeitet - arbeiten muss, weil das andere Auge ja abgedeckt ist -, so ist das immer noch wesentlich besser, als wenn es ohne Brille gar nichts tut. Durch diesen Zwang zur Arbeit wird es allmählich wenigstens wieder an Dauerbelastung gewöhnt, und eventuell reicht nach einiger Gewöhnungszeit dann auch eine ältere, schwächere Brille, um mit dem schwächeren Auge allein einfachere Alltagsarbeiten zu erledigen.

► Wie bereits weiter oben erklärt, kann einäugiges Training des schwächeren Auges zu Irritationen und einem vorübergehenden Rückgang der Leistung beim beidäugigen Sehen führen, weil das durch das Training angeregte schwächere Auge anschließend beim beidäugigen Sehen stört. Dieser negative Effekt lässt sich teilweise verhindern, indem man das einäugige Training immer nur abends direkt vor dem Schlafengehen durchführt. Allerdings ist dann vermutlich auch der Trainingsnutzen geringer.

► Jedes Auge hat hinten in der Netzhaut einen sogenannten "Blinden Fleck". An dieser Stelle sieht es nichts. Bei beidäugigem Sehen bemerkt man das nicht, weil die fehlende Bildinformation einfach vom anderen Auge geliefert wird. Beim einäugigen Sehen kann das jedoch eventuell zu Irritationen führen.

Kleines Experiment: Zeichnen Sie auf ein Papier etwa in Pupillenabstand (ca. 7 bis 10 cm) zwei nur wenige Millimeter große Kreuze oder Punkte. Decken Sie ein Auge ab, halten Sie dann das Papier dicht vor das Gesicht und fixieren Sie z. B. das rechte Kreuz. Entfernen Sie dann das Papier langsam immer weiter vom Gesicht. Irgendwo zwischen 20 und 40 cm Abstand vor dem Auge wird nun das linke Kreuz plötzlich unsichtbar werden, weil es dann genau im Blinden Fleck liegt. Entfernen Sie das Papier noch weiter, und es wird es wieder sichtbar werden.

<u>Und zum Abschluss nochmals:</u> Wenn es nicht wirklich zwingende Gründe für ein einäugiges Training gibt, dann ersparen Sie sich lieber all die damit zusammenhängenden Probleme und Mühen und trainieren Sie lieber immer nur beidäugig. Seien Sie zufrieden, dass Sie durch das Training Ihre Sehleistung verbessern können, und überlassen Sie es Ihrem Körper, wie er das im Detail regelt. Sicher, wir haben zwei Augen, aber das bedeutet keinesfalls, dass beide Augen unbedingt gleiches Leistungsniveau haben müssen. Wir haben auch zwei Hände, und die meisten von uns akzeptieren klaglos, dass sie reine Rechts- oder Linkshänder sind und die andere Hand vergleichsweise ungeschickt ist.

Man könnte jetzt einwenden, dass zwei etwa gleichstarke Augen für das räumliche Sehen notwendig sind. Aber die Bedeutung des räumlichen Sehens wird oft überschätzt. Dem Gehirn bereitet das räumliche Sehen mehr Probleme als Vorteile, denn es ist ja eigentlich ein Bildfehler (wird im Kapitel zur Fusion erklärt). Wir haben auch nicht etwa deshalb zwei Augen, um räumlich zu sehen, sondern um den Blickwinkel zu erweitern. Das wird spätestens dann klar, wenn man an diejenigen Tiere denkt, bei denen die Augen viel weiter seitlich als beim Menschen liegen, so dass sich dort die beiden Blickwinkel wesentlich weniger überschneiden. Diese Tiere können, falls überhaupt, also nur in dem engen Winkel räumlich sehen, wo sich die beiden Blickwinkel überschneiden. Und trotzdem kommen diese Tiere bestens in der freien Natur zurecht. Der Verzicht auf das räumliche Sehen wird nämlich in den meisten Situationen überhaupt nicht bemerkt, sondern vom Gehirn durch Erfahrungswerte ausgeglichen. Außerdem sind fast alle in unserem modernen Leben wichtigen Beobachtungsobjekte sowieso nur zweidimensional, wie z. B. Druckwerke, Bilder, Fernsehen etc.

4.10 Fusionsübungen

Halten Sie Ihren Daumen oder einen Kugelschreiber aufrecht stehend dicht vor Ihre Nasenspitze. Schließen Sie ein Auge und betrachten Sie den Daumen nur mit dem anderen Auge. Wechseln Sie dann die Augen mehrmals, so dass Sie den Daumen jeweils abwechselnd nur mit dem rechten oder nur mit dem linken Auge sehen. Der Daumen wird dabei scheinbar zwischen rechts und links hin- und herspringen. Ursache ist, dass jedes Auge ein etwas anderes Bild liefert. Und dies ist auch logisch, denn da unsere Augen einige Zentimeter auseinander liegen, müssen auch die beiden Einzelbilder entsprechend seitlich verschoben sein.

Beim Sehen mit beiden Augen gleichzeitig sehen wir jedoch (hoffentlich) nur ein einziges Bild. Das Gehirn fügt dazu die beiden seitlich versetzten Einzelbilder derart zusammen, dass daraus scheinbar ein einziges scharfes Bild entsteht. Bei dieser sogenannten Fusion werden die beiden Einzelbilder gedanklich immer genau so zur Deckung gebracht, dass die Konturen der Einzelbilder zur Deckung kommen und kein Doppelbild mit irgendwelchen Geisterschatten entsteht, wie es eigentlich logisch wäre. Diese Tätigkeit ist Schwerstarbeit für das Gehirn, von der wir trotzdem nichts bemerken, weil es gewohnheitsmäßig ständig automatisch erfolgt.

Allerdings funktioniert diese Fusion immer nur an dem Punkt unseres Gesichtsfeldes, auf dem wir uns gerade konzentrieren, also wo wir gerade scharf sehen. Der größte Teil des Bildes, das wir ständig sehen, ist nämlich immer mehr oder weniger unscharf. Wir bemerken dies nur nicht, weil wir uns eben nicht auf diesen größten Teil, sondern auf einen kleinen Ausschnitt davon konzentrieren. Sobald wir unser Augenmerk einem anderen Detail des Gesamtbildes zuwenden, stellt sich der Auge-Gehirn-Apparat blitzschnell auf dieses neue Detail scharf ein, und das bisher scharf gesehene Detail wird unscharf, was wir aber meistens gar nicht mitbekommen, weil wir es ja im Augenblick gar nicht betrachten, aber eine scharfe Vorstellung davon oder Erinnerung daran haben.

Sie können dieses Phänomen leicht durch folgenden Versuch überprüfen: Halten Sie, wie bereits oben beschrieben, wieder einen

Daumen aufrecht stehend etwa 10 bis 15 cm vor Ihre Nase, und diesmal den anderen Daumen ebenso aufrecht stehend weit hinter diesen ersten Daumen. Je nach Länge Ihres gestreckten Armes wird sich dieser zweite Daumen also etwa 50 bis 80 cm vor Ihrer Nase befinden. Jetzt konzentrieren Sie Ihren Blick fest auf den näheren Daumen, und dann müssten Sie den ferneren Daumen schemenhaft seitlich versetzt doppelt sehen ("Daumentor", weil die beiden Daumen etwas an den rechten und linken Pfosten eines Tors erinnern). Dies ist der Beweis dafür, dass das Gehirn die Einzelbilder nur bei dem einen Daumen perfekt zu einem Bild zusammensetzt, auf den Sie sich konzentrieren. Bei dem anderen Daumen dagegen schimmern die beiden seitlich versetzten Einzelbilder durch.

Konzentrieren Sie nun Ihren Blick auf den ferneren Daumen, und dieser müsste einheitlich und scharf sichtbar werden, während sich der nähere Daumen geisterhaft in zwei seitlich versetzte Daumen auflöst.

Wenn dies nicht auf Anhieb so klappt, dann versuchen Sie bitte folgendes: Denken Sie daran, dass sie den "Doppeldaumen" immer nur schemenhaft und auch nur dann sehen können, wenn Sie ihre Augen fest auf den anderen Daumen einstellen. Versuchen Sie also nie, den Doppeldaumen scharf mit dem Blick einzufangen. Dann können Sie ihn erst recht nicht sehen, denn dieses Doppelbild ist ja nur dann zu sehen, oder vielleicht besser gesagt zu erahnen, wenn man den Blick auf den anderen Daumen konzentriert.

Sollten Sie den Doppeldaumen jetzt immer noch nicht sehen, dann beginnen Sie den Versuch einfach damit, dass Sie wiederum ein Auge schließen und nur mit dem anderen Auge schauen. Wechseln Sie dann die Augen im Sekundenabstand, und der Daumen, auf den Sie sich nicht konzentrieren, also der potentielle Doppeldaumen, wird seitlich hin- und herspringen. Falls nötig sollten Sie den hin- und herspringenden Daumen bei dieser Gelegenheit seitlich so verschieben, dass er einmal rechts und einmal links von dem fixierten feststehenden Daumen zu sehen ist. Wechseln Sie jetzt noch einige Male die Augen und öffnen Sie dann beide Augen. Nun müssten Sie aber wirklich den Doppeldaumen sehen, und zwar den einen an der bisherigen rechten und den anderen an der bisherigen linken Sprungposition des Daumens.

Soviel zu Hintergründen und Theorie der Fusion. Nun zu den für Sie und Ihr Training unmittelbar wichtigen Erkenntnissen:

Wenn Sie feststellen, dass beim Sehen mit beiden Augen immer ein bestimmter der Doppeldaumen deutlich stärker herauskommt als der andere oder dass Sie gar immer nur den einen sehen können, dann haben Sie vermutlich verschieden starke Augen. Das Gehirn bevorzugt bei der Fusion dann das Teilbild des schärferen Auges. Im Extremfall wird gar das Teilbild des schwächeren Auges völlig unterdrückt.

Testen Sie aber unbedingt mehrfach bei unterschiedlicher Beleuchtung, damit Sie nicht auf durch z. B. seitliche Beleuchtung verfälschte Ergebnisse hereinfallen. Die meisten Fehlsichtigen wissen allerdings sowieso genau, ob ihre Augen unterschiedlich stark sind. Und wenn nicht, so hilft ein Blick in den Brillenpass, auf die letzte Rechnung des Optikers oder ein Vergleich der Dicke der Brillengläser.

Bei unterschiedlich starken Augen müsste eigentlich das schwächere Auge verstärkt trainiert werden. Wie im Kapitel zum einäugigen Training ausführlich erklärt kann es aber auch gute Gründe geben, das schwächere Auge zu ignorieren und nur auf eine Verbesserung des stärkeren Auges zu setzen. In diesem Fall ist die Fusion nebensächlich, oder ist es sogar wünschenswert, wenn das Gehirn das schwächere Einzelbild völlig ignoriert. Eine Fusion würde nur das Gesamtbild verschlechtern und sollte deshalb nicht durch Training erzwungen und angewöhnt werden. Wenn Sie also feststellen, dass Sie sowieso fast immer nur mit einem Auge sehen und wenn Sie das auch nicht ändern wollen, dann brauchen Sie gar kein Fusionstraining betreiben. Nach meiner Erfahrung verstärkt Fusionstraining bei sehr unterschiedlich starken Augen sogar die Unterdrückung des schwächeren Auges. Denn das Gehirn versucht, das Gesamtbild durch Ausblenden des störenden schwächeren Einzelbildes zu verbessern. Das ergibt dann zwar keine Fusion, aber ein schärferes Gesamtbild.

Wenn Sie aber Fusion trainieren wollen oder müssen, dann ist die nächste Frage die, ob bei Ihnen die Fusion schon perfekt klappt oder ob Sie dabei Probleme haben und deshalb ein spezielles Fusionstraining durchführen sollten. Zur Klärung dieser Frage sollten Sie sich ein Beobachtungsobjekt mit scharfen senkrechten Kanten suchen, z. B. einen Fensterrahmen, Möbelkanten, ein senkrecht gehaltenes Lineal oder Buch oder etwas ähnliches. Betrachten Sie dieses Objekt dann zuerst mit dem rechten, dann mit dem linken, und zum Schluss mit beiden Augen. Wenn die fixierte senkrechte Kante beim Sehen mit beiden Augen schlechter erscheint (Doppelbild, seitlich versetzte Geisterkonturen) als beim Sehen mit nur dem rechten oder linken Auge, dann deutet dies darauf hin, dass dieses Problem bei der Fusion erscheint. Erscheinen beim Sehen mit beiden Augen dagegen nur die Fehler der beiden Einzelbilder und keine zusätzlichen Fehler, so haben Sie vermutlich kein Fusionsproblem.

Waren die beiden Einzelbilder ungleich scharf und ist das Bild beim Sehen mit beiden Augen auffällig schärfer als das unschärfere Einzelbild, so deutet dies wiederum darauf hin, dass das Gehirn nicht fusioniert, sondern das unschärfere Einzelbild unterdrückt - was in diesem Fall allerdings sinnvoll sein kann und deshalb nicht unbedingt bekämpft werden sollte.

Diese Beurteilungen sind natürlich nur sehr grob, und sicherheitshalber sollten Sie diesen Test mit verschiedenen Beobachtungsabständen und während des Trainings alle paar Wochen neu durchführen.

Verschiedene Betrachtungsabstände sind wichtig, weil das Gehirn oft nur dann eine Fusion durchführt, wenn die beiden Teilbilder ungefähr gleich scharf sind. Bei unterschiedlich leistungsfähigen Augen kann es aber ohne weiteres vorkommen, dass bei bestimmten Entfernungen gleichwertige Einzelbilder geliefert werden und deshalb problemlos fusioniert wird, während bei anderen Entfernungen die Einzelbilder unterschiedlich scharf sind und sich dann Probleme bei der Fusion ergeben. Ihr Gehirn fusioniert dann z. B. bei kleinen Betrachtungsabständen problemlos, während bei weiter entfernten Betrachtungsobjekten eine Fusion unterbleibt. Und mit der Zeit können sich diese Verhältnisse aufgrund von Trainingsfortschritten oder aus anderen Gründen durchaus ändern.

Hier nun einige spezielle Fusionsübungen:

► Die erste Übung kennen Sie bereits von oben als "Doppeldaumen" oder "Daumentorübung", also die Übung mit dem einen Daumen dicht vor der Nase und dem anderen Daumen dahinter am gestreckten Arm. Perfektionieren Sie diese Übung, indem Sie statt Daumen zwei scharf konturierte bunte Stäbchen wie z. B. Farbstifte benutzen.

Lernen Sie, den Blick schnell vom fernen Daumen (Stäbchen) auf den nahen Daumen und wieder zurück "umzuschalten" und dabei jedesmal den Doppeldaumen zu sehen. Variieren Sie, indem Sie den Abstand zwischen den Daumen verändern und die Daumen zueinander und wieder auseinander führen (auch während der Übung), oder indem Sie das Ganze nicht in gerader Linie genau vor Ihrer Nase durchführen, sondern diese "Daumenlinie" mal heben, mal senken oder auch schräg nach der Seite verlagern.

► Die nächste Übung ist als "Perlenschnurübung" bekannt. Dazu brauchen Sie die bereits im Kapitel zu den Übungsutensilien beschriebene Schnur. Machen Sie nun in regelmäßigen Abständen einfache Knoten in diese Schnur. Bei einer dünnen Schnur etwa alle 10 cm, bei einer stärkeren Schnur etwa alle 15 cm. Wenn Sie stark fehlsichtig sind, dann reicht es für den Anfang, wenn Sie etwa 1 bis 2 Meter Schnur derart verzieren. Bei nur schwacher Fehlsichtigkeit brauchen Sie mehr, etwa 2 bis 4 Meter.

Das eine Ende dieser Schnur müssen Sie dann irgendwo befestigen, etwa an einem Nagel in der Wand, an einem Griff oder steckenden Schlüssel, mit Klebeband an einer Scheibe oder einem Möbelstück, in einem Regal unter einen schweren Gegenstand, etc. Diese Befestigung sollte zumindest fest genug sein, dass Sie die Schnur so straff ziehen können, bis sie nicht mehr schwanken kann. Außerdem muss die Befestigung etwa in Augen- oder Nasenhöhe oder knapp darunter sein. Sie müssen sich deshalb vorher darüber klar werden, ob Sie die nun folgende Übung im Stehen oder Sitzen durchführen wollen. Sitzen ist im Zweifelsfall besser.

Außerdem sollten Sie auf Kontrast achten. Wenn Sie mit einer weißen Schnur üben, dann sollten Sie dies keinesfalls vor einer weißen Wand tun. Ein holzfarbener Schrank dagegen wäre ein günstiger Hintergrund.

Nehmen Sie nun eine bequeme, unverkrampfte Position ein und spannen Sie die Schnur so, dass sich ihr anderes Ende an Ihrer Nasenspitze befindet. Je nach Grad Ihrer Fehlsichtigkeit werden Sie vermutlich nur einige wenige Knoten scharf erkennen können. Stellen Sie jetzt Ihre Augen auf einen derjenigen Knoten scharf ein, die Sie gut erkennen können, z. B. den 2. Knoten vor Ihrer Nase. Sie müssten nun diesen Knoten scharf erkennen können, und gleichzeitig müsste die Schnur schemenhaft als schmales X erscheinen. Der gerade fixierte Knoten bildet dabei die "Taille" des X. Die Schnur müsste also vor diesem Taillenpunkt und auch dahinter wieder auseinander laufen, und die davor und dahinter liegenden Knoten müssten seitlich versetzt doppelt erscheinen. Oder anders ausgedrückt: Die beiden Teilbilder des rechten und linken Auges werden nur im fixierten Punkt genau zur Deckung gebracht, aber davor und dahinter werden zunehmend wieder die beiden seitlich versetzten Einzelbilder sichtbar, so dass dort die Schnur wieder auseinanderzulaufen scheint. Es ist normal, dass dieser seitliche Versatz umso geringer wird (schmaleres X), je weiter der fixierte Knoten weg liegt.

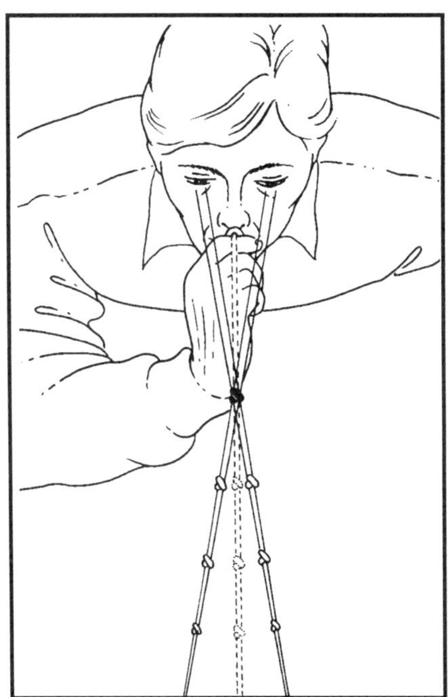

Und es ist ebenfalls normal, dass Sie dieses X nur dann sehen können, wenn Sie den fixierten Knoten mit beiden Augen scharf sehen. Wer zurzeit nur 30 cm weit scharf sieht, maßgeblich ist meistens das schwächere Auge, der wird beim Fixieren eines 50 cm weit entfernten Knotens natürlich kein X erkennen, denn genau genommen wird er den 50 cm entfernten Knoten ja auch gar nicht wirklich scharf fixieren können. Und bei einem genau 30 cm entfernten Knoten wird er vermutlich nur den vorderen Schenkel des X sehen, während hinter dem Knoten nur eine unscharfe Schnur zu erahnen ist, also ein umgedrehtes Y.

Wandern Sie mit Ihrem Blick nun von Knoten zu Knoten, soweit Sie scharf sehen können, und versuchen Sie dabei jeweils das X bzw. Y zu erahnen. Wandern Sie langsam, und springen Sie nicht einfach direkt von Knoten zu Knoten.

Wenn Sie Schwierigkeiten beim Sehen des X haben, dann gibt es folgende Hilfestellungen: Wandern Sie vor und zurück, bis Sie das X einfangen. Konzentrieren Sie sich auf die Linie des X, die Sie schwächer sehen. Wandern Sie vorzugsweise an dieser schwächeren Linie entlang und versuchen Sie, sich diese Linie stärker zu denken. Oder starten Sie den Versuch, wie bereits oben einmal beschrieben, durch abwechselndes Sehen mit nur einem Auge und nach rechts und links springender Schnur, bevor Sie es mit beiden Augen gleichzeitig versuchen. Eventuell hilft es auch, die Position der Schnur seitlich etwas zu versetzen, sie etwas über die Nasenspitze zu heben (bis in Augenhöhe?), oder sie zu senken, straffer zu ziehen oder auch durchhängen zu lassen.

Ich konnte anfangs das X immer nur im Bereich der ersten 2 Knoten sehen. Erst nachdem mein schwächeres rechtes Auge durch verstärktes Training leistungsmäßig zum linken Auge aufgeschlossen hatte, klappte die Fusion auch bei den weiter entfernteren Knoten. Vorher war das rechte Teilbild bei größeren Entfernungen so unscharf, dass das Gehirn ab einem gewissen Beobachtungsabstand vermutlich unwillkürlich die Fusion unterdrückte und sich fast ausschließlich auf das schärfere linke Teilbild stützte.

Übungsziel ist, den Blick, soweit Sie mit beiden Augen gleichzeitig scharf sehen können, möglichst flott vor und zurück von Knoten zu Knoten wandern zu lassen und dabei das X bzw. Y problemlos automatisch mitzuziehen. Wenn Sie es richtig machen, dann wird Sie das sicherlich an das Öffnen oder Schließen eines Reißverschlusses erinnern.

► Die "Klammer-auf-Schnur-Übung" ist eine Variation der "Perlenschnur". Hierbei bleibt die Schnur glatt und ohne Knoten, und stattdessen wird ein scharf konturierter, kleiner Gegenstand mit einer Bohrung (am einfachsten eine Wäscheklammer) auf die Schnur aufgefädelt, so dass Sie ihn dort beliebig verschieben und dabei mit den Augen verfolgen können. Auch dabei muss das X bzw. Y sichtbar werden und sich mitverschieben lassen.

Die Knotenschnur bzw. Schnur mit Klammer lässt sich übrigens auch ausgezeichnet zum einäugigen Üben benutzen. Natürlich ist das dann keine Fusionsübung mehr, denn dazu wären ja Bilder beider Augen nötig, aber Sie können ausgezeichnet an der Schnur entlangwandern und die

Knoten oder Klammer(n) in allen Details umwandern. Dies ist dann gleichzeitig eine Akkommodations- und Umwanderübung. Drehen Sie dabei die Klammer manchmal auch etwas (von senkrecht zu waagerecht oder schräg). Wenn Sie unter Astigmatismus leiden, werden Sie verblüfft feststellen, dass schon eine geringe Drehung reicht, um die Klammer viel schärfer oder unschärfer zu sehen.

4.11 Schwächere Brillen und Gegenbrillen

In den ersten Wochen oder Monaten Sehtraining reichen die wenigen Minuten oder Stunden täglichen Trainings und leichter Alltagsarbeiten ohne Brille vollkommen. Sie werden sehr genau fühlen, welche Dosis an Trainingsbelastung Ihre Augen in welchem Trainingsstadium verkraften können. Irgendwann später werden Sie aber den Punkt erreichen, wo eine weitere Steigerung möglich und nützlich wäre, sich aber zeitlich einfach nicht mehr im normalen Tagesablauf unterbringen lässt. Dann sollte man zu speziellen Brillen greifen:

Schwächere Brillen

Stärker Fehlsichtige können die vielen Stunden täglicher Berufstätigkeit meist nur sehr eingeschränkt für das Sehtraining nutzen, weil sie es sich nicht erlauben können, bei ihrer Arbeit auf die Brille zu verzichten. Ich z. B. konnte nach etwa 1 bis 2 Jahren Training zwar ohne Brille den Computerbildschirm gut lesen, aber das strengte so an, dass ich nicht gleichzeitig ernsthaft arbeiten konnte, jedenfalls nicht mit der beruflich erforderlichen Sorgfalt und Geschwindigkeit. Ähnlich war es beim Lesen klein gedruckter Fachliteratur, z. B. von kommentierten Gesetzbüchern. Also musste ich notgedrungen jeden Tag viele Stunden lang doch mit Brille arbeiten. Anfangs war das sogar gut, denn diese Zeit mit Brille war für meinen Augen Erholungszeit und stärkte sie für die nächste Augenübung zwischendurch ohne Brille.

Aber im fortgeschrittenen Trainingsstadium kann es dann sinnvoll sein, sich eine oder mehrere verschiedene, schwächere Brillen anfertigen zu lassen. So schwach, dass man sich zum Scharfsehen etwas anstrengen muss, aber gleichzeitig stark genug, dass man damit trotzdem noch vernüftig arbeiten kann. So steigert man die Trainingsbelastung und verringert gleichzeitig die Erholungszeit der Augen. Sie sollten anfangs nicht zuviel Ehrgeiz haben und keine zu schwache Brille wählen. Gehen Sie nur um 0,5 bis maximal 1,5 Dioptrien zurück. Wenn Sie auch unter Astigmatismus leiden, kann es eventuell sinnvoll sein, zuerst nur bei der Korrektur des Astigmatismus zurückzugehen und die Werte zur Korrektur Ihrer Kurz- oder Weitsichtigkeit fast unverändert zu lassen. Natürlich kostet es mehr, wenn man kleine Schritte wählt und deshalb mehrere solche "Zwischenbrillen" benötigt. Aber der Trainingseffekt und damit die Zeitersparnis könnten das wieder gutmachen. Es bringt nichts, wenn Sie einen zu großen Schritt machen und dann bei der Arbeit Fehler machen oder dichter an den Monitor heran müssen. Es ist auch ganz normal, dass man mit einer nur etwas schwächeren Brille anfangs keinen vollen Arbeitstag durchhält. Greifen Sie nach einer Stunde ruhig wieder zu Ihrer alten, stärkeren Brille, und steigern Sie die Zeit mit der neuen Brille nur langsam. Haben Sie keine Scheu, an schlechten Tagen oder bei Hast auch mal nur mit der starken Brille zu arbeiten.

Die Zwischenbrillen werden Sie in der Regel nicht fertig im Supermarkt kaufen können, sondern beim Optiker anfertigen lassen müssen. Da es sich für Sie ja nur um einen Zwischenschritt handelt, sollten Sie die billigsten Gläser ohne alle Extras in eins Ihrer alten Gestelle oder ein ganz billiges neues setzen lasen. Das kostet dann meist deutlich unter 100 DM.

Achtung: Wenn Sie als Kraftfahrer oder in einem ähnlich gefährlichen Beruf tätig sind, sollten Sie entweder gar keine oder doch nur minimal schwächere Zwischenbrillen benutzen. Und auch das erst, wenn Sie Ihre alte Sehleistung schon so gesteigert haben, dass Sie mit der neuen Brille keinesfalls schlechter als mit der alten sehen.

Gegenbrillen

Hierbei geht es darum, die Trainingsbelastung durch eine "Gegenbrille" zu erhöhen und dadurch den Trainingserfolg zu steigern. Also im Prinzip nichts anderes, als wenn Sie sich z. B. beim Lauf- oder Sprungtraining eine Gewichtsweste anziehen, um die Anstrengung zu erhöhen. Kurzsichtige (- Dioptrien) nehmen als Gegenbrille eine Brille für Weitsichtige (+ Dioptrien), und bei Weitsichtigen ist es genau andersherum.

Einfache Brillen für Weitsichtige in den Stärken von +1 bis +4 gibt es in vielen Supermärkten und Kaufhäusern als "Lesebrille" für ca. 3 bis 30 DM. Früher gab es da auch negative Stärken, also Gläser gegen Kurzsichtigkeit. Seit einiger Zeit scheinen aber nur noch positive Stärken angeboten zu werden. Ich vermute, das hängt mit Haftungsfragen zusammen. Weitsichtige nehmen ihre Brille überwiegend zum Lesen, und dabei kann auch mit einer billigen Brille nicht viel passieren. Kurzsichtige dagegen benutzen ihre Brille auch für gefährliche Tätigkeiten, z. B. beim Autofahren. Und wenn da etwas schiefgeht, dann könnte sich daraus ein Haftungsstreit ergeben. Diese Billigbrillen sind ja nicht nur von bescheidener Qualität, sondern da sie im Selbstbedienungssystem ohne Beratung und Anpassung verkauft werden, besteht auch das Risiko, dass Unkundige sich eine falsche Brille greifen.

Für das Sehtraining reichen solche Brillen jedoch durchaus. Wenn Sie im Supermarkt aber keine für sich geeignete Gegenbrille finden, dann müssen Sie sich eben eine billige beim Optiker machen lassen.

Gegenbrillen sollten grundsätzlich ohne zusätzlichen Astigmatismus-Korrekturschliff sein. Bei den billigen Fertigbrillen ist das sowieso der Fall, denn es ist gar nicht machbar, alle denkbaren Stärkenkombinationen im Supermarkt zur Auswahl bereitzuhalten.

Training mit Gegenbrille sollten Sie erst beginnen, wenn Sie Ihre Augenmuskeln bereits so gestärkt haben, dass Sie beim Training ohne ihre übliche Korrekturbrille auch bei sehr intensiven harten Akkommodationsübungen normalerweise keine Kopfschmerzen und keinen Muskelkater mehr bekommen. Nun zur Wahl der Stärke:

► Wenn Sie nur vorbeugend trainieren, dann kann man eigentlich nicht von einer "Gegenbrille" sprechen. Wer überhaupt noch nicht fehlsichtig ist, der kann auch nicht wissen, ob er kurz- oder weitsichtig wäre und welche Gegenbrille er deshalb bräuchte. Für diesen Fall würde ich zwei leichte Trainingsbrillen empfehlen. Eine mit etwa +1 bis +1,5, und die andere mit etwa -1 bis -1,5. Und dann abwechselnd den einen Tag mal ein Stündchen Training und leichte Alltagsarbeiten mit der einen Brille, und am nächsten Tag dann mit der anderen Brille. Das sollte reichen, um die Augen leistungsfähig und elastisch zu halten.

► Bei sehr leichter Fehlsichtigkeit bis etwa 2 Dioptrien sollte man das Sehtraining ohne Brille beginnen und dann nach einigen Wochen zusätzlich auch manchmal mit einer Gegenbrille von etwa 1 bis 1,5 Dioptrien trainieren bzw. solch eine Gegenbrille für leichte Alltagsarbeiten benutzen.

► Bei mittlerer Fehlsichtigkeit bis etwa 5 Dioptrien wird man wohl mindestens einige Monate ohne Brille trainieren müssen, bis die Augenmuskeln so weit gestärkt sind, dass man dann auch gelegentlich zu einer Gegenbrille mit etwa 1 bis 2 Dioptrien greifen kann. Eventuell sollte man einige Monate später dann zu einer Gegenbrille mit 2 bis 3 Dioptrien übergehen.

► Bei noch stärkerer Fehlsichtigkeit muss man mindestens 4 bis 8 Monate ohne Brille trainieren, bevor man sich an seine erste Gegenbrille mit etwa 1 bis 2 Dioptrien wagen kann. Nochmals einige Monate später sollte man sich für die Tage mit besonders guter Sehleistung eine Gegenbrille mit 2 bis 4 Dioptrien beschaffen.

► Nach einer Operation gegen Fehlsichtigkeit, bei der Ihnen eine Korrekturlinse vorne ins Auge eingesetzt oder bei der mittels Laser oder anderer Technik die Hornhaut entsprechend verändert wurde, können Sie überhaupt nicht mehr ohne Brille trainieren, denn die Brille ist jetzt ja gewissermassen fest ins Auge eingebaut. In solchen Fällen sollten Sie das Training sofort mit einer mittleren Gegenbrille von etwa 1,5 bis 2 Dioptrien beginnen. Gegenbrille ist in diesen Fällen eine Brille, die dem früheren Sehfehler entgegengesetzt ist.

Beim Training mit Gegenbrille werden genau die gleichen Übungen wie beim normalen Training durchgeführt, z. B. Akkommodationsübungen,

Lesetraining, Fernsehen. Es dürfte einsichtig sein, dass Sie sich mit Gegenbrille keinesfalls in möglicherweise gefährliche Situationen begeben dürfen (z. B. Verkehr). Es ist normal, dass beim Training mit Gegenbrille anfangs wieder etwa die gleichen Symptome (Anstrengung, Erschöpfung, Muskelkater, Schmerzen) wie bei Beginn des Sehtrainings auftreten.

Ebenso ist es normal, dass man an Tagen, an denen man sehr erschöpft oder gestresst ist oder sich aus sonstigen Gründen schlecht fühlt und auch schlecht sieht, eine starke Abneigung gegen die Benutzung der Gegenbrille verspürt. In solchen Fällen sollte man sich einfach für einen oder mehrere Tage auf leichte Übungen ohne mit einer schwächeren Gegenbrille beschränken.

Ich selbst habe das Training mit Gegenbrille leider erst sehr spät entdeckt und dann in wenigen Wochen damit enorme Fortschritte gemacht. Das sehe ich als weiteren Beweis dafür, dass das reine Augenmuskeltraining, und das Training mit Gegenbrille ist ja nichts anderes als einfaches, aber brutales Muskeltraining, wohl das wichtigste Element des Sehtrainings ist. Für manchen mag es aber eine schwere Überwindung darstellen, einzusehen, dass man genau andersherum als vom Augenarzt empfohlen vorgehen muss: erst die verschriebene Brille möglichst selten aufsetzen und im späteren Trainingsstadium dann sogar eine gerade entgegengesetzte Brille zum Üben benutzen.

Hinweis: Wenn Sie ausprobieren wollen, wie Sie mit einer anderen Brillenstärke oder z. B. auch einer Brille ohne Astigmatismus-Korrektur sehen würden, dann kann Ihnen der Optiker zwar so etwas für einen kurzen Versuch montieren, aber ein Kurzversuch unter Stress beim Optiker reicht kaum für eine ernsthafte Beurteilung. Probieren Sie es besser zuhause mit einem verstellbaren Fernglas oder Feldstecher. Diese haben oft eine verstellbare, ablesbare (-3, -2, -1, 0, +1, +2) Korrektur für Kurz- oder Weitsichtigkeit, aber keine Korrektur von Astigmatismus.

4.12 Stresstraining

Wie nicht oft genug gesagt werden kann, ist Entspannung eine ganz wesentliche Voraussetzung für gutes Sehen. Entsprechend muss während des Sehtrainings jeder Stress und Leistungsdruck vermieden werden. So empfiehlt es sich z. B., anfangs bei Stress oder Stressgefahr nur mit Mustern anstatt mit Text zu üben. Denn Textlesen ist stressiger, da man immer eine klare Leistungskontrolle hat (erkennt man den Text oder nicht?). Bei Mustern dagegen sind die Leistungsunterschiede zwischen guten und schlechten Tagen nicht so deutlich erkennbar, und deshalb sind Übungen an Mustern weniger stressverursachend. Lockere Schweifübungen an Mustern oder in der Natur (Wiese, Hecke, Kies, Waldrand) können sogar entspannend wirken.

Im wahren Leben gibt es aber bekanntlich immer wieder stressträchtige Situationen, und auch dann, vielleicht sogar gerade dann, ist man auf gutes Sehen angewiesen. Deshalb muss im fortgeschrittenen Trainingsstadium auch Sehen unter Stressbedingungen geübt werden. Beachten Sie aber bitte, dass es nicht darum geht, unter Stress scharf sehen zu lernen, sondern es muss vor allem geübt werden, auch in stressträchtigen Situationen entspannt zu bleiben. Es läuft also hauptsächlich auf ein Training zur Stressvermeidung hinaus. Im Prinzip gibt es zwei Arten von Stresssituationen:

► Situationen, wo man genau weiß, dass ein Sehfehler schwerwiegende Konsequenzen haben kann. Der Straßenverkehr ist dazu sicherlich das beste Beispiel. Wenn Sie als fehlsichtiger Fußgänger die Straße ohne Brille überqueren und dabei ein Auto übersehen, so kann das Ihr letzter Gang gewesen sein. Fatal ist es aber auch, wenn Sie als fehlsichtiger Autofahrer einen Fußgänger oder sonstwen oder -was übersehen. Allein das Wissen um diese Tatsache kann in solch einer Situation zu Stress und dieser wiederum zu einer vorübergehenden Verstärkung der Fehlsichtigkeit führen. Wegen der hohen Gefahren sollte man diese Art von Situationen möglichst vermeiden und keinesfalls etwa absichtlich zu Trainingszwecken herbeiführen.

► Für Stresstraining geeignet sind dagegen Situationen, wo man sich selbst unter Leistungsdruck setzt, wo im Falle eines Versagens aber keine ernsthaften Folgen zu befürchten sind, außer dass man sich etwas ärgert, wenn man eine Runde in diesem Spiel gegen sich selbst verloren hat. Ein Beispiel ist das "Autonummern-erkennen-Spiel". Bei einem Spaziergang versuchen Sie die Nummern der vorbeifahrenden oder am gegenüberliegenden Straßenrand parkenden Autos zu erkennen. Mit fahrenden Autos kann man dieses Spiel auch vom Fenster, vom Balkon, von einer Parkbank oder von einer Brücke über eine Straße aus spielen. Wichtig ist, dass man immer nur einige Augenblicke Zeit hat, bis das Auto vorbeigefahren ist oder bis man selbst an dem stehenden Auto vorbeigegangen ist. Und man nimmt sich fest vor, in dieser kurzen Zeit möglichst frühzeitig möglichst viel von der Autonummer zu erkennen. Um wirklichen Leistungsdruck zu erzeugen, muss man sich durchaus ernsthaft in das Spiel hineinsteigern und sich auch richtig ärgern, wenn man Autonummern mehrmals gar nicht oder nur teilweise oder erst sehr spät erkennen kann. Andererseits muss man lernen, trotz dieses Leistungsdrucks locker und unverkrampft zu bleiben. Je lockerer, desto besser klappt es. Und hat man das erst einmal erlebt, so klappt es auch immer öfter, locker zu bleiben.

Die Übung lässt sich auch noch stufenweise erschweren, z. B. auf einer Autobahnbrücke stehend (schnellere Autos), in der Dämmerung, durch Autos mit brennenden Scheinwerfern. Sie werden auch feststellen, dass es Unterschiede gibt, je nachdem, ob sie auf sich zufahrende oder wegfahrende Autos beobachten. Und sogar die Farbe des Autos spielt eine große Rolle: Die hellen deutschen Nummernschilder z. B. lassen sich bei dunklen Autofarben viel leichter erkennen als bei hellen oder metallisch glänzenden Farben.

Und es gibt viele ähnliche Übungen. Beobachten Sie im TV das durchlaufende Band mit den Börsenkursen und nehmen Sie sich fest vor, ganz bestimmte Kurse sicher zu erkennen. Z. B. IBM, oder alle Kurse über 100 oder alle, die mit B beginnen, usw.

Versuchen Sie während einer Bus- oder Bahnfahrt möglichst viele der vorbeiflitzenden Schilder zu lesen.

Betrachten Sie nicht nur, sondern zählen Sie. Sobald Sie versuchen, Dachziegel, Backsteine, Fenster, Schornsteine, Zaunlatten, Blütenblätter, etc. nicht nur zu erkennen, sondern gleichzeitig auch zu zählen, tritt schon Stress auf.

Verschlechtern Sie die Lichtbedingungen. Insbesondere bei Gegenlicht, glitzernden und blendenden Objekten oder mangelnden Kontrasten werden die Übungen enorm erschwert. Versuchen Sie z. B. die Übungen mit der weißen Perlenschnur nicht nur vor dem üblichen dunklen Hintergrund, sondern vor einer weißen Tapete.

Sehen Sie sich Filme mit Untertiteln an. Auf dem Sender TV5 sind z. B. fast alle Filme untertitelt (natürlich nur sinnvoll, falls Sie französisch verstehen). Üben Sie anfangs mit Ton, das erleichtert das Erraten der Texte, und üben Sie später ohne Ton, so dass Sie nichts mehr erraten können, sondern wirklich alles erkennen müssen.

Auch die langen Schlusstitel mancher Spielfilme sind geeignet. Nehmen Sie sich eventuell einige entsprechende Sendungen auf Video auf. All diese Unter- oder Schlusstitel haben haben nämlich die Eigenschaft, nur relativ kurz sichtbar zu sein bzw. relativ schnell durchzulaufen. Und deshalb wird der Lesewillige automatisch unter Zeitdruck gesetzt. Sie können hier den Stress sogar gezielt steuern, indem Sie die Titel zuerst in aller Ruhe als Standbild betrachten, dann in Zeitlupe, dann im Normaltempo, und später dann im Schnelldurchlauf.

Suchen Sie sich Video-. oder Computerspiele, bei denen es darauf ankommt, möglichst viel möglichst schnell zu erkennen. Selbst das einfache Minensuchspiel kann man zum Stresstraining benutzen, wenn man es gegen die eingebaute Stoppuhr spielt.

Auch alle anderen Arten von Lesen unter Zeitdruck sind eine gute Übung. Entsprechende Übungen kann sich jeder selbst zusammenstellen. Dabei muss man aber unbedingt darauf achten, keinesfalls wieder in die alten falschen Lesegewohnheiten zurückzufallen.

Sogar ein Einkaufsbummel ist geeignet, den Fehlsichtigen unter Druck zu setzen. Denn einerseits will er natürlich die vielen Werbe- und Preisschilder erkennen, andererseits hat wohl jeder Fehlsichtige eine (übertrieben) starke Angst davor, aufzufallen, weil er zu lange für ein kleines Schild braucht oder es auffällig nahe vor die Augen hält. Besonders stressträchtig ist ein Durchstöbern von Buchhandlungen. Bücher durchzublättern, nicht zu langsam und nicht zu dicht vor den Augen, um ja nicht als "Sehkrüppel" aufzufallen, und dabei tatsächlich auch noch wenigstens etwas vom überblätterten Inhalt zu erkennen, das erfordert schon ein gehobenes Maß an Kaltblütigkeit. Und vollkommene Stressunterdrückung beherrschen Sie, wenn Sie es schaffen, in einer öffentlichen Bücherei inmitten lauter Normalsichtiger oder Brillenträger ohne aufzufallen eine ganze Zeitung wirklich durchzulesen und nicht nur so zu tun, als würden Sie den Text erkennen. Natürlich müssen Sie auch in solch einer Situation Pausen mit Sehübungen an entfernten Objekten oder Schweifübungen über Fussboden, Bücherregale, usw. einlegen; aber das lässt sich z. B. als Denkpause tarnen.

Wenn Sie Ihr Sehtraining normalerweise allein durchführen, dann können Sie oft auch schon dadurch eine kleine Stresssituation herbeiführen, dass Sie Ihren Sehfortschritt von einer anderen Person prüfen lassen. Manchmal reicht es, wenn ein Kollege in einiger Entfernung irgendein Schriftstück hochhält und fragt "Kannst Du das lesen?", und schon steht man unter Stress.

Oder wenn sie Übungen im Freien durchführen, z. B. in einem Park, dann hat man anfangs die Neigung, seine ja doch manchmal etwas seltsam aussehenden Übungen jedesmal zu unterbrechen, wenn ein Spaziergänger in die Nähe kommt. Trainieren Sie einfach stur weiter, egal was der Fremde von Ihnen denken mag. Und wenn Sie das erst einmal schaffen und ein klein bisschen unverschämt sind, dann können Sie sich sogar manchmal Vorübergehende als Beobachtungsobjekt nehmen. Schauen Sie also nicht höflich weg, wenn da jemand vorbeigeht, sondern schauen Sie ihn bewusst an und versuchen Sie alle Details seiner Figur und seines Gesichts zu erkennen.

Hinweis: Solche Übungen sollten Sie erst in einem späteren Trainingsstadium versuchen, wenn Sie genau wissen, dass Ihre Augen die geforderte Sehleistung auch wirklich erbringen können. Und machen Sie Stresstraining anfangs nur an guten Tagen, an denen Sie sich in

Hochform fühlen und entspannt sind, und nicht etwa an Tagen, an denen Sie sowieso schon "schlecht drauf sind".

Andernfalls würden diese Übungen erst recht zu Frustration und Verkrampfung führen. Versuchen Sie deshalb erst dann, unter Zeitdruck die Nummern fahrender Autos zu erkennen, wenn Sie ohne Zeitdruck aus der gleichen oder aus größerer Entfernung Autonummern sicher erkennen können, also z. B. am Fenster stehend die Nummern parkender Autos. Und versuchen Sie erst dann, in einer öffentlichen Bücherei eine Zeitung ohne Brille zu lesen, wenn Sie das zu Hause schon sicher beherrschen. Und achten Sie dabei strikt auf Einhaltung der neuen Sehgewohnheiten.

Im fortgeschrittenen Trainingsstadium werden Sie übrigens auch eine trainingseigene Stressart kennen lernen: Man gewöhnt sich während des Sehtrainings nämlich so schnell an einmal erreichte Fortschritte, dass einen jeder der vielen unvermeidlichen kleinen Rückschritte und Schwächephasen in eine Art Panik bringen. Und dadurch wird der Rückfall natürlich noch verstärkt. Da Sie Rückfällen sowieso nicht ganz ausweichen können, sollten Sie versuchen, diese Phasen wenigstens gleich als unfreiwilliges Stresstraining zu nutzen. Motto: Erkennen der Problematik ist der erste Schritt zur Bewältigung.

Sie sollten auch manchmal versuchen, Stress ganz bewusst durch Sehübungen abzubauen. Warten Sie einen Moment ab, in dem Sie sich über etwas so ärgern, dass Sie einen Rückgang Ihrer Sehleistung feststellen können. Dann setzen Sie sich hin, nehmen sich ein 15 Minuten Zeit und eine Übungstafel oder einen nicht zu klein gedruckten, einfachen und angenehmen Text oder ein Muster und machen Sie in aller Ruhe ein Lesetraining für Anfänger. Mit etwas Erfahrung schafft man es dann manchmal, sich innerhalb weniger Minuten zu entspannen, den Ärger schnell zu verarbeiten und die Sehleistung wieder zu verbessern. Versuchen Sie, sich bei jeder im Alltag auftretenden Stresssituation einige Minuten Zeit für eine bewusste Entspannungsübung zu nehmen.

4.13 Nacken- und Rückenübungen

Viele Menschen mit Sehschwächen klagen auch über Nacken- oder Rückenprobleme wie Schmerzen oder Verspannungen. Beides kann sehr wohl zusammenhängen. Weniger in dem Sinne, dass solche Beschwerden direkt Sehschwäche verursachen würden - denkbar wäre allerdings eine indirekte Beeinträchtigung durch Verminderung der Durchblutung - aber in jedem Falle können einen solche Schmerzen derart belasten, ablenken oder zu unnatürlichen Körperhaltungen oder Bewegungsabläufen verleiten, dass man darüber auch die natürlichen Sehgewohnheiten erst vernachlässigt und letztlich dann völlig verlernt. Und das führt früher oder später zu Sehschwächen.

Rücken- und Nackenprobleme lassen sich tatsächlich fast immer vollkommen wegtrainieren. Da dies aber ein Buch über Sehtraining ist und es zudem viele Spezialbücher zum Thema Rückentraining gibt, darunter allerdings leider auch viele schlechte, werde ich mich hier kurz fassen. Grundsätzlich muss gleichzeitig mit zwei verschiedenen Mitteln vorgegangen werden:

Zum einen muss sofort die Ursache der Schmerzen oder sonstigen Probleme beseitigt werden. Fast immer handelt es sich dabei um eine falsche Sitz- oder Arbeitsposition, um schlechtes Sitzmobiliar, sei es am Arbeitsplatz, im Auto, zu Hause oder sonstwo, oder um falsches Liegen, wobei meistens eine schlechte Matratze oder Matratzenunterlage die Ursache ist. In eher seltenen Fällen können auch echte organische Erkrankungen oder psychische Probleme die Ursache sein.

Machen Sie sich mittels Fachliteratur über richtiges Sitzen und Liegen schlau. Besorgen Sie sich einen besseren Stuhl oder eine bessere Matratze. Manche Leute geben pro Jahr zigtausend Mark für ein Auto aus, in dem sie weniger als eine Stunde pro Tag verbringen. Aber die Matratze, auf der sie täglich so etwa 8 Stunden verbringen, die darf nur 100 Mark kosten und soll möglichst Jahrzehnte halten. Autos sind eben Prestigeobjekte, während die Matratze ja nie ein Fremder zu sehen bekommt. Vielleicht bin ich gehässig, aber manchmal denke ich mir, gewisse Leute verdienen ihre Rückenschmerzen auch. Überlegen Sie also einmal ernsthaft, ob es Ihnen nicht ein- oder zweitausend Mark wert ist, einmal einige Monate lang mit verschiedenen Matratzen und Matratzenauflagen zu experimentieren und dafür vielleicht für den Rest des Lebens keine Rückenschmerzen mehr zu haben.

Oft reicht es auch schon, wenn man für den Anfang mit einem kleinen Kissen experimentiert, das man beim Sitzen oder Liegen als Unterstützung für die Lendengegend unterschiebt. Beim Autofahren reicht das meist sogar als Dauerlösung, selbst wenn Sie einen alten Amischlitten mit ganz ebener Sitzbank fahren. Und unter der Matratze kann man es mit verschiedenen, unterschiedlich verteilten Unterlagen ausprobieren. Das Kissen unter dem Kopf ist dagegen meist eher schädlich. Man kann nach einigen Wochen Umgewöhung sehr angenehm ohne Kopfkissen schlafen.

Das andere Mittel ist das Trainieren der betroffenen Körperpartien, und zwar einmal durch Lockerungsübungen und zum anderen mittels Muskeltraining. Vor Jahren wurde einmal mit dem Slogan "Muskeln, der Panzer unter Ihrer Haut" für ein bestimmtes Muskeltrainingsgerät geworben. Der Spruch klingt reißerisch, aber er stimmt. Muskeln sind nicht nur für schwere Arbeit und attraktive Optik nützlich, sondern sie stellen tatsächlich eine Art Rundumschutz des Körpers gegen Stöße und Kälte dar, und insbesondere sind sie ein perfekt passendes Stützkorsett für den ganzen Körper. Durch das Trainieren bestimmter Muskeln kann man deshalb die meisten Rückenprobleme schnell in den Griff bekommen und sich zudem eine bessere Haltung zulegen.

Hier nun ungeordnet und ohne Anspruch auf Vollständigkeit einige Übungen gegen Rücken- und Nackenproblemen. Beachten Sie jedoch, dass insbesondere die Rückenübungen bei bestehenden echten organischen Wirbelsäulendefekten eventuell auch gefährlich sein könnten. Fragen Sie im Zweifelsfall also vorher Ihren Arzt. Und denken Sie daran, jedes Training leicht zu beginnen. Muskeln und Sehnen müssen gelockert und schon etwas angewärmt sein, bevor man sie voll belastet.

► Ein Wundermittel zwar nicht zum dauerhaften Beseitigen, aber zur vorübergehenden Linderung von Rückenschmerzen, ist das Aushängen des Körpers. Öffnen Sie eine stabile, glatte Tür (massives Holz oder Metall, kein leichter Holzrahmen mit Fenstern drin) einen breiten Spalt weit und schieben Sie eine alte Zeitung oder ein Brettchen zwischen Türunterkante und Fussboden, so dass die Tür aufsitzt und bei Belastung nicht aus den Scharnieren brechen kann.

Ziehen Sie sich ein paar alte, dicke Handschuhe an, oder auch kräftige Arbeitshandschuhe mit Lederbesatz, damit Sie sich an der Türoberkante nicht die Hände einschneiden, und hängen Sie sich, Bauch zur Tür, mit beiden Händen oben an die Türoberkante. Klappen Sie die Unterschenkel nach hinten, so dass Sie mit Ihrem ganzen Gewicht an der Tür hängen, und schütteln Sie Ihren Körper möglichst lange durch sanftes seitliches Schwingen aus der Hüfte heraus aus.

Achten Sie auf weiche Kleidung. Knöpfe, Reißverschluss oder Gürtelschnalle auf der Bauchseite würden die Tür verkratzen. Trainieren Sie auch nicht mit nacktem Oberkörper, denn schon geringe Brustbehaarung wirkt wie Schmirgelpapier und schädigt bei täglichem Training die Lackschicht auf der Tür. Noch einfacher lässt sich diese Übung an einer Sprossenwand durchführen. Da können Sie die Übung sogar mit dem Rücken zur Wand durchführen. Für Frauen mag dies aus 2 hervorragenden Gründen sowieso günstiger sein.

Diese Übung, zwei- oder dreimal über den Tag verteilt, wird Ihre Rückenschmerzen sofort mindestens etwas lindern. Beachten Sie aber: Diese Übung lindert nur die Schmerzen, sie beseitigt aber nicht die Ursachen der Rückenprobleme!

► Statt an einer Tür oder Sprossenwand können Sie die Übung natürlich auch an einem richtigen Reck, einer Stange, einem Ast oder einem Balken durchführen. Dies ist allerdings nur für sehr sportliche Zeitgenossen zu empfehlen, denn wegen des völlig frei hängenden Körpers ist die Übung dann wesentlich anstrengender. Man hält das Hängen nicht so lange durch, und damit ist der Nutzeffekt für den Rücken geringer.

Wenn Sie wirklich sehr, sehr sportlich sind, dann können Sie das freie Hängen jedoch auch gleich mit breiten Klimmzügen verbinden. Normalerweise werden Klimmzüge ja mit relativ dicht nebeneinander hängenden Armen durchgeführt, und das Hinaufziehen des Körpers erfolgt dabei hauptsächlich durch Anwinkeln der Arme, also mittels der Oberarmmuskeln. Spreizt man die Arme jedoch weit auseinander, so dass die die Stange umfassenden Hände so weit wie möglich auseinander positioniert sind, dann wird der Körper durch die großen seitlichen Rückenmuskeln hinaufgezogen. Das sind die Muskeln, die gewissermaßen den Winkel vom Oberarm zum Rücken überbrücken. Diese Muskeln werden im normalen Leben kaum benötigt und sind deshalb meistens sehr verkümmert. Durch einige spezielle Übungen wie eben die breiten Klimmzüge lassen sie sich aber zu enormer Größe aufbauen. Bodybuilder nutzen dies, um sich einen imposanten V-förmigen Rücken anzutrainieren, und auch bei Rückenproblemen ist ein gemäßigtes Training dieser Muskeln nützlich.

Breite Klimmzüge sind allerdings wirklich extrem schwer, manch einer, der zig enge Klimmzüge schafft, der schafft beim ersten Versuch keinen einzigen breiten Klimmzug. Man muss entweder mit mittelbreiten Klimmzügen beginnen und dann später mit dem Trainingsfortschritt die Hände immer weiter auseinander nehmen, oder besser noch man benutzt eine jener Zugmaschinen mit verstellbaren Gewichten. Dabei muss man nicht gleich sein eigenes Körpergewicht an einer Reckstange hochziehen, sondern kann eine ähnliche Stange mit beliebig einstellbarem Trainingswiderstand herunterziehen. Solche Trainingsmaschinen kosten mehrere hundert Mark und verbrauchen zudem Platz in der Wohnung. Eine allerdings auch nicht unbedingt billigere Alternative ist, Mitglied in einem kommerziellen Fitnessstudio oder einem Sportverein mit Kraftsportabteilung zu werden. Dort gibt es dann in der Regel auch noch diverse andere für ein Rückentraining geeignete Gerätschaften, und, wenn Sie Glück haben, sogar auch noch jemanden, der Ihnen alles fachmännisch erklärt und einen Trainingsplan speziell für Ihr Rücken- oder Nackenproblem zusammenstellt.

► Statt durch Hängen an den Armen kann man Aushängen und Ausschütteln des Körpers auch durch Hochstemmen des Körpers auf den Armen an einem Barren praktizieren, wobei der Barren natürlich auch durch zwei engstehende Mauern, Geländer, Stuhllehnen oder ähnliches Mobiliar improvisiert werden kann. Prüfen Sie vorher jedoch unbedingt die Stabilität und Standfestigkeit der benutzten Gerätschaften. Außerdem ist Hochstemmen deutlich schwieriger als Hängen und schon deshalb nicht für jedermann geeignet. Falsch durchgeführt kann man sich dadurch zudem Probleme mit den Handgelenken einhandeln.

► Legen Sie sich bäuchlings auf den Boden, fassen Sie sich auf dem Rücken an den Händen und krümmen Sie den Oberkörper dann so weit wie möglich nach hinten, so dass er sich vom Boden abhebt. Wiederholen Sie die Übung mehrfach hintereinander und versuchen Sie jedesmal, den Oberkörper so lange wie möglich so weit wie möglich oben zu behalten. Diese Übung kräftigt die unteren Rückenmuskeln.

Ganz ähnlich wirkt es, wenn Sie im Stehen den ganzen Oberkörper nach vorne knicken und dann wieder aufrichten. Wenn Sie diese Übung ganz langsam immer wieder im Winkel 10 Uhr, 11 Uhr, 10 Uhr, 11 Uhr, etc. wiederholen, also nie ganz bis zur Horizontalen runter und auch nicht ganz bis zur Vertikalen rauf, so ist sie am wirksamsten. Diese Übungsversion belastet allerdings die Wirbelsäule ungünstiger als die liegende Version und ist deshalb nicht für jeden geeignet. Eine gewisse Entlastung der Wirbelsäule kann man sich durch Aufstützen des Lendenbereichs auf z. B. eine Stuhllehne verschaffen.

Auf gut ausgerüsteten Fitnessplätzen gibt es Balkengestelle und ähnliche Gerätschaften, in die man seinen Körper so einklemmen kann, dass man in der Lendengegend aufliegt und der Oberkörper mit den Bauch nach unten etwa horizontal über den Boden schwebt. Hier kann man den Oberkörper erst bäuchlings ganz weit nach unten herunterlassen und dann mittels der unteren Rückenmuskeln wieder hochkrümmen. Also ähnlich wie bei der liegenden Übung, nur dass man den Oberkörper nie auf den Boden auflegen kann, sondern er schwebt dauernd frei. Da gleichzeitig die Beine unter einem zweiten Querbalken festgeklemmt werden, kann man trotzdem nicht abstürzen.

► Eine Dehnungsübung für den Rücken. Stellen Sie sich gerade hin; eventuell mit leicht gegrätschten Beinen. Lassen Sie die Beine unbedingt fest durchgedrückt und knicken Sie den Oberkörper so tief wie möglich nach vorne ab. Versuchen Sie, mit dem Gesicht möglichst nahe an Ihre Knie heranzukommen. Für diese Übung sollte man schon etwas warmtrainiert sein und sich Zeit lassen.

► Eine andere gute Dehnungsübung für die gesamte Mittelpartie ist das altbewährte Rumpfkreisen. Stellen Sie sich mit leicht gegrätschten Beinen hin, strecken Sie das Becken vor, drücken Sie es langsam nach rechts, dann nach hinten, nach links, kurz: Lassen Sie es langsam kreisen. Drücken Sie dabei das Becken immer so weit wie möglich heraus und wechseln Sie auch ab und zu die Kreisrichtung.

► Suchen Sie sich einen festen Sitzplatz, am besten einen, wo sie auch die Füße irgendwie festklemmen können, und drehen Sie ihren Oberkörper aufrecht sitzend aus der Hüfte heraus mit etwas Schwung so weit möglich nach links, nach rechts, nach links, usw., je nach Form etwa 30 bis 200 mal hintereinander. Die Arme können Sie dabei seitlich frei schwingen lassen oder vor der Brust fixieren, indem Sie sich dort selbst die Händen halten.

► Und noch eine Übung, die die Muskelpartie hinter den Schultern trainiert. Suchen Sie sich eine schmale, nur etwa 20 bis 30 cm breite Bank ohne Rückenlehne. Legen Sie sich bäuchlings auf diese Bank, so dass beide Schultern seitlich möglichst weit über den Bankrand hinaus frei in der Luft hängen. Jetzt strecken Sie Ihre Arme nach den Seiten aus, lassen Sie sie bis kurz über den Boden hinunter und heben Sie die Arme dann wieder soweit möglich nach oben. Oder anders ausgedrückt: Ziehen Sie Ihre seitlich weit ausgestreckten Arme mit den hinter den Schultern liegenden Rückenmuskeln weit zurück nach oben, am besten bis über die Rückenhöhe hinaus.

Machen Sie so viele Wiederholungen wie Sie können. Heben und senken Sie die Arme auch nicht zu schnell, sondern eher langsam, und halten Sie manchmal zwischendurch inne. Nicht nur Heben und Senken, schon das bloße in-der-Schwebe-Halten in verschiedenen Höhen ist nämlich bereits eine anstrengende Übung. Und strecken Sie Ihre Arme auch nicht nur immer genau rechtwinklig zur Seite, sondern winkeln Sie sie auch mal mehr in Richtung Kopf oder mehr in Richtung Unterkörper an. Und falls Ihnen diese Übung tatsächlich zu leicht fällt, dann nehmen Sie dabei einfach leichte Gewichte wie z. B. Wasserflaschen in die Hände.

Wenn Sie keine geeignete schmale Bank finden, dann gibt es folgende Alternativen: Suchen Sie in Turnhallen, auf Sportplätzen oder Trimm-dich-Plätzen. Für diese Übung können Sie auch Balancierbalken, liegende Baumstämme oder niedrige Mauern benutzen, oder auch Parkbänke, bei denen die Rücklehne so hoch angebracht ist, dass zwischen Sitzfläche und Rücklehne genug Platz bleibt, um einen Arm hindurchzustecken.

Wer beweglich genug ist, der kann sich auch im Sitzen auf einem gewöhnlichen Stuhl so weit vorbeugen, dass der Oberkörper etwa horizontal auf den Oberschenkeln aufliegt. So lässt sich die Übung auch durchführen. Oder Sie legen sich auf ein normales Bett oder Sofa, seitlich ganz dicht an die Kante, und dann können Sie die Übung wenigstens mit einem Arm durchführen. Diese Methode ist aber oft eine wackelige Angelegenheit, denn vermutlich wird das Polster an der Seite nachgeben, und Sie werden sich mit dem anderen Arm irgendwo festhalten müssen, um im Gleichgewicht zu bleiben. Wechseln Sie später, um auch noch die andere Seite zu trainieren.

► Auch das Training der Bauchmuskeln, also der Rumpfvorderseite, gehört zu einem gründlichen Rückentraining. Die mit Abstand wichtigste Bauchübung sind die sogenannten "Sit-Up-Übungen". Setzen Sie sich dazu mit nach vorne gestreckten Beinen auf den Boden und lassen Ihre Füsse bzw. Beine entweder von einem Partner auf den Boden drücken oder klemmen Sie Füsse, Unter- oder Oberschenkel unter ein Möbelstück oder einen tiefliegenden Querbalken in einem jener Übungsgestelle, die es speziell für solche Übungen gibt. Lassen Sie dann Ihren Oberkörper langsam nach hinten sinken bis er fast den Boden berührt und heben Sie ihn dann wieder langsam bis zur normalen Sitzposition an. Machen Sie davon so viele Wiederholungen, wie Sie ohne Pause schaffen. Aber übertreiben Sie es in den ersten Wochen keinesfalls, sonst wird Ihnen diese Übung am nächsten Tag einen gewaltigen Muskelkater auf der gesamten Rumpfvorderseite bescheren, der jede Bewegung zwischen Knien und Hals schmerzhaft machen wird. Von dieser Übung gibt es viele Variationen, die Bodybuilder nutzen, um sich einen "Waschbrettbauch" anzutrainieren.

► Machen Sie diese Übungen regelmäßig täglich und nicht nur, wenn Ihre Rückenschmerzen Sie daran erinnern. Beenden Sie das Rückentraining immer mit einem hängenden Ausschütteln des Körpers.

Und nun einige Nackenübungen:

► Zum Lockern und Anwärmen sollten Sie mit Kopfkreisen beginnen. Diese Übung können Sie im Stehen oder Sitzen durchführen. Lassen Sie Ihren Kopf nach vorne zur Brust hin fallen beginnen Sie, ihn kreisen zu lassen: von der Brust zur rechten Schulter, zum Nacken, zur linken Schulter, zur Brust, usw. Kreisen Sie langsam. Wichtiger als das Tempo ist, dass Sie den Kopf dabei möglichst weit nach vorne (zur Seite, nach hinten) biegen.

► Stehen Sie oder setzen Sie sich auf einen schmalen Stuhl, so dass Ihre Arme seitlich frei herunterhängen können. Und dann heben Sie die Schultern so weit wie möglich hoch, d. h. ziehen Sie Ihre Arme seitlich neben dem Körper hoch.

Auch diese Übung sollten Sie nicht zu schnell durchführen, sondern langsam, und auch mal auf halber Strecke oder ganz oben innehalten. Und auch hier können Sie einen Winkel variieren; Sie können diese Übung nämlich manchmal mit ganz nach vorne gedrückten oder ganz nach hinten gezogenen Schultern durchführen. Und wenn Ihnen das Gewicht Ihrer Arme nicht ausreicht, dann nehmen Sie einfach noch Gewichte in die Hände, z. B. Wasserkanister.

► Legen Sie sich bäuchlings auf ein Bett, Tisch oder ähnliches, und zwar so, dass Ihr Kopf über die Kante hängt und frei in der Luft schwebt. Ich will hier nicht ein gewisses Blutgerüst mit eingebautem Fallbeil beschreiben, aber Ihre Position sollte etwa der jener unglücklichen Delinquenten in ihrem letzten Augenblick entsprechen. Lassen Sie Ihren Kopf weit nach unten sinken und ziehen Sie ihn dann mittels Ihrer Nackenmuskeln so weit wie möglich ins Genick. Wenn Ihnen das Gewicht Ihres Kopfes nicht reicht, dann legen Sie Ihre Hände auf den Hinterkopf und üben Sie damit Gegendruck aus. Auch diese Übung sollten Sie so oft wie möglich hintereinander wiederholen, eher langsam als schnell, und manchmal mitten auf der Wegstrecke oder ganz oben für einige Sekunden innehalten.

Machen Sie eine Pause, und legen Sie sich dann auf den Rücken, und machen Sie die gleiche Übung andersherum, also so, dass Sie den Kopf bis ins Genick herabsinken lassen und dann nach oben bis dicht zur Brust heraufziehen. Wer körperlich geschickt ist, kann diese Übung auch noch seitlich liegend wiederholen. Dabei wird der Kopf dann zur Schulter hinaufgezogen.

► Und versuchen Sie immer, möglichst aufrecht zu stehen, zu gehen und zu sitzen. Auch eine aufrechte Haltung kann man sich antrainieren. Das ist sogar wesentlich einfacher als Sehtraining; ich habe es in einem knappen halben Jahr geschafft. Aber das zu beschreiben wäre ein anderes Buch. Wichtig ist jedenfalls ein gewisses Selbstbewusstsein. Man muss nicht überheblich sein, aber man sollte diese "Entschuldigung, dass es mich gibt"-Haltung ablegen, mit der manche Mitmenschen leider ständig durchs Leben schleichen. Wir sind alle nicht perfekt, wir haben alle Fehler, aber wir haben alle ein Recht auf einen Platz in der Welt. Haben Sie keine Angst davor, dass jemand Sie nicht mag, gehen Sie anderen nicht vorbeugend aus dem Weg. Es gibt da einen ganz simplen Trick zur Selbsthilfe: Immer wenn Sie diese Art von Komplexen bekommen, dann sagen Sie sich einfach "Wenn der mich nicht mag, mich verachtet, auf mich herunterschaut, dann ist das nicht mein Problem. Das ist sein Problem. Er muss damit leben und sehen, wie er damit zurechtkommt!"

Beim Sehtraining sollte man sogar ganz besonders auf gerade Haltung achten, oder jedenfalls darauf, seine Haltung während des Sehtrainings nicht zusätzlich zu verschlechtern. Auch ich musste während des Trainings immer wieder dagegen ankämpfen, wieder in die alte, längst wegtrainierte vornübergebeugte Haltung zu verfallen. Denn durch den Verzicht auf die Brille wird man anfangs im Alltag natürlich unsicherer und als Reaktion darauf vorsichtiger. Das ist nicht schlecht; im Gegenteil, es ist ein nützlicher Nebeneffekt. Beim Radfahren ohne Brille bin ich viel seltener gefallen als früher mit Brille, eben weil ich bewusst vorsichtig gefahren bin. Aber man neigt dazu, z. B. vornübergebeugt zu laufen, weil man Angst hat, sonst Stufen und ähnliche Hindernisse zu übersehen. Und auch beim Arbeiten beugt man sich oft ungesund weit vor, usw. Kämpfen Sie dagegen an.

► Zum Abschluss noch ein allgemeiner Tip gegen Gelenkschmerzen: Die Knie- und Armgelenke und vermutlich auch andere Gelenke sollten als Normaleinstellung gerade gehalten werden.

Natürlich ist Einwinkeln und Bewegung nicht gefährlich; dafür sind diese Gelenke ja da. Aber Sie sollten darauf achten, sich keine Sitz- oder Liegeposition anzugewöhnen, bei der diese Gelenke regelmäßig stundenlang stark eingeknickt sind. Ich habe z. B. einmal jahrelang an einem Schreibtisch gearbeitet, unter dem ein Schränkchen stand. Deshalb konnte ich die Beine nicht nach vorne ausstrecken und habe sie den ganzen Tag nach hinten unter den Stuhl eingewinkelt gehalten. Jahrelang hatte ich keinerlei Beschwerden, bis dann sehr plötzlich äußerst unangenehme Kniebeschwerden da waren, die ich nie wieder völlig loswerden konnte. Meine Nachforschungen ergaben, dass Leute, die z. B. jahrelang auf Knien oder mit angewinkelten Armen gearbeitet, gesessen oder geschlafen hatten, oft ähnliche Probleme haben. Es läuft immer nach dem gleichen Schema: Es dauert Jahre, bis man was merkt. Aber dann ist es fast schon zu spät. Dabei kann man so leicht vorbeugen - wenn man es weiß!

4.14 Aufrechterhaltung der Motivation

Wer nur nebenbei etwas zur Vorbeugung gegen eine (weitere) Verschlechterung seines Sehvermögens trainiert, der kann die benötigten Übungen und neuen Sehgewohnheiten leicht in den Alltag einbauen, so dass er im Ergebnis dafür nicht mehr Zeit braucht als zum regelmäßigen Zähneputzen oder Rasieren. In diesen Fällen dürfte die Aufrechterhaltung der Motivation kein Problem darstellen.

Anders sieht es aus, wenn Sie sich ein zeit- und kraftaufwendiges Intensivtraining zum schnellen Rückgängigmachen eines Sehfehlers vorgenommen haben. In solchen Fällen muss man sich immer wieder neu motivieren. Dazu einige Tricks:

► Machen Sie sich unbedingt regelmäßig, zumindest aber beim Beginn des Sehtrainings, genaue Notizen über Ihre Sehleistung (vgl. Kapitel 5). Die Verbesserungen werden nämlich so allmählich erfolgen, dass Sie später immer wieder zweifeln werden, ob es überhaupt vorwärtsgeht. Hinzu kommt, dass sich beim Sehtraining auch die Sehleistung mit Brille verbessert, so dass für lange Zeit ein scheinbar konstanter und vor allem deprimierender Leistungsabstand zwischen dem Sehen mit und ohne Brille bleibt. Ein Blick in die alten Aufzeichnungen überzeugt dann jedesmal von den inzwischen erreichten objektiven Fortschritten, und das ist die beste Motivation. Glauben Sie keinesfalls, dass Sie sich ohne

Aufzeichnungen Ihren alten Leistungsstand im Kopf merken können; machen Sie wirklich schriftliche Notizen! Bei allem, was sich allmählich verändert, kann man sich kaum objektiv einen alten Stand merken. Oder glauben Sie wirklich, dass Sie sich ohne alte Fotos noch an das Gesicht eines Mitmenschen von vor 30 Jahren erinnern können, dessen Altern Sie täglich miterlebt haben?

► Setzen Sie sich nicht zu ehrgeizige Ziele, und hüten Sie sich vor überspannten Erwartungen und Leistungsdruck. Eins der typischen Probleme ist nämlich, dass man sich sehr schnell an jeden Fortschritt gewöhnt und danach jeden noch so kleinen vorübergehenden Rückschritt als demotivierend empfindet. Wenn man zum ersten Male ein Autonummernschild aus 10 Metern Entfernung erkennt, dann löst das ein regelrechtes Glücksgefühl aus. Aber schon wenige Wochen später hat man sich daran gewöhnt und ist jedesmal enttäuscht, wenn man einige Nummernschilder aus 10 Metern Entfernung nicht erkennt. Seien Sie sich bewusst, dass es nach dem ersten Erkennen noch viele Monate oder Jahre dauern wird, bis Sie mehr Nummernschilder erkennen als nicht erkennen. Aber selbst wenn man eines Tages 90% der Nummern erkennt, können einen die nicht erkannten 10% und die dauernden Schwankungen der Sehleistung immer wieder den Eindruck schlechter Sehleistung und Zweifel am Nutzen des Trainings vermitteln. Es mag Ihnen jetzt unwahrscheinlich erscheinen, aber es ist so: Mit den Fortschritten wird man eher unzufriedener als zufrieden.

Und seien Sie sich auch bewusst, dass der Trainingserfolg nicht nur vom bloßen Zeitablauf, sondern vor allem von der Ernsthaftigkeit Ihres Trainings abhängt. Einfach abzuwarten, dass man aufgrund gelegentlichen Trainings in z. B. 2 Jahren perfekt sehen wird, das bringt nichts, wenn Sie in diesen 2 Jahren nicht wirklich ernsthaft trainieren.

► Schon nach einigen Wochen intensivem Training werden Sie vermutlich das erste Mal für einen Sekundenbruchteil scharf sehen, später dann für Sekunden, usw. Diese Erfolgsmomente bleiben zwar unvergesslich, die Häufigkeit und Zeitdauer der Scharfsehphasen erhöht sich aber nur quälend langsam. Oft gibt es sogar Rückschritte. Immer wenn Sie ins Zweifeln kommen, sollten Sie sich einhämmern: "Ich habe für eine Sekunde scharf gesehen. Meine Augen funktionieren also im Prinzip ordnungsgemäß. Es gibt keinen Grund, warum ich nicht mit genügend Übung stundenlang scharf sehen können sollte!"

► Früher haben doch auch Sie vermutlich schärfer gesehen, und viele Mitmenschen sehen heute noch ohne Brille perfekt. Sie sind doch nicht dümmer oder fauler als früher oder als all diese anderen, die ohne Brille sehen, obwohl viele von denen sonst wirklich nicht gerade zu der auffällig intelligenten oder geschickten Sorte gehören. Wollen Sie auf ewig durch

Tragen einer dicken Brille aller Welt zeigen, dass sie zu träge sind, ihren eigenen Körper zu beherrschen?

► Bei wirklich intensivem, täglichem Training, so wie ich es gemacht habe, sind die Augen wegen der harten Trainingsbelastung fast immer erschöpft oder gar überlastet. Das ist langfristig zwar oft der schnellste Weg zum Erfolg, aber zwischenzeitlich kann man die inzwischen erreichte wirkliche Leistungsfähigkeit der Augen kaum beurteilen; oft neigt man sogar zum Unterschätzen der schon erreichten Verbesserung, und das demotiviert natürlich. Setzt man in solch einer Situation einmal ausnahmsweise für 1 bis 2 Tage mit dem Training aus, eine deutliche Trainingsminderung reicht oft schon, dann erholen sich die Augen und präsentieren sich plötzlich mit überraschend hoher Leistungsfähigkeit. Das zeigt einem dann jedes Mal, dass man doch auf dem richtigen Weg ist.

► Es wird immer wieder Tage geben, an denen Sie schlecht sehen. Dann zweifelt man meistens sehr schnell am Sinn und Erfolg des Sehtrainings. Machen Sie es sich zur Angewohnheit, an diesen Tagen jeweils auch einen ausführlichen Sehtest mit Brille zu machen. Meistens werden Sie dann mit Erstaunen feststellen, dass Sie an diesen Tagen auch mit Brille vergleichsweise schlecht sehen. Die vorübergehend schlechte Sehleistung hat also gar nichts mit dem Sehtraining zu tun, sondern es handelt sich um die ganz normalen, üblichen Schwankungen, die durch körperliche und seelische Stimmungen verursacht werden. Dies zu erkennen beruhigt an solchen Tagen enorm.

Ein häufiges Erkennungsmerkmal von durch Stress verursachtem schlechtem Sehen ist übrigens die "Fingerprobe". Versuchen Sie ein Auge mit einer Fingerspitze oder einem querliegenden Finger ganz vorsichtig etwas einzudrücken (besser nicht direkt auf das Auge drücken, sondern auf ein heruntergezogenes Lid). Normalerweise lässt sich beim Kurzsichtigen der Augapfel problemlos um Millimeterbruchteile bis etwa 1 bis 2 mm eindrücken, wodurch sich die Sehschärfe verbessert. Ist der Augapfel jedoch prall gespannt, lässt er sich praktisch nicht eindrücken, sondern reagiert auf den geringsten Druck mit einem leichten Schmerz, so ist das Auge zurzeit verkrampft. Gegen solch einen Krampf mit Gewalt anzukämpfen hat keinen Sinn. Erst muss der Krampf durch Gesundung oder Entspannung wieder beseitigt werden.

Wichtiger Hinweis: Ein pralles, schmerzendes Auge kann auch ein Hinweis auf erhöhten Augeninnendruck und z. B. "grünen Star" (Glaukom) sein. Konsultieren Sie im Zweifelsfall unbedingt einen Augenarzt!

► Sicher, das Training kostet Zeit und Kraft. Aber würden Sie diese "verlorene" Zeit ohne Sehtraining wirklich sinnvoller verwenden? Würden Sie diese Zeit nicht vielleicht einfach vor dem Fernseher verdösen oder auf irgendeine andere nutzlose und vielleicht sogar schädliche oder teure

Art totschlagen? Ist es nicht besser, irgendetwas sinnvolles wenigstens zu versuchen, statt einfach "rumzuhängen"? Millionen Menschen betreiben Sport oder ein anderes Hobby, obwohl sie genau wissen, dass sie es darin nie zu besonderen Spitzenleistungen bringen werden. Und sie haben recht dabei, denn das ist immer noch besser, als seine Zeit nur irgendwie abzusitzen.

4.15 Übungen in den Alltag einbauen

Die neuen Sehgewohnheiten, wie bewegtes und bewusstes Sehen, regelmäßiges Einlegen von kurzen Blicken in die Ferne bei Naharbeit, möglichst häufigen Verzicht auf die Brille, usw., sollten wir gleich ab Trainingsbeginn sofort auch im Alltag beherzigen.

Zusätzlich müssen wir nach Möglichkeiten suchen, die gelernten Sehübungen sinngemäß auch in unsere Alltagstätigkeiten einzubauen. Je stärker wir Sehübungen in unseren Alltagsablauf einbauen, desto weniger Zeit müssen wir für spezielles Sehtraining aufwenden. Natürlich lassen sich bestimmte Alltagstätigkeiten anfangs noch nicht ohne Brille durchführen. Dies sollte uns aber nicht davon abhalten, auch in solchen Situationen die eine oder andere Sehübung durchzuführen. Grundsätzlich gilt, dass Übungen mit Brille immer noch besser sind als gar keine Übungen.

Übungen beim Fernsehen

Man könnte sicherlich ein ganzes Buch mit Argumenten gegen das Fernsehen füllen. Und auch an vielen falschen Sehgewohnheiten und dadurch verursachten Sehschwächen und -fehlern dürfte das Fernsehen mit Schuld sein. Aber andererseits bietet gerade das Fernsehen bei gezielter Benutzung eine Vielzahl von Übungsmöglichkeiten für das Sehtraining. Und außerdem werden Übungen am Fernseher von vielen nicht so sehr als Übung im Sinne von harter Arbeit empfunden, sondern erscheinen durch die Verbindung des Bekannten und Angenehmen mit dem Nützlichen als vergleichsweise leicht und vielleicht sogar angenehm.

Hinzu kommt, dass Fernseh- und Videogeräte eine Vielzahl von technischen Möglichkeiten zur Optimierung des Trainings bieten. Denken Sie nur an die Verstellmöglichkeiten von Helligkeit, Farben und Kontrast, mit oder ohne Ton, Filme und Videotext in allen Farben in fast unbegrenzter Auswahl, dank Videoaufzeichnung beliebig oft wiederholbar, auch in Zeitlupe oder Standbild, Sehentfernung durch Verschieben des Sessels leicht regulierbar, und das alles zu beliebiger Tages- oder Nachtzeit und bei jedem Wetter innerhalb der vertrauten eigenen vier Wände.

Hier ungeordnet und ohne Anspruch auf Vollständigkeit Erfahrungen und Anregung zum Sehtraining vor dem Fernseher:

► Trainieren Sie grundsätzlich ohne Brille, später eventuell sogar manchmal mit Gegenbrille. Es gibt wohl keine andere Gelegenheit, wo das Absetzen der Brille ungefährlicher ist als zu Hause im Fernsehsessel. Halten Sie die Brille aber immer griffbereit, und wenn Sie einmal etwas wirklich nicht erkennen können, z. B. ob eine bestimmte Person eine Glatze oder helle Haare hat, dann setzen Sie zwischendurch kurz die Brille auf und klären Sie dadurch den Sachverhalt. Danach werden Sie es auch ohne Brille erkennen, denn das dann vorhandene Wissen hilft beim Erkennen.

► Hängen Sie sich eine Übungstafel oder ein ähnliches Beobachtungsobjekt über oder neben den Fernseher. Und wenn räumlich machbar, dann auch eine näher und eine weiter weg, und richten Sie die Beleuchtung so ein, dass Sie mit den Blicken von Zeit zu Zeit kurzzeitig die Entfernung wechseln können. Benutzen Sie keinesfalls den Fernseher ständig als einzige Beleuchtungsquelle im ansonsten dunklen Zimmer; regeln Sie die Beleuchtung stattdessen so, dass auch der Rest des Zimmers oder jedenfalls Ihres Blickwinkels nicht völlig im Dunklen liegt. Stehen Sie auch manchmal auf und schauen Sie aus dem Fenster.

► Finden Sie heraus, welche Art von Bildern Sie gut und welche Sie schlecht erkennen können. Und trainieren Sie in den ersten Monaten vorzugsweise bei Sendungen mit gut erkennbaren Bildern. Ich konnte z. B. Zeichentrickfilme, Schwarzweißfilme (außer den Untertiteln) und viele Sportsendungen vergleichsweise gut erkennen:

Große Probleme hatte ich dagegen bei Schriften und Grafiken in hellen Farben auf dunklem Untergrund, also z. B. weiß auf schwarz oder dem bei fast allen Sendern so beliebten gelb auf blau. Mit solch schwer erkennbaren Bildern sollten Sie erst in einem fortgeschrittenen Trainingsstadium üben.

Landschaftsfilme und Naturfilme dagegen sind meisten gut geeignet, denn sie sind langsam und wirken gleichzeitig entspannend. Ich habe eine große Anzahl von Videokassetten mit Tour-de-France-Etappen, und die waren für mich ein ideales Übungsobjekt. Da hat man einerseits entspannende Landschaft und andererseits klare Konturen zum Abfahren mit den Augen, wie die Leitlinien auf den Straßen, die Konturen der Fahrräder, die Nummern der Rennfahrer und die Aufschriften auf ihren Trikots. Sehr gut brauchbar sind auch jene "Eisenbahnfahrten", die oft Nachts im TV laufen und wo stundenlang kommentarlos aus dem Führerstand einer Lokomotive oder Straßenbahn nach vorne heraus die vorbeiziehende Landschaft gefilmt wurde. Bei solchen Filmen kann man immer wieder mit dem Blick über die vorausliegenden Schienen schweifen und so das Bild scharfstellen. Sie sollten sich unbedingt einige Stunden solcher Eisenbahnfahrt auf Kassette aufnehmen. Es gibt auch käufliche Kassetten mit Titeln wie "Die schönsten Eisenbahnstrecken".

► Schriften, von denen wir wissen, dass sie nur kurze Zeit am Bildschirm sichtbar sind, wie z. B. Untertexte, Tafeln mit Lottozahlen oder Sportergebnissen, durchlaufende Börsenkurse, Videotextseiten oder die Abspanntexte am Ende von Filmen, setzen uns unter Zeitdruck und damit unter Stress. Sie eignen sich deshalb nur für Fortgeschrittene. Anfänger können solche Texte allerdings auf Videoband aufnehmen und per Standbild betrachten.

► Durchsuchen Sie die Videotexte der verschiedenen Sender. Dort gibt es so viele verschiedene Schriftgrößen und -farben, dass wohl für jedes Trainingsstadium einige geeignete Übungsseiten dabei sein sollten. Lesen Sie die Gebrauchsanweisung Ihres Fernsehers. Viele Geräte haben Einstellungen, bei denen man blitzartig zwischen Videotext und Bild hin- und herschalten oder gar den Bildschirm halbieren kann. Meist kann man auch kann man zwischen großer und kleiner Schriftgröße wählen. Und manchmal sind sogar Sendungen eines Senders mit Videotext eines anderen Senders kombinierbar. Und der Originalton läuft ja sowieso weiter. Sie können deshalb bei Videotext trainieren, dabei den Ton der Fernsehsendung weiterverfolgen und immer, wenn es interessant zu werden scheint, sofort wieder auf das normale Fernsehbild zurückschalten. Helligkeit und Kontrast optimal einregeln hilft übrigens gerade bei Videotext sehr viel.

► Viele Sportsendungen, wie z. B. Fußball und Tennis, sind hervorragend geeignet, denn dabei sind immer nur relativ wenige Leute auf einem großen Platz zu sehen. Das Bild ist also fast nie überfüllt und dadurch verwirrend. Im Gegenteil: Die klare Aufteilung dieser Sportplätze durch gerade Linien erhöht die Übersichtlichkeit. Und zusätzlich sind am Rand meist einige relativ große und klare Schriften zu sehen. Schweifen Sie beim Tennis auf den Markierungslinien des Platzes, versuchen Sie beim Fußball die Nummern und sonstigen Schriften auf den Trikots der Spieler zu erkennen.

Und falls Sie dabei nicht einschlafen, dann eignen sich auch die allnächtlichen Snookersendungen auf einigen Sportsendern. Ich meine diese Art von Sendungen, wo eine Kamera an der Decke hängt und stundenlang nichts anderes zeigt als einen grünen Billardtisch von oben, auf dem einige bunte Kugeln hin- und hergespielt werden. Auch die Zielscheibe beim Dartspiel (dieses englische Wirtshaus-Wurfspiel mit den kleinen Pfeilen) ist für Sehtraining ausgezeichnet geeignet.

► Grundsätzlich gelten beim Training vor dem Fernsehen die gleichen Regeln wie bei allen anderen Übungen. Insbesondere heißt das, den Blick in ständiger Bewegung zu halten. Suchen Sie sich bei jedem Bild eine relativ einfache Kontur heraus, z. B. einen Rahmen oder eine Linie, und fahren Sie mit dem Blick daran entlang.

► Ein ganz großes Problem war für mich in den ersten Monaten das "Hemddreieck". Damit meine ich das bei fast allen TV-Sprechern und auch vielen Sprecherinnen sichtbare helle Dreieck zwischen dem Kragen oben und dem V-förmigen Ausschnitt des Jacketts. Dieses Hemddreieck, ob es nun Hemd, Pullover oder bloße Haut ist, steht fast immer in einem starken Kontrast zum Rest der Oberbekleidung und bereitete mir ganz große Sehprobleme.

Die linke Begrenzung (von mir aus gesehen) war als einigermaßen glatte Linie erkennbar, aber rechts war der Übergang von Hemd zum Jackett wegen Mehrfachkonturen des Hemdes kaum erkennbar. Auch der Kragen war seitlich mehrfach versetzt, und die Krawatte sah ich oft doppelt nebeneinander. Ich bin deshalb mit dem Blick immer an diesem V, besonders an der rechten Kante, am Kragen oder der Krawatte entlanggefahren. Nach einigen Monaten waren deutliche Fortschritte sichtbar, und immer öfter und länger stellte sich dann irgendwann der Blick scharf und V, Kragen und Krawatte wurden scharf erkennbar.

► Fast jeder Sender hat in einer der Bildschirmecken ein spezielles Erkennungszeichen. Einige davon eignen sich ausgezeichnet für Sehübungen. Der Vorteil dabei ist, dass immer das gleiche Zeichen an immer der gleichen Stelle zu sehen ist, egal welche Sendung gerade läuft.

Bei vielen Fernsehgeräten kann man an der Fernbedienung einstellen, dass die eingestellte TV-Kanalnummer dauerhaft in einer Bildschirmecke eingeblendet wird. Auch diese Nummer eignet sich hervorragend für das Sehtraining.

► Fernsehen ist auch ausgezeichnet zum einäugigen Üben geeignet.

► Nehmen Sie sich fest vor, die Programmzeitung vom ersten Tag an grundsätzlich ohne Brille zu lesen. Sie werden staunen, wie oft Sie an einem Abend ins Programmheft sehen; und jedes Mal machen Sie nun dabei eine kleine Leseübung. Setzen Sie sich dabei nicht unter Zeitdruck; lesen Sie langsam und sorgfältig aus möglichst großer Entfernung (Weitsichtige natürlich aus möglichst naher Entfernung), ganz wie ich es für Leseübungen beschrieben habe.

► Beim Fernsehen gibt es auch viele Möglichkeiten für Akkommodationsübungen. Halten Sie die Netzpappe oder einen anderen kleinen Gegenstand oder Text dicht unter oder neben die Augen und springen Sie mit dem Blick immer wieder zwischen dieser Naheinstellung und dem Fernsehschirm oder einem markanten Detail am Fernsehgerät (z. B. dem Zeichen des Herstellers) hin und her. Oder betrachten Sie ein Detail der Fernbedienung, während Sie die Fernbedienung mit dem Arm bis dicht vor die Augen führen und dann wieder bis auf Armlänge entfernen.

► Für Fortgeschrittene eignen sich auch Leuchtpunkte wie z. B. die Bereitschaftsanzeige am Fernseher oder Leuchtdisplays wie z. B. das "Armaturenbrett" von Fernseher oder Videorecorder oder eine Leuchtuhr. Zum Üben sollten diese Leuchtanzeigen aber etwas abseits im Dunkeln positioniert werden, also nicht direkt neben dem laufenden Bildschirm oder einer anderen Leuchtquelle. Auch manche Videotexte sind in derart aggressiven Leuchtfarben gesetzt, dass sie für ein solches Training benutzt werden können.

► Ich habe mir für Sehübungen eine Videokassette mit folgendem Inhalt zusammengestellt: Eine längere Bahnfahrt aus dem Lokomotive nach vorne gefilmt, etwas Tennis, Fußball und Snooker, viele Infobilder mit Texten und Zahlen, wie z. B. Fußballergebnisse, Lottozahlen, Wetterberichte, Laufbänder mit Börsenkursen, Programmvorschauen und Nachrichten, und dann noch viele Textabspanne von Spielfilmen, wo kleine Schriften mit oft schlechten Kontrasten von oben nach unten durch das Bild laufen. Außerdem hatte ich noch Filme mit Untertiteln.

Leider lassen sich diese Übungen kaum auf die Arbeit am Computerbildschirm übertragen. Zum einen sind die am Bildschirm gebotenen Informationen wie Schriften und Daten anders als die Fernsehbilder mit überwiegend einfachem und grobem Informationsinhalt. Zum anderen ist die Einstellung und Motivation bei der Bildschirmarbeit grundlegend anders, denn es ist eben Arbeit und nicht bloß unverbindliches Betrachten. Beim Fernsehen bekommt man den Inhalt eines Films und selbst der Nachrichten auch dann nahezu vollständig mit, wenn man nur einen kleinen Teil des Bildes erkennt. Ja selbst wenn man mit geschlossenen Augen auf dem Sofa liegt, kann man viele Sendungen problemlos verfolgen, denn die Toninformation ersetzt das fehlende Bild. Insofern ist Fernsehen recht gut für Augenübungen geeignet.

Am Computerbildschirm werden dagegen in der Regel nur geballte, stumme Informationen in kleiner Schrift angeboten, z. B. Datentabellen. Diese zu Übungszwecken zu benutzen ist schon ein gehobenes Stresstraining und meist auch nur aus nächster Nähe sinnvoll. Ganz besonders schwer erkennbar und deshalb nur für Fortgeschrittene geeignet ist der alte "DOS-Modus" mit diesen kleinen weißen Schriften auf schwarzem Hintergrund. Allerdings wäre es sicherlich machbar, entspannende Bilder oder spezielle Augenübungen und -kurse auf Video für den Fernseher oder auf CD-ROM für den Computer zu produzieren.

Beim Auto- oder Radfahren

Auto fahren ist einerseits natürlich die denkbare schlechteste, weil gefährlichste Möglichkeit für Sehtraining ohne Brille. Andererseits sind die Sehanforderungen und -gelegenheiten beim Autofahren derart groß, dass es sich wohl um die intensivste Sehpraxis handelt, mit der wir im Alltag konfrontiert werden und die wir deshalb doch irgendwie sinnvoll ins Sehtraining einbauen sollten. Beachten Sie dabei aber unbedingt folgende Grundregeln:

► Fahranfänger grundsätzlich und routinierte Fahrer in verkehrsreichen oder unbekannten Situationen müssen sich in jedem Fall voll auf das Fahren und den Verkehr konzentrieren und dürfen dabei keinerlei Augenübungen veranstalten. Natürlich abgesehen davon, dass man sich die neuen Sehgewohnheiten allmählich so angewöhnen sollte, dass man sie in jeder Situation automatisch berücksichtigt.

► Erfahrene Fahrer können und sollten in ruhigen Verkehrssituationen einfache Übungen mit Brille durchführen. Eine ruhige Verkehrssituation ist z. B., wenn man mit gleichmäßiger Geschwindigkeit und genügend Abstand zum davor fahrenden Auto auf der rechten Spur einer ruhigen Autobahn dahinrollt.

► Ohne Brille darf man erst dann Auto fahren und während des Autofahrens üben, wenn man ohne Brille mindestens etwa so gut wie früher mit Brille sieht. Da die Scharfsehphasen anfangs aber meistens nicht dauerhaft sind und insbesondere bei Stress sofort wieder die alten Sehprobleme auftauchen können, muss man unbedingt eine Brille griffbereit haben. Im Handschuhkasten, in irgendeiner Tasche oder gar im Kofferraum möchte ich dabei nicht als griffbereit bezeichnen. Und auch auf dem Beifahrersitz oder dem Schoß ist nicht günstig, denn da rutscht sie totsicher früher oder später runter, und wenn Sie dann mit einer Hand am Steuer und der anderen in den Tiefen Ihres Wagens tastend weiterfahren, dann kann das leicht schiefgehen.

Die günstigste Lösung ist wahrscheinlich, die Brille an einer Kette oder Schnur um den Hals zu tragen. In Sportgeschäften gibt es entsprechende Gummibänder, mit denen man die Brille beim Schwimmen am Kopf fixieren kann. Die eignen sich auch, um eine Brille um den Hals zu tragen.

Achten Sie auch darauf, dass die Bügel der Brille schwergängig genug sind, so dass sie offen bleiben (kann man an den kleinen Schrauben nachregeln). Sie können entscheidende Sekunden verlieren, wenn Sie beim Griff zur Brille immer erst zuklappende Bügel bändigen müssen.

► Für das Radfahren mitten im Verkehr gelten sinngemäß die gleichen Regeln. Beim Fahren auf ruhigen Rad- oder Waldwegen dagegen kann man oft schon sehr bald ohne Brille fahren. Wenn man sich tempomäßig zusammennimmt, insbesondere beim Bergabfahren, dann besteht die größte Gefahr darin, aufgrund irgendwelcher Steine, Schlaglöcher, Wurzeln oder ähnlichem zu Fall zu kommen. Und wer wirklich nur sehr langsam fährt, der wird auch das fast immer verhindern können.

Nach einiger Zeit wird man auch auf ruhigen Nebenstraßen ohne Brille fahren können. Es macht eben einen Unterschied, ob man Freitag

Nachmittag in der Frankfurter Innenstadt oder Sonntag Morgen um 5 Uhr im tiefen Odenwald zwischen Eutersee und Eutergrund unterwegs ist.

Am weitaus gefährlichsten ist das Überqueren von verkehrsreichen Straßen. Keinesfalls darf man nach Gehör beurteilen wollen, ob da was kommt. Man sollte immer und rechtzeitig Zeichen geben, sorgfältigst nach beiden Seiten schauen, notfalls sogar absteigen und schieben oder nach einer geschützteren Stelle zum Überqueren suchen.

Eine ungewohnte Gefahr für bisher ans Brilletragen gewohnte Radfahrer sind auch ins Auge fliegende Insekten. Da muss man anfangs sofort anhalten, bis der Schmerz vorbei ist, und darf keinesfalls augenreibend und fast blind weiterfahren. Die Augen gewöhnen sich übrigens recht bald an solche Kollisionen und bewältigen den Fremdkörper dann meist souverän mit einem einzigen automatischen Blinzeln.

Wer aber unbedingt Rasen will oder aus Trainingsgründen muss, der muss eben entweder mit Brille fahren oder sich eine wirklich sichere Strecke aussuchen, am besten eine abgeschlossene Radrennbahn. Oder aber er trainiert bergauf. Da kann man sich extrem austoben und fährt trotzdem automatisch langsam.

Auch als Radfahrer sollte man aber für alle Fälle immer eine Brille dabei haben; und sei es nur zur eigenen Beruhigung. Im sehr fortgeschrittenen Trainingsstadium kann man auch mit einer leichten Gegenbrille fahren. Das Sehen wird dadurch natürlich etwas schwerer, aber die Augen sind geschützt. Sollten Sie das Fahren ohne Brille grundsätzlich als unzumutbar empfinden, z. B. weil Ihre Augen sich wegen des Luftzuges dauernd entzünden, so müssen Sie eben zu einer neutral-transparenten Schutzbrille greifen. Sonnenbrillen aber bitte nur bei wirklich starker Blendung.

Und nun zu den Übungen, die man, falls es die Verkehrssituation erlaubt, während des Fahrens durchführen kann:

► Während der Fahrt mit den Augen am Randstreifen, am Bordstein, der Mittellinie, etc. vor- und zurückschweifen.

► Beim Fahren kann man auf zwei verschiedene Arten Akkommodationsübungen durchführen:

Entweder Sie springen mit dem Blick zwischen einem nahen Beobachtungsobjekt, wie einem Detail am Armaturenbrett (eventuell extra ein kleines Zeichen anbringen), und einem weit vorausliegenden Objekt, wie z. B. dem Nummernschild des vorausfahrenden Autos, hin und her.

Oder Sie heften Ihren Blick auf ein weit vorausliegendes Objekt am Straßenrand, wie z. B. einen Pfosten oder ein Schild, und behalten dieses Objekt im Blick, bis Sie daran vorbeigefahren sind.

► Grundsätzlich bietet eigentlich jede Fahrt genügend Beobachtungsobjekte: Schilder, Gebäude, andere Autos, Landschaft, usw. Beobachten Sie Ihre Umgebung wirklich bewusst und intensiv; achten Sie immer darauf, dass Sie nie starren, sondern dass Ihr Blick immer beweglich umherschweift. Vermeiden Sie aber jede Art von Leistungsdruck und Stress. Viele der Objekte sind immer nur für kurze Zeit in Ihrem Blickfeld; es ist deshalb unvermeidlich, dass Sie manches davon nicht klar erkennen können werden. Niemand kann alles erkennen.

► Zum Anti-Astigmatismus-Training eignen sich auch alle leuchtenden Objekte, insbesondere die Rücklichter anderer Autos. Solches Training ist beim Fahren mit Brille jedoch nur begrenzt sinnvoll, und außerdem sollte man beim Fahren in Dunkelheit oder dichtem Nebel wohl besser vollkommen auf Sehtraining und alle ähnlichen Ablenkungen verzichten, und seien sie auch noch so klein. Es gibt bekanntlich Fahrsituationen, wo selbst Musik aus dem Autoradio schon zu viel der Ablenkung sein kann.

► Bei längeren Fahrten regelmäßige Pausen einlegen. Während der Pausen die Brille abnehmen und körperliche Lockerungsgymnastik und einige Augenübungen durchführen.

► Nutzen Sie auch jeden kleinen Halt zwischendurch, z. B. an einer Ampel oder einem Bahnübergang, um einmal kurz die Brille abzunehmen und zu versuchen, die Augen ohne Brille auf ein Straßenschild, ein Werbeplakat oder eine Autonummer scharfzustellen.

Diverse Übungsmöglichkeiten im Alltag

► Suchen Sie sich einige Tätigkeiten, die Sie mehrmals täglich durchführen und bei denen Sie nicht unbedingt sehen müssen, und gewöhnen Sie sich an, während der Durchführung dieser Tätigkeiten immer die Augen ausruhen zu lassen oder bestimmte Sehübungen zu machen. So kann man sich z. B. angewöhnen, beim Telefonieren immer die Augen zwecks Erholung zu schließen oder während des Hörens der stündlichen Radionachrichten aus dem Fenster zu schauen und ein entfernt liegendes Gebäude mit den Blicken zu umfahren.

► Sicherlich lesen Sie regelmäßig eine Tageszeitung oder ein Fernsehprogrammheft, vielleicht lernen sie auch täglich einige Vokabeln mittels Karteikarten, oder Sie finden irgendeine andere kurze Lesearbeit, die Sie täglich in aller Ruhe und ohne Zeitdruck zu Hause durchführen. Machen Sie es sich zur Angewohnheit, diese Lesearbeit gleichzeitig als Leseübung durchzuführen. Später sollten Sie manchmal sogar mit Gegenbrille lesen.

Achtung: Dies gilt aber wirklich nur für Lesearbeiten ohne Zeitdruck. Wenn Sie eine ganze Tageszeitung morgens in 10 Minuten durcharbeiten müssen, dann ist das die denkbar schlechteste Möglichkeit für Leseübungen.

► Wir alle verbringen täglich die eine oder andere Minute in einem gewissen sehr kleinen Raum unserer Wohnung oder auch am Arbeitsplatz. Dieser Raum ist oft gekachelt, und die Fugen zwischen den Kacheln bieten eine hervorragende Möglichkeit zum Hin-, Her- und Umfahren mit den Augen und für Scharfstellübungen. Und niemand hindert Sie daran, innen an der Tür oder Wand eine Übungstafel oder ein geeignetes Beobachtungsobjekt anzubringen.

► Sie verbringen jeden Tag einige Zeit in einem öffentlichen Verkehrsmittel wie Bus oder Bahn?

Vergeuden Sie diese Zeit nicht mit Dösen oder dem üblichen peinlichen "an-den-anderen-Vorbeischauen". Nutzen Sie die Zeit stattdessen für Sehübungen. Üben Sie Lesen mit einem mitgebrachten Taschenbuch oder einer Zeitung, machen Sie Blicksprünge zwischen Gegenständen im Bus, schweifen Sie an den Linien oder Kanten im Bus entlang oder üben Sie an den in jedem Bus hängenden Schildern und Werbeplakaten.

Und natürlich kann man beim Blick durchs Fenster auch an außerhalb des Busses befindlichen Beobachtungsobjekten üben, z. B. an den schon mehrfach erwähnten Autonummern fahrender oder parkender Fahrzeuge. Dabei gilt es allerdings wieder, jeglichen Leistungsdruck und Stress zu vermeiden. Es ist ganz normal, dass man in der kurzen Zeit des Vorbeifahrens vieles nicht erkennen kann. Der Blick im Vorbeifahren hat sogar einen Vorteil: Man kann nämlich nicht starren, weil sich einerseits der Betrachtungswinkel zum Sehobjekt ständig ändert und weil das Objekt nach wenigen Sekunden wieder aus dem Blickfeld verschwindet.

► Übungsmöglichkeiten beim Spazierengehen, beim Stadtbummel, im Park, auf Spiel- oder Sportplätzen und bei ähnlichen Gelegenheiten habe ich bereits mehrfach erwähnt. Auf jedem besseren Sportplatz gibt es viele gerade Linien, Kanten, Geländer, strukturierte Schotter- oder Kunststoffwege, an denen man den Blick schweifen lassen kann. Bei der Beobachtung von Ballspielen sollte man möglichst dicht ans Spielfeld rangehen und Spieler, Rückennummern, Ball verfolgen. Ein guter Platz ist oft direkt hinter dem Tor oder neben einem Baum, denn da kann man den Blick zwischendurch immer wieder mal am Netz oder der Baumrinde auf den Nahbereich einstellen. Bei Basketballspielen habe ich immer den rechteckigen schwarzen Rahmen über dem Korb als gutes Objekt zum Testen der Sehleistung benutzt.

Sehr gut geeignet und gleichzeitig entspannend ist das Beobachten von spielenden Kindern oder Tieren (Spielplatz, Ententeich, Hühnerstall, Tierweide, Aquarium, etc).

Auch der Blick von Brücken bietet hervorragende Übungsmöglichkeiten. Sei es nun das Erkennen von Autokennzeichen oder das Schweifen an Markierungslinien oder Eisenbahnschienen. Und auch nach Einbruch der Dunkelheit gibt es normalerweise genügend Plätze mit feststehenden oder vorbeifahrenden Lichtern, die sich besonders zum fortgeschrittenen Anti-Astigmatismus-Training eignen.

Und falls Sie aus irgendwelchen Gründen Ihre Wohnung nicht verlassen können oder wollen, dann lassen sich viele dieser Übungen auch vom heimischen Fenster oder Balkon aus durchführen.

4.16 Von mir kaum oder nicht angewandte Übungen

Hier möchte ich Ihnen einige Übungen vorstellen, die fast überall in der herkömmlichen Literatur vorgestellt und empfohlen werden, die ich selbst aber gar nicht oder fast nicht benutzt habe. Einige dieser Übungen halte ich für nutzlos oder gar schädlich, andere mögen brauchbar sein, aber es gibt für das entsprechenden Übungsziel wirksamere Übungen, die ich Ihnen bereits weiter vorne in diesem Buch vorgestellt habe. Manche Übungen "lagen" mir auch ganz einfach nicht; d. h. ich konnte oder wollte sie aus wohl überwiegend persönlichen Gründen nicht durchführen. Einen besonderen Widerwillen habe ich gegen alle "ganzheitlichen Methoden", womit ich das Durchführen zahlreicher Übungen meine, die nichts mit Sehtraining an sich zu tun haben, sondern nur dem allgemeinen körperlichen oder geistigen Wohlbefinden, der Motivation oder sonstigen Nebenzielen dienen. Darunter mögen durchaus nützliche Übungen sein, aber sie sind für das Sehtraining nicht unbedingt notwendig und kosten nur Zeit und Kraft. Meine Erfahrung zeigt, dass man das angestrebte Ziel auch ohne diese Übungen alleine mit den von mir weiter oben beschriebenen Übungen erreichen kann.

Andererseits muss ich zugeben, dass mir manchmal eine einfache, sichere, jederzeit und überall praktizierbare Entspannungsübung fehlte. Mein bewährtester Weg zur Stresslösung ist, mir Sportschuhe anzuziehen und einen scharfen Waldlauf oder eine harte Radtour zu machen. Andere können sich einfach irgendwo mal kurz hinsetzen und sich einreden "ich bin ganz ruhig", und nach 3 Minuten sind sie wirklich für lange Zeit entspannt. Wer so eine Methode beherrscht, der hat es sicherlich einfacher.

Selbstverständlich müssen Sie sich meiner Meinung nicht anschließen, sondern können und müssen Ihre eigene Methode finden. Wir sind alle unterschiedlich, und das gleiche gilt für unsere Sehprobleme. Außerdem kann auch eine "objektiv nutzlose" Übung sinnvoll sein, wenn wir gerade diese Übung als angenehm empfinden und sie uns insofern doch irgendwie indirekt hilft. Was der eine als reine Zeitverschwendung betrachtet, kann für einen anderen eine wichtige motivierende Unterstützung sein.

Schwingen

Von dieser Übung gibt es gibt es mehrere Varianten, die alle etwa auf folgendem Schema basieren: Suchen Sie sich einen festen Standort mit Ausblick auf Beobachtungsobjekte in verschiedenen Entfernungen und schwingen (drehen) Sie dann den Kopf oder den ganzen Oberkörper derart seitlich hin und her, dass Ihr Blick langsam über diese Beobachtungsobjekte streift.

Diese Übung zielt im Ergebnis auf das Üben der schnellen automatischen Einstellung der Augen auf verschiedene Entfernungen. Das ist in der Tat eine der wichtigsten Übungen, aber durchaus nicht Neues. Im Kapitel zu den Akkommodationsübungen haben Sie wirksamere Übungen zu diesem Zweck kennengelernt (z. B. Schweifen und schnelle Blicksprünge), die sich zudem einfacher und unauffälliger in den Alltagsablauf einbauen lassen. Ich will aber nicht ausschließen, dass das Schwingen für manch einen gleichzeitig einen nützlichen Entspannungseffekt bewirken mag. Dann hätte man zwei Fliegen mit einer Klappe geschlagen.

Welche der Übungen Sie anwenden, ist aber ziemlich egal. Wenn Sie das Prinzip und vor allem das Übungsziel verstanden haben, dann können Sie sich sicherlich auch etwas Ähnliches ganz nach Maß für Ihre speziellen Gegebenheiten und Vorlieben entwickeln.

Palmieren

Palmieren oder "Dunkelerholung", wie es Dr. Bates nannte, ist eine Art Ruhen oder Meditieren mit durch die Handteller abgedeckten Augen ("Palm" ist der englische Ausdruck für "Handfläche"). Es gibt viele Varianten dieser Übung. Im Prinzip läuft es immer darauf hinaus, sich eine entspannte Position zu suchen, z. B. sitzend mit auf dem Tisch aufgestützten Ellenbogen, und dann die geschlossenen Augen mit den Handtellern lichtdicht abzudecken. Die Handteller sollen die Augen dabei nicht berühren. Man soll dann entweder ganz entspannt ruhen oder angenehme, entspannende Vorstellungen filmartig vor seinem geistigen Auge ablaufen lassen. Manchmal werden auch ausführliche Entspannungs- oder Meditationstipps zu dieser Übung gegeben, und oft arten die Anleitungen dann in recht absurde Varianten und Begründungen aus wie "Energiefluss von den Händen zu den Augen"

Ich kann in dieser Übung zumindest für mich und in Bezug auf das Sehtraining keinen Nutzen entdecken. Es handelt sich um eine Art vorübergehender Flucht vor der Umwelt. Genauso gut könnte man empfehlen, sich in embryonaler Haltung unter die Bettdecke zu legen, oder besser noch: bei völliger Dunkelheit in eine Wanne mit warmem Wasser. Mag sein, dass dies für manch einen eine angenehme Hilfe zum

Entspannen oder Konzentrieren oder bei der Autosuggestion sein kann. Allerdings sollte man bedenken, dass man im normalen Leben auch keine solchen Entspannungs- oder Erholungspausen bekommt, sondern pausenlos scharf sehen muss. Man sollte sich deshalb besser gar nicht erst an solche Fluchtmöglichkeiten gewöhnen.

Wie schon an anderen Stellen erläutert halte ich es für eine Täuschung, in diesem Fall für eine "optische Täuschung" im Sinne des Wortes, wenn argumentiert wird, Pausen würden den Trainingseffekt erhöhen, denn nach Pausen sähe man erwiesenermaßen besser. Natürlich ist man fast immer nach Pausen kurzfristig leistungsfähiger, egal in welcher Disziplin. Dies sagt aber überhaupt nichts über den langfristigen Trainingseffekt. Stellen Sie sich einmal vor, Sie wollten durch Treppensteigen Ihre Kondition verbessern. Sie können in jedem Stockwerk eine Pause machen, und dann werden Sie die Treppe zum nächsten Stockwerk ausgeruhter und schneller bewältigen. Langfristig ist der Trainingseffekt aber sicherlich besser, wenn Sie versuchen, immer so viele Treppen wie möglich ohne Pause zu schaffen, selbst wenn Sie die letzten Treppen nur noch mit großer Anstrengung bewältigen. Oder stellen Sie sich mal einen "Marathonlauf" vor, der aus lauter 100-Meter-Sprints mit nicht gewerteten Pausen dazwischen besteht. Ab und zu, gewissermaßen zur Abwechslung, kann auch solches "Intervalltraining" durchaus nützlich sein, aber ganz sicherlich nicht als dauerhaft einzige Methode.

In der Literatur wird, meist mit Berufung auf Dr. Bates, von vereinzelten Fällen berichtet, in denen langjährig Fehlsichtige schon nach wenigen Minuten oder Stunden einmaligen Palmierens dauerhaft und völlig geheilt worden seien. Ich kann dies nicht nachvollziehen, denn zumindest in den vielen Fällen, in denen die Augenmuskeln über Jahrzehnte hinweg verkümmert sind, dürfte klar sein, dass sich dieser Defekt nicht durch Palmieren, weder durch einmaliges kurzes noch durch häufiges langes, reparieren lässt. Ohne mühsames und ausdauerndes Muskeltraining läuft da nichts. Aber vielleicht gibt es Fälle, in denen die Muskeln tatsächlich nicht verkümmert, sondern wirklich nur verspannt, also zwar in voller Stärke, aber eben in dauerhaft falscher Einstellung blockiert sind? In solchen Fällen wäre es denkbar, dass die Lösung dieser Verspannung, z. B. durch Entspannung, Hypnose oder ähnliches, schlagartig hilft. Aber in solchen Fällen müsste dann wohl trotzdem das längst verlernte Einstellen der Augen wieder neu eingeübt werden.

Ich denke, man sollte davon ausgehen, dass der Erfinder des Palmierens, ob es nun Dr. Bates oder ein anderer war, sich mit der Beschreibung dieser Übung und ihrer angeblichen Wunderwirkungen einen kleinen Spaß erlauben wollte. Der Tipp, einfach die Augen zu schließen und sich zu entspannen, und irgendwann würde man beim Öffnen der Augen dauerhaft perfekt sehen, dieser Ratschlag kann ja wohl nur als Scherz gegenüber einigen Einfaltspinseln gedacht gewesen sein, denen gar nicht bewusst wurde, dass wir uns alle jede Nacht stundenlang mit geschlossenen Augen entspannen, und dass trotzdem noch kein Fehlsichtiger eines Morgens "geheilt" erwacht ist. Konkret auf diesen Widerspruch angesprochen behaupten natürlich alle Verfechter des Palmierens, Schlafen sei etwas ganz anderes, denn beim Schlafen könne man sich wegen der vielen aufregenden Träume nicht wirklich entspannen, es wäre wissenschaftlich bewiesen, dass die Augen sich auch während des Schlafes bewegen und schwer arbeiten, usw.

Ich glaube trotzdem, dass Palmieren auf dem Gag irgendeines Witzboldes beruht, den viele Autoren in ihrer Begeisterung oder Geschäftstüchtigkeit nicht als Scherz erkannt, sondern diese Übung begeistert aufgegriffen und mit allerlei Hokuspokus und wissenschaftlichem Blabla "weiterentwickelt" und in vielen Büchern weiterverbreitet haben.

Wer mit offenen und kritischen Augen durchs Leben geht, der weiß, dass Literatur und auch die "seriöse Wissenschaft" voll sind von absurden Rezepten und Theorien, die ursprünglich nur aufgrund eines Irrtums, eines Scherzes oder einer dummen Wette in die Welt gesetzt wurden, dann aber ein hartnäckiges Eigenleben entwickelten, und schließlich einfach nicht mehr totzukriegen waren.

Sonnen

In der Literatur wird helles Licht und manchmal sogar nahezu pralle Sonne als wichtiger Bestandteil des Sehtrainings beschrieben. Das soll sich z. B. zur Anregung der Durchblutung und für den Sehfarbstoff-Stoffwechsel günstig auswirken. Im Prinzip basieren alle beschriebenen Übungen zum "Sonnen" darauf, dass man sich für einige Minuten bis zu einer halben Stunde mit geschlossenen Augen direkt der prallen Sonne oder einer starken künstlichen Lichtquelle aussetzt. Das gelblich-orange Licht, dass dabei durch die Lider dringt, soll die erwähnten vorteilhaften Auswirkungen haben.

Ich finde diese Art von Übungen langweilig oder gar stumpfsinnig, und zudem scheint mir auch ein gewisser Widerspruch darin zu liegen, wenn Autoren einerseits das Palmieren, also Dunkelheit, und wenige Seiten weiter dann plötzlich das genaue Gegenteil, nämlich extreme Helligkeit, empfehlen.

Hinweis: Falls Sie die Übung trotzdem ausprobieren wollen, dann übersehen Sie bitte keinesfalls, dass die Augen dabei geschlossen sein müssen. Mit offenen, ungeschützten Augen direkt in grelles Licht zu sehen, wäre in jedem Fall extrem gefährlich.

Wie schon an anderer Stelle betont sollte der Sehtrainierende allerdings keine Angst vor Helligkeit haben. Die Sehschärfe ist aufgrund des Tiefenschärfeeffekts bei Helligkeit grundsätzlich höher als bei Dunkelheit (je heller, desto enger wird die Pupille, und aus physikalischen Gründen führt dies zu einem schärferen Bild). Und die Augen können sich in einem erstaunlich hohem Maße an das Bewältigen von großer

Helligkeit gewöhnen. Denken Sie nur an Naturvölker. Sie tun Ihren Augen deshalb keinen Gefallen, wenn Sie immer gleich zur Sonnenbrille greifen.

Vorstellungsübungen

Hier geht es darum, sich mit geschlossenen Augen Szenen oder Gegenstände möglichst detailliert vorzustellen. Ich selbst habe bei dieser Art von Übung ganz große Probleme; man kann sogar sagen, ich kann es nicht. Ich habe schon ein ganz schlechtes Gedächtnis für Gesichter, und wenn ich nachts versuche, mir das Haus bildlich vorzustellen, dass ich täglich stundenlang beim Blick aus dem Fenster meines Arbeitszimmers sehe, dann klappt das einfach nicht. Ich erzähle mir gewissermaßen selbst: "oben ein rotes Dach, darunter ein paar Stockwerke (wieviele?) mit ein paar Fenstern drin (welche und wieviele?), usw.", aber ich bringe es nicht fertig, ein wirkliches Bild zu sehen. Im Verlauf des Sehtrainings habe ich da zwar große Fortschritte gemacht, aber ich kann es immer noch nicht richtig.

Das scheint bei mir aber ein ganz persönliches, geistiges Problem zu sein, denn es ist durchaus nicht so, dass ich mir grundsätzlich keine Bilder vorstellen kann, sondern ich kann es nur nicht, wenn ich es erzwingen will. Im Traum, oder wenn ich mir nicht bewusst etwas vorstellen will, dann sehe ich sehr wohl manchmal helle und detaillierte Bilder oder gar "Filme". Ich kann mich z. B. daran erinnern, einmal im Halbschlaf genaue Bilder einer großen Baustelle gesehen zu haben. Und dabei kam ich ins Grübeln, ob es für mein Sehtraining nützlich wäre, wenn ich auch an diesen Traumbildern Sehübungen durchführen würde. Nach einiger Zeit, im Halbschlaf denkt man ja etwas langsamer, wurde mir plötzlich bewusst, dass ich gerade dabei war, mir mühelos perfekte Bilder vorzustellen. Und augenblicklich war alles schwarz. So sehr ich mich auch bemühte; ich bekam in dieser Nacht kein Bild mehr zustande.

Mein Problem bei Vorstellungsübungen ist, dass vor meinen Augen alles schwarz bleibt. Deshalb nützt es auch nichts, wenn ich versuche, mir etwas vorzustellen. Solange es dunkel bleibt, werde ich es doch nicht sehen können. Ich müsste lernen, "Licht anzuschalten". Vermutlich gibt es Tricks und Möglichkeiten, auch das zu lernen, wenn man sich nur ernsthaft damit beschäftigt. Dazu hatte ich aber keine Zeit. Und da mein Sehtraining trotzdem erfolgreich war, ist diese Art von Übung mithin nicht unbedingt notwendig. Ich bezweifle aber nicht, dass Vorstellungsübungen nützlich sind, wenn sie einem leicht fallen und man sie ohne großen Zeit- und Kraftaufwand durchführen kann.

Erkennen und erinnern

Ein großes Problem Fehlsichtiger ist die Unsicherheit und das daraus resultierende Starren. Obwohl man auf dem ersten Blick oft durchaus alles Wichtige erkennt, ist man unsicher und schaut sicherheitshalber noch viele Sekunden länger hin. Je länger man hinschaut, desto unschärfer wird aber das Bild, und zum Schluss zweifelt man sogar an dem, was man eigentlich auf dem ersten Blick schon klar erkannt hatte. Und diese Unsicherheit führt dann dazu, dass man beim nächsten Mal erst recht sekundenlang starrt, statt es beim ersten einigermaßen scharfen Blick zu belassen.

Dieser Teufelskreis lässt sich durchbrechen, indem man sein "Sehselbstbewusstsein" stärkt. Die Übungen dazu funktionieren alle nach dem gleichen Prinzip: Sie nehmen Spielwürfel, Spielkarten, Dominosteine, bunte Bauklötze oder ähnliches und stellen oder werfen sie auf den Tisch, ohne dabei hinzusehen. Dann werfen Sie einen kurzen Blick darauf, wenden den Blick wieder ab oder schließen die Augen und beschreiben aus der Erinnerung, was Sie gesehen haben. Also z. B. wie viele Würfel mit wie vielen Augen, welche Spielkarten, usw. Sie werden mit Erstaunen feststellen, dass oft schon ein kurzer Blick ausreicht, um auch ein umfangreiches Bild in sich aufzunehmen. Und mit etwas Training lässt sich diese Fähigkeit noch verbessern.

Vermutlich könnte man sich für solche Übungen auch ein Computerprogramm mit immer nur ganz kurz sichtbaren Bildern mit steigender Komplexität schreiben. Oder man arbeitet mit einem Diaprojektor. Und entsprechende Übungen lassen sich auch leicht in den Alltag einbauen: Bei einem Spaziergang werfen Sie einen kurzen Blick auf ein umfangreiches Hinweisschild, auf eine Autonummer, auf eine Reihe mit Autos, dann wenden Sie den Blick ab und versuchen, den Schildertext, die Autonummer oder Farbe, Typ und Reihenfolge der Autos zu rekonstruieren. Oder Sie sitzen im Park, schließen die Augen und beschreiben sich die Landschaft oder Details der umherlaufenden Menschen.

Ich selbst hatte auch mit diesen Übungen gewisse Schwierigkeiten und habe sie nur selten und wohl eher schlecht als recht gemacht. Sie scheinen für den Erfolg des Sehtrainings also nicht unbedingt nötig zu sein.

Zentriertes Sehen

Im Auge, genauer in der Netzhaut, die die Bildstrahlen auffängt, gibt es einen kleinen Punkt der größten Sehschärfe ("Fovea centralis", Punkt mit den meisten Sehnerven, oft auch Makula oder Macula genannt). Dies ist objektiv bewiesen und unter allen Fachleuten unstrittig, denn beim Zerlegen von Augen unter dem Mikroskop kann man ja die Anzahl der Sehnerven je Sehzelle und Flächeneinheit zählen.

In Literatur wird behauptet, dass viele Leute diesen Punkt nicht richtig nutzen, d. h. sie schauen so, dass das jeweils interessierende Beobachtungsobjekt nicht mit diesem Punkt, sondern nur mit weniger empfindlichen (schwächeren) Teilen des Auges betrachtet wird.

Dies muss jeder für sich selbst testen: Sehen Sie auf einen Buchstaben und versuchen Sie herauszubekommen, ob Sie vielleicht gleichzeitig einen benachbarten Buchstaben schärfer sehen. Dann würden Sie nicht mit dem Punkt der größten Sehschärfe schauen; Sie würden nicht zentriert sehen.

Wenn Sie dagegen beim Betrachten des unteren Teils eines Buchstabens den oberen Teil schon etwas unschärfer sehen, dann wäre dies ein Beweis dafür, dass Sie genau mit dem Punkt der größten Sehschärfe sehen (perfekt zentriertes Sehen).

Bei diesen Tests dürfen Sie aber nur auf die reine Sehschärfe auf der Netzhaut hinten im Auge abstellen. Viele Fehlsichtige leiden neben "normaler" mangelnder Sehschärfe ja auch noch über Astigmatismus und diverse trübe, verzerrende oder sonstwie störende Flecken vorne auf der Hornhaut. Wenn Ihre Blickachse gerade durch solch einen Fleck fällt, dann ist das Bild natürlich sowieso schlecht. Aber das hat dann nichts mit zentriertem oder nicht zentriertem Sehen zu tun.

Wenn Sie Ihren Kopf stillhalten und dabei den Blick wandern lassen, dann werden Sie schnell herausfinden, ob es sich um einzelne Flecken vorne auf dem Auge oder einen systematischen Sehfehler hinten im Auge handelt.

Ich konnte die Theorie des zentrierten Sehens bei mir nicht recht nachvollziehen. Wenn ich von einigen störenden Flecken absehe, die eindeutig vorne auf der Hornhaut saßen, dann habe ich immer einen relativ großen Bereich gleichmäßig scharf oder unscharf gesehen. Manchmal, an Tagen, an denen diese Flecken besonders störend waren, habe ich mich dabei ertappt, wie ich mittels leichter Kopfverdrehung versucht habe, an diesen Flecken vorbei statt durch sie hindurch zu schauen. Da sich das Fleckenproblem aber im Laufe des Sehtrainings deutlich verminderte, wurde dieses "schiefe Sehen" kein echtes Dauerproblem. Jedenfalls war mein Training erfolgreich, ohne dass ich in Bezug auf zentriertes Sehen irgendwelche besonderen Bemühungen unternommen habe. Aber ich kann natürlich nicht ausschließen, dass andere ein derartiges Sehproblem haben und deshalb auch lernen müssen, ihren Blick anders zu richten. Dieses "zentrale Sehen" war eines der Lieblingsthemen von Dr. Bates. Ich glaube aber nicht, dass dies wirklich das Hauptproblem der meisten Fehlsichtigen ist.

Die Versuche zum "zentralen Sehen" müssen Sie unbedingt bei Helligkeit durchführen. Im Punkt der größten Sehschärfe sieht man nämlich nur bei Helligkeit am besten. Bei Dämmerung sieht man dagegen die Objekte am schärfsten, die seitlich im Blickfeld liegen. Das hängt damit zusammen, dass die auf das Sehen bei Dunkelheit spezialisierten Sehzellen überwiegend um den Punkt der größten Sehschärfe herum angeordnet sind.

4.17 Trainingsplan und Trainingssystematik

Zuerst sollten Sie die in den verschiedenen Kapiteln dieses Buches ausführlich beschriebenen Vorbereitungen und grundsätzlichen Überlegungen vornehmen. Dies wären:

► Stellen Sie die aktuelle Leistungsfähigkeit Ihrer Augen fest, und zwar einmal bei jedem einzelnen Auge und dann für beide Augen zusammen. Notieren Sie sich diese Leistungsstände (vgl. Kapitel "Leistungskontrolle und Fortschritte"). Notieren Sie auch, ob Sie irgendwelche organischen Fehler an ihren Augen feststellen können, z. B. dauerhafte Flecken an einer Stelle des Gesichtsfeldes. Achtung: Oft hat man sich an solche Fehler derart gewöhnt, dass man sie nur bei sehr intensiver Suche bemerkt.

► Besuchen Sie eventuell einen Augenarzt und lassen Sie auch von ihm die aktuelle Leistung Ihrer Augen messen.

► Werden Sie sich über die Zielsetzung Ihres Augentrainings klar. Legen Sie auch fest, ob Sie beide Augen auf gleiches Leistungsniveau trainieren bzw. auf gleichem Niveau halten wollen, oder ob es Ihnen egal ist, ob sich die Leistungsfähigkeit Ihrer Augen unterschiedlich entwickelt.

Legen Sie sich ab sofort mindestens folgende neue Sehgewohnheiten zu:

► Machen Sie soviel wie möglich ohne Brille, oder wenigstens mit der schwächstmöglichen Brille. Obwohl dieser Schritt besonders wichtig ist, dürfen Sie dabei aber keinen unverantwortlichen Ehrgeiz entwickeln. Verzichten Sie beim Autofahren und ähnlichen gefährlichen Tätigkeiten keinesfalls auf die Brille. Und auch bei Ihren verschiedenen Arbeiten müssen Sie jeweils abwägen, ob der Produktivitätsverlust beim Arbeiten ohne Brille vertretbar ist. Es ist keine Niederlage und steht dem erwünschtem Trainingserfolg nicht im Wege, wenn man noch lange Zeit bei bestimmten Arbeiten zur Brille greifen muss. Suchen Sie sich aber einige Tätigkeiten wie, z. B. das tägliche Zeitunglesen oder Fernsehen, die Sie ab sofort grundsätzlich ohne Brille durchführen.

► Vermeiden Sie Starren; sehen Sie beweglicher. Erweitern Sie durch bewegliche Augen Ihren Blickwinkel nach beiden Seiten, nach oben und unten. Werfen Sie Blicke, lassen Sie Ihre Blicke schweifen. Und wenn Sie etwas anschauen, dann um- oder überfahren Sie es mit ständig beweglichem Blick. Achten Sie darauf, dass Sie zumindest manchmal Blinzeln.

► Vermeiden Sie längeres Sehen in einer einzigen Entfernungsebene. Gewöhnen Sie sich an, alle paar Minuten einmal für einige Sekunden den

Blick auf eine andere Entfernung einzustellen oder über einen breiten Entfernungsbereich zu schweifen. Wenn Sie mit Brille arbeiten, dann nehmen Sie diese dazu am besten ab und trainieren Sie jedesmal kurz das Ein- und Umstellen der Augen auf verschiedene Entfernungen ohne Brille.

► Sehen Sie ab sofort bewusster. Versuchen Sie, auch Dinge und Details zu erkennen, die für Sie eigentlich keine unmittelbare Bedeutung haben. Wenn Sie nichts sehen wollen, dann machen Sie die Augen zu. Wenn Sie die Augen aber offen behalten, dann benutzen Sie sie auch aktiv.

Mit den eigentlichen Sehübungen sollten Sie etwa so beginnen:

► Obwohl erfahrungsgemäß gerade am Anfang Neugier, Tatendrang und Leistungsbereitschaft besonders hoch sind, sollte man langsam beginnen. Es bringt keinerlei Vorteile, untrainierte Augen sofort voll zu fordern. Beobachten Sie sorgfältig alle Reaktionen Ihrer Augen und Ihres Körpers; nicht nur während des Trainings, sondern auch an den Folgetagen. Eine Art Muskelkater in der Augengegend am nächsten Tag ist anfangs normal. Schauen Sie sich Ihre Augen sicherheitshalber auch manchmal im Spiegel an.

► Beginnen Sie mit Bewegungsübungen für die Augen, und steigern Sie diese Übungen in den nächsten Tagen. In einigen Wochen werden Ihre Augen beweglich genug sein und zudem durch die anderen Übungen so gut an Bewegung gewöhnt sein, dass Sie die reinen Bewegungsübungen dann schneller und müheloser absolvieren können. Einige Bewegungsübungen müssen Sie aber wirklich täglich und dauerhaft durchführen. Hören Sie keinesfalls nach ein paar Wochen völlig damit auf, weil Sie meinen, Sie könnten es jetzt gut genug.

► Beginnen Sie ebenfalls mit Akkommodationsübungen, insbesondere mit den die Muskeln besonders stark trainierenden Extremakkommodationen zwischen ganz nah und ganz fern. Da diese Übungen ein wirklich extremes Muskeltraining sind, dürfen Sie die Anstrengung und die Wiederholungszahl aber nur ganz langsam steigern.

Natürlich sind auch die sanfteren Akkommodationsübungen wie das Schweifen wichtig. Diese lassen sich aber leichter in das Alltagssehen einbauen und müssen deshalb nicht so intensiv extra trainiert werden.

Auch das Akkommodationstraining muss Ihr gesamtes Training begleiten. Schränken Sie es keinesfalls nach ein paar Wochen ein, weil Sie meinen, Sie könnten es jetzt gut genug.

► Den Hauptblock jedes intensiven Sehtrainings bilden natürlich die konkreten Sehübungen an den Übungstafeln, Leseübungen, Übungen am

Fernseher einschließlich Videotext und diverse Beobachtungsübungen an fernen Objekten im Freien.

Hier müssen Sie Ihre besonderen Probleme selbst finden und entsprechende Schwerpunkte setzen. Trainieren Sie hart, aber flexibel. Wenn Sie Zeit haben, dann trainieren Sie mehr, und wenn Sie weniger Zeit oder dringendere Probleme haben, dann weniger oder ausnahmsweise auch mal gar nicht. Ändern oder wechseln Sie die Übungen manchmal, damit es nie zu langweilig wird. Passen Sie Ihr Training an die Jahreszeit an; im Sommer viel draußen, in der Übergangszeit am Fenster, und in der dunklen Jahreszeit bleibt dann immer noch der Fernseher.

Seien Sie sich bewusst, dass Fortschritte langsam und fast unmerklich eintreten werden. Lassen Sie sich davon aber nicht dazu verleiten, dauernd die Methode grundlegend umzustellen oder irgendwelche "Dummheiten" zu machen, um Beschleunigung zu erreichen. Sowas kann eher kontraproduktiv wirken.

Wenn Sie nur auf Erhalt Ihrer aktuellen Sehleistung trainieren wollen, dann kann dieser Haupt-Trainingsblock allmählich wieder entfallen, sobald Sie gelernt haben, diese Übungen in Ihre Alltagsarbeit einzubauen. Z. B. indem Sie in Zukunft immer "richtig lesen". Das reicht dann vollständig.

Wenn Sie dagegen einen vorhandenen Sehfehler wegtrainieren wollen, dann werden Sie nicht umhinkommen, diesen Trainingsblock monate- oder jahrelang möglichst regelmäßig und intensiv durchzuführen und sogar zu steigern. Das kann je nach Ehrgeiz und Zielsetzung eine halbe oder auch 3 Stunden täglich bedeuten. Und an Wochenenden oder in den Ferien auch mal mehr.

► Achten Sie auf eine strikte Trennung von Arbeit und Sehtraining. Es schadet mehr als es nützt, wenn Sie zu bald versuchen, wichtige Arbeiten und Arbeiten unter Zeitdruck ohne Brille zu erledigen. Pausen mit Sehübungen ohne Brille ja, aber setzen Sie sich keinesfalls unter Druck, ihre eigentlichen Arbeiten ohne Brille durchführen zu wollen. Es macht nichts, wenn Sie bei großem Arbeitsanfall und Stress oder Unwohlsein mal einige Tage deutlich weniger trainieren.

Ausnahmen von dieser Trennung von Arbeit und Sehtraining sind zulässig, wenn Sie wirklich nur schwach fehlsichtig sind oder wenn Sie sich wirklich fast unbegrenzt viel Zeit lassen können, so dass keine Stressgefahr besteht, und natürlich später im sehr fortgeschrittenen Trainingsstadium.

► Im fortgeschrittenen Trainingsstadium können Sie Ihren Trainingsaufwand weitgehend beliebig entsprechend Ihrer verfügbaren Zeit und Zielsetzung festlegen. Der einzelne Trainingsblock sollte nicht zu kurz sein, weil die Augen einige Zeit brauchen, um in Hochform zu kommen. Das heißt aber nicht, dass eine Minute Augentraining zwischendurch bei der Arbeit wertlos wäre; ganz im Gegenteil. Andererseits ist es besser, das Training auf mindestens 2 oder mehrere Blöcke am Tag aufzuteilen, statt z. B. ein einziges Dreistundentraining am Stück durchzuziehen. Empfehlenswert sind 2 bis 4 Übungsblöcke pro Tag von je ca. 1/4 bis maximal 1 1/2 Stunden.

Bei geschickter Einteilung können Sie die Hälfte davon problemlos abends beim Fernsehen absolvieren; dafür benötigen Sie also gar keine "Extrazeit", sondern Sie legen nur die sonst jeden Abend verschwendeten Stunden vor dem Fernseher sinnvoller an.

► Bei hartem Training sollte man ab und zu "Ruhetage" einlegen, an denen man nur wenige und sanfte Übungen durchführt und das Hauptaugenmerk auf Entspannung legt. Also kein Pressen, statt harten Akkommodationsübungen nur sanftes Schweifen, öfter mal zur Brille greifen, etc.

► Wenn Sie isoliertes Training eines Auges betreiben wollen oder müssen, dann müssen Sie unbedingt einen klaren Plan mit Zielsetzung aufstellen, ständig die Leistungsfähigkeit beider Augen kontrollieren und das Training konsequent durchhalten. Bei vorzeitigem Abbruch des isolierten Trainings eines Auges, bevor beide Augen auf gleichem Leistungsniveau sind, kann der Nutzen des gesamten bisherigen einäugigen Trainings verlorengehen, weil das gerade schwächere Auge wegen der Dominanz des stärkeren Auges dann oft schnell auf seinen alten Leistungsstand zurückfällt.

Aber auch dann, wenn Sie beide Augen gemeinsam trainieren und beide auf gleichem Niveau halten wollen, auch dann müssen Sie regelmäßig die Leistungsfähigkeit beider Augen kontrollieren und eventuell durch vorübergehendes einäugiges Training angleichen.

Einfacher ist es, wenn Sie immer mit beiden Augen gemeinsam trainieren und es Ihnen völlig egal ist, ob sich beide Augen gleichmäßig entwickeln oder das verbesserte Sehen nur auf Fortschritten eines Auges beruht. In diesem Fall irritiert der dauernde Vergleich zwischen den beiden Augen nur.

► Regelmäßige Fusionsübungen brauchen Sie nur durchzuführen, wenn Sie Probleme beim Fusionieren haben. Ansonsten reichen ein paar Minuten Fusionsübung alle paar Tage.

Wenn Sie stark unterschiedliche Augen haben und dies ändern wollen oder wenn Sie aus anderen Gründen Ihre Augen häufig einzeln trainieren, dann sind Fusionsübungen im Prinzip wichtig. Da sich das Verhältnis der Leistungsfähigkeit Ihrer Augen in diesem Fall während des Trainings aber vermutlich stetig ändern wird, nutzt zu frühes, intensives Fusionstraining nicht viel. Sie müssen sich damit abfinden, in solchen Fällen vorübergehend beim beidäugigen Sehen schlecht zu sehen. Trainieren Sie in solchen Fällen anfangs die Fusion nur nebenher. Erst wenn Sie

Ihre Augen auf ein gleichmäßiges Niveau gebracht haben, erst dann sollten Sie zu intensiven Fusionstraining übergehen.

Wenn Sie sich aber damit abgefunden haben, fast nur mit einem Auge zu sehen, und dies auch nicht mehr ändern wollen, dann sind Fusionsübungen in der Regel unnötig oder sogar schädlich.

► Ob Sie andere, mehr "indirekte" Übungen wie Palmieren, Sonnen, Vorstellungsübungen durchführen wollen, müssen Sie selbst entscheiden. Ich halte diese Übungen für überflüssig oder jedenfalls nicht unbedingt notwendig. Eine gewisse Beschäftigung mit Entspannungsübungen ist aber sicherlich sinnvoll.

► Wie Sie insbesondere meinem Tagebuch in Kapitel 5 dieses Buches entnehmen können, treten während des Sehtrainings diverse Merkwürdigkeiten auf, z. B. vorübergehende sprunghafte Verbesserungen oder Verschlechterungen der Sehleistung, vorher scheinbar nicht vorhandene glasig-verzerrende oder milchig-trübe Flecken auf dem Auge, (gemäßigte) Schmerzen in der Augengegend oder Kopfschmerzen, tränende Augen und laufende Nase, usw. Lassen Sie sich davon nicht irritieren, verfallen Sie nicht in zu tiefes Grübeln über die Hintergründe, versuchen Sie nicht, diese seltsamen Effekte mit irgendwelchen Tricks wegzubekommen, abgesehen von z. B. ab und zu einer kleinen Dosis leichter Schmerztabletten. Unterbrechen Sie Ihr Training auch nicht, bis der Effekt verschwunden ist. Trainieren Sie einfach weiter und ignorieren Sie die Sache so weit möglich. Bei größeren Beschwerden oder während Krankheiten sollten Sie das Training natürlich vorübergehend etwas reduzieren, aber die tägliche Trainingsdosis ist ja sowieso variabel.

Andererseits: Bei ernsthaften Beschwerden sollten Sie natürlich einen Arzt konsultieren. Ich kann Ihnen aber leider keine Faustregel geben, bis wann Beschwerden normal und ab wann sie ernsthaft sind. Das ist wie bei jedem sportlichen Training: Wer bei jeder Anstrengung und jedem Muskelkater mit dem Training aussetzt und zum Arzt läuft, der ist zu empfindlich, um jemals zu echten Erfolgen zu gelangen. Wer aber trotz ernsthafter Verletzungen auf jede Behandlung pfeift und sorglos weitertrainiert, der ist dumm und verantwortungslos. Da den richtigen Maßstab zu finden, gehört wohl mit zu den Erfolgsrezepten eines Sportlers.

► In der zweiten Hälfte des Sehtrainings, wenn Sie im entspannten Zustand ohne Brille schon recht gut sehen und die Tricks und Kniffe der richtigen Sehtechnik beherrschen, dann sollten Sie zunehmend auch Übungen unter Stressbedingungen durchführen, also Sehen unter Zeit- und Leistungsdruck.

► Im fortgeschrittenen Stadium, wenn Ihnen normales Training kaum mehr Mühe, Kopfschmerzen oder Muskelkater bereitet, sollte ein wachsender Teil des Trainings mit Gegenbrille durchgeführt werden. Bei nur leichter Fehlsichtigkeit können Sie auch schon früher mit Gegenbrille trainieren.

► Kontrollieren Sie sich ständig darauf, dass Sie die Übungen qualitativ korrekt ausführen und die neuen Sehgewohnheiten auch im Alltag konsequent beibehalten. Erfahrungsgemäß tendiert man nach den ersten Fortschritten leider dazu, wieder nachlässiger zu werden und in alte Sehfehler zurückzufallen. Achten Sie auch darauf, dass Sie sich nicht dauerhaftes, überzogenes Augenkneifen oder ähnliche Gesichtsverzerrungen angewöhnen. Natürlich haben die Sehgewohnheiten Einfluss auf die Mimik; und gutes, lebhaftes Sehen bewegt die Gesichtszüge nun einmal mehr als leeres Starren. Aber man sollte eine Grenze ziehen, damit man nicht unangenehm auffällt.

► Kontrollieren und notieren Sie Ihre Sehleistung regelmäßig, aber nicht zu häufig. Übertreiben Sie es nicht. Setzen Sie sich nicht unter überzogenen Leistungsdruck und erwarten Sie nicht zu viel. Laufen Sie nicht jeden Monat zum Augenarzt oder Optiker, um nachmessen zu lassen, ob und wie viel Fortschritte Sie gemacht haben.

Wenn Sie das Gefühl haben, es sei möglich, sinnvoll oder gar notwendig, und wenn Sie genug Geld haben, dann können Sie bei intensivem Training etwa alle 3 bis 12 Monate beim Optiker mal testen lassen, ob Sie inzwischen vielleicht mit einer etwas schwächeren Brille auskommen. Vielleicht reicht aber auch der Rückgriff auf eine ältere, schwächere Brille. Aber so weit möglich sollten Sie ja sowieso versuchen, völlig ohne Brille auszukommen. Und diejenigen Arbeiten, für die Sie vorerst noch eine Brille brauchen, bei mir waren das Autofahren und die Arbeit am Computerbildschirm, die kann man oft schlecht im Optikerladen simulieren. Und man kann in den paar Minuten dort nicht erahnen, wie lange man bei der Arbeit mit welcher schwächeren Brille durchhälten wird. Die Auswahl der gerade richtigen Zwischenbrille ist deshalb immer eine Glücksache.

5. Erfahrungsbericht

5.1 Leistungskontrolle und Fortschritte

Im folgenden Kapitel werde ich sehr genau über meine Beobachtungen und Fortschritte während des gesamten Sehtrainings berichten. Diese Beschreibung ist chronologisch, d. h. genau in der Reihenfolge, wie ich es erlebte. Deshalb sind manche Irrungen und Wirrungen, Widersprüche, Doppelt- und Dreifachbeschreibungen dabei. Ich habe genau beschrieben, was mich in welchem Stadium besonders belastete oder erfreute. Die Beschreibungen werden mit der Dauer des Trainings genauer. Ursprünglich hatte ich erwartet, dass das Training wesentlich schneller und einfacher ausfallen würde. Erst später wurde mir klar, wie schwierig die Sache wirklich war und dass bei einer späteren Auswertung meiner Beobachtungen möglicherweise auch kleine Details wichtig sein würden. Ganz bewusst habe ich deshalb auch keine nachträglichen Korrekturen gemacht, denn dabei hätten wichtige Informationen verloren gehen können.

Stellen Sie sich vor, Sie müssten das Wetter eines Jahres beschreiben. Sie können das Tag für Tag machen. Das wird langatmig, unübersichtlich, sprachlich ungeschliffen und voller Wiederholungen - ein wahrer Alptraum für jeden Verlagslektor. Aber es stecken alle Informationen drin. Oder Sie fassen es zusammen: "10 Tage starker Schneefall, 18 Tage leichterer Schneefall, 25 Tage starker Regen, 91 Tage leichter Regen ...und im Durchschnitt ...". Das ist kurz und elegant, aber für spätere wissenschaftliche Untersuchungen ziemlich wertlos. In diesem Buch habe ich beides gemacht: Im vorderen Buchteil eine bereinigte, konzentrierte und geordnete Zusammenfassung meiner Erkenntnisse, und hier hinten eine ausführlichere, aber ungeordnete Tag-für-Tag-Beschreibung.

Und im darauffolgenden Kapitel folgen dann noch Ideen und Vorschläge, wie ich vorgehen würde, wenn ich mit meinen heutigen Erfahrungen noch einmal mit dem Training beginnen müsste. Kurz: wie Sie es vermutlich besser machen können.

Die nun folgenden Erfahrungen sind naturgemäß speziell auf meinen eigenen Fall bezogen, also auf den Extremfall einer "Gewalttour" eines experimentierfreudigen, überdurchschnittlich stark an Kurzsichtigkeit und Astigmatismus Leidenden mit zwei sehr verschieden leistungsfähigen Augen, der fast ausschließlich bei freier Zeiteinteilung zu Hause arbeitet.

Ihr Fall wird vermutlich anders liegen, und deshalb werden Verlauf und Fortschritte des Trainings bei Ihnen sicherlich anders ausfallen. Trotzdem halte ich den nun folgenden chronologischen Fortschrittsbericht für sehr sinnvoll. Denn während eines intensiven und langjährigen Sehtrainings werden Ihnen in jedem Fall eine ganze Reihe seltsamer Effekte begegnen, und es beruhigt erfahrungsgemäß sehr, wenn man dann nachlesen kann, dass auch andere diese oder ähnliche Effekte erlebt haben. dass man also auf dem richtigen Weg und nicht auf dem einsamen Weg in eine Sackgasse ist.

Außerdem hoffe ich, dass der eine oder andere Fachmann, ob nun Augenarzt oder sonstwie interessiert und fachkundig, aus der Art der von mir beobachteten Effekte und der Reihenfolge ihres Auftretens wissenschaftliche Erklärungen herleiten und womöglich wirksamere Übungen entwickeln kann.

Sie sollten in jedem Fall folgende Details beachten:

► Die Sehleistung ist abhängig von Tageszeit, Laune (Stress), Wetter (bei Sonne oft wesentlich besseres Sehen), Gesundheit oder Krankheit und vermutlich vielen anderen Dingen mehr. Beim Sehen mit Brille fallen diese Unterschiede der Sehleistung kaum auf, während man beim Sehtraining ohne Brille schon kleinste Unterschiede der Sehstärke bemerkt und dadurch irritiert wird.

Bei normalem Tagesablauf sehe ich z. B. in den späten Abendstunden mit Abstand am besten und in den ersten Stunden nach dem Aufstehen am schlechtesten. Woran das liegt und ob das bei allen Menschen so ist, das soll hier dahingestellt bleiben. Wesentlich ist jedoch, dass ich beim Training am späten Abend meistens sehr gute Ergebnisse und oft regelrechte Erfolgserlebnisse hatte. Am nächsten Morgen dagegen gelang es mir zumindest im ersten Trainingsjahr fast nie, die Ergebnisse des Vorabends zu reproduzieren. Erst im Verlauf des Tages besserte sich mein Sehvermögen allmählich, um dann am Abend wieder den Höchstwert zu erreichen. Glücklicherweise war ich mir dieser tageszeitlichen Schwankungen voll bewusst, so dass mich die morgendlichen Misserfolge nicht allzusehr demotiviert haben. Hätte ich es aber nicht gewusst, dann hätte ich vermutlich eines Morgens frustriert aufgegeben.

Auch die Abhängigkeit der Sehleistung vom körperlichen Allgemeinbefinden ist enorm. Die Sehleistung sinkt nicht nur bei richtigen Krankheiten, sondern schon bei geringen körperlichen Schwächen, wie sie wohl jedermann alle paar Wochen mal erlebt und normalerweise kaum beachtet. So macht sich bei anziehenden kleinen Erkältungen oft schon 1 bis 2 Tage vor Ausbruch der Krankheit ein deutliches Nachlassen der Sehleistung bemerkbar. Betastet man während unerklärlicher Phasen von Sehschwäche einmal die Lymphknoten am Hals und in der Gegend der Ohrläppchen, so wird man oft eine Ansschwellung in Form kleiner Knötchen dicht unter der Haut feststellen. Das ist ein Zeichen dafür, dass der der Körper gerade gegen eine Infektion kämpft, die man sonst vermutlich gar nicht bemerkt hätte.

Sie sollten deshalb möglichst bald herausfinden, zu welchen Tageszeiten und bei welchen Nebenbedingungen Sie besonders gut oder schlecht sehen. Und diese Erkenntnisse müssen Sie bei dann unbedingt bei jeder späteren Beurteilung Ihrer Trainingsfortschritte berücksichtigen.

► Sie sollten sich ebenfalls bewusst sein, dass es auch Unterschiede zwischen der Sehleistung in vertrauter Umgebung (stressfrei im eigenen Fernsehsessel) und der Sehleistung unter Druck oder in fremder Umgebung (mit Zeitdruck am Arbeitsplatz oder gar in fremder Umgebung) gibt. Zumindest in der Anfangsphase des Sehtrainings ist es ganz normal, dass Verbesserungen des Sehvermögens zuerst nur während des entspannten Trainings in vertrauter Umgebung auftreten.

► Neben einer ganz langsamen allmählichen Verbesserung der Sehleistung bewirkt das Training erstaunlicherweise hauptsächlich sprunghafte Fortschritte in Form immer häufigerer und längerer auffallend guter Scharfsehphasen. Dabei ist es ganz normal, dass es während des Trainings auch Wochen der Stagnation und sogar manchmal mehrere aufeinanderfolgende Tage mit Rückschritten gibt. Diese Rückschritte bedeuten auch, dass sich die Anzahl und Länge der Scharfsehphasen wieder rapide verkürzt. Statt z. B. in einer guten Stunde vielleicht 20 mal etwa je 1 Minute fast mühelos scharfzusehen kann man dann plötzlich nur noch mit größter Mühe alle paar Minuten gerade mal für 2 Sekunden scharfe Sicht erzwingen. Lassen Sie sich davon keinesfalls entmutigen!

► Notieren Sie sich zu Beginn des Trainings und später alle paar Wochen Ihre Sehleistungen ohne Brille und auch mit Brille. Stellen Sie sich an Ihr Fenster und betrachten Sie einige nähere und fernere Objekte: Welche Fensterrahmen oder -kreuze welches benachbarten Hauses können Sie scharf sehen und welche nur unscharf oder praktisch gar nicht? Können Sie einzelne Dachziegel erkennen oder ist das ganze Dach nur eine einzige einheitliche Fläche? Erkennen Sie Schornsteine, Mauerfugen zwischen den einzelnen Steinen, Briefkästen und Türklinken gegenüber, die Latten oder Maschen eines Gartenzaunes, die Autonummer Ihres Autos vor dem Haus, usw.? Setzen Sie sich auf Ihren üblichen Arbeits- oder Ruheplatz: Welche Bilder oder Schriften an der Wand können Sie erkennen? Welche Buchrücken, Texte und Gegenstände im Buchregal sehen Sie scharf und welche unscharf? Können Sie den Firmennamen auf Ihrem Fernseher lesen? Die Anzeige der Lottozahlen, der Fußballergebnisse, der Wetterkarte, die Börsenkurse, Videotext, die Uhr vor den Nachrichten oder die an Ihrer Wand? Lassen Sie sich ausreichend Zeit zum Scharfstellen der Augen. Es kommt nur darauf an, ob Sie das jeweilige Objekt ohne Brille überhaupt scharf erkennen können, egal mit wie viel Mühe und Zeitaufwand.

Notieren Sie sich nachvollziehbare und objektive Ergebnisse zu etwa 5 bis 20 Beobachtungsobjekten. Nachvollziehbar heißt, dass diese Gegenstände immer oder doch meistens in gleicher Position und Entfernung und bei etwa gleichen Lichtverhältnissen vorhanden sein müssen. Die Ergebnisse können Sie z. B. in einer Tabelle notieren. Jede Spalte gehört zu einem Gegenstand, jede Zeile zu einem Datum. Für die Schärfe, mit der Sie jedes der Beobachtungsobjekte erkennen, können

Sie z. B. Zahlen von 0 (gar nicht erkennbar) bis zu 6 (sehr scharf) einsetzen. Verbale Zusatzbemerkungen wie "Fensterkreuz horizontal scharf, vertikal unscharfes Doppelbild", "nur wenn sehr hell", "nur extrem selten und ganz kurz scharf erkennbar", "nur mit viel Mühe", "fast immer mühelos scharf erkennbar", usw. sind sehr wichtig für die spätere Beurteilung der Fortschritte. Es wird im Laufe des Trainings nämlich quälend lange Zeiten geben, in denen die Schärfe bei bestimmten Beobachtungsobjekten nicht mehr zunimmt. Aber man sieht sie immer öfter, länger und müheloser scharf.

Ganz ähnlich sollten Sie sich Ihre Sehleistungen an der Beobachtungstafel notieren (von ihrem Stammplatz aus, d. h. mit festen Abstand und reproduzierbarer Beleuchtung).

Die Fortschritte während des Sehtrainings werden sehr langsam erfolgen. Und es wird frustrierende Zeiten der Stagnation oder gar zeitweilige Verschlechterungen geben, während derer Sie bezweifeln werden, dass das ganze Training Sie überhaupt voranbringt. Manchmal werden Sie sich fragen, ob alle bisherigen Fortschritte vielleicht nur auf Einbildung und Wunschdenken beruhen. In all diesen Fällen hilft dann ein Blick auf ihre alten Notizen, und Sie wissen, dass Weitermachen sich lohnt. Notieren Sie die Ergebnisse deshalb wirklich schriftlich. Bilden Sie sich nicht ein, Sie würden das schon im Kopf behalten (könnten Sie sich heute wirklich noch daran erinnern, wie Sie oder ihr Partner vor 30 Jahren aussah, wenn Sie nicht einige alte Fotos hätten?). Ich glaube nicht, dass man ein Sehtraining ohne gelegentlichen Rückgriff auf solche Notizen erfolgreich durchhalten kann.

► Zu Beginn des Trainings sollten Sie jedes Ihrer Augen auch einmal sorgfältig auf Flecken untersuchen. Decken Sie ein Auge mit einer Klappe ab. Setzen Sie Ihre Brille auf und testen Sie Ihr Sehvermögen auf dem anderen Auge aus allen Blickwinkeln an der Trainingstafel (Kopf langsam seitlich und auf- und abwärts schwenken). Auf fast jedem Auge finden sich kleine Gebiete leicht glasiger Unschärfe, nebeliger Störungen oder gar richtige Flecken. Oft sind es dauerhafte Störungen, die wir unser Leben lang behalten, die uns aber normalerweise kaum auffallen, weil sie minimal sind und wir uns außerdem perfekt daran gewöhnt haben. Notieren Sie sich diese Flecken. Während des Sehtrainings ohne Brille können solche Flecken nämlich manchmal vorübergehend sehr störend werden, und es beruhigt dann ungemein, wenn man weiß, dass die Flecken schon vorher da waren und nicht etwa Folge eines falschen Trainings sind. Mit zunehmender Sehschärfe ohne Brille gehen die Flecken später dann wieder auf ihr ursprüngliches, kaum störendes Niveau zurück.

► Zudem ist es sinnvoll, zu Beginn des Trainings einmal den Augenarzt aufzusuchen. Dieser wird dabei routinemäßig mit seinen Methoden Ihre aktuelle Sehleistung messen und in Ihre Akte aufnehmen, so dass Sie bei

Ihrem nächsten Besuch nach vielleicht 12 Monaten eine objektive Bewertung des Nutzens Ihres Sehtrainings erfahren werden. Bestehen Sie darauf, dass der Augenarzt auch Ihre Sehleistung ohne Brille misst und notiert (manche messen sonst nur mit Brille).

Gehen Sie aber nicht zu häufig zum Augenarzt. Sie werden sonst leicht enttäuscht werden, denn es sind nicht alle paar Wochen objektive Fortschritte messbar. Im Gegenteil: Extreme Schwankungen sind wahrscheinlich. Einmal 20%, Folgemonat 50%, Dann wieder 30%, usw. Dabei spielen auch die Stresssituation des Patienten beim Arztbesuch und die Tagesform eine Rolle. Vielleicht sollte Sie den Arzt auch gar nicht so direkt auf die Nase binden, dass Sie ein Sehtraining durchführen, denn dann ist er möglicherweise nicht mehr ganz unvoreingenommen und objektiv.

► Während des Trainings sollten Sie auch Tricks, Erfahrungen und Möglichkeiten ausprobieren, die ich erst bei Tag 100 oder 1000 beschreibe. Denn es ist ja nicht gesagt, dass diese Erfahrungen und Möglichkeiten tatsächlich erst nach so langer Übungszeit möglich sind. Vielleicht habe ich den einen oder anderen Erfolg nur deshalb erst nach 24 Monaten gehabt, weil ich vorher mangels Erfahrung gar nicht darauf gekommen bin, es einmal so zu probieren. Und wenn ich einen bestimmten Effekt erst im sechsten Monat beschreibe, so kann ich selbst nicht immer sagen, ob er da erstmals auftrat, oder ob ich ihn vorher nur übersehen hatte.

Außerdem haben Sie schon beim Start des Trainings vermutlich eine ganz andere Ausgangsbasis als ich. Klammern Sie sich deshalb nicht starr an meine nun folgende Beschreibung. Lesen Sie ab und zu alle Beschreibungen durch, auch wenn Sie gerade in einem anderen Trainingsstadium sind.

► Ein Vergleich der Sehleistung mit Brille zu der Leistung ohne Brille ist nicht unbedingt sinnvoll, da sich durch das Sehtraining zumindest anfangs auch die Sehleistung mit Brille allmählich steigert. Es könnte deshalb sein, dass der Leistungsabstand zwischen Sehen mit und ohne Brille sich während bestimmter Trainingsphasen nicht sehr oder gar nicht ändert, weil sich beides verbessert hat. Und dies könnte zu Fehleinschätzungen oder Demotivation führen.

5.2 Trainingstagebuch (gleichzeitig Übungstext)

Ein Teil dieses Kapitels ist bewusst in stufenweise immer kleineren Schriften und auch in unterschiedlichen Schriftarten gedruckt, damit Sie für jede Leistungsfähigkeit einen passenden Übungstext zur Hand haben. Bitte haben Sie dafür Verständnis, dass die ganz kleinen Schriften bei diesem preiswerten Taschenbuchdruck nicht ganz so gut ausfallen, wie es mit einer aufwendigen und teuren Drucktechnik möglich wäre. In der Kopfzeile finden Sie in Klammern die Schriftart und grobe Prozentangaben zur Sehleistung, die zum Erkennen der entsprechenden Schriftgröße notwendig ist. Diese Werte sind wirklich nur sehr, sehr grob. Je nach Buchstabe und Schriftart können erhebliche Unterschiede auftreten, so dass die z. B. die Angabe 22% in der Praxis etwa den Bereich zwischen 15% und 30% abdeckt. Denn ein einfacher Großbuchstabe ist fast immer wesentlich einfacher zu erkennen als z. B. ein kleines "e". Und auch der Abstand zwischen den Buchstaben und Zeilen spielt eine Rolle. So sind Texte direkt neben viel "Weißraum", also z. B. die erste und letzte Zeile, meist besser zu erkennen als Zeilen mittendrin. Außerdem ist zu bedenken, dass es sich um zusammenhängende Texte handelt und man deshalb viel mehr erraten kann als bei sinnlosen Buchstaben- oder Zahlenreihen. Sie werden auch feststellen, dass man bei unterschiedlichen Schriftarten gleich große Details anfangs oft unterschiedlich gut erkennt. Aber gerade bei den "schweren" Schriften kann man sich durch Training enorm steigern. Die Prozentwerte beziehen sich auf 30 cm Leseentfernung und müssen für 15 cm halbiert bzw. für 60 cm verdoppelt werden. Die normale Schriftgröße für die anderen Teile dieses Buches entspricht übrigens einer Sehleistung von etwa 25-30%. Und all diese Werte gelten auch nur bei sehr guter Beleuchtung.

Es folgen nun, soweit sinnvoll und technisch machbar, für jede Schriftart 32 Seiten in 16 Größenabstufungen zwischen minimal 10% und maximal 110% Sehleistung. Also je 2 Seiten in gleicher Schriftart und Größe und zwar so angeordnet, dass immer eine größere und eine kleinere Seite direkt nebeneinander stehen. Das scheint mir die für den Trainingserfolg nützlichste Anordnung zu sein. Die sehr kleinen Schriften sind mit Rahmen umgeben. Dies ist insbesondere bei Astigmastismus eine große Hilfe, denn man kann zum Scharfstellen der Augen zwischendurch immer mal wieder an den Linien entlang fahren. Die jeweils letzten Absätze des 90%- und des 110%-Textes sind enger gedruckt. Da dadurch die Details der Buchstaben nicht kleiner werden, bleibt es von der Theorie her bei 90% bzw. 110% Sehleistung. In der Praxis verursachen engere Texte jedoch mehr Sehstress, so dass das Lesen solcher Texte durchaus schwieriger ist. Wem die Texte zu schwer oder zu leicht lesbar sind, der sollte die Leseentfernung ändern.

Mein Trainingstagebuch wird fortgesetzt im Internet unter **http://www.sehtraining.de** bzw. http://members.aol.com/dinowarner.

Erste 14 Tage (Ende 1995)

Echte Fortschritte waren in den ersten Tagen natürlich nicht zu erwarten. Motivation und Interesse wurden in diesem Stadium in erster Linie durch Neuigkeit und das genaue Kennenlernen der Übungen sowie durch die Hoffnung auf baldige Fortschritte erhalten.

Ich machte gleich von Anfang an sehr intensiv Bewegungs- und Akkommodationsübungen und spürte etwa ab dem 2. oder 3. Tag insbesonders morgens leichte Augenschmerzen in Form des Gefühls dicker, unbeweglicher Augen. Dies ist offenbar eine Art Muskelkater aufgrund der neuen und so bisher ungewohnten Augenbelastung durch das Training und die neuen Sehgewohnheiten. Die Augenlockerungsübungen und erst recht die Akkommodationsübungen sind ja echtes körperliches Training. Im Verlauf des Tages legten sich diese Augenschmerzen mehr oder weniger, und im Laufe der Zeit traten sie dann auch immer seltener auf.

Ein gewisses erstes Erfolgserlebnis konnte ich im Anfangsstadium aber daraus herleiten, dass ich innerhalb weniger Tage lernte, mich zumindest in der eigenen Wohnung ohne Brille zu bewegen. Dies ist eigentlich keine wirkliche Leistung, denn selbst Blinde kommen bekanntlich im allgemeinen recht gut ohne Hilfe in ihrer eigenen Wohnung zurecht. Trotzdem gibt diese selbst gemachte neue Erfahrung all denen, die bisher glaubten, ohne Brille hilflos oder gar "wertlos" zu sein, eine erhebliche Portion Selbstbewusstsein. Und bald wagte ich dann auch die ersten vorsichtigen Schritte ohne Brille außerhalb der eigenen Wohnung. Mir fällt auf, dass ohne Brille alle Gegenstände etwas größer als bisher gewohnt erscheinen (bei Kurzsichtigen). Das macht einen ganz kleinen Teil der verlorenen Sehschärfe wieder wett; unbedeutend zwar, aber doch ein gewisser Trost. Andererseits bedeutet das, dass man in den ersten Tagen ohne Brille Probleme beim Abschätzen von Entfernungen hat. Besonders beim Treppenhinabsteigen verunsichert das.

Ich habe es mir vom ersten Tag an zum Prinzip gemacht, morgens die lokale Tageszeitung ohne Rücksicht auf den Zeitbedarf ohne Brille zu lesen. Dazu muss ich das Blatt etwa 10 cm dicht vor die Augen halten und kann jeweils nur einen kleinen Ausschnit lesen (nach 6 Monaten las ich dann aus 30 bis 50 cm Abstand ohne Brille, allerdings immer wieder durch Pausen zum Scharfstellen unterbrochen).

Ein anderes schnelles Erfolgserlebnis habe ich bereits in einem anderen Kapitel erwähnt: Schon nach etwa einer Woche ist mir Auto fahren (natürlich mit Brille) wesentlich weniger unangenehm als vorher, weil ich dabei nun deutlich entkrampfter bin. Dies hat zwar noch nichts mit besserem Sehvermögen in Form von verbesserter Schärfe zu tun, aber es ist Ergebnis der erhöhten Beweglichkeit der Augen aufgrund der Lockerungs- und Bewegungsübungen.

Beim Fernsehen ist meine Ausgangsbasis ausgesprochen schlecht: Videotext und das Laufband mit den Aktienkursen kann ich gar nicht lesen; das Laufband sehe ich meistens in der Höhe versetzt sogar zwei- oder dreifach. Von Schriften im Fernsehen wie Programmvorschauen, Lottozahlen, Fußballergebnissen, Aufschriften auf der Wetterkarte, usw. kann ich nur ausnahmsweise mit viel Bemühen mal das eine oder andere Zeichen erkennen.

Auffällig bei Fußgängen (und später auch Radtouren) ist, dass die Augen an der frischen Luft tränen (bei Wärme weniger), und zwar wirklich heftig tränen. Mehr als einmal wunderte ich mich, warum mich auf der Straße Vorbeigehende so seltsam anschauten, bis mir klar wurde, dass meine heftig über die Wangen rinnenden Tränen die Ursache Ihres Erstaunens oder gar Erschreckens waren.

Dieser Träneneffekt und, offenbar damit zusammenhängend, eine für die Sommermonate auffällig häufig "laufende Nase" treten übrigens nach jedem starken Training auf. Allerdings nicht in der geheizten Wohnung, sondern nur, wenn ich mich einem frischen Luftzug aussetze.

Und noch etwas will ich gleich zum Übungsbeginn erwähnen, obwohl es eigentlich ganz logisch ist: Ohne Brille sieht man bekanntlich etwas "gröber", und dies kann dazu führen, dass man die bisherigen Sauberkeitsmaßstäbe vorübergehend nicht mehr wie gewohnt einhalten kann. Im Waschbecken übersieht man vielleicht einige Zahnputzspritzer, auf dem Teppich, dem Sofa, dem Pullover einige Fusseln, usw. Man sollte dies vorab besser mit Partner(n), Mitbewohner(n), usw. abklären, um häuslichen Ärger zu vermeiden. Frage am Rande: Mit welchen Tricks und Kniffen schaffen es eigentlich Blinde, ihre Wohnung so sauber und aufgeräumt zu halten?

Es kann auch ganz sinnvoll sein, gelegentlich den Nachbarn und Kollegen gegenüber das Sehtraining zu erwähnen. Dann sind die nicht gleich beleidigt, wenn man sie demnächst auf der Straße nicht immer sofort erkennt und grüßt.

Gefahren in diesem Stadium: Aufgabe wegen Problemen bei der Integration der Übungen in den Tagesablauf, wegen Überempfindlichkeit gegen die mit dem Training verbundenen Belastungen und wegen Befürchtung der Erfolglosigkeit.

3. und 4. Woche (14. - 28. Tag, Januar 1996)

Erste unsichere Fortschritte. Es scheint so, als wäre die Sehfähigkeit allgemein schon ein kleines bisschen gebessert. Dies ist aber noch kaum objektiv zu bestätigen. Es könnte also auch auf Wunschdenken oder der erhöhten Beweglichkeit der Augen aufgrund der Lockerungsübungen beruhen. Außerdem fällt mir auf, dass ich jetzt problemlos zwischen verschieden starken Brillen wechseln kann. Vor Trainingsbeginn waren meine Augen so starr an genau eine bestimmte Brille gewöhnt gewesen, dass ich jeden Wechsel zu einer auch nur ganz leicht anderen Brille als äußerst unangenehm empfunden hatte. Schon ein ganz geringfügiges Verbiegen der Brille, so dass die Gläser z. B. etwas schräger standen, konnte zu heftigen Kopfschmerzen führen.

Besonders aufregend war aber das Erlebnis, nach einigen Wochen plötzlich den ersten ganz kurzen Augenblick scharfen Sehens ohne Brille zu erleben. Dieser Augenblick war irgendwann plötzlich unerwartet da, und er war auch sofort wieder weg, bevor ich mich versichern konnte, dass es wirklich wahr war. Wahrscheinlich werden auch Sie so erschrocken sein, dass Sie die Augen zusammenkneifen oder erstaunt blinzeln, um danach nochmal nachzuschauen, ob das scharfe Bild immer noch da ist. Es wird nicht mehr da sein, und ohne die Bestätigung durch dieses Buch werden Sie vermutlich eher an eine Sinnestäuschung als an wirklich erlebtes Scharfsehen glauben.

Anfangs traten solche Augenblick des Scharfsehens nur alle paar Tage für einen Sekundenbruchteil auf. Später dann mehrfach am Tag, dann mehrfach pro Stunde für mehrere Sekunden, und irgendwann wird dies hoffentlich der normale Dauerzustand sein. So weit bin ich jetzt zwar noch lange nicht, aber diese Hoffnung und Vorstellung ist natürlich sehr wichtig als Motivation für den weiteren Fortgang des Trainings. Auf alle Fälle weiß ich jetzt, dass meine Augen nicht wirklich "kaputt", sondern durchaus noch voll funktionsfähig sind. Ich muss "nur" noch lernen, diese potentiell vorhandene Funktionsfähigkeit auch zu nutzen.

Auffällig in diesem Stadium ist, dass diese kleinen Fortschritte nur bei völlig entspanntem Training innerhalb der vertrauten Umgebung auftreten, also hauptsächlich zu Hause beim Training an der Übungstafel oder mit anderen, gut bekannten und unveränderlichen Objekten. Schon das Training am Fernsehschirm ist wesentlich stressiger, denn da ändert sich der Bildinhalt ja dauernd. Außerhalb der vertrauten Umgebung und bei nicht genau bekannten Beobachtungsobjekten ist der Stress und die Unsicherheit für Ihren Augen-Gehirn-Apparat noch viel zu groß. Erwarten

Sie deshalb noch keinerlei Erfolgserlebnisse auf der Straße oder im Supermarkt.

Gefahren in diesem Stadium: Aufgabe wegen Problemen bei der Integration der Übungen in den Tagesablauf oder wegen aufkommender "Langweile", weil sich der Neuigkeitseffekt der Übungen erschöpft und die Übungen allmählich nur noch als mühsame Routine empfunden werden.

Im 2. Monat (30. - 61. Tag, Januar/Februar 1996)

Die Momente scharfen Sehens treten öfter auf und dauern länger. Bei entspanntem Training erlebe ich oft schon mehrfach pro Stunde jeweils 1 bis 3 Sekunden Scharfsehen.

Den schwarzen rechteckigen Rahmen auf der Übungstafel kann ich immer öfter mit den Augen innen und außen rundum scharf umfahren, ohne die bisher üblichen unscharfen Knoten in den dicken Linien. Die Ecken sind dabei eindeutig als Ecken erkennbar.

Große Schriften im Fernsehen sind manchmal für einige Sekunden scharf erkennbar, und auch bei dem Laufband mit den Aktienkursen kann ich manchmal einzelne Zeichen erkennen. Es hängt aber noch sehr von den jeweiligen Farbkombinationen und Kontrasten ab.

Auch außerhalb der vertrauten Umgebung sind nun vereinzelt erste Fortschritte erkennbar. So konnte ich z. B. beim Spazierengehen manchmal einige Buchstaben oder Ziffern auf den Nummerschildern der am Straßenrand geparkten Autos schon aus 2 bis 3 Metern Entfernung erkennen. Oder Teile der Namen auf den Straßenschildern beim Vorbeigehen.

Ganz vorsichtig wage ich jetzt auch die ersten ganz kleinen Radtouren ohne Brille, natürlich ausgesprochen vorsichtig und nur auf abgelegenen Straßen und Waldwegen, wo ich jedes Schlagloch und jeden Bordstein im Schlaf kenne. Die Sicht ist dabei schlechter als erwartet, weil die Augen aufgrund des ungewohnt direkten Kontaktes mit dem kühlen Fahrtwind ständig tränen. Hinzu kommen weitere bisher ungewohnte Erfahrungen, wie das Gefühl, Regentropfen erstmals direkt ins Auge zu bekommen. Radrennfahrer wissen also schon, warum sie mit Schutzbrille fahren.

Erstmals gelang es mir für einen kurzen Augenblick, den Rahmen und das Fensterkreuz eines etwa 80 Meter entfernten Fensters scharf zu sehen. Noch vor einem Monat hatte ich ohne Brille nicht erkennen können, ob es ein Fenster mit Fensterkreuz, mit Quer- oder Längsbalken oder nur mit einer einzigen glatten Scheibe war.

Ab etwa diesem Stadium äußerte sich Unschärfe auch immer weniger als allgemeine Unschärfe in Form von gänzlich nicht erkennbaren Objekten oder unscharfen Konturen, sondern die Unschärfe löst sich in Doppel- oder gar Vielfachbilder bzw. -konturen auf. Ein einzelnes O z. B. ist durchaus oft auf Anhieb als O erkennbar, aber leider sind da oft gleich zwei, drei, vier, fünf oder noch mehr geisterhaft grau-glasige Os, die versetzt hintereinander liegen, sich überlagern, nebeneinander liegen oder sich gar zu umschwirren scheinen. Scharfstellen der Augen erfolgt durch Fixieren und langsames Umfahren des dunkelsten dieser vielen Os. Dazu muss man sich immer wieder einen besonders starken Kontrast zwischen der (gedachten) tiefen Schwärze dieses Os und der (ebenfalls gedachten) perfekten Weiße der Umgebung vorstellen. Mit etwas Glück schieben sich dann die Os übereinander und verschmelzen zu einem einzigen scharfen und dunklen O.

Bei weniger Glück ist keines der einzelnen Os als dunkelstes auszumachen, sondern alle scheinen gleich schwache Konturen zu haben. Oder beim Fixieren des vermeintlich dunkelsten Haupt-Os bleicht dieses aus, und ein anderes, bisher hellgraues O wird scheinbar immer schwärzer und erscheint nun plötzlich als Haupt-O. Es handelt sich bei diesem Effekt übrigens nicht um ein Fusionsproblem (Schwierigkeit beim Zusammenfügen des rechten und linken Einzelbildes), sondern der Effekt tritt bei Übungen mit einem abgedeckten Auge genauso auf.

Was, wie eben geschildert, bei einem einzelnen Buchstaben noch überschau- und beherrschbar ist, kann beim Versuch, eine ganze Seite Text zu lesen, natürlich leicht ins Chaos ausarten: Jeder einzelne Buchstabe ist zwar mit etwas Mühe erkennbar, aber beim Versuch, längere Buchstabenfolgen zusammenhängend zu erkennen, verwandeln die vielen grau-glasig umherschwirrenden Vielfachbilder jedes einzelnen Buchstabens jedoch immer wieder die ganze Seite in ein mehr oder weniger einheitliches Hellgrau. Für ein wirkliches Lesen muss ich Buchstabe für Buchstabe nacheinander langsam "analytisch scharf stellen", also wie ein kleines Kind buchstabenweise lesen, oder aber das Blatt doch wieder näher an die Augen herannehmen. Einige wenige Male war es für vielleicht 2 oder 3 Sekunden möglich, ungefähr einen ganzen Absatz aus etwa 30 cm Entfernung scharf zu sehen. Die Schärfe ließ sich aber noch nicht halten. Für das professionelle Lesen längerer Texte bleibt in diesem Stadium die Zuhilfenahme der Brille leider noch unerlässlich.

Einen anderen seltsamen Effekt in diesem Stadium möchte ich als "Waschbretteffekt" bezeichnen. Dabei ist das Bild in viele senkrechte Streifen (Spalten) unterteilt, von denen jeweils einer scharf und der folgende dann wieder glasig-unscharf erscheinen.

Besonders unangenehm ist dies natürlich bei seitlichen Kopfbewegungen. Möglicherweise ist dieser Effekt aber auch bloß eine Unterart der bereits geschilderten Doppelbilder: Die scharfen Spalten wären dann die dunkleren und schärferen Hauptbuchstaben, und die unscharfen Spalten wären von den nachgelagerten glasigen Doppelbildern verursacht.

In diesem Stadium empfand ich die Übungen oft als sehr anstrengend, und manche halbe Schmerztablette musste mir über die durch das Training verursachten Kopfschmerzen hinweghelfen.

Gefahren in diesem Stadium: Aufgabe wegen zu langsamer Fortschritte oder Kopfschmerzen.

Im 3. Monat (62. - 91. Tag, Februar/März 1996)

Der "Waschbretteffekt" ist deutlich schwächer geworden und nur noch bei gekniffenen oder gepressten Augen erkennbar.

Das allgemeine Scharfsehen reicht schon für die meisten Tätigkeiten einschließlich dem Schreiben kurzer handschriftlicher Notizen, aber leider nicht für die Arbeit am Computerbildschirm. Ungünstige Hintergründe sind aber immer noch nicht beherrschbar. Weiße oder hellgelbe Schriften auf schwarzem oder dunkelblauem Hintergrund, im Fernsehen leider eine sehr gebräuchliche Farbkombination, sind kaum lesbar und führen bei hart- näckigen Leseübungen schnell zu Kopfschmerzen. Das "Hemddreieck" im Fernsehen ist dagegen oft schon recht scharf zu sehen.

Als besonderes Erfolgserlebnis empfand ich es, dass ich einige Male aus rund 10 Meter Entfernung Teile von Autokennzeichen klar erkennen konnte. Vor einigen Monaten waren Autos für mich aus dieser Entfernung nur ziemlich formlose Farbklumpen ohne erkennbare Einzelbestandteile gewesen.

Fortschritte beim Zeitungslesen: Manchmal ist für 5 bis 10 Sekunden nahezu eine ganze Seite aus 30 bis 40 cm Entfernung scharf sichtbar. Dann verbleicht die Schärfe wieder, und die ganze Seite löst sich scheinbar in ein einheitliches Hellgrau auf.

Generell lässt sich feststellen, dass in diesem Trainingsstadium schon Scharfsehmomente von etwa 5 bis 8 Sekunden möglich sind. Dieses Scharfsehen ist zwar frappierend schärfer als ohne Brille, aber doch weniger scharf als mit Brille, also noch nicht wirklich perfekt scharf. Bei Blickwechsel auf ein Objekt in anderer Entfernung oder Blinzeln geht das Scharfsehen allerdings noch meistens verloren. Die nach jedem Scharfsehen folgenden Phasen wieder unscharfen Sehens dauern, je nach Tageszeit bzw. Erschöpfungszustand, zwischen einigen Sekunden und 5 bis 10 Minuten. Manchmal dauert das Scharfsehen nur Sekundenbruchteile, gefolgt von einer langen Periode sehr unscharfen Sehens. Bei sehr guter, entspannter Form und einem idealen Beobachtungsobjekt lässt sich die Zeit des Scharfsehens dagegen manchmal bis nahezu 10 Sekunden ausdehnen, und nach einem kurzen

Augenschließen (Zusammenkneifen) und wenigen Augenblicken des Neueinstellens (markante, einfache Konturen langsam umfahren) folgt schon die nächste Scharfsehphase.

Ein seltsamer Effekt bei diesem Scharfsehen ist allerdings, dass mir das scharfe Bild meistens ausgeblichen, verwaschen, wie durch einen Grauschleier oder eine Milchglasscheibe betrachtet erscheint. Es fehlen einfach die Kontraste, die Farben sind flau. Schwarze Schrift auf weißem Papier erscheint nur grau und bleicht nach einigen Sekunden immer weiter aus, bis nur noch ein einheitlich hellgraues oder gar fast weißes Papier erkennbar ist. Es könnte sein, dass dieser Effekt mit dem Astigmatismus zusammenhängt und deshalb bei nur Kurz- oder Weitsichtigen nicht auftritt.

Es scheint mir so, als gäbe es in diesem Stadium 2 verschiedene Arten von Scharfsehphasen:

- Das "nicht erzwungene oder automatische Scharfsehen" tritt immer dann auf, wenn ich nicht damit rechne und es vor allem nicht darauf abgesehen habe, gerade jetzt Scharfsehen zu erzwingen. Plötzlich während einer nicht besonders anstregenden Tätigkeit oder gar während einer eher entspannenden Beschäftigung verspüre ich das angenehme Gefühl, wie sich meine Augen völlig selbsttätig und gewissermaßen außerhalb meiner Kontrolle scharf stellten und die Sicht sehr schnell scharf wird.

Das Scharfeinstellen und Scharfsehen erfolgt innerhalb von ca. 1 bis 3 Sekunden und automatisch. Das Problem liegt hauptsächlich darin, dieses Scharfsehen zu halten. Anfangs ist man über die plötzliche gewonnene Sehkraft immer wieder so verblüfft, dass man fast automatisch erst einmal blinzelt, das Beobachtungsobjekt wechselt oder sonst eine vorsätzliche Änderung der Augeneinstellung vornimmt, um sich zu vergewissern, dass man sich nicht täuscht, und damit ist dann das Scharfsehen sofort wieder weg. Hinzu kommt, dass wir ja wissen, dass wir nicht starren, sondern den Blick immer leicht schweifen lassen und auch blinzeln sollen. Und das läuft, jedenfalls zurzeit, noch leider darauf hinaus, die neu gewonnene Sehkraft sofort wieder zu vertreiben. Wie soll man sich also verhalten, wenn man plötzlich scharf sieht?

Nach meiner Erfahrung ist es am günstigsten, sich darauf zu trainieren, bei aufkommendem Scharfsehen zwar nicht zu starren, aber doch zuerst einmal Blinzeln und jegliches Augenverstellen zu unterdrücken. Stattdessen sollte man das gerade im Blickfeld liegende Beobachtungsobjekt ganz, ganz langsam mit den Augen umfahren und versuchen, das Scharfsehen möglichst lange zu halten. Der Blick wird sowieso nach wenigen Sekunden wieder unscharf werden. Erst wenn man dieses Scharfsehen für mehrere Sekunden halten kann, sollte man ganz allmählich versuchen, einmal zu blinzeln oder die Augen auf ein anderes Beobachtungsobjekt einzustellen und dabei den scharfen Blick zu halten.

- Das erzwungene Scharfsehen dagegen tritt nicht zufällig und automatisch während Perioden relativer Entspanung auf, sondern ab einem gewissen Trainingsfortschritt konnte ich es manchmal erzwingen. Die Methoden zum Erzwingen sind entweder Augenlockern mit Einstellungsversuchen, also Augenrollen, Augenkneifen, Augenaufreißen, ruckartiges Blinzeln und ähnliche unbeholfen-artistische Übungen, oder aber konsequentes Umfahren des Beobachtungsobjektes mit den Augen. Für letzteres sucht man sich am besten ein besonders markantes, einfaches Detail des Beobachtungsobjektes, z. B. eine Linie, einen Winkel, einen Punkt oder einen größeren, scharfkantigen Buchstaben, und beginnt, diese Kontur langsam und hartnäckig (aber entspannt) zu umfahren, bis dieses Detail und kurz danach auch der Rest des Beobachtungsobjekts scharf hervortritt.

Beide Methoden sind allerdings anstrengende Vorgänge, die in diesem Übungsstadium nicht immer und oft auch nur nach vielen Sekunden oder Minuten intensiver Bemühungen zum Erfolg führen. Das Scharfsehen hält dann auch nur wenige Augenblicke an; bei häufiger Wiederholung werden diese Augenblicke immer kürzer - falls sich überhaupt Wiederholungen erzwingen lassen - und zu hartnäckige und langfristige Bemühungen enden dann schließlich oft in Kopfschmerzen. Wichtig ist dabei in jedem Fall, sich auch nach mehrfachen vergeblichen Anläufen nicht unter Erfolgszwang und den daraus folgenden Stress zu setzen oder gar in Panik zu geraten, denn dann wird es erst recht nichts.

Dieses erzwungene Scharfsehen ist sicherlich nur die zweitbeste Lösung und vermutlich nicht als Dauerlösung geeignet. Ich weiß nicht, ob es einen organischen Unterschied zu dem nicht erzwungenen, automatischen Scharfsehen gibt, und wenn ja, welchen, aber ich gehe einmal davon aus, dass das angestrebte dauerhafte Scharfsehen dann kein bewusst erzwungens Scharfsehen mehr ist. Trotzdem glaube ich, dass auch solche Erzwingungsversuche zu Trainingszwecken notwendig sind.

Für die Praxis darf man sich freilich nie auf das Gelingen von erzwungenem Scharfsehen verlassen. Beim Autofahren z. B. haben Sie andere Verkehrsteilnehmer, Verkehrsschilder, etc. oft nur für Sekunden im Blickfeld, und Sie können und dürfen nicht darauf zählen, dass es Ihnen gelingen wird, gerade für diese Augenblicke Scharfsehen zu erzwingen.

Bei Aufsetzen der stärksten Brille ergibt sich immer öfter in den ersten Augenblicken der lästige Eindruck übermäßiger Schärfe. Dies legt sich aber regelmäßig nach einigen Minuten.

Beim Test mit den Übungstafeln zeigt sich, dass diese stärkste Brille nach wie vor das beste Sehergebnis bringt. Dies ist einerseits enttäuschend, denn ich hatte eigentlich die Hoffung, dass die stärkste Brille nun bald "zu stark" sein würde und das beste Sehergebnis mit einer älteren, schwächeren Brille zu erzielen sein würde.

Andererseits zeigt sich, dass ich mit dieser stärksten Brille nun noch schärfer sehe als früher. Statt einem Sehvermögen von z. B. 70% habe ich mit dieser Brille nunmehr vielleicht 80%, und auch mit schwächeren Brillen und ohne Brille ergeben sich entsprechend verbesserte Sehleistungen. Objektiv ist mithin kein Grund für eine vorzeitige Entäuschung gegeben.

Selbstverständlich sollte man auch in diesem Stadium weiterhin so viel wie möglich ohne Brille bzw. mit der schwächstmöglichen Brille erledigen. Mein Eindruck ist allerdings, dass der dauernde Wechsel zwischen vielen verschieden starken Brillen zumindest unangenehm ist. Ich wechsle deshalb meist nur zwischen 2 verschiedenen Brillen (der zweit- und der drittstärksten) und gar keiner Brille. Bestimmte Arbeiten wie das Viellesen aus beruflichen Gründen und die Arbeit am Computer kann ich nach wie vor nur mit Brille bewältigen.

Beim Trainieren oder Arbeiten ohne Brille ist nach einiger Zeit - zurzeit sind das je nach benötigter Anstrengung etwa 0,5 bis 3 Stunden - eine deutliche Erschöpfung der Augen mit Nachlassen der Sehfähigkeit feststellbar. Spätestens dann muss ich entweder gänzlich abbrechen oder mit Brille weiterarbeiten. Nach einiger Zeit mit Brille haben sich die Augen dann aber wieder erholt und bringen auch ohne Brille wieder mehr Leistung. Man sollte deshalb gar nicht versuchen, mit Gewalt immer so lange irgend möglich ohne Brille zu arbeiten, sondern sich die Arbeit besser so einteilen, dass sich Phasen der Arbeit mit und ohne Brille abwechseln. Arbeiten, für die kein perfektes Scharfsehen nötig ist, z. B. die meisten allgemeinen Haus- und Gartenarbeiten, fernsehen und bekannte Fussgänge, sollte man aber grundsätzlich ohne Brille erledigen. Andererseits sollte man beim Arbeiten mit Brille immer kurze Pausen ohne Brille einlegen; z. B. alle 15 Minuten 1 Minute Blickübungen ohne Brille auf die Übungstafel oder aus dem Fenster.

Gefahren in diesem Stadium: Aufgabe wegen Befürchtung der Erfolglosigkeit oder weil man einfach nicht länger bereit ist, ein derart hartes Training noch wesentlich länger durchzuhalten. ("Was soll's, ich bin nun mal kein harter Kämpfer, und eigentlich ist Brilletragen ja doch nicht so schlimm".)

Die wohl größte Gefahr in diesem Stadium ist aufkommende Nachlässigkeit beim Training. Man beherrscht die Übungen nun und hat erste deutliche Erfolge erlebt. Das führt leicht zu einer Das-kann-ich-schon-Einstellung mit zu schnell und unsauber durchgeführten Übungen. Z. B. beim Lesen ertappte ich mich immer wieder dabei, dass ich die Zeitung lieber wieder bis auf etwa 20 cm an die Augen herannahm, um sie schnell und nachlässig, mehr erratend als erkennend, durchrasen zu können, obwohl ich bei langsamem und sorgfältigem Lesen durchaus schon auf 30 bis 40 cm Augenabstand gehen konnte. Man muss sich in diesem Stadium immer wieder zu langsamem, fast buchstabenweisem, analytischem Lesen in größtmöglicher Entfernung zwingen, sonst zerstört man ganz schnell die mühsam erarbeiteten Erfolge der letzten Wochen und Monate. Und auch alle anderen Übungen müssen weiterhin langsam und extrem korrekt durchgeführt werden.

Verwischen Sie noch nicht den Unterschied zwischen Sehtraining und professioneller Arbeit. Beim Sehtraining trainieren Sie so sorgfältig wie möglich ohne Brille und ohne den Stress beruflichen Leistungsdrucks; notfalls nur eine Seite eines schon hundertmal gelesenen Textes in einer Stunde. Wenn Sie dagegen professionell arbeiten müssen, also z. B. beim beruflich notwendigen Viel- und Schnellesen, dann machen sie das weiterhin mit Brille. Wir sind aber leider noch lange nicht so weit, Lesetraining und beruflich nötige Lesepraxis zusammenzufassen.

Im 4. Monat (92. - 122. Tag, März/April 1996)

Dieses Stadium war durch einen ständigen Wechsel von Fortschritten und Rückschritten gekennzeichnet. Mag sein, dass dies ein sehr subjektiver Eindruck ist. Die Rückschritte könnten mir z. B. nur deshalb so stark aufgefallen sein, weil andererseits die Fortschritte erheblich sind, so dass die Unterschiede besonders krass erschienen. Außerdem tendiert man schnell dazu, jeden einmal erreichten Fortschritt, und seien es nur 10 Minuten fast ununterbrochenen Scharfsehens unter besonders günstigen Bedingungen, schnell als neuen Normalzustand zu betrachten. Jeder leider unvermeidliche Rückfall auf das alte Niveau löst dann Enttäuschung und manchmal sogar eine kleine Panik aus. Versucht man dann, Scharfsehen zu erzwingen, so ist die Folge oft erst recht Verkrampfung und damit eine Verstärkung des Rückfalls.

Zudem darf man bei der Beurteilung des erreichten Trainingserfolges nicht nur das Sehvermögen beurteilen, sondern muss auch den dazu jeweils benötigten Aufwand berücksichtigten. Und auch da sind eindeutige Fortschritte zu erkennen, denn das Scharfstellen der Augen gelingt immer öfter mit nur geringer Mühe oder gar automatisch, statt wie anfangs nur nach mühsamer Augenakrobatik und vielen oft vergeblichen Anläufen.

Ein sehr ermutigendes Erlebnis war, erstmals ohne Brille schärfer als mit der stärksten Brille sehen zu können. Und zwar konnte ich aus dem heimischen Fenster heraus das Nummernschild eines etwa 15 m entfernten Autos ohne Brille komplett entziffern. Bei einem Überprüfungsversuch mit meiner stärksten Brille dagegen konnte ich nicht alle Ziffern mit Sicherheit erkennen. Okay, beim Versuch ohne Brille hatte ich mir gut eine Minute Zeit und mehrere Anläufe zum Scharfstellen der Augen gegönnt, also nicht unbedingt ein realistischer Praxisversuch. Den Vergleichsversuch mit Brille habe ich dagegen schon nach einigen Sekunden beendet. Außerdem war die Beleuchtungssituation extrem günstig, denn die Sonne knallte voll auf das Nummernschild. Aber immerhin, ich weiß nun, dass meine Augen "im Prinzip" noch voll leistungsfähig sind. Nur die Einstellungszeit und das Durchhaltevermögen sind eben noch nicht so, wie sie sein sollten. Aber das ist wahrscheinlich nur durch die jahrzehntelange Vernachlässigung bedingt und durch konsequentes Training allmählich wieder aufzuholen.

Am Ostersonntag machte ich die erste längere Radtour völlig ohne Brille. Natürlich hatte ich sicherheitshalber eine Brille dabei, nahm vorzugsweise mir gut bekannte Nebenstraßen und fuhr extrem vorsichtig. Bei Bergabfahrten bremste ich konsequent, um keinesfalls zu schnell zu werden. Die Tachoanzeige konnte ich bei aufrechter Sitzhaltung nur erraten; dies hing aber zum Teil auch mit dem spiegelnden Abdeckglas zusammen. Von Burg Breuberg aus konnte ich im entspannten Zustand und ohne Zeitdruck auch ohne Brille erstaunlich viel vom Ausblick erkennen. Die helle Sonne an diesem Tag half natürlich sehr. Hochachtung vor dem Rollstuhlfahrer, der da gerade diese steile Auffahrt bewältigte! Aber auch die Burg selbst ist sehenswert. Nicht nur die üblichen 2 oder 3 kleinen Gebäude, sondern in dieser Burg ist fast ein kleines Städtchen.

Ich hatte während der ganzen Fahrt in bisher nicht gekannter Häufigkeit und Dauer Augenblicke völlig scharfen Sehens und konnte neues schnelles und perfektes Scharfeinstellen oft ganz nach Bedarf durch ein bestimmtes ruckartiges Augenzwingern herbeirufen. Ich möchte schätzen, dass ich während 5 bis 10% der 8 Stunden Fahrtdauer völlig scharf gesehen habe. Mir fällt auf, dass der Waschbretteffekt bei solchen Dauerbelastungen im Alltag kaum auftritt. Vielleicht ist er nur eine Folge von Stress beim bewussten Üben zu Hause?

Die Strafe folgte an den nächsten Tagen in Form eines deutlichen Rückfalls. Die allgemeine Sehschärfe war deutlich schlechter als während der Fahrt am Sonntag, und die Augenblicke scharfen Sehens waren wesentlich seltener und kürzer als vor der Fahrt. Erzwingen von Scharfsehen war einige Tage lang kaum möglich. Tests ergaben, dass dieser vorübergehende Rückschlag fast ausschließlich das linke Auge betraf, also das eigentlich bessere Auge. Vermutlich hatte dieses Auge unterwegs die Hauptarbeit geleistet und bedurfte nun einiger Tage Erholung.

Als Vergleichsversuch war ich am nächsten Sonntag 10 Stunden mit meiner zweitstärksten Brille und am übernächsten Sonntag 7 Stunden mit der drittstärksten Brille unterwegs. Aber auf der Wachenburg über Weinheim an der Bergstraße zweifelte ich dann doch zeitweise an meinem Sehvermögen: Eine vollkommen erhaltene Bilderbuchburg, sogar mit perfekt eingebauter Wasser- und Stromversorgung. Dazu dann noch "O sole mio" und ähnliche italienische Schmachtmusik in Überlautstärke aus dem Burgrestaurant; man glaubt sich fast nach Disneyland versetzt. Des Rätsels Lösung dann auf einem kleinen Schild: erbaut um 1920, also gewissermaßen eine "Burgimitation". Als Kuriosum kommt hinzu, dass etwa 1/3 des Berges bereits von einem Steinbruch weggefressen ist und die Abbruchkante sich der Burg bedenklich nähert. In einigen Jahren wird man sich zwischen Burg oder Steinbruch entscheiden müssen. Oder aber man zieht den Steinbruch um die Burg herum, so dass diese dann irgendwann einsam auf einer 300 Meter hohen Felssäule steht; Auffahrt per Fahrstuhl. Das würde zwar absurd aussehen, wäre aber sicherlich erst recht eine Sehenswürdigkeit.

Zurück zum Augentraining: Bei diesen beiden Fahrten legte ich unterwegs mehrere kleine Pausen für Sehtraining ohne Brille ein. Auch hier brachten die folgenden Tage jeweils einen Rückfall beim Sehen ohne Brille, wenngleich etwas weniger schwer als nach der Fahrt völlig ohne Brille. Es scheint also so, dass in jedem dieser Fälle die Augen stark beansprucht wurden und anschließend eine Erholungsphase benötigten.

Auffällig ist, dass nach längeren Autofahrten, selbstverständlich mit Brille und aufgrund vernüftiger Fahrweise weitgehend stressfrei, an den folgenden Tagen kein derart deutlicher Rückfall zu bemerken ist. Vermutlich ist die wesentlich größere Gesamtstressbelastung bei großen Radtouren die Ursache. Wer nicht manchmal 10 bis 15 Stunden mit dem Rad unterwegs ist, der mag es sich schlecht vorstellen können, aber neben der erheblichen körperlichen Belastung kommt beim Radfahren ja ein extremer Konzentrationsbedarf hinzu. Man fährt fast immer auf ausgefransten Straßenrändern dicht neben dem Straßengraben oder dem Bordstein und dem oft rutschigen weißen Begrenzungsstreifen, und man muss ständig die kommenden Meter Fahrweg auf jedes noch so kleine Schlagloch, jedes Steinchen und jeden Gullydeckel absuchen, die Autofahrer überhaupt nicht bemerken. Hinzu kommen laufend neue Stressstöße, wenn man durch Geräusch oder Luftzug bemerkt, dass sich von hinten wieder irgendein motorisierter "Brummer" oder "Raser" mit minimalem seitlichen Abstand nähert.

Nachdem die erwähnten Rückschläge nach einigen Tagen jeweils verdaut waren, schien das Sehvermögen dann doch etwas besser als vorher, also so, wie wir auch sonst von unserem Körper gewohnt sind, dass er auf extreme Belastungen zuerst mit einigen Tagen Muskelkater und Erholungsbedarf reagiert, danach dann aber etwas leistungsfähiger als vorher ist. Als Resultat dieser Erfahrungen beschloss ich, bis auf weiteres bei Radtouren die drittstärkste Brille zu tragen und das Sehtraining nunmehr wesentlich stärker auf das rechte, schwächere Auge zu konzentrieren. Möglicherweise wäre es besser gewesen, die Augenübungen anfangs stärker auf das bisher schwächere Auge auszurichten, bis beide Augen etwa auf gleichem Leistungsniveau sind, und erst dann auch das bisher stärkere Auge intensiver zu trainieren. Sonst weicht man bei Belastung im Alltag immer unwillkürlich auf das sowieso schon stärkere Auge aus und vergrößert dadurch langfristig den Leistungsabstand zwischen beiden Augen.

Lange Radtouren sind nicht so sehr Ihre Sache? Aber ganz sicher haben Sie ein anderes Hobby oder eine berufliche Tätigkeit, die sich nicht so ganz einfach mit dem Sehtraining vereinbaren lässt. Ebenso wie ich mit meinen Radtouren und der Arbeit am Computer werden Sie dann immer nach neuen Tricks und Kompromissen suchen müssen, beides doch irgendwie möglichst sinnvoll oder doch wenigstens mit dem geringstmöglichen Nachteilen miteinander zu verbinden. Und mit dem Trainingsfortschritt werden Sie die gefundenen Lösungen dann vermutlichen immer wieder anpassen oder gar völlig umstoßen müssen.

Insgesamt brachte auch dieser vierte Monat wieder deutliche Fortschritte. Die Augenblicke völlig scharfen Sehens wuchsen bis auf etwa 15 Sekunden, und immer öfter lässt sich beim Verblassen des Scharfsehens durch ein bestimmtes ruckartiges Blinzeln schnell eine neue Phase des Scharfsehens erzwingen. Ob dieses ruckartige Blinzeln direkt das neue Scharfeinstellen auslöst, oder ob es nur ein Signal für das Gehirn zum Auslösen des Scharfeinstellens ist (z. B. durch Lösen von Verkrampfungen), kann ich nicht beurteilen. Fast letzteres zutrifft, dann könnte sich jeder vermutlich sein eigenes Signal zum Scharfeinstellen der Augen antrainieren, z. B. ein gedachtes Stichwort.

Auffällig ist, dass Anzahl und Länge der möglichen, dicht aufeinander folgenden Scharfsehperioden noch begrenzt ist. Nach einiger Zeit werden die Scharfsehperioden kürzer und seltener und lassen sich dann auch immer schwerer erzwingen. Der Augen-Gehirn-Apparat ist erschöpft. Arbeitet man dann einige Zeit mit Brille weiter, so ist später auch ohne Brille wieder eine bessere Leistung erreichbar. Die Arbeit mit Brille reicht in diesem Stadium offenbar als Erholungspause. Was einen allerdings nicht darin hindern sollte, ab und zu auch Pausen mit gänzlich geschlossenen Augen einzulegen.

Obwohl die Fortschritte auch in diesem Monat eindeutig sind, war diese Zeit nicht einfach, denn das Sehvermögen ohne Brille schwankt ja dauernd. Und zwar nicht nur zwischen völlig scharf und völlig unscharf, sondern auch mit allen denkbaren Zwischenstufen. Stellen Sie sich einmal vor, Sie hätten einen Haufen mit Brillen verschiedener Stärken zwischen Fensterglas und Ihrer stärksten Brille vor sich liegen, und Sie würden in einer völlig unregelmäßigen Reihenfolge etwa alle 15 Sekunden eine andere davon aufsetzen. Insgesamt, also gewissermaßen im Durchschnitt, sehen Sie dadurch viel schärfer als völlig ohne Brille. Aber es ist enorm anstrengend und erfordert viel Disziplin, nicht irgendwann entnervt aufzugeben, sondern konsequent weiterzutrainieren.

Spätere Anmerkung: In den Aufzeichnungen aus diesen Monaten berichte ich manchmal euphorisch von "völlig scharfem Sehen", denn meine Sehleistung in diesen Momenten war für mich damals so ungewöhlich gut, dass ich sie eben für "völlig scharf" hielt. Erst im weiteren Verlauf des Sehtrainings wurde mir klar, dass man noch wesentlich schärfer sehen kann und dass ein Ausdruck wie "für meine Verhältnisse ungewöhnlich scharf" richtiger gewesen wäre. "Völlig scharf" ist deshalb mehr als subjektive Augenblickseinschätzung und nicht als objektive Tatsache zu verstehen; vermutlich lagen meine besten Sehschärfen damals bei etwa 25 bis 50%.

Gefahren in diesem Stadium: Ungeduld. Obwohl die Fortschritte objektiv eindeutig sind, wie jeder Vergleich mit den alten Notizen zur früheren Sehleistung zeigt, erscheint es immer öfter, als gehe es nicht voran. Es kann einfach nicht schnell genug vorangehen. Jeder Tag ohne eindeutigen Fortschritt wird als Rückschritt oder gar Gefahr empfunden. Es ist fast wie bei dem reichen Mann im Märchen: Je mehr und schneller er Reichtümer anhäuft, desto schlimmer wird seine Angst vor der Armut.

Im 5. Monat (123. - 153. Tag, April/Mai 1996)
Der 5. Monat war in meinem Fall vom verstärkten Training mit dem schwächeren rechten Auge geprägt. Je nachdem, wie viel Zeit mir meine beruflichen Verpflichtungen ließen, übte ich 1- bis 3mal täglich für je etwa 10 bis 30 Minuten mit durch eine Augenklappe verdecktem linken Auge. Dabei kamen alle Übungen zur Anwendung, insbesondere jedoch Akkommodationsübungen durch Heranführen und Entfernen der Übungskarte mit dem Kreuz (später auch mit kleinerem Kreuz und kurzen Folgen aus Buchstaben und Ziffern). Aufgrund des starken Astigmatismus auf

dem rechten Auge hatte ich ich dabei erhebliche Probleme mit dem senkrechten Balken des Kreuzes, der sich immer wieder in mehrere nebeneinander liegende, verschwommene, hellgraune Geisterbilder auflöste. Mit viel Konzentration und Willen gelang es mir aber manchmal, diesen senkrechten Balken scharf und konstrastreich zu sehen. In einigen dieser Fälle löste sich dabei dann der waagerechte Balken in entsprechende Geisterbilder auf. Dies deutet darauf hin, dass auch Astigmatismus möglicherweise gar nicht durch einen echten Augenfehler verursacht wird, sondern ganz oder teilweise auf einem Problem bei der Bildverarbeitung im Gehirn beruht.

Weitere häufig praktizierte Übungen mit dem isolierten rechten Auge waren Umfahren weit entfernter Objekte und manchmal auch längeres Lesen nur mit dem rechten Auge. Bei allen Übungen nur mit dem rechten Auge erschienen mir die Kontraste besonders flau, und oft verblich das Bild nach einiger Zeit derart, dass fast alles hellgrau-weiß erschien.

Trotz aller dieser Widrigkeiten waren schnell deutliche Verbesserungen des rechten Auges zu bemerken. Die Erlebnisse und Verbesserungen verliefen dabei sehr ähnlich wie in den ersten Monaten beim Training mit beiden Augen gemeinsam beobachtet. Nach etwa 1 Woche erlebte ich beispielsweise den ersten ganz kurzen Moment Scharfsehen alleine mit dem rechten Auge, und diese Augenblicke kamen im weiteren Trainingsverlauf immer öfter und dauerten länger.

Mein Eindruck ist, dass auch das rechte Auge keinen wirklichen organischen Defekt hat, sondern einfach nur untrainiert ist und bei intensivem Training relativ schnell aufblüht. Einige Minuten nach dem Abdecken des linken Auges und dem Beginn des isolierten Trainings verbessert sich die Leistung des rechten Auges jeweils deutlich; es zeigt dann, dass es bislang unterfordert war und eigentlich durchaus könnte und gerne würde, aber vom stärkeren linken Auge und vom Gehirn unterdrückt wird. Etwas später lässt die Leistung freilich wieder nach. Vermutlich ist das rechte Auge dann erschöpft; fehlendes Ausdauertraining also.

In diesem Stadium erlebte ich auch den ersten drastischen und längeren Rückfall. Es begann an einem jener glücklicherweise seltenen Tage, an denen offenbar grundsätzlich alles schiefläuft. Zusätzlich war ich auch noch erkältet, und so ziemlich alles schmerzte irgendwie. Dazu passend war das Wetter hundsmiserabel, und man konnte den ganzen Tag über praktisch nur bei künstlichem Licht arbeiten. Ich fühlte mich plötzlich fast in das Anfangsstadium des Sehtrainings zurückversetzt, und es gelang mit einfach nicht, mehr als ab und zu mal 1 bis 2 Sekunden lang scharf zu sehen. Meine erste Vermutung war, dass meine vorübergehend schlechte Verfassung und Stressbelastung die Ursache wären. Ich trainierte stur weiter, und zwar noch intensiver als vorher und besonders mit dem schwächeren rechten Auge. Als sich die Sehleistung am dritten Tag noch weiter verschlechtert statt verbessert hatte, ging ich der Sache etwas gründlicher nach. Es zeigte sich schnell, dass die Probleme durch das rechte Auge verursacht wurden. Ich hatte nicht bedacht, dass dieses schwächere Auge ja auch wesentlich untrainierter als das linke Auge war und deshalb für den Anfang nur eine wesentlich geringere Trainingsbelastung verkraften konnte. Durch das plötzliche intensive Einzeltraining war es nun völlig überlastet und war nur noch wahrnehmbar als leicht schmerzendes, gequollenes und nahezu unbewegliches Etwas, das kaum noch auf Befehle reagierte. Und dies irritierte auch das Sehen mit beiden Augen. Ich reduzierte sofort das gesamte Training auf wenige Minuten leichte Übungen pro Tag, und nach zwei Tagen war die Leistungsfähigkeit wieder deutlich verbessert, und die Beschwerden im rechten Auge waren verschwunden. Als Lehre dieser Erfahrung entschied ich, das Einzeltraining des rechten Auges vorsichtiger zu dosieren, auch auf die Gefahr hin, dass dadurch der Leistungsunterschied zwischen den beiden Augen nicht sehr schnell verringert oder vielleicht vorübergehend sogar vergrößert würde.

Etwa gleichzeitig musste ich aber eine weitere deprimierende Feststellung machen: Das Sehen mit beiden Augen zusammen war plötzlich wieder deutlich unschärfer als vorher, und die Augenblicke völlig scharfen Sehens waren vom bisher erreichten Stand von etwa 10 bis 20 Sekunden auf etwa 2 bis 3 Sekunden geschrumpft, allerdings recht häufig wiederholbar.

Mit einigem Experimentieren und Grübeln fand sich aber auch dafür eine überzeugende Erklärung: Bisher bestand das Bild beim Sehen mit beiden Augen fast ausschließlich, sagen wir einmal zu 95%, aus dem schärferen Einzelbild des stärkeren linken Auges. Das Sehen mit beiden Augen war deshalb nahezu identisch zum Sehen allein mit dem linken Auge. Aufgrund des verstärkten Trainings des rechten Auges wurde dieses bisher fast stillgelegte und schwächere Auge allmählich reaktiviert, und sein Anteil am Gesamtbild beim Sehen mit beiden Augen stieg langsam von vielleicht 5% auf 10%, 20%, usw. Es entstand also langsam ein echtes Mischbild aus den Einzelbildern beider Augen. Da das rechte Auge aber immer noch deutlich schwächer und sein Einzelbild entsprechend unschärfer war, wurde dieses Mischbild durch den wachsenden Anteil des unschärferen rechten Einzelbildes natürlich unschärfer. Tatsächlich zeigten Vergleiche, dass das Bild beim Sehen mit beiden Augen jetzt deutlich unschärfer als beim Sehen nur mit dem linken Auge war. Vorher war es immer etwa gleich gewesen.

Ebenso ist erklärbar, warum die Augenblicke des Scharfsehens jetzt plötzlich so viel kürzer waren: Vorher war auch hier ausschließlich die Leistung des linken Auges maßgeblich gewesen, während es jetzt auf die Leistung des schwächeren rechten Auges ankam. Und da waren nun einmal zurzeit erst 2 bis 3 Sekunden scharfes Sehen möglich. Dazu passt ebenfalls, dass in diesem Stadium nach längerem konzentrierten Sehen mit beiden Augen das Bild manchmal plötzlich wieder besser wurde. Das war dann vermutlich immer der Zeitpunkt, an dem das schwächere rechte Auge wegen Erschöpfung ausfiel und das Gesamtbild nur noch vom stärkeren linken Auge geliefert wurde.

Der Rückschritt beim Sehen mit beiden Augen war mithin ein Beweis für die Fortschritte des rechten Auges. Allerdings war damit gleichzeitig auch klar, dass ich den alten Leistungsstand beim Sehen mit beiden Augen erst dann wieder erreicht haben werde, wenn das rechte Auge bis zur bisherigen Leistung des linken Auges aufgeschlossen haben wird. Nach meinen Einschätzung würde das wohl 3 Monate dauern.

Gefahren in diesem Stadium: Diesen 5. Monat möchte ich als sicherlich nicht repräsentativen Spezialfall bezeichnen, der mehr durch Experimentieren als durch normales Training geprägt war. Zurück bleibt die Lehre, dass man sich nicht durch "Irrungen und Wirrungen" verlaufen oder gar entmutigen lassen sollte. Zur Aufrechterhaltung der Motivation und für eine vernüftige Trainingsplanung ist es sehr wichtig, bei allen Problemen zu versuchen, die Zusammenhänge und Ursachen zu erforschen. Nur wenn man die Gründe für Rückschläge kennt, kann man die damit sonst verbundene Demotivation vermeiden und sogar Gründe und damit auch Ansporn finden, dass und warum es später wieder aufwärtsgehen wird.

Im 6. Monat (154. - 184. Tag, Mai/Juni 1996)

Am Pfingstsonntag unternahm ich eine längere Radtour. Totz der Gefahr, Insekten in die Augen zu bekommen, fuhr ich die ganze 12-stündige Tour ohne Brille. Glücklicherweise blieb das Wetter eher kühl und leicht windig, so dass auch nicht allzu viele dieser Plagegeister in der Luft waren. Während der ganzen Fahrt genoss ich in bisher unbekanntem Maße häufige und lange scharfe Sicht. Es ist immer wieder erstaunlich, um wie viel die Sicht zusätzlich schärfer wird, sobald die pralle Sonne herauskommt (Tiefenschärfeeffekt durch die sich verengenden Pupillen).

Allerdings spielte mir bei dieser Fahrt mein objektiv natürlich immer noch schlechtes Sehvermögen, vielleicht war es auch mehr meine persönliche Dummheit und Ungeduld, den ersten nachhaltig fühlbaren Streich: Gut 1 Stunde Zeitverlust wegen Verfahrens und deshalb ein zweites Mal durch Michelstadt gekommen. Ärgerlich war, dass ich um diese Zeit eigentlich schon in Brensbach sein wollte und dass es inzwischen nicht nur zu dunkeln, sondern auch zu regnen begonnen hatte. Das sind so die kleinen Details, die einige bestimmte Touren für immer unvergesslich machen. Denn ich hatte das Schild an der für mich neuen Straße gesehen, und war mir sofort bewusst, dass ich es im Vorbeifahren nicht hatte lesen können. Die nächsten Minuten der Fahrt verbrachte ich mit Grübeln, ob es nicht besser wäre, zurückzufahren und nachzuschauen. Aber je mehr die Entfernung wuchs, desto unwirtschaftlicher wäre Umkehren gewesen, und desto intensiver redete ich mir deshalb ein, nach allen Regeln der Logik und Wahrscheinlichkeit könne eigentlich nur dies der richtige Weg sein. War es aber dann doch nicht. Nun ja, jede Arroganz wird eben früher oder später und manchmal auch umgehend bestraft. In letzterem Falle ist wenigstens der Lerneffekt am stärksten!

Am nächsten Tag war erstmals nach solch einer Tour kein Rückfall der Sehfähigkeit zu bemerken. Offenbar waren die Augen inzwischen derart trainiert, dass eine solche Non-Stop-Belastung keine Überlastung mehr darstellte. Vermutlich spielte dabei auch die deutlich verbesserte Leistungsfähigkeit des rechten Auges eine Rolle. An diesem Folgetag war meine Sehfähigkeit sogar auffallend gut. Die Momente des Scharfsehens waren jeweils recht kurz, folgten aber dicht aufeinander. Fast schien es mir, als wäre das Bild beim Sehen mit beiden Augen zusammen besser als das Einzelbild nur eines Auges. Das wäre neu gewesen, und ich fand dafür noch keine befriedigende Erklärung.

Das einzige, was sich bisher kaum gebessert, sondern vielleicht sogar verschlechtert hat, ist das Problem des Grauschleiers. Es kann sich dabei aber nicht um ein dauerhaften organischen Defekt handeln, denn mit Brille sehe ich ja sofort wieder volle Kontraste. Eventuelle Ursache: Unterdrücken der hellgrauen Geisterbilder durch Aufhellen des Bildes, bis sie weg sind, und dadurch zwangsläufig auch Abschwächung von schwarz zu hellgrau. Das wäre ein Effekt ähnlich wie bei Weichzeichnerlinsen. Das sind Linsen, die Kontraste leicht abschwächen und für geringe, gleichmäßige Unschärfe sorgen. Sie werden für Porträts und auch in romantischen Filmen benutzt, um kleine Hautunreinheiten, Falten, etc. abzuschwächen und Gesichter perfekter erscheinen zu lassen.

Dieser Grauschleier stört bei der Arbeit am Bildschirm. Die Schärfe mag zwar schon reichen, aber die Schrift ist nicht kontrastreich genug, eben nur grau statt schwarz, und deshalb nur mit höchster Konzentration zu erkennen. So lässt sich noch nicht ernsthaft arbeiten.

Versuche mit einem Auge zeigen, dass der Grauschleier ganz überwiegend vom rechten Auge kommt. Manchmal sehe ich auf größeren schwarzen Untergründen auch nicht vorhandene versprengte weiße oder hellgraue Flecken bzw. graue Sprenkel auf weißen Untergründen.

In diesem Monat habe ich besonders das bisher schwächere rechte Auge isoliert trainiert (also das linke Auge abgedeckt). Dabei wird wieder der bereits früher beobachtete und inzwischen überwunden geglaubte Waschbretteffekt sichtbar, auch Kopfschmerzen traten bei intensivem Training wieder auf, und überhaupt erinnern die Effekte und Fortschritte des rechten Auges stark an die bereits beim früheren beidäugigen Training gemachten Erfahrungen (dieses beidäugige Training hatte damals ja leider fast nur auf das linke Auge gewirkt). Die Wiederholung dieser Effekte ist natürlich ein großer moralischer Vorteil beim Training, denn statt Unsicherheit und Zweifel regiert nun eine gewisse Routine und Zuversicht. Ich hoffe, in spätestens 2 Monaten mit dem rechten Auge vollkommen zum linken aufgeschlossen zu haben.

Ein Vergleich mit den Aufzeichnungen des bisherigen Trainings zeigt, dass das rechte Auge jetzt etwa den Leistungsstand erreicht hat, den das linke Auge nach 2 bis 3 Monaten Training hatte. Außerdem ist erstaunlich, dass offenbar auch der starke Astigmatismus rechts mit den altbekannten Übungen wegzutrainieren ist. In den Scharfsehphasen ist das Bild jedenfalls wirklich scharf. Es ist nicht etwa so, dass zwar die Kurzsichtigkeit weg ist, aber die Wirkungen des Astigmatismus noch sichtbar sind (oder umgekehrt), sondern das Training scheint gleichzeitig gegen beide Arten der Fehlsichtigkeit zu wirken.

In einem Geschäft eine dieser fertigen Korrekturbrillen (+3) für Weitsichtige probiert. Konnte meine Augen erstaunlich gut darauf einstellen. Vielleicht sollte man im Endstadium des Trainings mit solch einer "Gegenbrille" üben?

Fast alle Schriften im Fernsehen, selbst kleine und im Kontrast ungünstige Schriften und sogar Videotext erscheinen beim beidäugigen Sehen jetzt immer öfter fast völlig scharf, jedenfalls ausreichend scharf, um sie eindeutig lesen zu können (schwache Vielfachkonturen sind noch vorhanden, stören aber kaum beim Erkennen). In günstigen Fällen lässt sich die Schärfe bis zu einer guten halben Minute halten und nach dem Verblassen dann fast sofort wieder durch Blinzeln auffrischen. Das Laufband mit den Aktienkursen kann ich jetzt gut die Hälfte der Zeit völlig scharf sehen, und auch in der weniger scharfen anderen Hälfte reicht es meistens zum Erraten der Daten.

Insgesamt ist beim Sehen mit beiden Augen auch im 6. Monat ein klarer Fortschritt zu beobachten. Die Augenblicke des Scharfsehens dehnten sich manchmal bis etwa 30 Sekunden und ließen sich immer öfter wiederholen. Erstmals gab es Zeiten von bis zu einer Stunde, in denen ich insgesamt wohl ebensolange scharf wie unscharf sah. Und immer öfter kann ich Blinzeln, ohne das dadurch das Scharfsehen nachhaltig zerstört wird. Das Bild wird beim Blinzeln zwar kurzfristig unscharf, aber es lässt sich innerhalb von vielleicht 1 bis 2 Sekunden wieder scharf einstellen. Immer mehr ist regelmäßiges Blinzeln sogar notwendig zum Restaurieren des verblassenden und unscharf werdenden Bildes.

Die Tageszeitung kann ich aus 30-50 cm (fast gestreckter Arm) lesen. Der Text ist oft bis zu 20 Sekunden klar, dann einige Sekunden unscharf, nach Neueinstellen ist

Weiterlesen möglich. So geht das etwa 30-60 Minuten lang, bis infolge Erschöpfung die Scharfsehphasen zu kurz für sinnvolle Arbeit werden. Dann lese ich mit schwacher Brille weiter.

Zusätzlich mache ich jetzt manchmal auch einige Leseübungen mit kleinster Schrift in ca. 10 bis 20 cm Entfernung. Da der Nutzen nicht klar ausmachbar ist, trainiere ich aber nur wenig damit.

Eine 8 stündige Radtour bei sehr viel Sonnenschein (Tiefenschärfe) gemacht und dabei sehr oft bis zu über 1 Minute perfekt scharf gesehen. Häufige Tests durch Abdecken eines der Augen ergaben, dass dieses Scharfsehen mit beiden Augen fast immer ein Scharfsehen des linken Auges war. Erstmals erwischte ich bei diesen Tests jedoch einen kurzen Moment, bei dem es das rechte Auge war, das scharf sah, während gleichzeitig des linke Auge ein unscharfes Bild lieferte. Bei verschieden starken Einzelbildern kann das Gehirn offensichtlich manchmal auch ganz schnell umschalten und das jeweils schlechtere Einzelbild im Gesamtbild unterdrücken. Bei anderen Gelegenheiten entstand in solchen Situationen ein verschlechtertes Mischbild. Ich habe bisher nicht herausfinden können, nach welcher Systematik das Gehirn entscheidet, ob es beim Sehen mit beiden Augen ein echtes Mischbild aus beiden Einzelbildern bildet, und wann es eines und welches der beiden Einzelbilder bevorzugt. Es fiel mir aber auf, dass das Gehirn in einigen seltenen Fällen das gerade unschärfere Einzelbild wählt, und manchmal scheint das Mischbild sogar schärfer oder unschärfer als die Einzelbilder. (Zum Prüfen, von welchem Auge das Bild stammt, muss man eines der beiden Augen mit der Hand abdecken und feststellen, ob das verbleibende Bild des nicht abgedeckten Auges schärfer oder unschärfer als vorher das Bild beim beidäugigen Sehen ist. Keinesfalls ein Auge zukneifen, da dadurch die Schärfeeinstellung verändert würde!).

Natürliche gab es auch Entäuschungen:

Im Juni einmal in Eile 2 Eimer Erdbeeren gepfückt. Schon nach wenigen Minuten musste ich leider doch eine (mittelstarke) Brille aufsetzen, um ein vernüftiges Arbeitstempo durchzuhalten. Zwar erkennt man auch ohne Brille die reifen Erdbeeren auf Anhieb, aber in der Praxis reicht dies alleine nicht, denn man muss ja gleichzeitig auch die überreifen und schimmeligen, matschigen oder gar angefressenen Stücke aussortieren, und dazu ist man entweder auf Scharfsehphasen angewiesen, die ja leider noch nicht Dauerzustand sind, insbesondere nicht unter Stress, oder man muss jede Erdbeere bis dicht vor die Augen führen. Beides kostet Zeit, und wenn man die nicht hat, dann bleibt vorerst doch nur der Griff zur Brille.

Das Gleiche gilt leider immer noch bei der Arbeit am Computer. Der Bildschirm ist ohne Brille zwar schon deutlich besser erkennbar als vor 6 Monaten, mit Konzentration kann ich sogar alles lesen, aber der Konzentrationsbedarf dazu ist immer noch so hoch, dass daneben kaum noch Kraft für sinnvolle Arbeit bleibt. Das Problem dabei ist nicht die Schriftgröße, sondern es muss mit dem schwächerem Kontrast am Bildschirm zusammenhängen, denn gleichgroß sogar kleiner Gedrucktes kann ich inzwischen wesentlich besser lesen. Für bloßes Lesetraining sind deshalb Bücher oder Zeitungen deutlich besser geeignet als Bildschirmschriften.

Auch mit einer leicht schwächeren Brille kann ich seltsamerweise kaum am Computer arbeiten. Vielleicht spielt dabei auch Stress eine Rolle? Im Gegensatz zu vielen anderen Menschen ist für mich der Computer kein Spielzeug, sondern eindeutig ein Arbeitsgerät. Spätestens sobald ich irgendwann im Laufe des Vormittags den oder die Computer anschalte, beginnt für mich moralisch der Ernst und die Disziplin des Arbeitstages, und ich stelle mich selbst unter Leistungsdruck. Ich sollte vielleicht später einmal versuchen, regelmäßig täglich ganz gewöhnliche Leseübungen völlig ohne Zeit- und Leistungsdruck am Computer durchzuführen.

Beim Autofahren dagegen gibt es immer öfter Erfolgserlebnisse, wenn sich beim Vergleich mit und ohne Brille zeigt, dass während der Scharfsehphasen manchmal Autonummern oder Schilder ohne Brille aus wesentlich größerer Entfernung als mit Brille zu erkennen sind. Nur manchmal, weil der immer noch vorhandene Grauschleier bei bestimmten Lichtverhältnissen doch sehr stört. Bin ich etwa auf dem direkten Weg von Kurzsichtigkeit zur Weitsichtigkeit?

Ein weiteres Erfolgserlebnis besteht darin, dass ich die giftgrüne Leuchtschrift auf den schwarzen Display des Videorecordern jetzt aus 2 bis 3 Metern Entfernung lesen kann. Es schwirren zwar noch einige störende Geisterbilder drumherum, aber noch vor einigen Monaten bestand diese ganze Anzeige für mich nur aus einem undefinierbaren Glitzergeleuchte. Noch nicht beherrschbar sind dagegen einzelne Leuchtpunkte, wie sie als "Bereitschaftsanzeige" heute an fast allen elektronischen Geräten vorhanden sind. Sie erscheinen mir immer noch als drei- bis sechsfacher Lichterkranz, und nur mit größter Konzentration lässt sich erraten, welcher Leuchtpunkt "der Echte" ist und welche Illusion sind.

Im 7. Monat (185. - 213. Tag, Juni/Juli 1996)

Gegen Abend fahre ich jetzt fast täglich auf einen kleinen Hügel. Obwohl er höchstens 30 Meter über der Umgebung liegt, hat man von dort aus einen erstaunlichen Überblick über die Stadt, ideal für Sehübungen. Ich übe jeden Abend rund eine Stunde, anfangs immer beidäugig, dann für etwa 3/4 der gesamten Übungszeit nur mit dem isolierten schwächeren rechten Auge, und zum Schluss nochmals einige Minuten beidäugig. Die Sehübungen sind hauptsächlich Akkommodationstraining mit dem Gitter, Schweifen auf der Grasnarbe und den Büschen am Abhang und das Umfahren weit entfernter Gebäude, Verkehrschilder, Autos, Leseübungen in mittlerer Entfernung an so interessanten Schildern wie "Aufforstung, Betreten oder Befahren verboten!", oder "Bayrischer Biergarten Darmstadt" oder zwischendurch auch einfach nur entspanntes Beobachten der weiteren Umgebung.

Ich habe jetzt das isolierte Training des schwächeren rechten Auges stark intensiviert. Mehrere Stunden täglich trainiere oder verrichte ich leichtere Arbeiten wie Zeitungslesen und Fernsehen mit abgedecktem linken Auge. Erste Folge nach einigen Tagen sind erstaunlicherweise Schmerzen im oder um das linke Auge herum, also an dem abgedeckten und somit geschonten Auge. Bis mir klar wird, dass dies auf den Druck der stundenlang getragenen Augenklappe zurückzuführen ist (diese Augenklappen sind durchaus nicht nur aus weichem Stoff gemacht, sondern um die notwendige Wölbung sicherzustellen, enthalten sie eine harte Schale aus Plasitik, die deckend und damit fest um das Auge herum aufsitzen muss).

Das isolierte Training des schwächeren Auges erscheint mir auch zunehmend schwerer als vorher das beidäugige Training. Mehr und schwerere Kopfschmerzen - im Schnitt brauche ich einige Wochen lang täglich 2 halbe Kopfschmerztabletten (500 mg Acetylsalicylsäure) -, und trotz härterem und längerem Training und der inzwischen vorhandenen Erfahrung treten die Erfolge langsamer als erwartet ein. Vermutlich hängt dies damit zusammen, dass dem Gehirn nun der Ausweg, einfach das schwächere Auge abzuschalten und auf das bessere linke Auge auszuweichen, versperrt ist. Jetzt muss der starke Astigmatismus des rechten Auges wirklich wegtrainiert werden; ausweichen auf das andere Auge geht nicht mehr.

Sorgfältige Tests und Vergleiche mit den alten Leistungsnotizen zeigen aber, dass das rechte Auge durchaus leistungsfähiger wird, nur leider langsamer als erhofft. Neben leicht verbesserter allgemeiner Sehfähigkeit gibt es immer wieder Augenblicke von bis zu etwa 5 Sekunden mit fast perfektem Scharfsehen (dieses Scharfsehen ist aber etwas weniger scharf als beim linken Auge).

Besonders erfreulich ist, dass nun manchmal für kurze Zeit rechts stärkere Kontraste als bisher zu beobachten sind. Richtiges Schwarz auf Weiß statt dem bisher vorherrschenden Dunkelgrau auf Hellgrau. Deutet sich hier endlich ein Ende des Grauschleiers an? Jedenfalls gibt es nun nicht nur scharfe und unscharfe Sehphasen, sondern zusätzlich auch kontraststarke und kontrastschwache (vernebelte) Augenblicke. Aber die Kontraste verbleichen noch schnell; je erschöpfter das Auge, desto vernebelter das Bild.

An Tagen mit sehr hartem und langem isolierten Training des rechten Auges ist leider auch das Sehen mit beiden Augen sehr viel schlechter. Es ist mein Eindruck, dass an solchen Tagen das rechte Auge manchmal so aktiviert ist, dass es dann noch stundenlang beim beidäugigen Sehen dominiert und das bessere Bild des linken Auges fast völlig unterdrückt. Vermutlich muss man das aber vorübergehend akzeptieren. Sicherheitshalber sollte man aber immer wieder auch das Sehen mit beiden Augen zusammen trainieren und ab und zu sogar ein kurzes Training des isolierten stärkeren Auges einlegen. Ansonsten ist die Gefahr zu groß, dass das stärkere Auge nachlässt oder die Koordination beim beidäugigen Sehen verloren geht.

In diesem Trainingsstadium war deshalb erstmals beim Sehen mit beiden Augen kein Fortschritt, sondern an vielen Tagen sogar ein eindeutiger Rückschritt zu verzeichnen. Das ist moralisch nicht leicht zu verdauen und lässt mich oft grübeln, ob es nicht besser wäre, einfach mit beiden Augen drauflos zu trainieren. Ist es für das Sehen im Alltag nicht ziemlich egal, ob man mit beiden Augen gleichgut oder überwiegend nur mit rechts oder nur mit links sieht? Was wirklich zählt, ist doch eigentlich nur das Gesamtergebnis im Verhältnis zum benötigten Trainingsaufwand.

Ich für meinen Teil habe mich trotz des Mehraufwandes für den schwierigeren Weg entschieden und will ausprobieren, ob ich perfektes Sehen mit beiden Augen erreichen kann. Im schlimmsten Fall komme ich irgendwann zu dem Ergebnis, dass das nichts wird. Das wären für mich dann zwar 3 bis 6 verlorene Monate, aber einige meiner späteren Leser könnten von dieser Erkenntnis dann immerhin erheblich profitieren. Der Nutzen dieser Erfahrungen hängt im Einzelfall aber sicherlich davon ab, wie stark der Leistungsunterschied zwischen den beiden Augen ist.

Wäre ich an dem Thema "Sehtraining" nicht auch wissenschaftlich interessiert, und hätte ich nicht beschlossen, darüber ein Buch zu schreiben, ginge es mir also nur um schnellen Erfolg für den Alltag, dann hätte ich vermutlich den leichteren Weg gewählt.

Trotz allem gab es auch in diesem Monat ein Erfolgserlebnis: Bei einem rund einstündigen Stadtbummel sah ich etwa die Hälfte der Zeit scharf und konnte das Scharfsehen praktisch nach Bedarf durch ein leichtes Blinzeln herbeiholen. Autonummern aus 10, 20, ja fast 30 Metern Entfernung einwandfrei zu erkennen war eine Leichtigkeit.

Die Erklärung dieser plötzlichen Leistungsfähigkeit war einfach: Am Vortag hatte ich kaum trainiert, sondern war fast den ganzen Tag mit dem Auto (natürlich mit Brille) unterwegs gewesen. Für die durch hartes Training malträtierten Augen war das eine willkommene Erholung gewesen, und so zeigten sie mir am Folgetag ihre inzwischen erreichte Leistungsfähigkeit. Vielleicht sollte man etwa einen trainingslosen oder trainingsarmen Tag pro Woche einlegen? Zur Erholung für die Augen und zur Motivation, um sich einmal pro Woche des tatsächlichen Leistungszuwachses zu versichern.

Längere Radtouren standen in diesem Monat nicht an. Zum einem war das Wetter schlecht, und außerdem war "Tour-de-France-Monat". So kurios es klingen mag, ein Radsportfan hat da wegen der Übertragungen im Fernsehen weniger Zeit zum Radfahren. Natürlich zeichne ich zusätzlich auf Video auf, aber wegen der unsicheren Übertragungszeiten und der nötigen vielen Kassettenwechsel muss man trotzdem während der Übertragungen im Hause bleiben.

Unangenehm beim Radfahren ohne Brille in dieser Jahreszeit (Juli) und insbesondere gegen Abend sind wirklich die vielen Insekten. Aber die Augen haben da inzwischen selbständig eine eigene Abwehrreaktion entwickelt, indem sie blitzartig für einen Augenblick die Lider schließen, wenn so ein schwarzer Punkt im Nahanflug sichtbar wird. Dadurch werden die meisten dieser "Flieger" automatisch abgefangen. Und die wenigen, die durchkommen, meist sind das sowieso nur die ganz kleinen und kaum sichtbaren, deren schnelle und meist schmerzlose Entsorgung erledigt das Auge nun auch schon fast routinemäßig. Anfangs hat mich jeder dieser für mich als ehemaligen Brillenträger völlig ungewohnten Zusammenstöße jedesmal einige Minuten in Hilflosigkeit bis Panik gestürzt. Ich habe mir fest vorgenommen, im nächsten Sommer, wenn das Sehtraining erfolgreich beendet ist und ich dann wieder mit dem altgewohnten höheren Tempo fahren kann, eine Schutzbrille zu besorgen. Es erscheint mir zwar einerseits etwas absurd, die Korrekturbrille mühsam wegzutrainieren und anschließend eine Schutzbrille mit Fensterglas zu kaufen. Aber anderseits möchte ich gar nicht daran denken, was passieren könnte, wenn man bei Tempo 60 oder mehr auf einer serpentinenreichen Abfahrt mit beiden Augen gleichzeitig Insekten einfängt. Da die Viecher ja oft schwarmweise auftreten, ist das gar nicht so unwahrscheinlich.

Ab jetzt tageweise Berichte. Ich fühle, dass das Sehtraining doch etwas länger dauern und komplizierter werden wird als ursprünglich erwartet. Es erscheint mir deshalb sinnvoller, nur noch über jene Tage zu berichten, an denen tatsächlich etwas neues zu beobachten war. Dann aber gründlicher und mit allen Details, auch wenn ich ihre Bedeutung noch nicht beurteilen kann. Ereignisse, die sich über mehrere Tage hinziehen oder aus anderen Gründen zusammengehören, werde ich erst auf einem Notizzettel sammeln und dann hier zusammengefasst wiedergeben.

218. Tag (Juli 1996)

Mir fällt auf, dass der Waschbretteffekt beim Blicken nach oben stärker ist, als wenn ich nach unten schaue. Sofort kommt mir die Idee, dass die Haare über den Augen (Wimpern, Augenbrauen) die Ursache sein könnten. Eine Überprüfung durch Verkürzen und Hochbiegen der Haare führt aber zu dem Ergebnis, dass sie mit dem "Waschbrett" und auch dem Grauschleier zwar nichts zu tun haben, aber offenbar für einige andere gelegentliche, kleinere Irritationen verantwortlich sind.

Der Waschbretteffekt bleibt also vorerst. Ursache sind vermutlich tatsächlich kleinere Wellen, Fältchen oder allgemein ausgedrückt, mangelnde Straffheit von Teilen der Hornhaut (Augenoberfläche). Vom früheren Training des linken Auges her weiß ich aber noch, dass das "Waschbrett" erst einige Wochen nach Trainingsbeginn auftritt und später mit wachsendem Trainingserfolg allmählich wieder verschwindet. Ich nehme deshalb an, dass das Training entweder zu einer Straffung der Augenoberfläche führt, wodurch auch immer, oder aber dass das Gehirn lernt, diese streifenartigen Bildverzerrungen zu korrigieren.

Andererseits ist zu bedenken, dass beim Sehen mit Brille kein derartiger Waschbretteffekt auftritt. Es könnte deshalb auch sein, dass dieser Fehler (mangelnde Straffheit der Hornhaut) nur anfangs während des Trainings infolge der ungewohnten Anstregung oder aus ähnlichen Gründen auftritt.

Leider musste ich in diesem Stadium des intensiven isolierten Training des rechten Augens feststellen, dass das "Waschbrett" jetzt auch links wiederkehrt. Das macht mir im Moment aber keine ernsthaften Sorgen; sicherlich verschwindet das wieder, sobald ich auch links wieder intensiver trainiere.

224. Tag (Ende Juli 1996)

Das beidäugige Sehen ist in diesen Tagen oft hundsmiserabel, kaum besser als ganz zu Beginn des Trainings. Es scheint mir, als wäre das rechte Auge durch das anhaltend harte Training so aktiviert, dass das beidäugige Sehen jetzt meistens ein Sehen nur mit schwachen rechten Auge ist. Und selbst wenn dieses schwache Auge erschöpft ist und sein Bild deshalb immer kontrastarmer und vernebelter wird, auch dann schaltet das Gehirn oft nicht auf das wesentlich schärfere linke Auge um. Einerseits freut mich das, denn durch diese Gewalttour für das rechte Auge erhoffe ich mir schnelleren Trainingserfolg. Andererseits bekomme ich allmählich Angst, dass inzwischen die schon erreichte Leistungsfähigkeit des linken Auges wieder teilweise verlorengeht. Und außerdem stört dieses fast schon ungewohnt schlechte Sehen im brillenlosen Alltag natürlich ganz erheblich und demotiviert.

Könnte ich mich nicht immer wieder anhand meiner alten Leistungsnotizen von der langsam wachsenden Leistungsstärke des rechten Auges versichern, so würde wohl bald am Nutzen des ganzen Sehtrainings zweifeln. Denn die ganzen bisherigen Erfolge beim Training des linken Auges könnten theoretisch Täuschungen sein. Es wäre ja denkbar, dass es nur die langsam wachsende Unterdrückung des schlechteren rechten Teilbildes ist, die den Eindruck eines sich verbesserenden linken Teilbildes bewirkt.

226. Tag (August 1996)
Der Grauschleier beim rechten Auge erscheint mit jetzt fleckenhaft statt gleichmäßig. Entweder habe ich das früher nicht bemerkt, oder es hat sich da etwas verändert. Es könnte sich entweder zum Schlechten verändert haben, indem neue und stärkere "Nebelflecken" aufgetaucht sind, oder der früher gleichmäßige Nebel beginnt sich in einzelne Flecken aufzulösen. Natürlich hoffe ich auf letzteres.

227. Tag (August 1996)
Erstmals gelingt es mir jetzt manchmal, mit dem isolierten rechten Auge das fette Kreuz auf der karteikartengroßen Übungstafel dunkelgrau bis fast schwarz und vor allem ohne Doppelkonturen oder gar Mehrfachbilder zu sehen und dies auch bei mehrfachem Entfernen vom und Heranbringen der Karte ans Auge zu halten. Den Kopf muss ich dabei allerdings absolut still halten; beim geringsten Schwenken würde sich der Blickwinkel ändern, und es könnte sein, dass das scharfe Bild durch einen erwähnten Nebelflecken oder den Waschbretteffekt wieder zerstört wird. Erst nach 5 bis 10 Sekunden löst sich wieder einer der Balken in Unschärfe auf oder es erscheinen gar wieder Doppelbilder. Erstaunlicherweise treten diese Fehler dann nicht immer, wie früher gewohnt, am senkrechten Balken auf, sondern stattdessen etwa gleich häufig am horizontalen Balken - aber nie an beiden Balken gleichzeitig.

228. Tag (August 1996)
Am ersten Sonntag im August eine große Radtour rund um den Odenwald mit Abstecher auf den Katzenbuckel über Eberbach gemacht. Rückfahrt am Neckar und der Bergstraße entlang. Während der ganzen Tour bei teils bedeckten, teils sonnigen Wetter sehr gut gesehen. Aber leider habe ich mir nicht nur einen Sonnenbrand, sondern auch irgend so eine Sommerinfektion geholt, die mich anschließend für fast 3 Wochen körperlich und kozentrationsmäßig deutlich schwächte. Darunter litt auch das Sehtraining, und Kopfschmerzen bei intensivem Training wurden zur täglichen Routine. Mein subjektiver Eindruck war, dass diese Kopfschmerzen hauptsächlich durch das isolierte Training des rechten Auges verursacht wurden. Es war, als fände da irgendwo im Hinterkopf ein regelrechter Kampf statt.

231. Tag (August 1996)
Nach nunmehr mehreren Wochen mehrstündigen täglichen isolierten Trainings des rechten Auges verstärkt sich der Eindruck, dass die Fusion beim beidäugigen Sehen nicht mehr so richtig funktioniert. Die beiden Einzelbilder decken sich oft nicht mehr exakt, sondern wirken seitlich etwas versetzt. Zudem verstärken sich die Anzeichen, dass jetzt das rechte Auge, obwohl leistungsmäßig eindeutig immer noch schwächer als das linke, die Hauptarbeit leistet und mehr und mehr das linke Auge unterdrückt. Dadurch könnte der bereits links erreichte Trainingserfolg allmählich verloren gehen. Die maximale Länge der links erreichbaren Scharfsehphasen scheint sich jedenfalls wieder zu verkürzen.

Aus all diesen Gründen beschließe ich, ab sofort nicht mehr jeden Tag intensiv rechts zu trainieren, sondern etwa jeden dritten Tag nur beidäugig zu trainieren, später vielleicht täglich wechselnd je einen Tag intensiv rechts und dann je einen Tag beidäugig. Ich werde das aber flexibel handhaben, je nachdem, was mir aufgrund des jeweiligen Leistungszustandes angemessen erscheint.

234. Tag (August 1996)
Einen ganzen Tag mit Basteleien am Fahrrad verbracht. Diverse neue Teile angebaut, auf der Zahnkranzseite dickere Speichen eingezogen, Getriebe zerlegt und wieder zusammengebaut, usw. Alles problemlos ohne Brille erledigt. Nach 8 Stunden dieser Tätigkeit beim ersten Blick in die Ferne mit Erschrecken rapide verschlechtertes Fernsehen festgestellt: lauter Doppelbilder und Mehrfachkonturen. Wahrscheinlich hatte ich bei dieser für mich angenehmen und faszinierenden Tätigkeit schnell wieder alle neuen Sehgewohnheiten vergessen und praktisch ausschließlich im Nahbereich gesehen, ohne die wichtigen Pausen mit Einstellung der Augen auf Objekte in der Ferne. Erst gegen Abend des Folgetages war dieser Rückfall überwunden.

Ein ähnliches Negativerlebnis hatte ich wenige Tage später, als ich zur Vorbereitung des Kaufs einer neuen Computeranlage einmal stundenlang, und offenbar ohne zwischendurch ausreichend oft und lange in die Ferne zu sehen, einen ganzen Stapel der üblichen kleingedruckten, farbigen und reflektierenden Hochglanzprospekte und -kataloge verschlang.

Fazit: Bei spannenden Tätigkeiten ohne Brille muss man also ganz besonders darauf achten, vor lauter Faszination und Konzentration auf die angenehme Beschäftigung nicht alles andere zu vergessen. Egal was man macht, ob spannend und angenehm oder langweilig und unangenehm, man sollte eisern die neuen Sehgewohnheiten einhalten, oder aber lieber doch vorübergehend wieder die Brille aufzusetzen.

Auffallend ist auch, dass die tägliche Sehfähigkeit einen starken Einfluss sowohl auf die allgemeine Laune als auch auf körperliche Leistungsfähigkeit und Wohlbefinden hat, und das hat natürlich auch wiederum einen kleinen Einfluss auf die Sehleistung. Allerdings ist leicht feststellbar, dass die Sehleistung nur teilweise vom aktuellen seelischen und körperlichen Wohlbefinden abhängt. Irgendwann sind die Augen objektiv erschöpft, und dann lässt die Sehleistung rapide nach. Auch die beste Stimmung kann daran nichts mehr ändern. Aber umgekehrt kann man sich dann leider die Stimmung durch die nachlassende Sehleistung verderben.

240. Tag (August 1996)
Interessante Entdeckung: Der Waschbretteffekt ist deutlich stärker beim einäugigen Training mit Zukneifen des anderen Auges, beim Scharfstellen durch Kneifen des Auges, beim Training mit straff sitzender Augenklappe und auch bei einem Druck mit der Hand auf Gesicht oder Stirn. Das sind alles Gelegenheiten, bei denen das Gesicht verzogen oder Druck vom Gesicht her auf die Augen ausgeübt wird. Der Waschbretteffekt wird mithin zumindest teilweise durch Druck von der Gesichtsseite her bewirkt. Das würde auch erklären, warum dieser Effekt im fortgeschrittenen Trainingsstadium wieder verschwindet: Mit zunehmendem Trainingserfolg benötigt man zum Scharfsehen nämlich immer seltener derartige Verrenkungen.

243. Tag (August 1996)
Mir fällt ganz beiläufig auf, dass ich plötzlich manchmal die komplette Anzeige auf meinem Tachometer-Computer am Fahrrad lesen kann. Dort gibt es eine Anzeige in großer und mehrere in kleiner Schrift. Bisher konnte ich nur manchmal die große Schrift lesen. Allerdings habe ich diese Anzeige auch absichtlich nie für Sehübungen benutzt. Denn einerseits wäre es zu gefährlich, im Verkehr öfter und länger als notwendig dorthin zu schauen, und andererseits ändert sich die Beleuchtungssituation beim Fahren sowieso ständig, und das Abdeckungsglas der Anzeige spiegelt auch oft, so dass das Ganze denkbar ungeeignet als Maßstab für die Sehleistung ist. Trotzdem ist es natürlich ein schönes Erfolgserlebnis, plötzlich festzustellen, dass ich jetzt bei normaler, aufrechter Sitzposition ab und zu alle Anzeigen problemlos erkennen kann. In diesem zeitweise frustrierenden Trainingsstadium hatte ich so eine auffällige Leistungssteigerung am wenigsten erwartet.

Eine sofortige Kontrolle an der Trainingstafel zeigt, dass sich auch dort Verbesserungen belegen lassen: Bei 12 Textzeilen in immer kleinerer Schrift untereinander kann ich nun manchmal für kurze Augenblicke einzelne Wörter in der achten Zeile scharf erkennen, eine Zeile weiter als bisher. Seltsam: Wenn ich die Zeilen zählen will und dabei von der dicksten Zeile oben zur dünnsten Zeile unten zählen will, so schaffe ich das nicht, weil das Bild schnell unscharf wird. Beginne ich dagegen ganz unten mit der feinsten Zeile und zähle nach oben, so bleibt das Bild scharf.

246. Tag (August 1996)
Im "Gesundheitsmagazin" einer Zeitung sinngemäß folgenden Tipp gelesen: "Angestrengtes Sehen wie z. B. bei Kurzsichtigen, die keine Brille tragen, kann zu Herzklopfen führen. Lassen Sie sich deshalb rechtzeitig eine Brille verschreiben, um ihrem Kreislauf solche Probleme zu ersparen." Das war offensichtlich tatsächlich ernst gemeint; die Lobby der Augenärzte und Optiker hat wahrlich lange Arme. Ich warte jetzt nur noch auf den Ratschlag: "Sport kann zu Herzklopfen führen; besorgen Sie sich zum Schutze Ihrer Gesundheit deshalb rechtzeitig einen Rollstuhl.".

247. Tag (August 1996)
Einen Fahrradunfall gehabt: Beim Annähern an eine unübersichtliche Einmündung in einem stillen Wohngebiet ein singendes Reifengeräusch wie von einem rasenden Mountainbike gehört und deshalb das Tempo fast bis zum Stand vermindert. Ein jugendlicher Radfahrer schnitt in diesem Augenblick mit hohem Tempo die Kurve, konnte mir nicht mehr ganz ausweichen und raste seitlich in mein Hinterrad. Er erheblich verletzt, ich unverletzt, mein Hinterrad Totalschaden.

Der Unfall lag eindeutig nicht in meinem Verschulden. Trotzdem beschäftigte ich mich natürlich anschließend intensiv mit den Gedanken, ob es nicht vielleicht doch grundsätzlich unverantwortlich ist, ohne Brille zu fahren. Die Antwort ist in meinem Fall aber ein eindeutiges "Nein". Seitdem ich ohne Brille fahre, habe ich meinen Fahrstil dem bewusst angepasst, fahre einen deutlich niedrigeren Schnitt und vermindere bei der geringsten Unsicherheit mein Tempo oder bleibe gar stehen. Das mag in einigen ganz wenigen Fällen zwar ein Fehler sein, denn mit einem langsamen oder gar stehenden Fahrrad kann man kaum ausweichen und ist insofern hilfloser, als wenn man Schwung drauf hat. Man ist sogar hilfloser als jeder Fussgänger, der wenigstens noch zur Seite springen kann. Aber das sind Extremfälle. In den meisten Fällen wird zu viel Schwung eher eine Erhöhung des Risikos bedeuten. Bei diesem Unfall hätte ich mit genügend Schwung zwar eventuell noch ausweichen können, aber es hätte auch eine 50%ige Chance bestanden, dass wir beide zur gleichen Seite ausgewichen wären, und dann wären die Folgen entsprechend schwerwiegender gewesen. Und was zu viel Schwung gegenüber einem Lastwagen oder einer Planierraupe in einer engen Straße bedeuteten würde, das braucht wohl nicht detaillierter erörtert zu werden.

Ich hoffe, ich bin nicht arrogant, wenn ich behaupte, das Bewusstsein, ohne Brille zu fahren, hat meinen Fahrstil deutlich sicherer gemacht. Im letzten Jahr mit Brille hatte ich etwa 6 bis 8 Stürze, wobei allerdings rund die Hälfte auf schlechten Reifen beruhte, die bei Nässe auf Metall wie z. B. Schienen oder Gullydeckeln seitlich wegrutschten. In diesem Jahr hatte ich ohne Brille bisher keinen einzigen Sturz, abgesehen von diesem unverschuldeten Unfall. Angenehmer Nebeneffekt ist, dass ich wesentlich weitere Touren als früher schaffe, weil das langsamere Fahren deutlich kräfteschonender ist.

254. Tag (Ende August 1996)
Ein frustrierendes und peinliches Erlebnis: Bei meiner täglichen Abendtour mit dem Rad mache ich fast immer in einem Park Halt, um an den dort aufgestellten Sportgeräten einige Übungen durchzuführen. Diesmal war das kleinere Reck beschädigt, so dass ich notgedrungen auf das große ausweichen musste. Eigentlich kein Problem; früher hatte ich fast nur am hohen Reck trainiert und auch dort die Stange immer gleich im ersten Sprung erwischt, selbst in rabenschwarzen Nächten. Nun aber bekam ich die Stange einfach nicht zu fassen. Die Sprunghöhe stimmte, und ich berührte auch jedesmal die Stange, aber ich schloss die Hände einfach nie im richtigen Moment. Eindeutig ein Sehproblem; vermutlich sogar nur ein eingebildetes: Ich hatte Angst davor, die Entfernung falsch zu schätzen und danebenzugreifen, und deshalb kam es auch so. Hätte ich in Ruhe und unbeobachtet üben können, so wäre das Problem sicherlich schnell in den Griff zu bekommen gewesen. Aber vor so vielen Beobachtern konnte ich mich einfach nicht entspannt konzentrieren und schlich nach etwa 3 Versuchen möglichst unauffällig zu einem anderen Übungsgerät.

An den nächsten Abenden übte ich in unbeobachteten Momenten heimlich an einem einfachen Klettergerüst, wo man sich affenähnlich von Stange zu Stange schwingen kann. Das hatte ich jahrelang nicht mehr gemacht, weil so eine Anfängerübung eigentlich weit unter meinem Niveau lag. Aber Irrtum: Auch hier verkrampfte ich jetzt und konnte mich nur langsam und ängstlich mehr tastend als sehend von Stange zu Stange hangeln. Um es kurz zu machen: Ich brauchte etwa eine Woche vorsichtiges Training, bis ich meine Angst vor dem Danebengreifen überwunden hatte und meine alte Sicherheit wiedergefunden hatte. Ein ganz ähnliches Problem hatte ich in den ersten

Tagen des Sehtrainings übrigens beim Treppensteigen gehabt, insbesondere beim Hinabsteigen. Aber dabei konnte man sich zur Beruhigung wenigstens am Treppengeländer festhalten.

263. Tag (September 1996)
An diesem Septembersonntag die wohl letzte große Radtour des Jahres nach Wertheim am Main gemacht (im Winterhalbjahr wird es für große Touren zu früh dunkel). Dabei gewann ich zwei Erkenntnisse für das Sehtraining:

Bei Amorbach den Gotthardsberg erstiegen. Der ist zwar nicht besonders hoch, aber es ist ein etwas auffällig alleinstehender Steilkegel mit einer weit sichtbaren Kirchenruine drauf. Offenbar hatte ich nicht den Hauptweg erwischt, denn der Weg war steil und schmal, durch Steine und Wurzeln uneben, und direkt daneben ging es den Abhang hinunter. Ich musste das Rad schieben, teilweise sogar tragen, und mich bei jedem Schritt darauf konzentrieren, nicht plötzlich als Schlitten den Steilhang runterzurutschen. Als ich oben war, war ich körperlich und konzentrationsmäßig völlig erschöpft - und ich sah für mehrere Minuten absolut scharf, sowohl in die Ferne als auch in der Nähe. Lediglich bei einem Blick auf die Landkarte schienen mir die Kontraste noch etwas schwach. Das war mir nicht völlig neu, denn schon vorher war mir mehrfach aufgefallen, dass man bei großer körperlicher Erschöpfung manchmal erstaunlich gut sieht, aber so lange und so deutlich wie bei dieser Gelegenheit hatte ich es noch nicht erlebt. Die wahrscheinlichste Erklärung dafür ist, dass der Körper in Augenblicken großer Erschöpfung einfach keine Kraft für Verkrampfungen und ähnliche überflüssige "Faxen" mehr hat und auf extreme Sparsamkeit umschaltet. Dadurch entkrampfen sich auch die Augen vorübergehend und beschränken sich auf ihre eigentliche Aufgabe: Locker und natürlich zu sehen.

Der zweite Punkt war, dass ich an den beiden Folgetagen rechts sehr schlecht sah. Das rechte Auge war völlig erschöpft; ein klarer Beweis dafür, dass es während der Tour voll mitgearbeitet hatte und nicht mehr wie früher nach einiger Zeit einfach abgeschaltet hatte.

271. Tag (September 1996)
Das häufige isolierte Training des rechten Auges ist immer noch sehr anstrengend und oft mit erheblichen Kopfschmerzen verbunden. Ganz als ob da irgendwo im Hinterkopf ein richtiger Kampf stattfindet, aber es trägt langsam und unübersehbar Früchte: Manchmal kann ich jetzt bis zu 30 Sekunden lang rechts scharf sehen, ohne Spur von astigmatischen Verzerrungen und fast mit vollem Kontrast. In solchen Augenblicken kann ich problemlos die Untertitel im Fernsehen und auch kleinsten Videotext lesen. Nur das "Waschbrett" und die "Nebelflecken" im Bild stören noch. Mein Eindruck ist, dass die Hornhaut zeitweise völlig unregelmäßig gewellt vorne auf dem Auge aufliegt, oder vielmehr eben teilweise nicht aufliegt, sondern sich hochwölbt. Als ob der Augapfel beim Scharfstellen so zusammengedrückt wird, dass da vorne zuviel Hornhautfläche ist, um überall glatt anzuliegen. Man sucht sich dann unwillkürlich einen Blickwinkel, oder dreht oder neigt den Kopf so, dass man zwischen diesen Fehlstellen durchsehen kann. Schaue ich aber bewusst durch eine dieser unscharfen Spalten oder Flecken, so passiert es immer öfter, dass das Bild nach einigen Sekunden schärfer wird. Es scheint ganz so, als ob das Auge lernt, diese Fehlstellen nach Belieben seitlich wegdrücken zu können.

275. Tag (September 1996)
Von meinem Übungshügel aus erstmals die Hochhäuser in Frankfurt klar gesehen. Der Messeturm und das neue Commerzbank-Hochhaus sind eindeutig zu identifizieren. Den Feldberg im Taunus, den Melibocus an der Bergstraße und die Neunkircher Höhe im Odenwald kann ich jetzt auch problemlos sehen. Aber (noch) nicht die Türme darauf erkennen. Bei der jetzt kühleren Witterung tränen die Augen wieder stark. Nicht während des Trainings, aber wenn ich danach den Hügel hinabfahre, dann löst der kühle Fahrtwind in den angestrengten Augen für einige Minuten einen wahren Tränenstrom aus.

277. Tag (September 1996)
Einen Beweis dafür gefunden, dass stressbedingte Verspannungen der die Augen umgebenden Muskeln tatsächlich Fehlsichtigkeit verursachen können. Ich hatte ein voraussichtlich weniger angenehmes Ereignis für den nächsten Tag auf meinem Terminkalender stehen. Schon am Vorabend fühlte ich mich zunehmend nervös und unwohl, wie das in solchen Situationen wohl den meisten von uns geht. Und ich sah auffallend schlecht. Zufällig wollte ich in dieser Situation wieder einmal das Experiment mit der Verbesserung der Sehschärfe durch leichtes Eindrücken des Augapfels mit der Fingerspitze wiederholen (Verkürzung des Augapfels bei Kurzsichtigkeit). Es klappte aber diesmal nicht. Der Augapfel war prallhart und lies sich nicht eindrücken, sondern schmerzte schon beim geringsten Druck. Ich kann mich nicht darauf festlegen, ob der Augapfel selbst oder seine Umgebung schmerzte, aber es war mein deutlicher Eindruck, dass die den Augapfel umgebenden Muskeln voll angespannt waren und ihn stark zusammenpressten und dadurch in einer Überlänge fixierten.

Anzumerken ist, dass ich auch bei diversen anderen Gelegenheiten immer wieder bemerkt habe, dass nervlich-seelische Probleme oder auch körperliches Unwohlsein fast immer zu einer zwar nur vorübergehenden, aber erheblichen Verschlechterungen der Sehfähigkeit führen. Wer sich dieses Zusammenhangs nicht bewusst ist und sich dann jedesmal gleich eine stärkere Brille verschreiben lässt, der fixiert damit diese eigentlich nur vorübergehende Sehschwäche dauerhaft.

280. Tag (September 1996)
Wegen der jahreszeitlich bedingt jetzt immer früher einsetzenden Dunkelheit werden die abendlichen Sehübungen von meinem Übungshügel immer kürzer und beschwerlicher. Bald werde ich entweder schon nachmittags hinfahren oder ganz auf diese Übungen verzichten müssen. Vielleicht lassen sich aber auch bei Dunkelheit einige bestimmte Übungen durchführen. Ich denke da besonders an Übungen gegen den Astigmatismus, denn der führt ja zu Verzerrungen von Lichtpunkten. Und Autolichter, Laternen, Leuchtreklamen, Lichter des Rummelplatzes, das Flutlicht des benachtbarten Sportplatzes und viele ähnliche Lichtpunkte zum Üben werden ja erst bei fortgeschrittener Dunkelheit richtig sichtbar. Aber saukalt ist es natürlich in jedem Fall, spät an Herbstabenden auf einem kahlen Hügel im Gras zu sitzen und sich den Wind um die Ohren blasen zu lassen.

283. Tag (Ende September 1996)
Blinzeln während einer Scharfsehphase zerstört jetzt nicht mehr immer das Scharfsehen. Das Bild wird zwar vorübergehend unscharf, aber nach etwa 1 bis 3 Sekunden stellen sich die Augen oft wieder automatisch scharf. Mit Blinzeln während des Scharfsehens kann ich manchmal sogar eine Verstärkung des Kontraste erzwingen. Dies gilt insbesondere für das rechte Auge, wo leider oft immer noch schwache Kontraste (Grauschleier) in schwankender Stärke herrschen.

Rechts sind weiterhin aber regelmäßige Fortschritte festzustellen. Manchmal ist das "Waschbrett" entweder völlig weg oder zumindest doch zu einem Teppich kleiner, unterschiedlich scharfer Flecken geschrumpft, etwa wie die Oberfläche von Hammerschlaglack oder eine ganz leicht vom Wind bewegte Wasseroberfläche. Wenn das rechte Auge aber erschöpft ist, legt sich meistens wieder ein großer glasig-nebliger Fleck darüber. Manchmal ist er so stark, dass ich befürchte, jetzt wäre wirklich etwas am Auge kaputt. Sobald ich aber die Brille aufsetze, ist die Sicht wieder klar.

Obwohl das rechte Auge also immer stärker wird und schon manchmal für kurze Augenblicke fast die gleiche Sehschärfe wie das linke liefert, ist der Unterschied zwischen rechts und links doch immer noch deutlich. Seit ich mich in den letzten Monaten besonders auf das isolierte Training des rechten Auges konzentriert habe, hat sich die Sehleistung links zwar kaum noch verbessert - ich lebe sogar in der ständigen Befürchtung, dass das linke Auge wegen dieser Vernachlässigung allmählich sogar die bereits gewonnene Leistungsfähigkeit wieder verlieren könnte - , aber objektiv betrachtet sind die Scharfseh-phasen links immer noch viel häufiger und länger als rechts. Ich muss deshalb weiter das reche Auge bevorzugt trainieren, bis wirklich rechts und links Gleichstand erreicht ist. Würde ich vorher wieder zum nur beidäugigen Training zurückkehren, so bestände die Gefahr, dass das Gehirn langsam doch wieder das immer noch weniger leistungsfähige rechte Auge unterdrückt. Und dann wäre alles Training des rechten Auges umsonst gewesen.

288. Tag (Oktober 1996)
Auch die Sehfähigkeit am Computerbildschirm hat sich weiter verbessert. Sie ist aber immer noch zu schlecht, um mehr als 1 bis 2 Minuten ohne Brille ernsthaft arbeiten zu können. Es fällt mir auf, dass die Schrift auf einem alten Atari-Computer mit Schwarzweißbildschirm (schwarze Schrift auf weißem Hintergrund) deutlich kontrastreicher und damit besser lesbar ist. Moderne Farbbildschirme sind in diesem Stadium der Sehschwäche also weniger günstig als simples Schwarzweiß. Weiße Schrift auf schwarzem Untergrund, wie z. B. manchmal bei Videotext, ist allerdings besonders schwer zu erkennen.

Bei Sehübungen im Alltag wie dem Lesen von Autonummern kann ich jetzt manchmal den Kampf meines Augen-Hirn-Apparats gegen den Astigmatismus beobachten. Senkrechte Linien, wie z. B. in der "1" oder im "E" verstellen sich andauernd zwischen schmal und scharf einerseits und dick und unscharf andererseits. Der Astigmatismus versucht hartnäckig, solche Linien durch das Bilden von seitlichen Doppelkonturen oder gar seitlich versetzten Mehrfachbildern in die Breite zu ziehen, wobei die Umrisse dann natürlich gleichzeitig unschärfer werden, während meine Scharfsehbemühungen ebenso hartnäckig versuchen, diese Mehrfachkonturen sofort wieder zu einer einzigen scharfen, schmalen Linie übereinander zu schieben. Diese Scharfstellbemühungen erfolgen nicht immer automatisch; manchmal muss ich mich sehr darauf konzentrieren, und dann strengt es sehr an und ist nicht lange durchzuhalten. In solchen Augenblicken scheinen die senkrechten Linien im Bild langsam zu pulsieren, weil sich breit-unscharf und schmal-scharf ganz schnell abwechseln.

290. Tag (Oktober 1996)
Ich kann jetzt oft schon bis zu etwa 2 Stunden lang ohne Brille lesen. Auch in der Stadtbücherei, wo das Lesen Stress bedeutet, weil man ständig in der Angst lebt, andere könnten bemerken, dass man den Lesestoff zu dicht vor die Augen hält, dass man zu langsam liest und zu viele Pausen macht, auch dort schaffe ich oft schon mehrere Zeitschriften hintereinander, bis ich dann doch zur Brille greifen muss.

Natürlich komme ich beim Lesen immer wieder in Versuchung, die Zeitung allmählich immer wieder näher an die Augen heranzubringen. Erstaunlicherweise zeigen Versuche jedoch, dass der Abstand zu den Augen jetzt gar keine große Rolle mehr spielt. Ich muss in jedem Fall alle paar Sekunden die Augen neu scharf einstellen, und immer wieder gibt es Momente ohne scharfes Sehen, egal ob der Leseabstand 15 oder 40 cm beträgt. Die Zeitung näher heranzubringen bringt mithin keinen echten Vorteil mehr; es bleibt nur die Gefahr eines Rückfalls in die alten, schlechten Sehgewohnheiten. Also unbedingt konsequent dagegen ankämpfen.

294. Tag (Oktober 1996)
Die Brille brauche ich jetzt wirklich nur noch beim Autofahren, bei der Arbeit am Computer und in seltenen Fällen zum Lesen, wenn ich große Mengen Lesestoff in kurzer Zeit bewältigen muss. Zum Autofahren und am Computer nehme ich meine zweitstärkste Brille; zum Lesen reicht die drittstärkste.

Es fällt mir auf, dass mir diese drittstärkste Brille, immerhin hat sie so um die -6 bis -7 Dioptrien und ist damit nur um 1 Dioptrie schwächer als die zweitstärkste, bei der Arbeit am Computer nicht hilft. Am Computerbildschirm brauche ich die zweitstärkste Brille - oder gar keine. Mit der drittstärksten Brille sehe ich auf dem Bildschirm dagegen seltsamerweise kaum schärfer als ganz ohne Brille.

Außerdem bemerke ich jetzt immer öfter, dass mir das Benutzen der Brille, egal welcher, ein unangenehmes Gefühl im Kopf bereitet, jedenfalls in den ersten Minuten. Mit Brille sehe ich zwar recht scharf, aber nicht perfekt scharf. Ob das schon immer so gewesen war und ich es früher nur nicht bemerkt habe, oder es neu und Folge des Sehtrainings ist, das kann ich nicht sagen.

Der Vorteil des Sehens mit Brille liegt in diesem Trainingsstadium hauptsächlich darin, dass ich mit Brille automatisch dauerhaft einigermaßen scharf sehe, während die Sehleistung ohne Brille fortwährend unkalkulierbar schwankt und ich dabei außerdem ständig einen erheblichen Teil meiner Konzentrationskraft darauf verwenden muss, mich bewusst um Scharfsehen zu bemühen. Kurz: Es strengt noch zu sehr an.

Könnte man für mehrere Stunden Sehen mit Brille und Sehen ohne Brille jeweils einen Wert für die "durchschnittliche Schärfe" bestimmen, so wäre der Wert für das Sehen mit Brille sicherlich immer noch deutlich besser. Und auch die höchste erreichbare Schärfe wäre vermutlich noch beim Sehen mit Brille zu erreichen. Allerdings will ich mich jetzt auch ganz bewusst nicht mehr dazu zwingen, mit Brille möglichst scharf zu sehen. Denn um mit Brille scharfzusehen, müsste ich meine Augen wieder in die alte Fehlstellung zwingen, die ich mir ja gerade wegtrainieren will. Ich muss die Brille nicht nur immer seltener und immer kürzer benutzen, sondern auch immer weniger intensiv. Ich kann es kaum noch erwarten, bis ich auch am Computer ohne Brille arbeiten kann. Dann würden auf einem Schlag nicht nur 90% der noch verbleibenden schädlichen "Brillenbenutzungszeit" wegfallen, sondern diese Zeit wäre schlagartig in nützliche Trainingszeit verwandelt.

300. Tag (Oktober 1996)
Etwa 2 bis 3 Tage lang war das Sehen mit dem rechten Auge sehr schlecht. Ein großer glasig-nebliger Fleck füllte das Bild in der Mitte von oben bis unten und bewirkte starke astigmatische Verzerrungen. Nur nach seitlich außen konnte ich einigermaßen ungestört sehen. Anschließend war der Fleck bis auf einige kleine Überreste verschwunden, und ich konnte recht gleichmäßig sehen. Zwar nicht übermäßig scharf und immer noch kontrastschwach, aber mit nur noch geringen astigmatischen Verzerrungen, und diese ließen sich relativ leicht immer wieder durch ein schwer beschreibbares Blinzeln wegschieben.

Allmählich gehen mir die Erklärungen für diese dauernden, verwirrenden Erscheinungen aus. Das einzige, was sicher ist, ist dass im rechten Auge ständige Veränderungen vor sich gehen. Ich kann nur hoffen, dass das Endergebnis dann das gewünschte sein wird. Aber erstmals mache ich mir ernsthafte Gedanken, was wäre, wenn das rechte Auge nie die Leistungsfähigkeit des linken erreichen würde. Ich nehme mir fest vor, das isolierte Training des rechten Auges doch wieder zu verstärken und mindestens ein volles Jahr lang durchzuhalten, bevor ich eventuell aufgebe. Aber vielleicht kommt doch irgendwann bald ganz plötzlich rechts der große Durchbruch?

302. Tag (Oktober 1996)
Heute konnte ich erstmals mit dem rechten Auge für mehrere kurze Augenblicke eindeutig schärfer sehen als mit dem linken. Und zwar hatte ich zuerst mit beiden Augen und dann nur mit dem linken versucht, einen sehr kleinen Text aus etwa 40 cm Entfernung zu lesen. Trotz mehrerer Minuten entspannter Scharfstellversuche in heimischer Umgebung bekam ich die Schrift einfach nicht scharf genug zum Lesen. Aber schon wenige Sekunden nach dem Abdecken des linken Auges konnte ich die Schrift allein mit dem rechten Augen scharf sehen. Allerdings war das Bildfeld nur teilweise scharf, weil andere Teile davon gerade mal wieder von astigmatischen Flecken verdeckt waren. Dies beweist, dass die Besserung der Kurzsichtigkeit rechts wesentlich weiter fortgeschritten war als die Heilung des Astigmatismus.

Anzumerken ist, dass ich an diesem Tag vorher mehrmals das rechte Auge intensiv isoliert trainiert hatte. Es war also an diesem Tag voll aktiviert, während das linke möglicherweise etwas eingeschlafen war. Am gleichen Tag erlebte ich auch erstmals Momente, in denen ich auch mit Brille rechts schärfer als links sah.

303. Tag (Oktober 1996)
Beidäugig kann ich jetzt ab etwa Mittag oft über 1 Minute lang scharf sehen, egal ob nah oder fern. In den ersten Stunden nach dem Aufstehen dagegen ist längeres Scharfstellen praktisch nur beim Zeitungslesen, aber nicht beim Blick in die Ferne möglich. Fast immer, wenn ich in einer der langen Fern-Scharfsehphasen das linke Auge abdecke, um zu sehen, ob auch das rechte Auge ein scharfes Bild liefert, dann verschwindet das scharfe Bild und kommt auch nach dem Wiederfreigeben des linken Auges erst nach mehreren Anläufen wieder. Diese langen Fern-Scharfsehphasen stammen mithin immer noch eindeutig vom linken Auge. Beim Nahsehen dagegen scheint das rechte Auge schon stärker und länger beteiligt zu sein.

304. Tag (Oktober 1996)
Nochmals ein sehr heller, sonniger Tag. Bei einem Stadtbummel konnte ich erstmals auch in der Ferne mit dem rechten Auge schärfer sehen als mit dem linken (Lesen von Autonummern bei einem zugekniffenen Auge). So schön das einerseits war, so hat es doch gleichzeitig wieder meine alten Befürchtungen bestärkt, dass die Leistung des linken Auges schon wieder nachlässt. Ab sofort trainiere ich deshalb auch das linke Auge isoliert. Und zwar täglich etwa 2 Trainingsblocks von je 10 bis 15 Minuten; sowohl Übungen in der Nähe (Lesen), als auch auf mittlere Entfernung (Videotext) und in der Ferne (auf meinem Übungshügel oder beim Blick aus dem Fenster).

An den ersten Tagen fällt das isolierte Training links unerwartet schwer. Einmal ist der Druck der jetzt rechts hängenden Augenklappe ungewohnt und irritierend, und zum anderen zeigt sich das linke Auge als wesentlich unbeweglicher als das rechte. Das regelmäßige isolierte Training rechts hat dieses rechte Auge tatsächlich inzwischen sehr viel beweglicher gemacht als das eigentlich stärkere linke Auge. Schon deshalb war es also wirklich höchste Zeit, auch links ab und zu isoliert zu trainieren. (Spätere Anmerkung: Nach etwa 2 Wochen war das linke Auge dann ebenso beweglich wie das rechte.)

306. Tag (Oktober 1996)
Es fällt mir plötzlich auf, dass ich auch mit Brille rechts einen kleinen jener ohne Brille so störenden astigmatischen Flecken sehe. Er ist nur klein und kaum auffällig oder gar störend. Aber vorher ist mir so etwas mit Brille nie aufgefallen. Ich kann nicht sagen, ob es wirklich neu ist, oder ob ich es bisher nur nicht bemerkt habe.

313. Tag (Oktober 1996)
Ich sehe plötzlich für einige Tage auf beiden Augen sehr schlecht. Zwar kann ich mit etwas Bemühen das Bild scharf einstellen, aber ich kann die Schärfe nicht halten. Schon nach 1 bis 3 Sekunden wird das Bild wieder unscharf. Ich fühle mich auch insgesamt etwas unwohl, schlapp und wohl auch leicht erkältet. Offensichtlich machen sich schon relativ kleine körperliche Beschwerden besonders bei der Sehfähigkeit bemerkbar.

In diesen Tagen ist das Sehvermögen morgens extrem schlecht und bessert bis zum Abend nur sehr langsam und wenig. Die Sehschärfe lässt sich aber durch leichten Druck auf die Augäpfel deutlich verbessern. Daraus schließe ich, dass Ursache völlig schlappe und schlaffe Augenmuskeln sind. Auch die normalen Körpermuskeln fühlen sich an solchen Tagen des Unwohlseins ja oft bleischwer und matt an. Theoretisch könnten die Augenmuskeln aber auch verkrampft oder verspannt sein. Nach meiner Erfahrung würden sie dann aber bei Druck auf den Augapfel schmerzen, und das ist diesmal nicht der Fall.

Noch störender als die mangelnde Sehschärfe sind aber viele glasig-unscharfe oder neblige Flecken auf beiden Augen. Das linke Auge ist etwa zu einem Drittel bedeckt, rechts dürften es an die 90% sein. Ich trainiere aber auch an diesen Tagen konsequent weiter.

Trotzdem habe ich gerade jetzt ein Erfolgserlebnis: Als ich Ende letzten Jahres mit dem Sehtraining begonnen hatte, da war mein erstes Beobachtungsobjekt das Haus, das ich durch das Fenster meines Arbeitszimmer sehen konnte. Ich weiß noch genau, dass ich ohne Brille trotz größten Bemühens nie erkennen konnte, wie viele Zwischenstege welches Fenster hat. Manchmal konnte ich sogar die einzelnen Fenster nicht sicher auseinanderhalten. Dann wurde es Frühjahr, und die Büsche und Bäume vor diesem Haus belaubten sich. Mehr als ein halbes Jahr lang konnte ich das Haus nicht mehr sehen. Jetzt sind innerhalb weniger Tage fast alle Blätter herabgefallen, ich kann das Haus wieder sehen und kann selbst an schlechten Tagen mit jedem Auge problemlos die Details jedes Fensters erkennen.

319. Tag (Anfang November 1996)
Ich sehe jetzt wieder recht gut. Die Hoffnung auf stetige Leistungssteigerung schraube ich aber vorläufig ganz bewusst zurück. Es ist Herbst, das Wetter ist düster und trübe, und daran wird sich vermutlich in den nächsten Monaten nichts ändern. Die sommerliche Hilfe durch extreme Helligkeit (Tiefenschärfeneffekt) wird jetzt erst einmal für längere Zeit ausbleiben.

Ich kann immer noch nicht ernsthaft ohne Brille am Computer arbeiten. Aber auch mit Brille sehe ich bei der Computerarbeit nicht mehr richtig scharf, sondern irgendwie glasig-überscharf. Ein äußerst unangenehmes Zwischenstadium. Vielleicht könnte man das bessern, wenn man sich die Brillenstärke jederzeit ganz nach Maß einstellen könnte. Aber in der Praxis hat man natürlich nur 2 oder 3 verschiedene Stärken und nicht beliebige Zwischenstufen.

322. Tag (November 1996)
Beschwerden melden sich an, die ich schon seit Monaten habe kommen sehen: Leichte Schmerzen im vorderen Schulterbereich und im Nacken. Vor vielen Jahren habe ich mir eine absolut aufrechte Haltung antrainiert, im Stehen, im Sitzen, und auch Fahrradlenker und -sattel sind so eingestellt, dass ich wirklich aufrecht sitze. Das war meine normale Körperhaltung geworden, und ich glaube, das hat mir manche Vorteile gebracht.

Seit Beginn meines Sehtraining-Lebens ohne Brille habe ich unwillkürlich immer wieder diese aufrechte Position verlassen. Bei Treppenherabsteigen geht man aus Angst vor Fehltritten vornübergebeugt wie ein Greis. Beim normalen Gehen ist es nicht ganz so schlimm, aber auch hier nimmt man eine leicht nach vorne gebeugte Vorsichtshaltung ein. Dabei mögen auch psychologische Gründe eine Rolle spielen: Man fühlt sich aufgrund des schlechteren Sehens nicht nur unsicher, sondern auch irgendwie minderwertig gegenüber Normalsichtigen und tendiert zu dieser leicht unterwürfigen Haltung, wie wir sie von Mitmenschen mit Minderwertigkeitskomplexen kennen.

Gleiches ist beim Radfahren der Fall, und auch das dauernde Experimentieren mit verschiedenen Brillen, ohne Brille, mit verschiedenen Abständen und Blickwinkeln bei der Computerarbeit verführt zu einer ungesunden Arbeitshaltung. Ich habe das bemerkt und dagegen angekämpft, aber offenbar nicht genug. Das ungewohnte und häufige Nachvornehängen von Kopf und Schultern äußert sich nunmehr in

Schmerzen an den entsprechenden Körperstellen. Es sind keine starken Schmerzen, und ich habe keinen Zweifel, dass ich das in den Griff bringen und irgendwann wieder wegtrainieren werde. Aber es ist doch interessant, wo überall das Sehtraining Folgen zeigt. Wer weiß, was da noch kommen wird?

325. Tag (November 1996)
Wieder eine neue Erkenntnis: Am Samstagnachmittag saß ich auf meinem Übungshügel. Es war schon recht kühl, dazu kam ein starker Wind, so dass man nach einigen Minuten erbärmlich fror. Ich konnte zwar dem Trainingsstadium entsprechend scharf sehen, aber immer nur in einer engen Entfernungsebene. Beim Schweifen oder gar bei extremen Akkommodationsübungen mit dem Gitterrähmchen dicht vor den Augen klappte das Scharfeinstellen nicht. Jedenfalls nicht schnell genug, um dem wandernden Blick zu folgen. Wahrscheinliche Ursache: Die Kälte. Unterkühlte Augenmuskeln scheinen die Scharfeinstellung nur noch sehr langsam und grob anpassen zu können. Ist eigentlich logisch, denn mit kalten Händen kann man schließlich auch nicht mehr exakt arbeiten. Allerdings kann man die Hände besser vor der Kälte schützen als die Augen.

Anschließend beim Radfahren testete ich diese neue Erfahrung ausgiebig und konnte feststellen, dass die Scharfstellungsfähigkeit der Augen sich wieder besserte, als mir infolge der körperlichen Anstrengung und besseren Durchblutung wieder warm wurde. Ich nehme mir vor, das im kommenden Winter noch gründlicher zu testen.

328. Tag (November 1996)
Heute wieder unter viele Flecken auf dem rechten Auge. Scharfes Sehen ist nur zwischen den Flecken hindurch möglich. Am Abend einige forschende Versuche mit leichtem Eindrücken des rechten Auges durch einen Finger (das linke Auge war dabei abgedeckt). Mir fällt auf, dass durch das Eindrücken nicht nur die Sehschärfe deutlich verbessert wird, sondern auch die astigmatischen Verzerrungen, und alle Flecken verschwinden fast vollständig, und sogar der Kontrast wird wesentlich stärker. Bisher ist mir nie aufgefallen, dass das Eindrücken gleichzeitig alle Sehdefekte beseitigt. Ich finde auch keine eindeutige Erklärung dafür. Rein von der Logik her dürfte das Verkürzen des Augapfels eigentlich nur die Sehschärfe an sich verbessern. Vielleicht ist es so, dass bei hoher Sehschärfe die anderen Sehfehler zwar bestehen bleiben, aber nicht mehr so störend wirken? Das könnte bedeuten, dass weiteres Trainieren der Sehschärfe auch automatisch gegen die Flecken hilft. Ich werde in der nächsten Zeit die Flecken einfach ignorieren und wie in den ersten Trainingsmonaten stur auf höhere Schärfe trainieren. Was soll ich auch sonst machen, ein Mittel speziell gegen diese Flecken scheint es ja nicht zu geben. Die dauernde Beschäftigung mit ihnen lenkt bloß ab und frustriert.

Ich mache einen Gegenversuch mit Brille, und tatsächlich: Wenn ich ganz genau hinschaue, sind auch mit Brille geringe Reste der Flecken sichtbar. Das ist eigentlich auch logisch, denn die Brille korrigiert den Astigmatismus ja gleichmäßig über die ganze Augenoberfläche, während astigmatische Fehler in der Hornhaut durchaus aus verschiedenen Flecken bestehen und damit höchst ungleichmäßig sein können. Eine perfekte Korrektur ist deshalb gar nicht möglich; es müssen Restfehler bleiben. Aber man gewöhnt sich offenbar daran oder das Gehirn nimmt an diesen Stellen automatische Korrekturen vor, so dass einem diese Restfehler normalerweise nicht störend auffallen. Jedenfalls dann nicht, wenn gleichzeitig die Sehschärfe erhöht wird.

330. Tag (November 1996)
Während eines Ampelhalts beim Autofahren die Brille abgenommen und etwas Schilderlesen geübt. Ich konnte mehrere recht kleine Schilder lesen, hatte aber merkwürdige Probleme bei einem wesentlich größeren Schild. Und zwar sah ich einerseits scharf, erkannte aber trotzdem nichts. Keinen Text, keine Buchstaben, keine irgendwie sinnvollen Strukturen. Beim Weiterfahren mit Brille löste sich das Rätsel. Irgendwelche Spaßvögel hatten das Schild auf den Kopf gestellt. Die kopfstehenden Buchstaben, es war auch noch eine etwas ungewöhnliche Schrifttype und schräge Zeilen, waren ungewohnt und lösten deshalb bei mir keinen "Erkennungsreflex" aus. Ein Beweis dafür, dass zum rein körperlichen Scharfsehen immer auch wenigstens ein Ansatz von geistigen Erkennen kommen muss, sonst stellt sich sofort Stress und "Sehhilflosigkeit" ein.

331. Tag (November 1996)
Beim Üben mit Videotext fällt mir auf, dass auch der Blickwinkel sehr wesentlich für die Sehqualität ist. Wenn ich in fester Position vor dem Bildschirm sitze und den Kopf mal hebe und mal senke, so dass ich einmal nach unten aus den Augen und das andere Mal nach oben aus den Augen auf den Bildschirm sehe, so ändert sich dabei nicht nur die Sehschärfe, sondern auch der gesehene Kontrast erheblich. Am kontrastreichsten ist das Bild, wenn ich mit leicht gesenktem Kopf etwas nach oben aus den Augen schaue. So etwa 10 Grad über der nach vorne aus dem Auge gedachten Augenachse. Ein Versuch im Freien bestätigt diesen Eindruck: Schilder etwas oberhalb der Augen sehe ich bei normaler Kopfhaltung schärfer als Schilder etwas unterhalb der Augen. Dieser Effekt ist auch der Grund dafür, dass ich mich beim Gehen oder Radfahren ohne Brille immer wieder dabei ertappe, den Kopf gesenkt statt gerade zu halten. Je weiter man den Kopf senkt, desto mehr schaut man nach oben aus den Augen heraus und desto schärfer wird der Blick. Es gibt aber seltene Momente, in denen ich auch beim Blick nach unten gut sehe. Vielleicht lässt sich der optimale Blickwinkel durch Training ändern? Mit der Theorie des "zentrierten Blicks" nach Bates kann das aber kaum etwas zu tun haben, denn die basiert ja auf einer Abweichung des schärfsten Bildteils von der Blickrichtung.

Da ich bei der Computerarbeit immer noch nicht ohne Brille auskomme, habe mir jetzt angewöhnt, jedem Abend vor dem Ausschalten des Computers mindestens 10 Minuten ohne Brille am Computerbildschirm zu trainieren. Insbesondere an den Menueleisten und den herausklappbaren Menues. Normalerweise spiele ich nie mit dem Computer. Er ist für mich Arbeitsgerät, und ich bin froh, wenn ich mal einige Stunden oder ausnahmsweise sogar einmal einen ganzen Tag darauf verzichten kann. Jetzt aber spiele ich täglich zum Abschluss mit dem "Minesweeper". Das ist eine echte Herausforderung für das Sehvermögen; hauptsächlich wegen des kontrastschwachen grauen Hintergrundes.

338. Tag (November 1996)
Das Sehen mit beiden Augen zusammen ist zurzeit oft sehr schlecht. Ein Versuch zeigt, dass sich das nach einem Tag intensiven beidäugigen Trainings sofort wieder bessert. Die Ursache liegt also im häufigen und intensiven einäugigen Training. Das Gehirn verlernt dabei sehr schnell die Koordination der beiden Einzelbilder. Ich nehme mir trotzdem vor, in den nächsten Wochen ganz hart einäugig zu trainieren. Täglich etwa 30 bis 60 Minuten links und mindestens die doppelte Ziet rechts. Erst danach werde ich wieder auf gutes beidäugiges Sehen hin trainieren.

Ich muss feststellen, dass ich mit meinen vielen älteren schwächeren Brillen immer weniger anfangen kann. Ich kann praktisch nur noch entweder mit der gewohnten starken, alten Brille (meiner meistbenutzten zweitstärksten) oder ganz ohne Brille einigermaßen scharf sehen. Die Vorstellung, die Brillenstärke über immer schwächere Zwischenstufen allmählich bis auf Null zurückzunehmen, geht zumindest bei mir immer weniger auf. Es funktioniert eher nach dem Prinzip "Alles oder Nichts". (Spätere Anmerkung: Meine Meinung zu diesem Punkt hat sich später teilweise geändert.)

342. Tag (November 1996)
Ich habe jetzt etwa 2 Wochen lang besonders intensiv einäugig trainiert. Meistens rechts, aber auch täglich etwas links. Denn es war mein Eindruck, dass das bisher stärkere linke Auge jetzt langsam wieder die im früheren Training gewonnene Leistungsstärke verliert und auch unbeweglicher als das täglich hart trainierte rechte Auge wird. Dem musste gegengesteuert werden. Das Training war so hart wie in der Anfangsphase des Sehtrainings. Morgens hatte ich Muskelkater, und erst am späten Nachmittag liefen die Augen langsam zu voller Leistungsstärke auf. Da draußen sowieso ein Sauwetter und es auch schon um 5 stockdunkel war, konnte ich jeden Nachmittag und Abend 4 bis 5 Stunden trainieren. Ich habe das Training mit langsamem beruflichem Lesen und Übungen an Videotext beim "Fernsehhören" kombiniert, so dass ich diese Trainingszeit im Grunde doppelt genutzt habe. Die Flecken auf dem rechten Auge habe ich jetzt konsequent ignoriert.

Das Ergebnis ist verblüffend: Beide Augen sind jetzt etwa gleich beweglich. Rechts sehe ich sogar deutlich schärfer als links. Die Scharfsehphasen rechts dauern außerdem bis zu etwa 2 Minuten, während das linke Auge sich in dieser Beziehung seit etwa einem halben Jahr kaum verändert hat; es bleibt dort bei maximal rund 30 bis 60 Sekunden.

Rechts bleiben aber noch 3 Probleme: Der Kontrast ist manchmal noch schwächer als links. Außerdem bricht ab und zu noch der Astigmatismus durch. Dann geht z. B. beim Fernsehen plötzlich die Programmanzeige "1" in die Breite und erscheint als "11". Und dann natürlich die Flecken. Das Ignorieren hat sich im Prinzip bewährt, denn sie fallen immer weniger störend auf. Aber ich habe jetzt bemerken müssen, dass ein Fleck offenbar auf einer echten, dauerhaften Beschädigung der Hornhaut beruht. Es handelt sich um schätzungsweise 5% der Augenoberfläche in Form eines von oben hereinragenden Keils, ähnlich einem schmalen Kuchenstück, der immer nur ein leicht neblig-glasiges Bild durchlässt. Bei zunehmender Schärfe wird auch dieses Bild schärfer, und früher mit Brille ist mir diese Beschädigung ja auch nie bewusst geworden. Ich glaube deshalb, dass man damit durchaus gut leben und sehen kann, wenn man keine Alternative hat. Aber objektiv betrachtet hat das rechte Auge insofern tatsächlich einen echten organischen Schaden, während das linke Auge vergleichsweise fehlerlos ist. Und damit erklärt sich nun plötzlich auch, warum mein linkes Auge bisher immer das stärkere war: Mein Körper "wusste" schon lange, was mir selbst nicht bewusst war, nämlich dass das rechte Auge infolge eines kleines organischen Schadens tendenziell weniger gut als das linke ist. Und deshalb hat er automatisch das bessere linke Auge bevorzugt und das rechte verkümmern lassen. Das kann man als vernünftige, natürliche Selbstregulation betrachten.

Schlussfolgerung: Wenn jemand deutlich unterschiedlich starke Augen hat, so kann ein bisher unbekannter Fehler des schwächeren Auges die Ursache sein. Das schwächere Auge mit Gewalt zur gleichen oder gar einer besseren Leistung heranzutrainieren ist dann zwar trotzdem oft möglich, aber eventuell gar nicht sinnvoll. Zudem steht zu befürchten, dass dieses Auge später doch wieder zurückfällt, wenn das Sondertraining für dieses Auge eingestellt wird. Für meinen Fall würde das heißen, dass das ganze Aufholtraining des rechten Auges, immerhin fast die Hälfte meines bisherigen Sehtrainings, eigentlich sinnlos war. Nun ja, falls dem so ist, dann habe ich damit immerhin den Beweis erbracht, dass man innerhalb ungefähr eines halben Jahres ein Auge von weniger als 10% Sehstärke auf ungefähr 80 bis 100% Sehstärke (beides ohne Brille) herauftrainieren kann.

Da es auf ein paar Wochen mehr nun auch nicht mehr ankommt, beschließe ich, etwa bis zum Jahreswechsel weiter jedes Auge intensiv einäugig zu trainieren. Und zwar rechts weiterhin etwa doppelt so intensiv wie links. Dann werde ich allmählich wieder zum ausschließlich beidäugigen Training zurückkehren und sehen, ob das rechte Auge dann wieder zurückfällt.

348. Tag (Anfang Dezember 1996)

Die Sehleistung auf jedem einzelnen Auge hat sich weiter leichter gebessert. Rechts weiterhin besser als links. Auf meiner Übungstafel kann ich mit dem rechten Auge jetzt aus etwa 1,50 Meter Entfernung die 3 mm hohe Schrift manchmal für mehrere Sekunden scharf, aber noch etwas kontrastschwach, erkennen. Vor einem halben Jahr konnte ich mit Mühe gerade die 24 mm hohe Schrift manchmal für einige Sekunden erkennen.

Allerdings ist mir bewusst geworden, dass das rechte Auge nur bei stressfreien Übungen zu Hause an unbewegten Beobachtungsobjekten wie der Übungstafel oder Videotext besser ist. Da fällt es leicht, die Flecken zu ignorieren, denn das Gehirn lernt es schnell, den Blick automatisch so auszurichten, dass man zwischen den Streifen des Waschbretts und den sonstigen Flecken hindurchblickt und deshalb den Eindruck einheitlicher Schärfe hat. In den meisten alltäglichen Sehsituationen dagegen bewegt sich sowohl der Kopf als auch Gegensrände im Blickfeld (z. B. Autos, Menschen). Und dabei flitzen die störenden Flecken dauernd durch das Bild und verderben so die Gesamtschärfe. Das rechte Auge ist mithin nur in typischen Übungssituationen besser; beim wirklichen Sehen im Alltag ist das linke immer noch wesentlich besser.

Damit erklärt sich auch, warum das beidäugige Sehen in Alltag zurzeit eher schlecht ist; oft deutlich schlechter als vor einem halben Jahr: Das rechte Auge ist inzwischen so stark aktiviert, dass es beim beidäugigen Sehen gleichberechtigt und manchmal sogar überwiegend mitwirkt, und dadurch stören die Flecken des rechten Auges auch so oft und stark beim beidäugigen Sehen. Deshalb befürchte ich auch, dass das Gehirn das störende rechte Auge schnell wieder unterdrücken würde, wenn ich dieses nicht weiterhin durch tägliches intensives isoliertes Training in Schwung halten würde. Ich komme immer wieder ins Grübeln, ob ich schon jetzt dieses Spezialtraining des rechten Auges einstellen und es einfach dem Gehirn überlassen soll, womit es sieht. Aber dann erinnere ich mich anhand meiner Aufzeichnungen aus dem ersten Teil des Augentrainings daran, dass der Waschbretteffekt und diverse Flecken auch einmal dem linken Auge sehr zu schaffen gemacht hatten und dann binnen weniger Tage ziemlich plötzlich verschwanden. Vielleicht bin ich jetzt dicht davor, dass das auch rechts passiert (bis auf den einen festen Fleck natürlich). Es wäre doch traurig, kurz davor aufzuhören. Also vorerst weiter so.

Aber eins muss ich mir unbedingt abgewöhnen: Fast immer, wenn ich beim beidäugigen Sehen einen Augenblick besonders guten Sehens habe, dann will ich kontrollieren, durch welches Auge dieses gute Bild geliefert wird. Denn erstaunlicherweise sieht auch beim beidäugig scharfen Sehen sehr oft in Wirklichkeit nur ein Auge scharf; das Bild des unschärferen Auges wird dann einfach vorübergehend ignoriert. Decke ich aber ein Auge zwecks Kontrolle ab und erwische ich dabei zufällig gerade das scharfsehende, so wird dadurch meistens das Scharfsehen zerstört. Nach solch einer Irritation des Augen-Hirn-Apparats kann es dann Minuten bis zur nächsten Scharfsehphase dauern.

Und ich werde auch nicht viele Blöcke von einäugigem Training quer über den Tag verteilt einlegen, denn auch das unterbricht jedesmal störend die Koordination des beidäugigen Sehens. Stattdessen werde ich es ab sofort mit in einem einzigen Block zusammengefassten einäugigen Trainings direkt vor dem Schlafengehen versuchen. Der Trainingseffekt wird dadurch vermutlich niedriger sein, weil das durch das einäugige Training angeregte Auge anschließend nicht noch einige Stunden aktiv ist. Aber dafür wird auch der Störeffekt entfallen.

352.Tag (Dezember 1996)

Das Zusammenfassen des einäugigen Trainings in einen Block direkt vor dem Schlafengehen bewährt sich. Jedenfalls hat sich das beidäugige Sehen tagsüber verbessert. Ab sofort werde ich nur noch jeden zweiten Abend für etwa 30 bis 45 Minuten das rechte Auge isoliert trainieren. Daneben nur noch beidäugiges Training.

356. Tag (Dezember 1996)

Ab sofort werde ich nur noch beidäugig trainieren und beobachten, ob das rechte Auge wieder zurückfällt oder weiter aktiv bleibt. Falls es zurückfällt, werde ich nicht mehr dagegen ankämpfen, sondern es als kluge Entscheidung meines Körpers akzeptieren. Objektiv betrachtet ist das rechte Auge aufgrund des Flecks weniger leistungsfähig, und eigentlich wäre das Gehirn ja dumm, wenn es das leicht fleckige rechte Bild benutzt, solange ein fleckenloses linkes Bild verfügbar ist. Hätte ich unbegrenzt Zeit oder eine Gruppe von Versuchspersonen mit gleichartigen Augenproblemen, dann wäre es natürlich einen Versuch wert, das rechte Auge noch intensiver zu trainieren. Vielleicht lässt es sich zu einer derartigen Sehschärfe bringen, dass sein Bild dann trotz Flecken insgesamt besser als das linke Bild ist? Das wäre aber ein rein wissenschaftlicher Versuch ohne echten Praxisnutzen. Denn mit solch einem hohen Trainingsaufwand könnte man das linke, fleckenlose Auge vermutlich erst recht auf extrem hohe Schärfe trainieren, und das wäre sicherlich sinnvoller.

Aber selbst wenn das rechte Auge jetzt wieder zurückfällt, dann interessiert es mich doch, auf welche Art es zurückfällt: Durch Nachlassen der Sehschärfe, durch immer kürzere und seltenere Scharfsehphasen, oder durch beides? Bleibt wenigstens ein Teil des Trainingseffekts, oder geht es wieder fast bis auf Null zurück? Ganz schlecht wäre es, wenn das rechte Auge zwar aktiv bleibt, aber in der Sehleistung nachlässt. Denn dann würde es das beidäugige Sehen verschlechtern, und ich müsste einen Trick finden, um das rechte Bild besser wieder ganz auszublenden.

Man könnte natürlich auch das schwächere Auge abdecken und nur mit dem stärkeren trainieren. Dann wäre ganz sicher, dass das schwächere allmählich ausgeschaltet wird und somit das beidäugige Sehen, das dann in Wirklichkeit aber nur noch ein Sehen mit dem stärkeren Auge wäre, möglichst schnell optimiert wird. Damit hätte man aber auch jegliche Chance ausgeschlossen, dass das schwächere Auge doch in irgendeiner Weise vom Training profitiert.

Für spätere Vergleiche will ich hier die maximal erreichte Leistung des rechten Auges notieren. Bei stresslosen Übungen an unbewegten Beobachtungsobjekten bis etwa 2 Meter Entfernung sieht das rechte Auge im Augenblick deutlich schärfer als das linke. Die erreichbare Sehschärfe dürfte knapp 100% betragen und lässt sich bis etwa 1 Minute halten. Diese Scharfsehphasen lassen sich etwa 1 bis 2 Stunden lang wiederholen, bis das Auge erschöpft ist. Allerdings braucht das rechte Auge immer erst einige Minuten intensives Training, um aufzuwachen und dann die Leistung des linken zu überholen. Anschließend ist es dann für den Rest des Tages aktiv. Es gibt Augenblicke, in denen das Bild zwar scharf ist, aber senkrechte Balken seitlich auseinanderlaufen. Der Astigmatismus lässt sich also etwas schwerer unterdrücken als die Kurzsichtigkeit. Ebenso gibt es Augenblicke scharfen Sehens mit schwachem Kontrast. Auch die Flecken und der Waschbretteffekt sind oft noch da, mal stärker, mal schwächer, aber manchmal sind sie bis auf den einen festen Fleck auch völlig weg. Beim Alltagssehen mit bewegten Beobachtungsobjekten ist das rechte Auge fast immer schlechter als das linke, da dann die Flecken deutlich stören.

Die maximal erreichbare Sehschärfe links dürfte etwa zwischen 70% bis 90% liegen und lässt sich zurzeit nicht so lange wie rechts halten. Aber der Kontrast ist hier konstant gut, und der Waschbretteffekt tritt nur sehr selten und schwach auf (vor einem halben Jahr waren links alle Leistungen schon einmal besser).

Im Fernbereich ab etwa 2 bis 3 Metern liegen beide Augen bei unbewegten Beobachtungsobjekten etwa gleich, bei Bewegung ist das linke deutlich besser.

Auch das beidäugige Sehen im Alltag ist deutlich schlechter als vor 6 Monaten. Ursachen dafür sind einerseits das heute etwas weniger leistungsfähige linke Auge und andererseits die vom heute aktiven rechten Augen ins beidäugige Sehen eingeschleppten Irritationen durch die Flecken.

365. Tag (Dezember 1996 - 1 Jahr)

Ein Jahr ist herum. Ursprünglich hatte ich mir im Stillen das Ziel gesetzt, es in ungefähr einem Jahr zu schaffen. Natürlich kann ich mir jetzt als Ausrede sagen, durch das Experiment mit dem Aufholen des rechten Auges hätte ich bisher eigentlich nur das erste Halbjahr lang "richtig" trainiert. Das zweite Halbjahr hat zwar wichtige Erkenntnisse gebracht, aber es war kein für die Praxis nutzvolles Trainieren, sondern wissenschaftliches Experimentieren, das mich vermutlich sogar zurückgeworfen hat. Als "praktisch sinnvolles" Training wären so betrachtet erst etwa 5 Monate zu zählen. Nun ja, jetzt werde ich konsequent ohne irgendwelche Experimente nur noch beidäugig für die Praxis weitertrainieren, und in 6 bis 7 Monaten werden wir dann sehen.

In den Tagen seit dem Aufgeben des einseitigen Trainings hat sich meine Sehleistung beim Alltagssehen schnell und deutlich verbessert. Ich glaube aber nicht, dass ich schon wieder so gut sehe, wie ich es bereits Mitte des Jahres einmal erreicht hatte. Ein leichter Waschbretteffekt stört oft, und auch die Länge der einzelnen Scharfsehphasen liegt selten über 30 Sekunden. Die Sehleistung ist im Augenblick aber schwer zu beurteilen, weil es draußen jahreszeitlich bedingt sehr trübe ist. Es bleibt zurzeit also nur das Training im Zimmer und am TV. Und dabei bin ich im Augenblick oft nicht so entspannt, wie ich es gerne wäre. Die Erkenntnis bedrückt, dass ich ein gutes halbes Jahr verschwendet habe. Als Reaktion darauf habe mich vorübergehend wohl selbst etwas unter Druck gesetzt, ganz schnell alles aufzuholen und es bis zum Sommer nun wirklich zu schaffen. Und schon ist wieder schädlicher Leistungsdruck da, und die Augen verkrampfen wieder öfter. Aber das werde ich schnell wieder in den Griff bekommen, und außerdem kann ich es als Stresstraining nutzen.

Soweit ich es beurteilen kann, überwiegt beim beidäugigen Sehen wieder das linke Auge. Aber das rechte scheint doch recht oft mitzuwirken. Ich erkenne das jetzt oft auch ohne Abdecken daran, dass der feste Fleck des rechten Auges beim beidäugigen Sehen sichtbar ist. Mal stärker, mal schwächer, und wenn überhaupt nicht, dann ist das rechte Auge entweder gerade "ausgeblendet", oder es sieht gerade extrem scharf. Es ist schon absurd, aber wahrscheinlich muss ich darauf hoffen, dass das rechte Auge bald wieder in seinen alten Dauerschlaf verfällt, damit es mit dem Sehen im Alltag wieder richtig vorwärts geht. Im Extremfall könnte dies bedeuten, dass ich jetzt nochmals Monate verliere, bis das mühsam aktivierte rechte Auge wieder weitgehend stillgelegt ist.

371. Tag (Dezember 1996)
Plötzlich ist es draußen extrem hell, denn es hat stark geschneit und die Sonne scheint. Ich freue mich auf besonders gutes Sehen wie im Sommer. An Radfahren ist nicht zu denken, aber ich mache einen langen Spaziergang zu meinem Übungshügel. Statt scharfem Sehen erfahre ich aber nur starkes Blenden, und meine hartnäckigen Versuche, die Augen scharfzustellen, führen schnell zu Kopfschmerzen. Es ist einfach alles zu gleichmäßig weiß; es gibt nichts, an dem man die Augen einstellen kann. Mit dem Blick zu schweifen ist so sinnlos, wie wenn man versuchte, die Augen an einer riesigen reinweißen Wand scharf einzustellen.

Fazit: Im Winter ist es draußen ohne Schnee meistens zu dunkel und mit Schnee meistens zu hell für Augentraining. Es bleibt hauptsächlich Training zu Hause an den Übungstafeln und am Fernseher.

375. Tag (Anfang Januar 1997)
Einen ähnlichen Fehler wie meine Fahrradbastelei vor einigen Monaten begangen: Das Experimentieren mit einer neuen Formel zur Berechnung von Anleihen hat mich so fasziniert, dass ich mehrere Tage und Nächte lang nahezu ununterbrochen am Computer gesessen habe. Und alles mit Brille, fast ohne brillenlose Pausen und ohne Sehübungen auf weite Entfernung. Anschließend dauerte es etwa 2 Tage, bis ich ohne Brille wieder vernüftig sehen konnte.

Das Umschalten zwischen Sehen mit und ohne Brille wird immer unangenehmer, aber zum produktiven Arbeiten am Computer brauche ich immer noch die Brille. Die erste halbe Stunde mit Brille ist immer öfter unangenehm, fast schmerzhaft. Und später, nach dem Absetzen der Brille, dauert es dann manchmal eine Stunde, um ohne Brille wieder einigermaßen scharf zu sehen. Nehme ich dagegen bei der Arbeit manchmal kurz die Brille ab, so kann ich in diesen kurzen brillenlosen Pausen oft erstaunlich gut sehen. Es ist, als ob die Brille einige Sekunden nachwirkt, und zwar auch, wenn ich dann woanders hinschaue. Es kann also nicht einfach die Erinnerung an das scharfe Bild mit Brille sein. Dieser Effekt ist mir unverständlich, denn eigentlich wäre logischer, dass direkt nach dem Brilleabnehmen ein Moment besonders unscharfen Umstellens stattfinden müsste.

380. Tag (Januar 1997)
Fortschritte beim Sehen auf dem Computerbildschirm sind feststellbar, aber immer noch geht es gerade da leider nur sehr langsam voran. Und das, obwohl ich täglich sicherlich 15 Minuten am Bildschirm übe. Da muss es bei mir irgendeine geistige Hemmung geben, denn die Fortschritte bei Videotext sind viel größer. Es gibt zwar Augenblicke, wo ich für wenige Sekunden auch den Computerbildschirm aus gut doppelter Normalentfernung perfekt scharf und recht kontrastreich sehe, aber das sind immer noch seltene und nur sehr kurz andauernde Momente. Sobald ich ernsthaft arbeiten will, wird es wieder zu einer sich schnell steigernden Quälerei, und ich muss zur Brille greifen.

396. Tag (Januar 1997)
Mehrere Wochen lang liegt Schnee, und es ist sehr kalt. Sehübungen außer Haus entfallen für längere Zeit. Ich kann aber meine bereits an anderer Stelle aufgestellte Vermutung bestätigen, dass sich die Augen bei großer Kälte nur wesentlich langsamer als normalerweise verstellen lassen.

Ich bin etwa 4 Wochen lang mit der Übersetzung eines Buches beschäftigt, also fast ausschließlich anstrengende Seharbeit am Bildschirm und in kleingedruckten Wörterbüchern. Da mich diese Tätigkeit alles andere als fasziniert, empfinde ich die regelmäßige Pausen für Sehübungen noch als angenehmste Tätigkeit an diesen Tagen. Natürlich fällt genau in diesen saukalten Tagen auch noch die Heizung aus, und ich muss eine sehr dürftige elektrische Notheizung improvisieren.

Nach der Umstellung auf das wieder beidäugige Training treten die altbekannten Probleme Waschbretteffekt, Grauschleier und Zerstörung des scharfen Bildes durch Blinzeln wieder verstärkt auf. Dieser Effekte erscheinen offenbar nach jeder Trainingsumstellung wieder verstärkt und lassen dann ganz allmählich im Verlauf von einigen Wochen bis Monaten wieder nach. Die Wirkung des Blinzelns verkehrt sich dann sogar ins Gegenteil: Blinzeln frischt die verblassende Schärfe des Bildes wieder auf. Ich gebe es auf, nach möglichen Erklärungen für diese Effekte zu suchen.

Mit der Sehleistung scheint es langsam und stetig vorwärtszugehen. Es ist jetzt nicht mehr so aufregend wie früher; Routine schleicht sich ein. Alles schon einmal oder gar mehrmals dagewesen, könnte man sagen. Tatsächlich bin ich nun wohl wieder da, wo ich etwa 4 bis 6 Monate nach Beginn des Sehtrainings und vor dem dummen Übergang zum einäugigen Training war. Wie erwartet sehe ich hauptsächlich mit dem linken Auge. Nur mit links sehe ich manchmal schärfer als mit beiden Augen zusammen. Das Bild des rechten Auges ist zwar fast immer extrem schlecht, aber ich erwische durchaus seltene Momente, in denen das rechte Auge scharf sieht. So etwas hatte ich aber auch schon erstmals im 6. Monat bemerkt, also vor Aufnahme des speziellen Trainings für das rechte Auge. Ist es vielleicht so, dass das rechte Auge gar nicht grundsätzlich schlechter als das linke sieht, sondern es sieht nur viel seltener scharf als das linke? Vielleicht sollte man eher sagen, dass beide Augen im Prinzip gleich "schärfefähig" sind (von dem festen Flecken auf dem rechten Auge abgesehen), aber von allen Scharfsehphasen entfallen 95% auf das linke und nur 5% auf das rechte Auge?

400. Tag (Januar 1997)
Mir war einige Tage sehr übel. Kopfschmerzen, Erbrechen und vor allem starker Schwindel. Beim Versuch, Sehübungen zu machen, wird das Schwindelgefühl noch viel stärker, und ich muss mich setzen und die Augen schließen. Ich glaube aber nicht, dass das Folge des Sehtrainings ist. Die Ursachen liegen wohl eher in einer Magenverstimmung, in erkältungsbedingten Kopfschmerzen oder Problemen der Gleichgewichtsorgane im Ohr. Vermutlich werden die Gleichgewichtsprobleme durch Augenakrobatik wie dem Fixieren von Gegenständen mit ständig beweglichem Blick lediglich verstärkt, aber nicht ausgelöst.

412. Tag (Februar 1997)
Das Unwohlsein hat insgesamt doch fast 14 Tage angedauert. Ich habe trotzdem, so gut es ging, weitertrainiert. Am ersten Tag danach habe ich auffallend gut gesehen und etwa 4 Stunden nur mit kleinen Unterbrechungen ohne Brille gelesen. Bei günstiger Beleuchtung und entspannt kann ich inzwischen etwa 20 Minuten lang Tageszeitungen mit gestreckten Armen lesen, also aus fast 60 cm Entfernung. Natürlich sehe ich nicht 20 Minuten lang ununterbrochen scharf. Etwa die Hälfte dieser Zeit geht durch Einstellversuche verloren, und nur in der anderen Hälfte sehe ich völlig scharf. Und danach werden die Scharfsehphasen wegen Erschöpfung immer kürzer und seltener. Dann nehme ich den Lesestoff zum Ausgleich wieder allmählich näher an die Augen und halte so länger durch. Diesmal habe ich mehrere Stunden lang ein sehr kleingedrucktes Buch (Schriftgröße knapp 2 mm) aus mindestens 30 cm Abstand gelesen, bis ich zum Schluss fast nur noch viele glasig-trübe Flecken sah und erhebliche Kopfschmerzen hatte. Diese Kopfschmerzen bei intensivem Training scheinen meistens etwa im unteren Teil des linken Hinterkopfes lokalisiert zu sein. Man könnte natürlich argumentieren, dass es vielleicht nicht ganz gesund sei, wenn man bis zum exzessiven Kopfweh trainiert. Aber andererseits führt jedes Training zu Schmerzen. Wer nach einer Trainingspause wieder mit starken körperlichen Übungen beginnt, der wird einige Tage lang unter Muskelkater und ähnlichen Beschwerden leiden. Und Leistungssportler empfinden das sogar als angenehm, gewissermaßen als Leistungsbestätigung. Insofern dürfte auch Kopfweh nach starkem "Kopftraining" unbedenklich sein, jedenfalls solange man sicher weiß, dass es wirklich nur vorübergehende Folge des Trainings und nichts anderes ist.

420. Tag (Februar 1997)
Nach wie vor gibt es zwei Arten des Scharfsehens: Das erzwungene Scharfsehen wird durch ein nur schwer beschreibbares Anspannen oder "Pressen" und häufiges Neueinstellen z. B. durch Blinzeln, erreicht, wobei die dazu nötige Anstrengung mit dem Trainingsfortschritt geringer wird. Das automatische Scharfsehen dagegen erscheint plötzlich und mühelos und wird als schärfer und angenehmer empfunden. Obwohl diese automatischen Scharfsehphasen selbst nicht anzustrengen scheinen, ermüden sie den Sehapparat doch irgendwie. Denn sie lassen sich (noch) nicht beliebig oft und lange wiederholen, sondern enden früher oder später in einer Art allgemeinen Erschöpfung. Aber was genau mag da erschöpft sein, und wodurch?

Interessant ist auch folgende Erkenntnis: Ich hatte einige Tage lang das Sehtraining und damit auch das häufige erzwungene Scharfsehen etwas vernachlässigt. Einerseits war ich beruflich etwas sehr beschäftigt, andererseits kam wohl auch eine gewisse Arroganz dazu, weil ich meinte, die Angelegenheit jetzt schon so gut im Griff zu haben, dass die weiteren Fortschritte fast automatisch kämen. Aber schon nach wenigen Tagen traten die Augenblicke des automatischen Scharfsehens deutlich seltener auf. Ganz offensichtlich ist die stetige und harte Arbeit des möglichst häufigen Erzwingens von Scharfsehen Vorraussetzung dafür, dass dann immer öfter Augenblicke automatischen Scharfsehens auftreten. Von allein kommt eben nichts.

424. Tag (Februar 1997)
Mir fällt auf, dass ich Bäume und ähnliche senkrechte Pfosten jetzt meistens eindeutig als einheitliche Pfosten ohne astigmatische Doppel- oder Mehrfachkonturen sehe. Zwar laufen ihre Abbilder nach einigen Sekunden oft wieder in die Breite, um sich zu verdoppeln oder zu vervielfachen, aber meistens zwingt sie ein fast automatisches Blinzeln mit Neueinstellung des Bildes sofort wieder zu einem einheitlichen Umriss zurück. Bei den Karteikarten mit dem aufgedruckten Kreuz habe ich kaum noch Probleme mit dem senkkrechten Kreuzbalken. Er erscheint mir jetzt fast ebenso scharf wie der waagerechte.

Bei Leuchtpunkten wie z. B. Autorücklichtern bin ich mit der Bekämpfung des Astigmatismus noch nicht soweit fortgeschritten, aber ich kann jetzt fast immer den wirklichen Leuchtpunkt eindeutig von dem ihn umgebenden Leuchtkranz unterscheiden. Und manchmal sehe ich für einen kurzen Augenblick sogar nur den scharfen Leuchtpunkt ohne störendes Drumherum

Das Waschbrett ist jetzt meistens zu vielen kleinen, unregelmäßigen und nur noch leicht milchig-glasigen Flecken geschrumpft. Es ist etwa so, als würde ich ein eigentlich sehr scharfes Bild durch eine Glasscheibe mit einem leichten "Hammerschlageffektoberfläche" betrachten.

426. Tag (Februar 1997)
Für manche Probleme gibt es eine erstaunlich einfache Erklärung: Der Fleck auf meinem rechten Auge, der so störend dreieckig von oben ins Bild ragt, das war ein ganz feines Bündel Wimpernhärchen. Bevor Sie mich jetzt nicht mehr ernst nehmen, weil ich über ein Jahr gebraucht habe, um das herauszufinden, sollten Sie sich folgende Details ins Gedächtnis rufen:

Bereits bei Tag 218 hatte ich ausführlich untersucht, ob Härchen störend sein könnten. Allerdings hatte ich diesen Punkt damals ja nur unter dem Aspekt betrachtet, ob Härchen die Ursache des Waschbretteffekts sein könnten. Denn den Fleck habe ich erst bei Tag 342 entdeckt, und da betrachtete ich das Thema "Härchen" wegen meiner ersten Untersuchung eigentlich schon für erledigt.

Zudem ist anzumerken, dass der Fleck mit Brille kaum zu sehen war, was gegen eine solch einfache Ursache wie Härchen spricht. Und auch kein Augenarzt war bislang überhaupt nur auf die Idee gekommen, nach solch einer Ursache zu suchen.

Hinzu kommen bei mir drei körperliche Besonderheiten: Erstens gehöre ich zu dem Typ Mann, der zwar kaum Haare auf dem Kopf hat, bei dem sie dafür aber überreichlich am Rest des Körpers wachsen. Die Augenbrauen z. B. muss ich wöchentlich schneiden, damit mein oberes Blickfeld frei bleibt. Zum zweiten sind bei mir die Wülste oberhalb der Augen, auf denen die Augenbrauen sitzen, ausgesprochen kräftig und sitzen sehr tief. Sie verdecken vollkommen die Oberteile der Augen einschließlich Oberlidern und Wimpern. Diese sitzen gewissermaßen in einer Art Höhle hinter diesen Wülsten und sind von außen gar nicht zu sehen. Und drittens scheint sich die Stellung der Wimpern bei jeder Verstellung der Augen zu ändern. Jedenfalls schwenken die Wimpern offenbar nur beim scharfgestellten Auge, irgendwelche Muskeln verziehen sich dabei ja, in genau diese störende Stellung.

Ich musste also ganz dicht vor den Spiegel gehen und die Haut mit den Fingern nach oben ziehen, bevor Lider und Wimpern überhaupt erst sichtbar wurden und ich letztere mit einer Schere vorsichtig auf etwa die halbe Länge stutzen konnte. Danach war der besagte Fleck auf dem rechten Auge restlos verschwunden. Was blieb, war ein leichtes Stechen durch die Wimpernstümpfe beim Augenkneifen. Aber am nächsten Tag war auch das nicht mehr fühlbar. Ich werde mir in Zukunft also auch regelmäßig die unsichtbaren Wimpern hervorziehen und beschneiden müssen.

Natürlich ärgert es mich ungeheuer, dass ich das nicht schon früher entdeckt habe. Vielleicht hätte mir das viele Monate Training ersparen können. Vermutlich hatte dieses lächerlich kleine Haarbüschel im Verlauf von Jahrzehnten die ungleiche Leistungsfähigkeit meiner Augen bewirkt. Wer weiß, wie viele Millionen Menschen und Tiere aufgrund so einer Kleinigkeit schlecht sehen und vielleicht dadurch sogar zu Tode kommen?

Soll ich jetzt beidäugig weitertrainieren, oder doch wieder zuerst versuchen, das rechte Auge nochmals isoliert heranzutrainieren? Ich teste gleich anhand einer Videotextseite, wieviel von der im Herbst mühselig antrainierten Leistungsfähigkeit meines rechten Auges jetzt noch vorhanden ist. Nachdem ich das linke Auge abgedeckt habe, sehe ich rechts erschreckend schlecht. Aber schon nach etwa einer Minute Einstellbemühungen stellt sich das rechte Auge plötzlich scharf, und ich erlebe gut 30 Sekunden perfektes Scharfsehen. Das rechte Auge ist mithin im Prinzip noch leistungsfähig. Ich entscheide mich deshalb dafür, beidäugig weiterzutrainieren und darauf zu hoffen, dass das rechte Auge jetzt automatisch aufschließen wird. Und wenn nicht, dann werde ich das auch akzeptieren.

428. Tag (Februar 1997)
Wegen Reparaturen und Erweiterung bin ich einige Tage völlig ohne Computer. Da auch keine Autofahrt ansteht, kann ich 3 Tage hintereinander völlig ohne Brille leben. Ich lese täglich mehrere Bücher (Sachbücher, bei denen ich die weniger interressanten Kapitel nur überfliege) und mache mir handschrifliche Notizen. Nach einigen Stunden wird es zu einer echten Gewalttour, aber ich halte durch. Am nächsten Morgen habe ich anfangs wieder enormen Muskelkater in der Augengegend. Erstaunlicherweise ist es rechts besonders stark. Darf ich das als Zeichen ansehen, dass das rechte Auge jetzt voll mitarbeitet und versucht, von alleine aufzuholen?

432. Tag (Ende Februar 1997)
Ich hatte einigen Ärger und und fühle mich körperlich schon wieder schlecht. Wie schon bisher in ähnlichen Situationen ist dadurch auch wieder die Sehleistung deutlich verschlechtert. Diesmal habe ich es aber genauer untersucht. Das Sehvermögen wird in solchen Situationen hauptsächlich durch Doppelkonturen und glasig-milchige Flecken herabgesetzt. Die Kontraste sind schwächer. Die wahrscheinlichste Ursache scheinen mir Verwerfungen in der Hornhaut vorne am Auge zu sein. Ganz so, als hätte der Körper Schwierigkeiten, die Hornhaut richtig straffzuziehen. Auch vorsichtiges Eindrücken des Auges mit den Fingerspitzen hilft an solchen Tagen nicht viel, sondern führt sogar zu leichten Schmerzen. Also spielen vermutlich auch Verkrampfungen eine Rolle.

Mit der inzwischen erreichten Erfahrung schaffe ich es zwar, ab und zu scharfes Sehen zu erzwingen, aber es strengt viel mehr an als gewöhnlich, und die Scharfsehmomente sind auch viel kürzer und seltener als sonst. Vergleichsversuche zeigen, dass auch das Sehen mit Brille entsprechend verschlechtert ist. Es fällt einem mit Brille nur nicht so stark auf. Auch das Umstellen nach dem Sehen mit Brille (bei der Arbeit am Computer) auf Sehen ohne Brille ist an diesen Tagen auffallend schwierig und langwierig. Es dauert Minuten, bis ich wieder ein einigermaßen scharfes Bild bekomme.

Klarstellen muss ich noch, dass ich mit "körperlich schlecht fühlen" eine eher krankhafte Schwäche meine. Bei Erschöpfung nach freiwilliger sportlicher Betätigung tritt dagegen keine solche Sehschwäche, sondern oft sogar erstaunlich gutes Sehen auf. Möglicherweise Folge der gesteigerten Durchblutung?

436. Tag (Anfang März 1997)
An diesem ungewöhnlich warmen und hellen Märzsonntag die erste größere Fahrradtour des Jahres unternommen und dabei mindestens so scharf gesehen, wie in den besten Tagen des letzten Jahres (bevor ich mit dem einäugigen Training begann). Es war eindeutig ein Mischbild, bei dem das rechte Auge kräftig mitarbeitete. Bei einigen Versuchen nur mit dem linken Auge sah ich sogar minutenlang für meine Verhältnisse nahezu perfekt, besser als jemals zuvor ohne Brille, vielleicht gar besser als früher mit Brille.

Bei der Abfahrt von der Wendelinskapelle nach Pfaumheim passierte dann, was irgendwann kommen musste: Bei etwa 40 bis 50 km/h flog mir ein Insekt ins rechte Auge. Man sieht so etwas ja im allerletzten Augenblick kommen, ganz kurz bevor es einem trifft. Ich war in diesem Augenblick sicher, dass die nächsten Sekunden ein ganz übles Erlebnis bringen würden: Sturz und vielleicht gar anschließend noch ein Auto oben drüber. Aber außer dem Schreck passierte nichts. Ich konnte bremsend sauber ausrollen und konnte bei einer ausgiebigen Untersuchung keinerlei Probleme mit diesem Auge feststellen. Es scheint wirklich so, dass die Augen es lernen, solche Probleme meistens automatisch alleine zu bewältigen. Aber darauf verlassen kann man sich natürlich nicht.

Und noch eine Erfahrung: Ich hatte mich verfahren und musste deshalb die letzte Stunde Rückfahrt unvorhergesehenerweise im Dunklen absolivieren. Schrecklich! Ich hatte so etwas zwar schon einmal letztes Jahr erlebt, aber damals hatte es geregnet, und da ist man geneigt, die vielen Spiegelungen und Blendungen als Ausnahme zu akzeptieren. Diesmal jedoch war es trocken und lau, und trotzdem musste ich mein Tempo manchmal bis fast zum Schritt reduzieren. Die Landstraße im Wald zwischen Dieburg und Darmstadt ist absolut dunkel, und der Radweg verläuft dort so, dass die Scheinwerfer der entgegenkommenden Autos nur etwa 1 bis 2 Meter neben einem vorbeibrausen. Auch mit Brille ist das unangenehm. Aber ohne Brille löst der Astigmatismus die näherkommenden Scheinwerfer in eine ganz undefinierbare, extreme Blendung auf, und man hat Angst, vom schmalen Weg abzukommen und endweder in den Graben oder direkt in die Autos zu fahren. In solchen Situationen wird einem klar, dass man doch noch ein gutes Stück Weges von wirklich perfektem Sehen entfernt ist.

Am nächsten Vormittag hatte ich zwar die üblichen morgendlichen Anlaufschwierigkeiten, bis die Augen volle Leistung brachten, aber schon ab etwa Mittag konnte ich sehr scharf sehen. Solche Dauerleistungen führen also nicht mehr wie noch vor einem Jahr zu einem mehrtägigen "Sehkater".

Helvetica 90% eng

445. Tag (März 1997)
Einige Tage lang hatte ich den Eindruck sehr schlechten Sehens. Das deprimiert, und man fragt sich, ob das ganze Training überhaupt Sinn hat. Ein Vergleich der Sehleistung mit den Aufzeichnungen über die Sehleistungen in der Anfangsphase des Trainings zeigt zwar, dass ich auch in solch scheinbar schlechten Sehphasen weit besser sehe als früher. Trotzdem beruhigt das irgendwie kaum. Aber wer weiß, wie oft ich ohne die Beruhigung durch diese alten Aufzeichngen schon aufgegeben hätte? Vor 14 Monaten haben einige wenige Sekunden Scharfsehen pro Tag ausgereicht, um Glücksgefühle zu erwecken, und heute deprimieren 55 Minuten weniger scharfes Sehen pro Stunde schon unendlich.

Einer der erwähnten ärztlichen Kritiker des Sehtrainings hatte geschrieben, durch das Training würde sich die Sehleistung nicht verbessern, sondern man würde sich nur allmählich an das schlechte Sehen ohne Brille gewöhnen und es deshalb nach einiger Zeit als Verbesserung oder jedenfalls als "normal" empfinden. Dieses Möglichkeit geht mir immer wieder durch den Kopf, und deshalb ist es mir so extrem wichtig, mich anhand objektiver Maßstäbe immer wieder zu vergewissern, dass es doch wirklich vorwärtsgeht. Und es geht eindeutig aufwärts!

Aber es fällt mir auf, dass sich die Sehleistung hauptsächlich bei den Anforderungen verbessert, die man trainiert. So habe ich in den letzten Monaten viel mit Videotext und sehr kleiner Leseschrift trainiert, und da hat sich meine Sehleistung deutlich verbessert. Und zwar auch bei unbekannten Texten; es liegt also nicht an einem auswendig Kennen des Textes. An meiner Haupt-Übungstafel habe ich dagegen in letzter Zeit kaum trainiert, und da hat sich auch nichts verbessert. Auch diese Erfahrung zeigt, welche komplexen und noch weitgehend unerforschten Hintergründe scharfes Sehen hat. Denn eigentlich sollte man ja annehmen, dass funktionierende Augen immer und alles scharfsehen, und nicht nur in Sehsituationen, die man trainiert hat und an die sie gewöhnt sind.

Und ein ganz wichtiger Unterschied gegenüber der Situation vor einem Jahr ist, dass ich heute, abgesehen von ausgesprochenen Stresssituationen, bei Bedarf fast immer zumindest für einen kurzen Augenblick scharfes Sehen erzwingen kann. Sei es durch Pressen, sei es durch kurzes Abwenden mit Entspannen und neues Anblicken des Objektes. Aber auch das kann natürlich psychische Ursachen haben. Denn heute weiß ich, dass das oft klappt, und deshalb klappt es auch immer öfter. Vor einem Jahr hat allein der Gedanke, ich müsste jetzt unbedingt etwas scharf sehen, dazu ausgereicht, um genau das Gegenteil zu erreichen.

448. Tag (März 1997)
Möglicherweise habe ich eine Erklärung für den so häufigen und doch falschen Eindruck schlechten Sehens gefunden:

Ich habe mich schon seit längerem gewundert, dass sich die Länge der einzelnen Scharfsehphasen kaum weiter verbessert hat. Maximal sind es etwa 30 bis 60 Sekunden, meist aber deutlich kürzer. Stattdessen werden die Scharfsehphasen immer häufiger; beim intensiven Üben können es 3 bis 6 Perioden von je einigen Sekunden pro Minute sein. Und dieses dauernde Hin und Her zwischen scharf und unscharf scheint die Ursache für den irritierenden Eindruck schlechten Sehens zu sein. Ursprünglich hatte ich ja gedacht, dass sich die Länge der einzelnen Scharfsehphasen allmählich verlängern wird, bis ich dann endlich dauerhaft scharf sehen werde. Aber jetzt vermute ich, dass sich die Anzahl der kurzen Scharfsehphasen immer weiter erhöhen wird, bis eines Tages praktisch eine Scharfsehphase auf die andere folgen wird. Nun ja, der Weg kann egal sein, solange er zum erhofften Endziel führt.

Seltsam ist immer noch die Wirkung des Blinzelns: Wenn ich unscharf sehe, dann hilft Blinzeln, manchmal zusammen mit etwas Pressen, fast immer zum Scharfstellen. Blinzeln während der Scharfsehphasen dagegen zerstört fast immer wieder das Scharfsehen. Manchmal blinzele ich deshalb bei Scharfsehphasen absichtlich, um das Bild zu zerstören und dann möglichst schnell wieder neu einzustellen. Wenn man es erst beherrscht, das scharfe Bild beliebig oft, schnell und mühelos wieder aufzufrischen, dann sollte dauerhaftes Scharfsehen erreicht sein. Denn ich habe mehrfach festgestellt, dass auch das scharfe Sehen mit Brille kein dauerhaftes und konstantes Scharfsehen ist, sondern ein dauernder, schneller Wechsel zwischen etwas unterschiedlich scharfen Phasen mit häufigem automatischen Nachregeln.

Auch der Wechsel zwischen dem Sehen mit Brille und ohne Brille gibt mir Rätsel auf. Bei der Arbeit am Computer arbeite ich ja fast immer (99% der Zeit) noch mit Brille. Aber ich nehme sie oft zu kurzen Pausen mit Einstellübungen auf fernere Objekte ab. An manchen Tagen (etwa an 1/3 aller Tage) fällt mir dieses Umstellen auf das Sehen ohne Brille sehr schwer, und es dauert Minuten, bis ich ohne Brille die erste vernüftige Scharfsehphase erreiche.

An den anderen Tagen dagegen gibt es dabei keine Probleme, sondern ich kann direkt nach dem Abnehmen der Brille vorübergehend besonders scharf sehen. Etwa so, als wären die Augen durch das Sehen mit Brille ausgeruht und deshalb für einige Minuten besonders leistungsfähig. Diese völlig gegensätzliche Reaktion an verschiedenen Tagen kann eigentlich nur psychische Ursachen haben.

451. Tag (März 1997)
Das erste Mal das Minensucherspiel (mittlere Spielstärke) ohne Brille in unter 100 Sekunden geschafft. Mein Rekord mit Brille liegt bei 63 Sekunden. Die größten Schwierigkeiten ohne Brille liegen für mich darin, auf diesem mittelgrauen Untergrund die blauen und die günen Zahlen zu unterscheiden. Außerdem passiert es mir immer wieder, dass ich die senkrechten Teilungsstriche seitlich versetzt mehrfach sehen und deshalb neben das eigentlich anvisierte Feld klicke.

Anzumerken ist, dass man als Sehtrainings-Anfänger und auch später noch an allen schwachen Tagen besser nicht gegen die Uhr spielen sollte, sonst wird man infolge von Sehstress mehr Schaden als Nutzen anrichten. Besser ganz langsam und sorgfältig vorgehen und sich immer wieder unbegrenzt lange Zeit zum Neueinstellen der Augen lassen, statt im D-Zug-Tempo mehr mit Erraten statt Erkennen das Spielfeld abzugrasen. Man kann dieses Spiel von Farbe auf schwarzweiß umstellen; schwarzweiß erscheint mir deutlich schwerer.

Falls Sie dieses Spiel nicht kennen: Es ist etwas ähnliches wie das bekannte "Schiffe versenken", also viele quadratische Felder, deren Inhalt man mit Kombinationsgabe und auch etwas Glück erforschen muss. Aber eben als Version für den Computerbildschirm und statt unsichtbare Schiffe zu treffen muss man unsichtbare Minen finden und umgehen.

In den letzten Wochen war ich beruflich sehr viel im Internet unterwegs. Auch das ist leider eine ungute Stressbelastung für den Sehapparat. Das Bewusstsein, dass da im Augeblick (1997) jede Stunde am Bildschirm etwa 10 DM zusätzlich kostet, verleitet sparsame Menschen wie mich dazu, alle Texte möglichst im hohen Tempo zu durchrasen und sich kaum einmal eine Pause für sorgfältiges Sehen oder gar Sehübungen zu gönnen.

Ich übe jetzt auch gern und häufig das Lesen von sehr klein gedrucktem Text. Bei guter Beleuchtung durch eine schwenkbare Arbeitsleuchte und entspannt am heimischen Arbeitsplatz erreiche ich dabei nach grober Schätzung für einige Sekunden manchmal Sehstärken im Bereich von 150%. Erstaunlicherweise erscheint mir sehr kleine Schrift jetzt manchmal schwärzer und damit auch schärfer als große Schrift in gleicher Entfernung. Die große Schrift fällt oft immer noch etwas grau und schwach aus. Ich vermute, dass bei kleinem Druck der Schwarzanteil pro Flächeneinheit Druck tatsächlich größer ist.

Bei fast allen Arten von Lesetätigkeit schaffe ich es inzwischen, den Lesestoff mit nahezu gestreckten Armen zu halten. Jedenfalls versuche ich es immer und achte auch ständig darauf, die Schrift im Laufe des Lesens dann keinesfalls allmählich doch wieder näher an die Augen heranzubringen.

5.2 Trainingstagebuch (Helvetica 110%)

Bei einer längeren Autofahrt fällt mir auf, dass meine Augen nicht mehr so beweglich sind wie in den ersten Wochen des Sehtrainings, als ich täglich intensiv Augenbewegungsübungen gemacht habe. Gegenläufiges Augenrollen, so wie ich es einige Wochen nach Beginn des Augentrainings spielend beherrscht hatte, kann ich gar nicht mehr. Außerdem bemerke ich, dass ich auch bei reinen Schweif- und Akkommodationsübungen, wie dem abwechsenden extremen Nah- und Fernsehen mit dem Netzrähmchen, schwächer als letztes Jahr bin. Ich muss mir eingestehen, dass ich diese Basisübungen mit fortschreitenden Trainingserfolg zunehmend vernachlässigt habe. Man muss also auch diese einfachen Übungen weiterhin ernsthaft betreiben, eventuell auf ewig. Nun ja, ein Marathonläufer darf sein Ausdauertraining ja auch nicht vermindern, nur weil er die Strecke jetzt ein paar Mal geschafft hat. Der Trick liegt vermutlich darin, die grundlegenden Übungen so in das Alltagsleben einzubauen, dass man sie zwar regelmäßig und ernsthaft durchführt, sie aber nicht mehr als ungewöhnlichen Aufwand empfindet. Etwa so wie das Zähneputzen.

465. Tag (Ende März 1997)
Am Ostermontag habe ich mich nicht sonderlich wohl gefühlt und deshalb nur eine kleine Tour im Frankfurter Stadtwald gemacht. Bei lauem Klima und ohne echte Anstrengung wurde es dann doch noch ein schöner Nachmittag, und ich konnte beim Fahren eifrig Sehübungen machen. Soweit alles schön, aber der Tränenfluss war kaum auszuhalten. Ich habe immer weggeschaut, wenn jemand vorbeikam, so peinlich war mir das tränenverschmierte Gesicht. Etwa stündlich musste ich Salzverkrustungen aus den Augenwinkeln wischen. Und auch die Nase lief fast pausenlos. Das war kein Schnupfen, sondern irgendeine Drüse da oben, die gleichzeitig Augen und Nase bedient, wird durch die Sehübungen zu übereifriger Flüssigkeitsabsonderung angeregt. Seltsamerweise tritt dieser Effekt aber nur auf, wenn ich mich unmittelbar nach den oder während der Sehübungen draußen bewege, also wenn kühler Lüftzug an die angestrengten Augen gelangt.

Während dieser Tour konnte ich durch inzwischen fast automatisches Blinzeln und leichtes Pressen fast beliebig oft neue kurze Scharfsehphasen erzeugen. Insgesamt habe pro Minute wohl 15 bis 30 Sekunden scharf gesehen. Aber das dauernde Auf- und Abschwellen der Sehschärfe quer durch alle Schärfebereiche ist nervlich enorm strapazierend. Gleichmäßig unscharf sehen ist dagegen fast beruhigend.

471. Tag (April 1997)
Wieder eine kleine Phase körperlicher und seelischer Schwäche und das damit verbundene übliche Schlechtsehen. Nicht, dass ich dauernd krank wäre, aber ich achte jetzt mehr auf solche Schwankungen des Wohlbefindens. Diesmal nutze ich die Gelegenheit und teste ausführlich das Sehvermögen mit Brille in solchen Schwächephasen. Und tatsächlich, auch mit Brille sehe ich hundsmiserabel. Insbesondere habe ich Schwierigkeiten, senkrechte Konturen scharf zu sehen, also erhebliche Probleme mit Astigmatismus. Ich kann viele Dinge des täglichen Lebens, wie die Uhr auf meinem Arbeitstisch oder die Anzeige des Videorecorders, nicht lesen. Erstaunlich, dass ich solche Schwankungen der Sehleistung früher einfach so hingenommen habe, ohne mir große Gedanken darüber zu machen. Wenn's nur ab und zu vorkommt, dann ergänzt man das fehlende Erkennen vermutlich einfach durch Erinnerung oder Schätzung.

Aber wenn man sich gerade in solch einer vorübergehenden Schwächeperiode eine neue Brille anpassen lässt, dann schädigt man sein Sehvermögen dadurch wohl gründlich und dauerhaft.

480. Tag (April 1997)
Und wieder einige Tage mit etwas schlechterem Sehen. Aber diesmal waren die Gründe klar: Ich hatte ein paar Tage beruflich besonders viel zu tun gehabt und hatte deshalb das Augentraining vernachlässigt und war zeitweise in die alten, gehetzten Sehgewohnheiten zurückgefallen. Statt morgens mit ausgiebigem Sehtraining zu beginnen und vormittags überwiegend Zeitungen und Post zu lesen und ähnliche 90%-ohne-Brille Routinearbeiten zu erledigen, hatte ich mich schon kurz nach dem Austehen an den Computer gesetzt und bis tief in die Nacht praktisch nur mit Brille gearbeitet. Die kurzen Sehtrainingspausen dazwischen waren nur symbolische Selbstberuhigung und kein ernsthaftes Training gewesen, und erst recht keine Entspannung.

Kurz: Nach etwa 48 Stunden bemerkte ich, dass ich keine wirkliche Scharfsehphase mehr erlebte. Das normale Ohne-Brille-Sehen war dagegen noch einigermaßen unverändert. Rückschritte machen sich also offenbar zuerst durch das Ausbleiben der Scharfsehmomente bemerkbar. Ursache sind vermutlich stressbedingte Verkrampfungen.

Als Gegenmittel zur Entspannung verschrieb ich mir eine nachmittägliche Fahrradtour in den Odenwald. Völlig ohne Leistungsdruck fuhr ich fast nur auf Nebenstraßen oder Waldwegen in die Gegend um Burg Rodenstein und Fischbachtal und betrachtete den Frühling. Schnell hatte ich dabei wieder die ersten kurzen Scharfsehphasen. Ab dem nächsten Tag habe ich bei der Arbeit wieder sorgfältige Sehdisziplin eingehalten, und bald war dieser Rückschlag überwunden. Es bleibt aber das Bewusstsein, wie labil und gefährdet der bisher erreichte Seherfolg ist. Einige Tage Nachlässigkeit können große Rückschläge bedeuten.

Anzumerken ist, dass ein vorübergehendes Mehrtragen der Brille allein nicht einmal so schlimm ist. Das ist bei allen größeren Autotouren ja unvermeidlich und führt dabei durchaus nicht automatisch zu Rückfällen. Aber bei längeren Autotouren bleibt man entspannt, jedenfalls wenn man vernüftigt fährt, und man nutzt oft sogar einen Teil der Fahrzeit zu Sehübungen, wenn auch natürlich mit Brille und äußerst vorsichtig. Schlimm wird es erst, wenn man sich unter Sehstress setzen lässt und in undisziplinierte Sehangewohnheiten zurückfällt.

486. Tag (April 1997)
Ich habe jetzt einige Tage wieder sehr intensiv und bewusst trainiert. Und der Erfolg ist da. Zum ersten Mal habe ich jetzt einige kurze Scharfsehphasen, bei denen die Farben mit vollem Kontrast und voller Brillianz erscheinen, also ohne den sonst leider üblichen mehr oder weniger starken Grauschleier.

Die Länge dieser Scharfsehphasen ist immer noch recht kurz, meist nur 1 bis 20 Sekunden. Ich glaube entdeckt zu haben, dass ich mir eine Verlängerung der Scharfsehphasen selbst durch Blinzeln verbaue. Blinzeln ist zwar gut, um die Augen zum Scharfstellen anzuregen. Aber wenn sie sich dann scharfstellen oder während der Scharfsehphasen, da ist Blinzeln fast immer Gift und zerstört das Scharfsehen. Dummerweise wird in praktisch allen Büchern die Wichtigkeit mehrfachen Blinzelns pro Minute so betont, dass ich einfach ein schlechtes Gewissen habe, wenn ich einmal 10 oder gar 20 Sekunden lang scharf sehe und dabei nicht blinzele, um mir das scharfe Bild zu bewahren. Und sobald ich blinzele, ist die Schärfe wieder weg. Dabei starre ich während des Scharfsehens durchaus nicht, sondern ich lasse den Blick sehr wohl ganz langsam schweifen. Aber irgendwie kommt mir dieses möglichst lange, blinzellose Halten des scharfen Bildes doch unnatürlich verkrampft oder wenigstens doch extrem ungewohnt vor, und deshalb empfinde ich es immer fast als Erlösung, dann wieder Blinzeln und damit das Bild "loslassen" zu dürfen. Es wäre ja auch kein Problem, wenn man sicher sein könnte, dass eine Sekunde später die nächste Scharfsehphase einsetzt.

Übrigens ist auch die Scharfstellphase selbst oft ein kritischer Augenblick. Sie wird meistens durch ein ganz kurzes Blinzeln oder hartnäckiges Umfahren eines Beobachtungsobjektes eingeleitet, und dann kann es manchmal viele Sekunden dauern, in denen das Bild ganz allmählich scharf wird. Man kann dieses ganz langsame Schärferwerden des Bildes gut bei Übungen vom Fenster aus an den Nummernschilder parkender Autos beobachten. Wird man während dieser Zeit ungeduldig und blinzelt nochmals, so wird dadurch das Scharfstellen abgebrochen. Kurz: Zu häufiges Blinzeln kann mehr schaden als nutzen, jedenfalls bei meinem aktuellen Leistungsstand.

Bei Leseübungen schaffe ich immer kleinere Schriften auf immer größere Entfernungen. Zudem sind solche Übungen echte Entspannungsübungen. Wenn ich mich erst einmal richtig eingelesen habe und zur Bestform aufgelaufen bin, dann wird die Sehleistung durch Zurückgehen zu größeren Schriften oder näheren Entfernungen oft sogar wieder verschlechtert. Doppelkonturen und verwaschenes Grau statt satt schwarzer Bilder sind die Folge. Hoffentlich führt dieses Trainings nicht geradewegs zur Weitsichtigkeit.

490. Tag (April 1997)
Bei Tag 420 hatte ich festgestellt, dass automatische Scharfsehphasen offenbar nur dann auftreten, wenn man intensiv und immer wieder auch mit leichtem Pressen übt. Jetzt muss ich feststellen, dass andererseits fast ausschließliches "Pressüben" auch wiederum schädlich ist.

Ich habe in den letzten Tagen sehr viel und stark geübt und mich dabei fast nur auf durch Pressen erzwungene Scharfsehphasen gestützt. Das hat auch einigermaßen geklappt. Ich kann bei Bedarf dadurch fast immer eine kurze Scharfsehphase erzwingen und mittelscharfes Sehen durch gemäßigtes Pressen mit gewissen Schwankungen stundenlang durchhalten. Allerdings klappt während dieses Pressens die Umstellung zwischen verschiedenen Sehentfernungen nur noch schwer. Schnelles Blickschweifen unter Beibehaltung scharfen Sehens ist z. B. nicht möglich.

Vor dem Spiegel ist mir aufgefallen, dass meine Augen, die unter den breiten Wülsten und kräftigen Augenbrauen sowieso schon fast asiatisch schlitzartig erscheinen, sich während dieses Dauerpressens zu kaum noch 2 Millimeter hohen Schlitzen verengen. Vermutlich spielen die heruntergezogenen Lider bei diesem Pressen eine wichtige Rolle. Ab einer gewissen Entfernung muss es so aussehen, als liefe ich mit geschlossenen Augen herum. Mir dämmert, dass das auch nicht die ideale Dauerlösung sein kann. Und auch nicht sein muss, denn es gibt als Alternative ja diese völlig entspannten, automatischen Scharfsehphasen. Dabei ist das scharfe Bild allerdings meist etwas kontrastschwächer (Grauschleier). Dafür funktioniert dabei das Umstellen auf verschiedene Sehentfernungen problemlos.

Diese automatischen Scharfsehphasen waren in den letzten Tagen aber kaum noch aufgetreten, jetzt erlebe ich plötzlich einen Tag ganz ohne Scharfsehphase, aber dafür mit völlig verkrampften und leicht schmerzenden Augen. Auch leichtes Eindrücken der Augäpfel bringt keine Besserung, sondern nur Schmerzen. Nur Pressübungen alleine führen also auch in die Irre. Es kommt wohl auf eine gesunde Mischung zwischen solchen Kraftübungen und Entspannungsübungen an.

496. Tag (Anfang Mai 1997)
Ich habe jetzt einige Tage lang peinlich genau darauf geachtet, überhaupt nicht zu Pressen. Die ersten zwei Tage sah ich sehr schlecht, dann wurde es besser, und etwa nach 6 Tagen hatte ich dann schon wieder mehrere 30 bis 60 Sekunden lange Scharfsehphasen. Sie sind nicht ganz so scharf wie vor 1 bis 2 Wochen mit Pressen, insbesondere sind sie etwas kontrastschwächer, und auch die glasigen Schlieren und Doppelkonturen sind wieder häufiger. Offenbar wird die Hornhaut nicht so gestrafft wie beim bewussten Pressen. Aber dafür verstellt sich die Sehschärfe beim Blickschweifen jetzt wieder besser. Blinzeln ist nicht mehr so schärfezerstörend, und vor allem ist das scharfe Sehen bei dieser Methode eben keine anstrengende Tätigkeit, sondern gleichbedeutend mit Entspannung. Und die Augen werden auch nicht zu engen Schlitzen.

Ich muss mich jetzt wohl für eine Methode entscheiden, denn die beiden Verfahren, Scharfsehen zu erreichen, sind doch zu widersprüchlich: Entweder Scharfsehen durch antrainiertes Pressen zu erzwingen, oder durch möglichst entspanntes, lockeres bewegtes Sehen die Augen dazu anzuregen, sich selbst optimal einzustellen, egal, wie das intern funktionieren mag.

Ich entscheide mich für die zweite Möglichkeit. Augenmuskeltraining werde ich nur noch im Rahmen bestimmter Bewegungs- und Akkommodationsübungen machen, aber nicht mehr, um dadurch direkt Scharfsehen zu erzwingen.

Hoffentlich habe ich durch dieses "Presssehen" nicht zu viel Zeit verloren, so wie damals schon beim einäugigen Üben. Und hoffentlich schlage ich jetzt nicht schon wieder einen womöglich falschen Weg ein.

500. Tag (Mai 1997)
Ich habe weiterhin jedes Pressen vermieden, und dies scheint mir der richtige Weg zu sein. Man muss darauf achten, zum Neueinstellen der Schärfe wirklich nur ganz locker zu blinzeln und dieses Blinzeln keinesfalls pressend zu gestalten. Sonst ist die Gefahr zu groß, allmählich zu einem Dauerpressen überzugehen, denn damit kann man ja tatsächlich vorübergehend ein wirklich scharfes Sehen ganz nach Bedarf zu erzwingen. Aber auf die Dauer führt dieser Weg wieder zu einem Verkrampfen und zum Fixieren auf eine einzige, eng begrenzte Scharfsehebene.

Anzumerken ist, dass auch das entspannte Scharfsehen nach einigen Stunden infolge Erschöpfung nachlässt (immer kürzere und weniger gute Scharfsehphasen). Es ist also doch irgendwie anstrengend. Wie in den ersten Monaten fühle ich auch wieder leichte Kopfschmerzen irgendwo im Hinterkopf. Beim Scharfsehen durch Pressen war dagegen ein Gefühl der körperlichen Anstrengung um die Augen herum zu spüren gewesen, so wie wenn man versucht, Grimassen dauerhaft zu halten.

Insgesamt bemerke ich in diesem Stadium praktisch alle schon im ersten Trainingshalbjahr beobachteten Begleiterscheinungen: Morgens ist das Sehvermögen auffallend schwach, und die Augen sind ziemlich unbeweglich. Auch während der Scharfsehphasen ist das Bild etwas weißgräulich-trübe, und es treten glasige Schlieren auf. Die maximale Länge einer Scharfsehphase liegt bei knapp 1 Minute, und manchmal lassen sich mehrere davon kurz hintereinander aufrufen. Die Mehrzahl der Scharfsehphasen liegt allerdings nur im Bereich 3 bis 15 Sekunden. Das Umstellen zwischen dem Sehen mit und ohne Brille ist problemlos. Ich erlebe auch wieder den bereits einmal beschriebenen Effekt, dass senkrechte Linien seitlich langsam zu vibrieren scheinen. Besonders bei Autonummern mit Buchstaben wie M, N oder W ist dies zu beobachten. Mal gehen die senkrechten Linien in die Breite, und dadurch ist nichts mehr zu entziffern, und dann ziehen sie sich wieder zum originalen Schmalformat zurück und alles ist plötzlich wieder scharf erkennbar.

Es wäre aber falsch, deshalb zu meinen, es gäbe keine Fortschritte. Die Fortschritte liegen im Detail und fallen nur bei genauer Beobachtung unter Einbeziehung meiner alten Aufzeichnungen auf: Wenn ich beim Radfahren den Blick nach vorne auf den weißen Seitenstreifen der Straße schweifen lasse, so fächert sich dieser nicht nach wenigen Metern wieder unscharf in die Breite auf, sondern ich kann ihn fast bis ins Unendliche als einheitlich scharfen Strich erkennen. Die Leitpfosten neben der Straße erscheinen immer öfter scharf und ohne Doppelkonturen. Wenn ich von meinem Übungshügel aus Fussgänger oder Radfahrer beobachte, so kann ich meistens ihre Anzahl klar bestimmen. Letztes Jahr habe ich bei solchen Gelegenheiten fast immer so viele Geisterkonturen gesehen, dass ich einfach nicht mit Sicherheit sagen konnte, wieviel Personen es nun wirklich waren. Am Computerbildschirm kann ich manchmal mehrere Minuten lang problemlos lesen. Usw. usw.

Es ist inzwischen Anfang Mai und damit auch wärmer und heller geworden, und das hilft natürlich auch enorm. Die Helligkeit verbessert das Scharfsehen durch den Tiefenschärfeeffekt, und infolge der Wärme lässt auch das Tränen und Naselaufen etwas nach.

507. Tag (Mai 1997)
Nach einigen Tagen guten Sehens ließ die Sehleistung von Tag zu Tag nach. Anfangs beunruhigte mich das nicht übermäßig, denn ich bin inzwischen an solche Schwankungen gewöhnt. Am 4. Tag wurde aber klar, dass da etwas nicht stimmte. Ich sah sehr, sehr unscharf und hatte kaum noch Scharfsehphasen. Der Grauschleier war nur mittelstark, und die glasigen Schlieren waren fast völlig verschwunden. Der Astigmatismus hatte sich kaum verstärkt, sondern die da bisher erreichten Fortschritte waren noch vorhanden. Aber die allgemeine Sehschärfe war völlig undiskutabel.

Beim "Augeneindrücktest" fällt auf, dass ich die Augen viel tiefer als bisher eindrücken muss, um scharf zu sehen. Die einzige Erklärung ist, dass ich es mit dem Unterdrücken des Pressens übertrieben habe. Ich habe so gründlich auf lockere und entspannte Augen geachtet, dass ich damit auch diese innere Selbsteinstellung, die ja doch ein gewisses Pressen darstellt, unterdrückt habe. Ich hatte allen Muskeln da oben jegliche Spannung genommen, und das war wiederum des Guten zuviel. Zur Definition, wie viel und welches Pressen erlaubt und notwendig ist, habe ich mir jetzt folgende Regel aufgestellt:

Ein "inneres Pressen", so wie man es z. B. bei extremen Akkommodationsübungen vollzieht und verspürt, ist notwendig. Verboten ist dagegen jegliches "äußeres Pressen", erkennbar an einer Veränderung der Gesichtsmimik. Man muss also insbesondere darauf achten, die Augenlider nie zusammenzupressen, um so dauerhaft scharfes Sehen zu erreichen. Als kurzfristige Nothilfe in Extremsituationen ist es dagegen erlaubt und kann auch bei Normalsichtigen beobachtet werden. Es ist etwa so wie das "Auf-die-Zehenspitzen-Stellen", um einen besseren Überblick zu erreichen: in Ausnahmefällen erlaubt und sinnvoll, als Dauerlösung aber unbrauchbar.

Nachdem ich diese Unterscheidung getroffen habe, geht es mit dem Scharfsehen wieder schnell voran. Ich habe jetzt erstmals Scharfsehphasen von über 1 Minute, zwar etwas grauschleierig und kontrastarm, aber kaum glasige Schlieren.

Ich mache jetzt wieder häufiger extreme Akkommodationsübungen mit dem Gitternetz. Ich glaube, dies ist eine der wichtigsten Übungen überhaupt. Sie stärkt die Augenmuskeln und regt die automatische Scharfeinstellung an. Das strengt natürlich auch entsprechend an und ist wohl auch Ursache der zeitweiligen Kopfschmerzen.

5.2 Trainingstagebuch (Helvetica 110%)

Nach wie vor leistet das linke Auge die Hauptarbeit. Das rechte Auge kann zwar etwa genauso scharf sehen; die Scharfsehphasen rechts sind jedoch weitaus seltener.

520. Tag (Mai 1997)
Einen Zeitungsbericht aus einer der üblichen Rubriken "Der Facharzt rät" gelesen: Sehtraining sei sinnlos, weil die Ursache der Fehlsichtigkeit einfach in zu kurzen oder zu langen Augäpfeln liege, und daran wäre eben nichts zu ändern. Kein Wort dazu, wie es denn dann möglich sei, dass sich die Sehfähigkeit im Verlauf des Lebens immer wieder ändern kann. Sollten denn wirklich die Augäpfel als einziger Körperteil lebenslang ständig Größe und Form ändern? Und wenn sie es täten, dann wäre es doch erst recht ein Beweis dafür, dass sie änderbar und damit in der Form beeinflussbar sind. Ist denn nicht wenigstens ein Mindestmaß an Logik Voraussetzung, um Arzt zu werden?

Außerdem behauptet dieser "Facharzt", Sehtraining sei gefährlich, weil dabei empfohlen werde, minutenlang in die Sonne zu schauen, und dadurch würde man sich die Augen verderben. Ich halte zwar auch nichts von diesem "Sonnen" als Übung und von vielen ähnlichen unausgegorenen Patentrezepten, aber der Ehrlichkeit halber muss man doch einräumen, dass alle diese Autoren ausdrücklich betont haben, dass man nur mit geschlossenen Augen in die Sonne schauen soll.

In den letzten zwei Wochen scheint sich mein Sehvermögungen unter erheblichen Schwankungen verbessert zu haben. Ich habe mir zur Angewohnheit gemacht, an schlechten Tagen immer einen Gegenversuch mit Brille zu machen. Sehe ich dabei mit Brille auch schlechter als normal, und das ist an solchen Tagen eigentlich immer der Fall, dann weiß ich, dass die Ursache nicht im Sehtraining, sondern in ganz normalen Schwankungen des körperlichen oder seelischen Wohlbefindens liegt. Und das zu wissen, beruhigt dann immer.

Verglichen mit dem Stand vom letzten Spätsommer, bevor ich meine Irrwege mit dem einäugigen Training und dem Pressen begann, lässt sich jetzt etwa folgender Zwischenstand festhalten:
- Die erreichbare Sehschärfe ist etwas besser, aber nicht wesentlich.
- Die Anzahl der Scharfsehphasen ist höher, aber die einzelnen Scharfsehphasen sind meistens nicht länger. Allerdings habe ich jetzt vereinzelt erste Scharfsehphasen über 1 Minute feststellen können.
- Mit Abstand am deutlichsten ist die Verbesserung beim Astigmatismus. Er ist zwar latent noch vorhanden, aber ich kann praktisch bei Bedarf durch ein Blinzeln und leichtes inneres Pressen senkrechte Linien, Pfosten, Leuchtschriften, Autoscheinwerfer und ähnliches eindeutig identifizieren. Doppelkonturen und Leuchtringe sind zwar oft noch vorhanden, aber doch nur noch so schwach, dass sie nur noch stören, aber das Erkennen des eigentlichen Beobachtungsobjektes nicht mehr verhindern können.

Insgesamt trainiere ich jetzt etwa nach dem Motto: keine Experimente, Übungen langsam und sorgfältig und keinesfalls einfach routinemäßig abspulen. Also ganz wie in den ersten Monaten des Sehtrainings.

536. Tag (Juni 1997)
Die Augen tränen auffällig weniger, die Nase läuft weniger, und in den Scharfsehphasen ist das Bild brillianter und fast immer ohne Grauschleier. Allerdings ist jetzt auch Sommer geworden, so richtig mit Hitze und großer Helligkeit, und das spielt dabei sicherlich auch eine Rolle.

Abends lege ich jetzt fast jeden Tag wieder eine halbe bis eine Stunde Sehtraining auf meinem Übungshügel ein. Die Wiese blüht, und so kann ich in aller Ruhe mit Blicken zwischen den verschiedenen Gewächsen in der Nähe und Ferne springen und schweifen. Bei völliger Entspannung kann ich selbst kleine Details an Blüten in mehreren Metern Entfernung erkennen.

Oder ich pflücke eine Blume, halte sie ganz dicht vors Gesicht und springe mit dem Blick zwischen der Blume und einem entfernten Beobachtungsobjekt hin und her. Ich schaffe es sogar, mit dem Blick zwischen meiner Nasenspitze und einem entfernten Objekt hin- und herzupendeln. Erstaunlicherweise sehe ich dabei die Nasenspitze immer von der rechten Seite. Im Nahbereich scheint mein Gehirn also das rechte Teilbild zu bevorzugen, während bei mittleren und größeren Entfernungen eindeutig das linke Teilbild dominiert.

Ich achte jetzt auch wieder sehr darauf, wie am Anfang des Sehtrainings mindestens zweimal am Tag eine gute halbe Stunde reines Sehtraining zu machen. Das Einbauen von Sehübungen in Alltagstätigkeiten ist zwar sehr nützlich, aber das darf nicht dazu führen, dass man darüber die reinen Sehübungen vermindert. Denn ich habe gelernt, dass die in Alltagstätigkeiten eingebauten Sehübungen doch immer etwas unter Zeitdruck und Leistungsstress stehen und deshalb keinesfalls die reinen Sehübungen bei völliger Entspannung ersetzen können.

Auch jetzt muss ich noch feststellen, dass nach einigen Stunden Sehen ohne Brille ein erschöpfungsbedingtes deutliches Nachlassen der Sehleistung feststellbar ist. Vielleicht ist es auch keine Erschöpfung, sondern eine zunehmende Verkrampfung? Es scheint jedenfalls kein Nachteil, sondern eher ein Vorteil für das Sehtraining zu sein, wenn man dann zur Erholung vorübergehend mit Brille weitermacht. Mir bereitet jeder Augenblick mit Brille inzwischen zwar ein schlechtes Gewissen, und deshalb versuche ich so viel wie möglich ohne Brille zu erledigen. Aber vielleicht sollte man sich darüber gar nicht zu viele Gedanken machen, sonst artet das schlechte Gewissen schnell in Stress aus.

Auch bei ernsthaftem sportlichem Training gibt es übrigens oft den Effekt, dass immer mehr Training zwar das Gewissen beruhigt, aber der Leistung mehr schadet als nützt. Statt stundenlang ohne Pause gleichmäßig bis zur völligen Erschöpfung zu trainieren, ist es fast immer wesentlich wirksamer, relativ kurze Blöcke intensiven Trainings mit Erholungspausen zu kombinieren.

543. Tag (Juni 1997)
Das Wetter ist etwas trüber, und schon ist in den Scharfsehphasen wieder ein leichter Grauschleier sichtbar.

Wieder einmal habe ich das Sehvermögen der Augen durch Abdecken getrennt getestet: Links ist es weiterhin deutlich besser als rechts; der Leistungsabstand hat sich eher wieder vergrößert. Aber es gibt nach wie vor auch rechts Scharfsehphasen, aber eben eben viel seltener als links. Und das rechte Auge ist auch immer noch recht aktiv, was leider zur Folge hat, dass das meist schlechte rechte Teilbild beim normalen beidäugigen Sehen oft das Gesamtbild verdirbt. Erstaunlicherweise scheint das beidäugige Bild manchmal sogar schlechter als jedes der beiden Einzelbilder. Das sind alles wohl noch Nachwirkungen des unseeligen einäugigen Intensivtrainings. Wer weiß, wie weit ich jetzt wäre, wenn ich das rechte Auge nicht so nachhaltig aktiviert hätte?

Ich habe jetzt zwar manchmal einzelne Scharfsehphasen von deutlich über 1 Minute, aber der Durchschnitt mag so bei 5 Sekunden liegen, und die Scharfsehphasen scheinen nicht länger, sondern nur häufiger geworden zu sein. Das mag ein Fortschritt sein, aber in der Praxis ist es manchmal kaum auszuhalten, denn es bedeutet ja nichts anderes, als dass sich die Sehleistung fast dauernd verstellt. Die nächste Scharfsehphase kommt dabei übrigens meistens immer noch nicht von alleine, sondern ich muss sie bewusst durch Blinzen oder bewusstes Scharfstellen einleiten. Aber so kann ich es inzwischen immerhin manchmal so weit bringen, innerhalb von 20 bis 30 Minuten etwa die Hälfte der Zeit scharf zu sehen. Danach lässt die Erfolgsquote wegen Erschöpfung wieder allmählich nach.

Als Motivation zum Weitermachen rede ich mir ein, dass das ein Zeichen für den "Scheitelpunkt" des Sehtrainings sein müsse. Bald würden die Scharfsehphasen überwiegen und die Momente unscharfen Sehens dann immer seltenere Ausnahmen werden. Hoffentlich kommt es wirklich so.

Einige Vergleichstests mit Brillen:

Das durchschnittliche Sehvermögen ohne Brille entspricht jetzt etwa dem Sehvermögen mit meiner drittstärksten Brille. Allerdings ist das Bild mit Brille deutlich kontraststärker als das vergleichsweise trübe Bild ohne Brille.

Mit meiner zweitstärksten Brille sehe ich fast immer deutlich schärfer als ohne Brille, und mit der stärksten noch schärfer. Es ist eindeutig, dass infolge des Sehtrainings auch die Sehleistung mit diesen beiden Brillen gewachsen ist, so dass der Abstand etwa gewahrt blieb. Allerdings erscheint mir die Benutzung der stärksten Brille unangenehm, irgendwie schmerzend-starr. Ich merke genau, dass die Beweglichkeit der Augen durch die Brille sofort eingeschränkt wird. Vermutlich ist das bloß fehlende Gewohnheit, aber ich befürchte, dass, würde ich mich wieder an das starre Sehen durch die Brille gewöhnen, auch die Sehleistung bald wieder nachlassen würde.

548. Tag (Juni 1997)
Es sind wieder störende Flecken da. Nicht diese vielen, kleinen, glasigen, sondern nur die weniger störenden großen, leicht milchigen. Sie scheinen ganz überwiegend vom rechten Auge zu stammen.

Die Scharfsehphasen scheinen noch etwas kürzer, aber häufiger geworden zu sein. Scharf und unscharf wechseln manchmal im Abstand von 2 bis 3 Sekunden. Manchmal scheint es sogar etwa im Sekundenabstand zwischen scharf und unscharf hin- und herzuvibrieren.

Das Scharfsehen auf größere Entfernung und das Lesen sehr klein gedruckter Texte und von Videotext haben sich weiter verbessert. Am Computerbildschirm sind leichte Verbesserungen erkennbar. Bei normalgroßen Texten und leider auch bei meiner Übungstafel hat sich dagegen seit Monaten eigentlich nichts gebessert. Allerdings habe ich in der letzten Zeit auch recht wenig an der Übungstafel gearbeitet.

551. Tag (Juni 1997)
Wieder einige Tage mit überwiegend schlechtem Sehen. Zwar durchaus Scharfsehphasen, aber die allgemeine Sehfähigkeit ist unbefriedigend, insbesondere im Mittel- und Fernbereich. Sogar der altbekannte Waschbretteffekt (senkrechte, schlierige Spalten) taucht wieder auf. Ich finde keinen Hinweis auf die Ursache dieser plötzlichen Verschlechterung. Vielleicht das plötzlich kalte, düstere, regnerische Wetter mitten im Juni oder irgendein unterdrückter Ärger?

Der Eindruck schlechten Sehens beim beidäugigen Sehen wird ganz erheblich durch die schlechte Leistung des rechten Auges hervorgerufen. Das Sehvermögen bessert sich sofort deutlich, wenn ich das rechte Auge mit einer Augenklappe abdecke (etwas Waschbretteffekt bleibt aber links). Aber ich habe mir ja fest vorgenommen, nicht mehr zu versuchen, meinem Körper vorzuschreiben, mit welchem Auge er zu sehen hat. Und deshalb lasse ich es und warte ab.

Mein Eindruck ist auch, dass ich manchmal zu häufige und zu heftige Augenbewegungen mache. Einerseits brauche ich oft Blinzeln oder andere Augenbewegungen, um eine neue Scharfsehphase auszulösen, andererseits muss ich in Zukunft mehr darauf achten, dass das nicht immer gleich in übertriebenes, panikartiges Geblinzel ausartet, wenn es mit dem Scharfstellen nicht gleich klappt. Außerdem scheine ich es mit dem Pressen doch schon wieder zu übertreiben. Möglicherweise setzt mich die Erkenntnis, viele Monate durch das einäugige Training verloren zu haben, innerlich unter Stress, und ich versuche jetzt, die verlorene Zeit mit Gewalt wieder aufzuholen - also genau das, was Gift für jedes entspannte Sehtraining ist.

Helvetica 110% eng

553. Tag (Ende Juni 1997)
Noch zwei Tage hatte ich den Eindruck sehr schlechten Sehens. Andererseits sah ich manchmal in einem Bild gleichzeitig scharf und unscharf. So konnte ich in der Zeitung den klein gedruckten Text mit gestreckten Armen gut lesen, nicht aber die wesentlich größeren Überschriften. Oder ich konnte ein Fußballtor aus gut 100 Metern scharf mit Details erkennen, aber andere große Objekte direkt daneben blieben unscharf.

Dann konnte ich eine Nacht sehr schlecht schlafen, war am nächsten Tag entsprechend müde, und sah ausgezeichnet. An diesem Tag hatte ich Scharfsehphasen von gut 3 Minuten auf beiden Augen gleichzeitig. Lediglich ein leichter Waschbretteffekt auf beiden Seiten war noch störend.

Und noch etwas seltsames passierte an diesem Tag: Ich ärgerte mich über einen Brief und sah für mehrere Minuten links nichts. Das linke Auge war vollständig von einem dichten milchigen Schleier verdeckt. Ich konnte nur einheitlich weiß sehen. Nach etwa 2 Minuten lichtete sich der Fleck, und nach rund 5 Minuten war alles weg. Ob die milchigen Flecken alle seelische Ursachen hatten?

563. Tag (Juli 1997)
Die Sehleistung ist zwar nicht mehr ganz so großartig wie an jenem Ausnahmetag, aber insgesamt doch für meine Verhältnisse ungewöhnlich gut. Sicherlich spielt da auch dieses Erfolgserlebnis sehr guten Sehens noch mit. So etwas kann Ansporn für Wochen geben.

Ich habe immer wieder Scharfsehphasen von 2 bis 3 Minuten, allerdings oft mit mehr oder weniger Waschbretteffekt und leichtem Grauschleier. Ich kann mich aber nicht darauf festlegen, ob das immer wirklich eine durchgehende Scharfsehphase oder vielleicht manchmal auch ein schnelles Aufeinanderfolgen mehrerer kürzerer scharfer Momente ist. Zumindest einmal, während einer Radtour, waren es aber mindestens 3 perfekte Minuten. Ich bin in dieser Zeit mehrfach mit dem Blick zwischen Fern und Nahbereich und sogar der kleinsten Anzeige auf dem Tachometer hin- und hergeschweift, und alles war wirklich perfekt erkennbar. Allerdings habe ich in dieser Zeitspanne nicht richtig zu Blinzeln gewagt, denn das zerstört immer noch meistens das scharfe Bild. Und immer noch stammt das scharfe Bild meistens allein vom linken Auge.

Vieles erinnert mich jetzt an die Verhältnisse von vor genau einem Jahr, vor Beginn des isolierten einäugigen Trainings. Aber in kleinen Details zeigen sich Fortschritte: So habe ich z. B. morgens nur noch selten diese unbeweglichen, geschwollenen Augen, sondern sie bringen meistens vom Aufstehen an volle Sehleistung. Außerdem fällt mir auf, das sich das Sehen in der Dämmerung auffällig verbessert hat. Mein Eindruck ist sogar, dass ich bei Dämmerung und bei Halbdunkel manchmal besonders gut sehe. Jedenfalls ist der Kontrast dann stärker und nicht durch milchigen Grauschleier getrübt.

571. Tag (Juli 1997)
Am Sonntag eine 16-stündige Radtour bis in den tiefsten bayrischen Odenwald gemacht. Das war wohl die bisher extremste Anforderung an meine Sehleistung, denn während einer solchen Fahrt kann man sich natürlich kein unscharfes Bild erlauben und muss deshalb alle paar Sekunden eine neue, zumindest kurzfristige Scharfeinstellung erzwingen. Trotzdem war mein Sehvermögen besonders während des zweiten Teils der Rückfahrt, also als ich körperlich schon ziemlich fertig war, erstaunlich gut. Ich konnte reihenweise Autonummern aus zig Meter Entfernung erkennen; besser als je mit Brille. Am nächsten Tag gut durchschnittliches Sehvermögen, am übernächsten schlechtes Sehen. Dies deckt sich mit meiner Erfahrung aus dem Sport, dass man im fortgeschrittenen Trainingsstadium, falls überhaupt, Muskelkater nicht am Folgetag, sondern erst am zweiten Folgetag bekommt.

An den beiden darauf folgenden Tagen erschien mir die Sehleistung subjektiv immer noch schlecht. Tests ergaben jedoch eine eher hohe Schärfe. Allerdings war da wieder ein starker Grauschleier, etwa so, als würde ich durch Milchglas sehen, und das bewirkte den Eindruck schlechten Sehens. Irgendwie muss dieser Grauschleier wohl mit Erschöpfung, Muskelkater oder etwas ähnlichem zusammenhängen.

Während der Fahrt bekam ich jede Menge Insekten ins Auge, aber immer ohne ernsthafte Probleme. Spätestens nach 2 bis 3 Minuten war jeweils nichts mehr zu spüren. Am Abend musste ich mir vorsichtig so 6 bis 8 Insekten und Insektenteile aus den Augenwinkeln und dem Augenrand spülen. Am nächsten Morgen waren da um die Augen herum wieder 3 bis 4 schwarze Flecken. Insektenleichen, die die Augen über Nacht wieder herausbefördert hatten. Am Tag hatte ich dann plötzlich ein seltsames Gefühl am rechten Auge, und regelrecht herausgeschossen kam ein etwa 3 bis 4 mm großes, kompaktes schwarzes Päckchen, Reste einer Fliege, zwischen Auge und Augenhöhle zusammengepresst wie ein Auto in der Schrottpresse und durch automatische Muskelkontraktionen etwa 24 Stunden später wieder ausgestoßen.

Augentränen und Naselaufen ist bei diesen sommerlichen Temperaturen minimal. Ich bin in diesen 16 Stunden mit 2 Papiertaschentüchern ausgekommen. Im Winter brauche ich bei 4-Stunden-Touren so 5 bis 10 Stück.

Und diese Tour hat mir eine weiteres Erfolgserlebnis gebracht: So vor etwa 25 Jahren hatte mir ein Freund einmal eine uralte Mühle in einer engen, versteckten Schlucht tief im Odenwald gezeigt. Später habe ich jahrelang vergeblich versucht, diese Mühle wiederzufinden. Das war eine richtige fixe Idee geworden, und manchmal zweifelte ich daran, dass es die Mühle überhaupt wirklich gab. Jetzt habe ich sie zwischen Würzberg und Boxbrunn wiedergefunden, inzwischen verlassen und der Zufahrtsweg meterhoch zugewuchert; das Gebäude aber kaum beschädigt. Zwar bin ich schnell wieder aus dem Gebäude geflüchtet - die jahrhundertealten Bodenbretter knarrten bedenklich, und wäre ich in den Mühlenkeller durchgebrochen, so hätte es vielleicht Wochen oder Monate gedauert, bis ein einsamer Wanderer meine Reste gefunden hätte - aber dieses Wiederfinden verschaffte mir eine tiefe Befriedigung.

585. Tag (Ende Juli 1997)
Ich mache mir Gedanken über die Dauer des Sehtrainings. Ursprünglich hatte ich 1 Jahr einkalkuliert. Jetzt weiß ich, dass es mindestens 2 werden, und auch 3 sind nicht auszuschließen. Da ich einerseits möglichst wenig mit Brille machen möchte und andererseits noch lange nicht so weit bin, dass ich ohne Brille Auto fahren kann, wird die Situation langsam kompliziert. Denn ich habe eine Firma in England, wohne privat eigentlich in Frankreich, und das alles lässt sich nicht beliebig lange völlig ohne Autofahrten von der Wohnung meiner Mutter in Darmstadt aus per Telefon und Computer fernsteuern (aber bequem ist es natürlich schon so).

Außerdem bin ich gewohnt, jeden Abend einige Stunden Sport zu treiben. Davon ist jetzt nicht mehr viel geblieben. Denn ich sitze abends meistens auf meinem Übungshügel, schaue zwecks Sehtraining Fußballspielern zu oder fahre langsam mit dem Rad durch die Gegend und mache dabei Sehübungen, usw. Für normales körperliches Training bleibt da dann nicht mehr viel Zeit, und das beunruhigt mich mehr und mehr, denn ich befürchte, das mühsam im Laufe von Jahren erreichte Leistungsniveau zu verlieren.

Das darf nicht ewig so weitergehen; ich bin schließlich kein Frührentner. Andererseits kommt ein Abbruch überhaupt nicht infrage. Dazu sind die Erfolge zu vielversprechend. Also muss ich das Training intensivieren, damit ich schneller vorankomme. Ich werde in der nächsten Zeit tagsüber zuhause mindestens 1 bis 2 Stunden und abends draussen dann nochmals mindestens 1 bis 2 Stunden reines Sehtraining machen. Zusätzlich natürlich noch all die kleinen Sehübungen so im Alltagsablauf.

Insgesamt haben sich meine Sehleistungen inzwischen wieder verbessert. Man merkt die Fortschritte aber wirklich nur, wenn man sich die alten Leistungen notiert. Trotzdem komme ich immer wieder ins Zweifeln und befürchte, jetzt ginge es nicht mehr voran. Oft sitze ich auf meinem Übungshügel und bilde mir ein, einen Tag mit eher schlechten Sehen erwischt zu haben, und dann wird mir plötzlich bewusst, dass ich heute irgendein neues Detail in der Ferne erkenne, dass ich vorher nicht erkennen konnte.

Wegen des durch das einseitige Training verlorenen Jahres ist aber vieles so verdammt ähnlich wie genau letztes Jahr um diese Jahreszeit. Und außerdem entwickeln sich die Leistungen so verwirrend unterschiedlich. An der Übungstafel z. B. kann ich seit fast einem Jahr aus meiner Normalentfernung von ca. 1 - 1,5 Meter keine wirkliche Leistungssteigerung feststellen. Aus 3 Meter Entfernung, bei Videotext, beim Lesen kleiner Schrift, bei Übungen mit der Knotenschnur und auch bei allen Arten von Leuchtschriften und Leuchtpunkten sind die Fortschritte dagegen sehr deutlich.

Zurzeit habe ich auch wieder Probleme beim Wechseln von einem Beobachtungsobjekt zum nächsten. Selbst wenn ich z. B. an sehr kleiner Schrift erfolgreich trainiere und dann die vielfach größere Überschrift darüber lesen will, dann klappt dies nicht immer auf Anhieb. Auch das Schweifen erscheint mir schwerer als früher. Vermutlich arbeite ich wieder etwas zu viel mit Pressen und verkrampfe dabei, so dass die automatische Verstellung nicht immer sofort klappt. Manchmal, wenn ich wirklich entspannt bin und mich gerade überhaupt nicht um Scharfsehen kümmere, dann kommt dagegen eine besonders gute und lange Scharfsehphase. Ich muss mich also wieder mehr um Entspannung bemühen.

Um auch zu Hause Schweifen üben zu können, habe ich mir schwarz-weiße Karostreifen in drei verschiedenen Karogrößen gedruckt und auf einen etwa 50 cm langen Kartonstreifen geklebt. Den kann ich beliebig hinstellen, hängen oder schräg vor's Gesicht halten und den Blick ähnlich wie beim Schräglesen schweifen lassen. Dabei muss man sich bemühen, die Karos ständig wirklich als einzelne schwarze oder weiße Quadrate zu erkennen, nicht etwa nur als Schräglinien oder irgendwelche Muster oder gar nur als graue Oberfläche.

Eine andere Übung ist, mit den Augen zwischen verschiedenen Quadraten in verschiedenen Entfernungen hin- und herzuspringen und das betreffende Karo dabei jeweils einige Sekunden genau zu betrachten.

Ich stelle fest, dass ich jetzt auch schon oft unbewusst die Augen ständig bewege. Und zwar handelt es sich um ein ganz leichtes, von außen sicherlich nicht bemerkbares, unregelmäßiges Kreisen nach rechts (von mir aus gesehen). Sobald ich ein konkretes Beobachtungsobjekt fixiere, geht dieses Kreisen dann in ein Nachfahren der Hauptkonturen des jeweiligen Gegenstandes über. Manchmal habe ich auch versucht, zur Abwechselung nach links zu Kreisen. Aber ein regelmäßiges automatisches Wechseln zwischen Links- und Rechtskreisen kann man sich offenbar nicht angewöhnen. Nun ja, warum auch? Bisher hat das dauernde Rechtskreisen schließlich keinen Schwindel oder andere negative Begleiterscheinungen bewirkt.

Die Länge der Scharfsehphasen hat sich scheinbar immer noch nicht wesentlich verlängert. Ich glaube aber, jetzt entdeckt zu haben, dass da ein Denkfehler dahintersteckt. Denn als wirkliche Scharfsehphase registriere ich eigentlich immer nur die Augenblicke herausragend guten Sehens. Und dieses beste Sehen wird allmählich immer noch besser; für kurze Augenblicke erreiche ich problemlos Sehschärfen von etwa 100 bis 150%. Es wäre vermessen zu erwarten, dass sich diese immer besser werdenden extremen Scharfsehphasen gleichzeitig auch noch verlängern würden. Die Phasen mittelguten Sehens, die erreichen dagegen durchaus manchmal schon deutlich über 2 Minuten. Und dieses mittelgute Sehen entspricht etwa dem, was ich vor vielleicht einem Jahr als sehr gutes Sehen bezeichnet hatte.

Und selbst mein schlechtestes Sehen ist viel heute viel besser als das schlechte Sehen bei Beginn des Sehtrainings. Damals lag mein Sehvermögen ohne Brille deutlich unter 10%; heute liegt meine Sehleistung in den schwächsten Momenten so bei 20 bis 30%.

So betrachtet verlängern sich die Scharfsehphasen also durchaus. Man merkt es nur kaum. Vielleicht wird das angestrebte dauerhafte

Scharfsehen doch nicht durch immer weitere Verlängerung der besten Scharfsehphasen erreicht, sondern durch eine immer weitere Verbesserung der minimalen Sehleistung, in die dann vereinzelte Phasen noch besseren Sehens eingelagert werden?

Zu den sehr guten Scharfsehphasen ist auch noch anzumerken, dass ich zurzeit als solch wirklich extrem gute Scharfsehphase ja auch nur die Momente bezeichne, in denen sowohl die Schärfe gut ist und Doppelkonturen fehlen, als auch keine Flecken stören. Manchmal erlebe ich aber schon bis gegen 5 Minuten lange Momente scharfen Sehens, allerdings mit vielen störenden, glasigen Flecken darüber (Hammerschlageffekt). Man sieht dann also nur an den relativ kleinen Stellen zwischen den Flecken scharf. Und sobald man den Kopf bewegt oder sich das Betrachtungsobjekt bewegt, wischen scharfe und unscharfe Stellen übereinander und es bleibt dann nur ein gänzlich unscharfer Eindruck. Wären diese Flecken weg, dann hätte ich vermutlich schon wesentlich längere extrem gute Scharfsehphasen. Und diese Flecken hängen nach meiner Einschätzung mit mangelnder oder unregelmäßiger Straffung der Hornhaut wegen der neuen, ungewohnten Pressung der Augen zusammen oder sind irgendwie Folgen des Astigmatismus. Ein Problem, das sich vermutlich nur sehr langsam auswachsen wird.

Außerdem habe ich den Eindruck, dass sich die durch das lange einäugige Training verwirrte

Koordinierung der beiden Einzelbilder immer noch störend auswirkt. Würde ich nur links sehen, so wären die Scharfsehphasen vermutlich deutlich länger.

Ein Vergleichstest mit meiner schärfsten Brille zeigt, dass ich mit dieser jetzt Sehschärfen bis mindestens 150% erreiche. Dies aber nur, wenn ich mit bewegtem Blick schaue und die Schärfe alle paar Sekunden mit einem Blinzeln auffrische. Bei starrem Blick fällt die Sehleistung dagegen schnell auf 50 bis 100% zurück. Der Unterschied zwischen 50% und 150% ist für mich allerdings nur bei sorgfältiger Beobachtung an Details auszumachen. Im Alltagssehen fällt dies meist wohl kaum auf. Der Unterschied zwischen z. B. 10 und 40% dagegen ist riesig, denn mit 10% ist man weitgehend hilflos, während man mit 40% mit etwas Gewöhnung und Vorsicht problemlos zurechtkommt.

587. Tag (Anfang August 1997)

Jeden Tag immer nur von meinem Übungshügel aus zu beobachten oder bei Fußball- oder ähnlichen Spielen auf dem Sportplatz zuzuschauen, ist auf Dauer doch langweilig. Als gelegentliche Alternative suche ich mir verschiedene Plätze im Park, z. B. in der Nähe eines Kinderspielplatzes oder in einem Nebenpark des Stadtparks, mit langen, gepflegten Hecken, geometrisch angeordneten Blumenbeeten, Schotterwegen und einigen benachbarten Gebäuden mit vielfach unterteilten Sprossenfenstern. Dazu noch eine Bank an einem Badesee mitten in der Stadt. Natürlich muss man sich da so setzten, dass man nicht durch Spiegelungen auf der Wasseroberfläche geblendet wird. Ich stelle mit Erstaunen fest, dass ich auf zweihundert Meter Schwimmer nicht nur von Bojen unterscheiden kann, sondern auch Details wie Kopf, Hände, Haare genau erkennen kann. Oft kann ich auf 400 Meter sogar die Art des Badeanzugs und damit das Geschlecht der Badegäste am anderen Ufer ausmachen.

Manchmal fahre ich auch zum Baden an den Rhein. Noch vor 20 Jahren war der ja so schmutzig, dass wegen des Gestanks niemand freiwillig auch nur in die Nähe des Ufers ging. Heute gibt es dagegen zwischen Worms und Mainz wunderschöne Badestrände mit klarem Wasser (ab Mainz wird es wieder trüber, weil dort der schlammige Main mündet). Man kann am Strand sitzen und in der Abendsonne mit dem Blick über den feinen, hellgrauen Sand und die vielen Muschelschalen schweifen. Man findet sogar winzige Goldsplitter im Sand.

Es ist Hochsommer und entsprechend oft sehr hell. Trotzdem komme ich konsequent ohne Sonnenbrille aus. Die Augen gewöhnen sich tatsächlich etwas an die Bewältigung extremer Helligkeitsunterschiede, und man sollte in sie in dieser Hinsicht besser nicht verkrüppeln lassen, indem man sie durch ständiges Tragen einer Sonnenbrille "entlastet". Bei Autofahrten kann das natürlich anders sein. Ich bin letztlich mit dem Rad das Neckartal entlang gefahren. Wegen der vielen Kurven wechselt man dort dauernd zwischen Schatten und extremer Helligkeit, und als Autofahrer sollte man in solchen Situationen dann wohl lieber eine Sonnenbrille haben, oder eine oben eingefärbte Frontscheibe wie bei meinem seligen 59er Chevrolet. Ganz getönte Frontscheiben wie heute leider üblich halte ich dagegen für eine modische Dummheit, denn die nehmen bei Nachtfahrten zu viel Licht weg. Offiziell werden diese Scheiben ja als "Wärmeschutzglas" verkauft. Aber das ist natürlich Unsinn. Mit solchen Scheiben mag es ein paar Minuten länger dauern, bis das Auto aufgeheizt ist, aber nach diesen paar Minuten ist dann kein Unterschied mehr vorhanden.

Tests mit meinen verschiedenen Brillen ergeben, dass sich auch die Sehleistung mit Brille weiter verbessert hat. Der Vorsprung mit Brille gegenüber ohne Brille scheint nahezu konstant zu bleiben. Es bleibt auch weiterhin dabei, dass ich mit meiner schwächsten Brille aus irgendeinem Grund nicht ganz zurechtkomme. Ich sehe damit eigentlich nur "glasiger", also ohne den Grauschleier. Aber wirklich schärfer scheint das Bild gar nicht zu sein.

Ein seltsames Erlebnis: In einem Park gibt es eine Voliere mit Kanarienvögeln. Das Gitter besteht aus dem üblichen, leicht gewellten starken Draht mit quadratischen Maschen von etwa 2 mal 2 cm. Ich habe mich mit einer Hand gegen das Gitter gestützt und aus einem Abstand von etwa 30 cm vom Gitter die Vögel beobachtet. Plötzlich hatte ich den Eindruck, dass meine Hand frei in der Luft hing und das Gitter sich mindestens 1 Meter hinter der Hand befand. Die Maschen erschienen mir dabei so groß, dass eine

Taube problemlos hätte hindurchklettern können. Ich habe dabei nicht etwa gedöst, sondern war geistig voll da und habe aus unveränderter Position die Situation lange ausführlich geprüft. Ich wusste genau, dass das Bild so nicht stimmen konnte, aber ich konnte die Ursache des Fehlers nicht finden. Es war ein perfektes Trugbild. Wenn ich, immer noch in der gleichen Position, ein Auge schloss und die Sache einäugig betrachtete, dann stimmte es. Aber beidäugig war der Fehler wieder da. Erst als ich beide Augen einen Augenblick schloss, den Kopf gründlich schüttelte und aus veränderte Position und mit neuer Konzentration wieder hinschaute, stimmte das Bild auch beidäugig wieder.

Ich habe die Ursache dieses Bildfehlers nie herausbekommen und auch nie ein ähnlich langes und perfekten Trugbild bewusst erlebt - außer noch einige Male an derselben Voliere. Das Problem lag sicherlich nicht bei den Augen, sondern der Fehler muss im Gehirn entstanden sein. Nicht auszudenken, wenn einem eine solche Fehleinschätzung von Entfernungen und Größe am Autosteuer passieren würde.

Ein Erfolgserlebnis: 2 bis 3 mal pro Woche jogge ich, und zwar fast immer spät abends oder nachts im Dunklen. Auf dem Weg komme ich an verschiedenen Arten von Straßenlaternen und auch verschiedenen anderen Beleuchtungseinrichtungen vorbei. Wegen meines Astigmastismus konnte ich früher nie die genaue Form der Beleuchtungsquelle erkennen. Ich sah immer nur der Form nach undefinierbare, vielfache Lichtkränze. Jetzt erkenne ich problemlos Form und Typ jeder Lampe, und auch den Mond, Ampellichter, Autoscheinwerfer und -rücklichter sehe ich oft als klar abgegrenzte Leuchtpunkte mit nur noch einigen leichten störenden Lichterscheinungen drumherum.

Auch am Computerbildschirm sind deutliche Fortschritte erkennbar. Mit etwas Bemühen kann ich inzwischen kurzzeitig praktisch jede Schriftgröße in jeder Farbe auf jedem Untergrund lesen. Zu mehr als zum Lesen reicht es allerdings immer noch nicht. Hauptproblem ist, dass ich nicht perfekt blind tippen kann. Und dabei taucht ein interessantes psychologisches Problem auf: Während ich mit Brille nur wenig auf die Tastatur schauen muss und fast blind zurecht komme, habe ich ohne Brille plötzlich alles über die Anordnung der Buchstaben vergessen und bin so verunsichert, dass ich wie ein Anfänger nahezu jeden Buchstaben auf der Tastatur suchen muss. Und dieser dauernde Blickwechsel zwischen Bildschirm und Tastatur ist bei meinem aktuellen Leistungsstadium noch nicht zu schaffen. Anzumerken ist, dass ich mit der für einen 17 Zoll Bildschirm recht großen Auflösung von 800 mal 600 Pixeln arbeite.

591. Tag (August 1997)

Am Sonntag eine Radtour durch den Vogelsberg gemacht. Die Sehschärfe war an diesem Tag leider eher bescheiden, aber doch weit besser als vor

Beginn des Sehtrainings. Vermutlich lag die Ursache in der Anfahrt mit dem Auto. Ich war sehr früh aufgestanden, hatte wegen Eile keinerlei Augenlockerungs- oder Sehübungen gemacht, sondern bald die Brille aufgesetzt und war mit dem Auto abgefahren. Als ich dann 2 Stunden später die eigentliche Radtour ohne Brille begann, waren die Augen für diesen Tag schon "verdorben".

Vielleicht war auch irgendwie etwas Stress beteiligt. Ich habe als kleiner Junge ein Jahr in einem Vogelsbergdorf gelebt und hatte daran viele schöne Kindheitserinnerungen. Und jetzt hatte ich natürlich Angst, dass sich all diese Erinnerungen als "verklärte Illusionen" herausstellen würden. Aber nein, es hatte sich fast nichts geändert, und meine Erinnerungen stimmten sogar in Details. OK, die Schule und die Bahnlinie waren stillgelegt, den alten Bahnhof hatte sich ein Frankfurter als Wochenendhaus eingerichtet, einige Leute hatten ihre Häuser neu gestrichen, ein paar Satellitenantennen waren zu sehen, auf dem Hügel über dem Dorf rotierten 4 riesige Windräder zur Stromerzeugung und mein Platz am Bach, wo ich immer die Fische beobachtet hatte, war mit Schilf zugewachsen. Aber die Fische und auch sonst noch fast alles war noch da. Das häufigste Geräusch im Dorf war immer noch das Muhen der Kühe, und immer noch war die Straße ab und zu von Kuherden blockiert. Aber nicht alle Dörfer dort sind noch so, und aus dem Gipfel des Hoherrodskopfs haben sie leider einen richtigen Park- und Rummelplatz gemacht.

Am Folgetag war mein Sehvermögen wieder eher gut. Aber immer wieder gibt es einen oder gar mehrere aufeinander folgende Tage schlechten Sehens. Meistens ist als Ursache eindeutig seelischer oder körperlicher Stress oder Überanstrengung an einem der Vortage auszumachen.

Ich habe mir angewöhnt, an solchen Tagen die Augäpfel mit der "Fingerprobe" auf Verspanntheit zu prüfen. Lässt sich das Auge praktisch nicht eindrücken, ist der Augapfel prall gespannt und reagiert auf den geringsten Druck mit einem leichten Schmerz, so ist das Auge zurzeit verkrampft. Da ist dann vorerst nichts zu machen, außer Entspannung oder Gesundung. Aber es bleiben doch einige Tage, wo ich keine Erklärung für dieses vorübergehende Schlechtsehen finde.

An einigen ganz besonders schlechten Tagen kann ich, wenn überhaupt, Scharfsehen immer nur für ganz kurze Momente erzwingen. Ein intensives Blinzeln stellt das Bild dann zwar scharf, die Schärfe verblasst dann aber sofort innerhalb von 2 bis 3 Sekunden wieder. Etwa so, wie wenn man bei Dunkelheit für 1 Sekunde Licht aufblitzen lässt. Da hat man auch für einen Augenblick ein gutes Bild und dann noch für einige Sekunden ein schnell verblassendes Nachbild.

In den letzten Monaten hatte ich schon mehrfach den Eindruck, dass ich mit beiden Augen zusammen schlechter als mit jedem der Einzelaugen sehe. Dies habe ich jetzt einmal gründlich an Drucktext und Videotext getestet. Ergebnis: Mit dem linken Auge sehe ich fast immer am besten. Die Leistung des rechten Auges schwankt derzeit zwischen etwa gleich gut dem linken (sehr selten), hundsmiserabel mit vielen Doppelbildern (recht selten) und meistens irgendwo dazwischen. Und das Bild bei beidäugigem Sehen ist zurzeit tatsächlich oft schlechter als das Bild des gerade besseren Auges. Ich nehme an, dass das immer noch Folge des langen einäugigen Trainings ist. Damit habe ich vermutlich das automatische Umschalten auf das jeweils gerade schärfere Bild nachhaltig gestört.

An einigen Tagen mit auffallend schlechter Sehleistung zeigen Tests, dass sich die Sehleistung durch Abdecken oder Zukneifen des rechten Auges sofort verbessern lässt. Aber ich verzichte bewusst auf dieses Hilfsmittel, denn mein Augen-Hirn-Apparat soll ja selbst wieder zu einer automatisch richtigen Regelung zurückfinden.

Ich habe etwas über Bindehautentzündung gelesen, und dass sich diese oft unter anderem auch durch häufiges Tränen äußert. Da dies bei mir ja nach Sehtraining oder bei starker Sehanstrengung in kaltem Luftzug der Fall ist, habe ich genauer nachgeschlagen. Resultat: Das typische Hauptzeichen der Bindehautentzündung ist eine Rötung des Augenweißes. Und zwar von der Augenmitte nach außen hin zunehmend. Damit habe ich keine Probleme. Allerdings steht da auch etwas von Überanstrengung der Augen, Luftzug und diversen anderen Reizungen. Anstrengung und gleichzeitig oder danach Luftzug treffen bei mir ja zu. Also gehe ich mal davon aus, dass es sich in meinem Fall um den gelegentlichen Ansatz einer leichten Bindehautentzündung handelt. Das sollte harmlos sein, solange es nicht stärker oder Dauerzustand wird.

596. Tag (August 1997)

Ich hatte mich schon lange gewundert, warum sich meine Sehleistung an der Übungstafel seit Monaten nicht verbessert hat. Nun ging meine schwenkbare Schreibtischlampe kaputt. So eine mit einer ganz langlebigen Energiesparleuchte, die ich auch immer zur Beleuchtung der Übungstafel im Nahbereich benutzt habe. Nachdem ich eine neue Lampe installiert habe ist das Licht sofort wesentlich heller und weißer und meine Sehleistung an der Übungstafel augenblicklich verbessert. Ursache der scheinbaren Leistungs- stagnation war also nur das ganz allmähliche Schwächerwerden und Gelblichwerden der alten Lampe gewesen.

605. Tag (August 1997)

Auf meinem Übungshügel kommen immer wieder Spaziergänger vorbei, bleiben oben stehen und unterhalten sich über die Aussicht. So habe ich als unfreiwilliger Zuhörer einen ganz guten Eindruck von den Sehleistungen anderer. Manche scheinen tatsächlich nicht viel besser als ich zu sehen. Andere erkennen auf Anhieb weit entfernte Details, wie den Radarturm auf der Neukircher Höhe, den ich vor einem Jahr nur mit dem Feldstecher erkennen konnte. Eigentlich konnte ich ihn gar nicht erkennen, aber ich sah dort in so etwa 30 Kilometer Entfernung eine gleichmäßig drehende Bewegung aus dem Wald herausragen, und das konnte nur der Radarturm sein. Mal sehen, wieviel ich nächstes Jahr erkennen werde.

Neulich wollte eine Frau ihr Kind mit der Beschreibung "... dort neben dem Turm mit dem grünen Dach" auf irgendetwas hinweisen. Es war fortgeschrittene Dämmerung, und ich konnte, abgesehen vom Nahbereich und von beleuchteten Objekten, nur noch hell und dunkel unterscheiden. Und sie sah offenbar noch Farben. Erstaunlich, wie groß die Unterschiede bei den Sehleistungen zu sein scheinen!

Bei der grünen Leuchtschrift auf meinem Videorecorder kann ich jetzt erstmals die einzelnen Balken erkennen, aus denen die Zahlen zusammengesetzt sind. Allerdings ist meistens immer noch ein etwas störendes Geleuchte um die Anzeige herum zu sehen und manchmal auch ein schwaches Doppelbild einige Zentimeter rechts oben vom echten Bild.

Beim Zeitunglesen mit nahezu gestreckten Händen liegt der Zeitanteil unscharfen Sehens inzwischen bei sicherlich unter 1/3. Aus 30 cm Entfernung sehe nahezu dauernd scharf. Es fällt auf, dass die unscharfen Augenblicke fast immer dann beginnen, wenn ich an einem unbekannten Wort, wie z. B. einem exotischen Namen, hängenbleibe. Ich zwinge mich dann aber ganz bewusst, gerade solche Wörter ausführlich Buchstabe für Buchstabe zu lesen. Bei normalem, leicht erratbarem Alltagstext dagegen gibt es fast keine Problem mehr.

Wieder Probleme mit einem auffälligen Fleck auf dem rechten Augen und starkem Waschbrett- bzw. Hammerschlageffekt auf beiden Seiten gehabt. Und wieder waren es die Härchen am oberen Lid. Dabei hatte ich mir längst angewöhnt, die Haare an Oberlid und Augenbrauen wöchentlich zu stutzen. Am Oberlid muss ich sie aber noch stärker kürzen, so etwa auf 2 - 3 mm. Diese Arbeit mit der Schere so dicht vor dem Auge ist recht unangenehm und gewöhnungsbedürftig. Eine Schere ohne Spitze oder mit nach außen gebogener Spitze beruhigt sehr. Der Waschbrett- bzw. Hammerschlageffekt wird zwar nicht allein von den Härchen verursacht; das Entfernen dieser Haare kann ihn aber deutlich lindern.

Das Verwirrende ist, dass diese Härchen manchmal überhaupt nicht und dann wieder sehr stören. Und mit Brille stören sie nie. Als einzige logische Begründung bleibt, dass diese Haare ihre Stellung mit der Anspannung der Muskeln und Haut in der Augengegend ändern können. Betrachtet man die Angelegenheit im Spiegel, dann stehen sie ganz unschuldig nach oben, und man kann sich nicht vorstellen, dass sie jemals den Blick behindern könnten. Unter der Anspannung des Sehens ohne Brille klappen sie dann aber offenbar manchmal nach unten direkt ins Blickfeld.

614. Tag (August 1997)

Wieder einen der seltenen Momente erwischt, in denen das rechte Auge eindeutig schärfer sah als das linke. Ich konnte mit zugekniffenem linken Auge ein Nummernschild in ca. 50 bis 70 Meter Entfernung lesen. Immer noch kann ich nicht sagen, ob das rechte Auge jetzt nach dem Ende des einäugigen Trainings langsam wieder stillgelegt wird, oder ob es tatsächlich an Leistung zulegt und zum linken aufschließt.

Bei Videotext stetige Fortschritte. Auffällig ist, dass ich die Videotextseiten am besten lesen kann, an denen ich immer wieder übe. Das kann nichts mit dem Text zu tun haben, denn der wird ja dauernd geändert. Es muss damit zusammenhängen, dass man sich an Schrift, Schriftgröße, Farben und Kontraste gewöhnt. Dieses Drumherum ist zum Erkennen offenbar wichtiger als man gemeinhin denkt.

Enttäuschend ist dagegen, dass ich beim aufrechten Fahrradfahren die Tachometeranzeige immer noch nicht ständig scharf erkennen kann. Mal kann ich es, mal kann ich es nicht. Seit letztem Jahr ist da keine wesentliche Verbesserung zu erkennen. (Spätere Auflösung, vgl. Tag 1430: Die Regenschutzfolie auf dem Tachometer war ganz allmählich trüber geworden und hatte dadurch die besser werdende Sehleistung neutralisiert. Nach Einsetzen einer neuen, klaren Folie konnte ich die Anzeige 2 Jahre später plötzlich fast immer erkennen.)

Anlässlich einer Diskussion in der "Fahrrad"-Newsgroup im Internet zum Thema "Insekten im Auge" habe ich so nebenbei auf die Erfolge meines Sehtrainings hingewiesen, und prompt wollten eine ganze Reihe Leute das jetzt natürlich noch ziemlich unfertige Buchscript haben. Kein Problem, Texte kann man ja heute ganz schnell per Telefon von Computer zu Computer rund um die Welt schicken. Ich bin mal gespannt, ob ich von einigen Rückmeldungen über fremde Erfahrungen mit den Tipps erhalte. Hoffentlich überholt mich keiner und ist dann früher fertig als ich!

Mir fällt auf, dass ich jetzt nach dem Aufstehen morgens fast immer sehr bald gut sehe. Kein langsames "Anlaufen" wie früher, wo ich vormittags immer unter den Anstrengungen des Vortags litt. Daraus schließe ich, dass sich meine Ausdauer inzwischen deutlich verbessert hat. Soweit zeitlich möglich werde ich deshalb mein Training noch härter gestalten.

Immer öfter habe ich die Vermutung, dass die Augenmuskeln nunmehr schon so weit trainiert sind, dass mein schwächster Punkt inzwischen nicht mehr das Scharfsehen an sich, sondern das Einleiten der Scharfsehphasen ist. Könnte ich mich leichter entspannen, so würde ich sicherlich viel öfter scharf sehen. Aber Entspannungstraining fällt mir persönlich viel schwerer als reines Muskeltraining. Da muss ich noch was finden!

Ich werde vorerst einmal versuchen, Entspannung mittels des Minensucherspiels zu üben. Dieses Spiel wird ja eigentlich gegen die Uhr gespielt, und deshalb wird ein Sekundenzähler eingeblendet. Und dieser Zeitdruck ist Stress und erschwert das Scharfstellen des Bildes. Eine gute Gelegenheit also, Entspannung bei Stress zu üben. Man muss sich nur beherrschen und immer wieder sagen "Du hast Zeit, Bildqualität vor Schnelligkeit".

Einen kleinen Trick gefunden, um längere Zeit am Computerbildschirm ohne Brille lesen zu können: einfach abwechselnd jeweils 1 Minute mit Brille und 1 Minute ohne Brille arbeiten. Natürlich ist das nur eine Zwischenlösung, aber vielleicht lässt sich die Zeitspanne ohne Brille allmählich steigern.

Und ich habe ein neues Objekt zum Schweifen gefunden. In dem einem Blumenkasten am Balkon wächst so ein feinnadeliger, immergrüner Busch. Wenn ich mich dicht daneben stelle, dann kann ich mit dem Blick zwischen ungefähr 20 cm und 1 Meter schweifen. Das ist noch sehr anstrengend, denn scharf stellen auf die kleinen grünen Nadeln auf grünen Untergrund ist wirklich schwer.

Immer noch stört manchmal der Waschbrett- oder Hammerschlageffekt. Meistens richtet man seinen Blick automatisch so ein, dass man zwischen diesen Störbereichen hindurch schaut. Ich übe deshalb jetzt manchmal mit leichtem Kopfschwenken.

Dadurch bin ich gezwungen, regelmäßig auch durch diese unscharfen Flecken zu schauen. Vielleicht lerne ich so, damit besser umzugehen?

616. Tag (Ende August 1997)
In der Abenddämmerung gut 1 kg Brombeeren ohne Brille gepflückt. Das klingt einfach, aber sowas ist sehmäßig enorm anspruchsvoll. Es hat erstaunlich gut geklappt: Ging schnell, und ich habe relativ flott und perfekt alle unreifen, überreifen oder sonstwie unbrauchbaren Beeren erkannt und aussortiert und bin kaum an Dornen hängengeblieben. Trotz einiger Pausen mit Sehübungen in der Ferne war anschließend allerdings die Fernsicht hundsmiserabel.

Am nächsten Tag erlebte ich die wohl bisher beste Sehleistung. Am späten Vormittag bei etwa 30 Minuten Sehübungen aus dem Fenster heraus an einen entfernten Haus gut die Hälfte der Zeit sehr scharf gesehen. Beim Tennis im TV ca. 3/4 der Zeit die Linien auf dem Feld scharf und ohne Mehrfachkonturen gesehen. Bei Leseübungen an sehr kleinen Text für bis zu 15 Sekunden eine Sehschärfe von etwa 150% erreicht.

Am späten Nachmittag dann etwas Ärger, und augenblicklich war die Sehleistung für etwa die nächste Stunde sehr schlecht.

Wie in den ersten Monaten des Sehtrainings habe ich jetzt fast täglich den Eindruck von Fortschritten. Das motiviert natürlich erst recht. Offenbar habe ich durch das einseitige Training tatsächlich ziemlich genau ein Jahr verloren. Man könnte jetzt endlos diskutieren, ob dieses eine Jahr völlig nutzlos oder gar schädlich war, oder ob es vielleicht doch indirekt irgendwie etwas gebracht hat. In jedem Fall hat es mir einige wichtige Erfahrungen gebracht, wie man es nicht machen sollte. Oder vielleicht doch, wenn ich das einäugige Training noch etwas länger durchgehalten hätte.

Bei einer sonntäglichen Radtour habe ich wieder einmal den Zeitplan nicht eingehalten und bin erst in der Dunkelheit heimgekommen. Es war zwar ein lauer, trockener Sommerabend, aber das Fahren ohne Brille bei Dunkelheit ist doch noch eine Quälerei. Gegen die Blendungen durch die entgegenkommenden Autos hat man keine Chance und muss sich voll darauf konzentrieren, die etwa 3 vorausliegenden Meter der weißen Linie am Straßenrand zu erkennen und stur daran entlangzufahren. Mit Brille würde ich in solch einer ungünstigen Situation zwar auch nicht wesentlich besser sehen. Aber schon 5 anstatt dieser 3 Meter könnten in mancher Situation ein entscheidender Vorteil sein.

Es fällt mir auf, dass es immer wieder Momente gibt, in denen man gar nicht daran denkt, sich um Scharfsehen zu bemühen. Man ist in Gedanken auf etwas anderes konzentriert, oder man hat ganz einfach den Eindruck, es gäbe im Augenblick nichts Wichtiges zu betrachten, und deshalb starrt man ganz einfach so vor sich hin. Dagegen sollte man ankämpfen: immer wieder die Augen zum beweglichen Sehen zwingen und immer wieder den Blick durch Blinzeln neu scharf stellen.

Bei der Begegnung mit Menschen tritt noch eine psychologische Sperre hinzu. Ich habe zwar keine Hemmungen, mit den Augen an toten Objekten wie Häusern, Pflanzen, Autonummern zu üben, aber wenn ich auf der Straße auf jemanden zu- und an ihm vorbeigehe, dann habe ich eine gewisse Scheu, diesen Menschen bewusst auch aus der Nähe mit den neuen Sehgewohnheiten anzuschauen. Ich starre oder wende den Blick ab. Ich habe Angst, er könnte das gelegentliche Blinzeln oder die ganz leichte Augen bewegung als Belästigung auffassen oder ich würde wegen übertriebener Augenmimik auffallen. In Wirklichkeit bemerkt er es vermutlich gar nicht.

Es ist mir jetzt erstmals gelungen, mir im Halbschlaf die Übungstafel mit schwarzen Buchstaben auf einigermaßen weißem Untergrund bewusst vorzustellen und daran zu üben. Bei vollem Bewusstsein schaffe ich das nicht; vermutlich bin ich nur im Halbschlaf entspannt genug für solche Vorstellungsübungen. Ob diese Art von Übungen einen Nutzeffekt hat?

Das Bild war in den letzten Tagen nahezu frei vom Waschrett- und Hammerschlageffekt. Ab und zu noch einige unbedeutende leicht milchige Flecken überwiegend auf dem rechten Auge und blasse Farben in den Scharfsehphasen, aber doch deutlich weniger als das, was ich bisher als Grauschleier bezeichnet habe.

In der Stadbücherei in einem Augenbuch den 100%-Text zeitweilig aus ca. 40 cm Entfernung scharf gesehen. Das wäre eine Sehschärfe von etwa 130%! OK, mehr als die erste Zeile eines Absatzes habe ich nie ohne Pause geschafft (die erste Absatzzeile scheint am leichtesten, offenbar wegen des Weißraumes darüber), und außerdem lieferte die extrem helle Sonne direkt von hinten gerade eine optimale Beleuchtung. Aber andererseits ist das Lesen in einer öffentlichen Bücherei inmitten vieler anderer Leser und Beobachter eine ausgesprochene Stressübung, bei der man normalerweise weit schlechtere Leistungen erreicht als bequem und unbeobachtet im heimischen Sessel.

Beim Warten in der Schlange an der Supermarktkasse einmal eine jener Fertigbrillen für Weitsichtige mit +1,5 Dioptrien ausprobiert. Natürlich ergab das sofort ein schlechteres Bild, aber ich konnte immerhin auf etwa 8 Meter Entfernung die Preise auf den Schildern lesen. Früher konnte ich das ohne Brille höchstens aus 2 Metern.

628. Tag (September 1997)

Wieder hat sich irgend etwas beim Sehen verändert. Zuerst empfindet man fast jede Veränderung als beänstigende Verschlechterung, aber beim genauen Überprüfen zeigt sich dann erstaunlich oft, dass es eher eine Verbesserung ist. Diesmal scheint sich folgendes geändert zu haben:

Die Sehschärfe im Nahbereich bis etwa 1 - 2 Meter hat sich eindeutig verbessert, im Fernbereich über etwa 10 Meter ist sie gleich oder leicht besser. Aber im Mittelbereich etwa zwischen 2 - 10 Metern ist sie schlechter. Vielleicht erscheint das aber auch nur jetzt im Vergleich mit der Leistung im Nah- und Fernbereich verändert? Mir fällt dazu ein, dass ich bei Akkomodationsübungen bisher fast nur die Extreme trainiert habe; von ganz dicht vor den Augen bis in die Ferne und zurück. Ich werde in Zukunft auch mehr den mittleren Bereich einbeziehen. Also von ganz fern bis 3 Meter, oder von 3 Metern bis ganz fern.

Fast noch auffälliger ist jedoch, dass ich jetzt deutlich stärkere Kontraste sehe, also kaum noch Grauschleier. Dafür scheinen aber die Doppelkontouren wieder häufiger bzw. stärker. Ich bemerke auch kaum noch automatisch auftretende längere Scharfsehphasen, kann dafür aber relativ leicht durch leichtes Blinzeln mit Neueinstellen viele kurze Scharfsehphasen von je ca. 3 - 5 Sekunden erzwingen. Selbst bei etwas Stress klappt das nunmehr manchmal.

630. Tag (September 1997)

Es wird langsam Herbst und kühler, und schon tränen die Augen im Freien wieder häufiger. Natürlich verschlechtern die Tränen manchmal das Sehvermögen, denn sie sind ja nichts anderes als eine Art kleiner Linsen, die unkontrolliert über die Augen laufen.

Soweit ich ich mit meinen relativ seltenen Stichproben feststellen kann, haben die Scharfsehphasen auf dem rechten Augen sowohl an Häufigkeit als auch an Dauer und Schärfe deutlich zugenommen. Ich vermute sogar, dass ich inzwischen beim beidäugigen Sehen meist wirklich mit beiden Augen zusammen und nicht nur mit dem gerade besseren sehe. Das würde die leider doch noch recht häufigen und manchmal unerklärlichen Störungen beim beidäugigen Sehen erklären. Wirklich perfekte Scharfsehphasen gibt es nur, wenn beide Augen gleichzeit scharf sehen, bzw. andersherum ausgedrückt: Sobald ein Auge nicht scharf sieht, verschlechtert sich damit auch das beidäugige Sehen.

Das Problem rechts sind nach wie vor häufige Doppelkonturen und glasige Flecken, weniger die Schärfe. Da ich die Härchen um die Augen jetzt regelmäßig schneide, ist eindeutig, dass das rechte Auge tatsächlich einen stärkeren Fehler als das linke haben muss. Warum hat das eigentlich nie ein Augenarzt bemerkt? Alle haben mir bisher nach wenigen Sekunden Sehtest mehr oder weniger vorwurfsvoll vorgehalten, dass ich fast nur mit dem linken Auge sehe. Aber keiner hat sich die Mühe gemacht, einmal zu suchen, ob es dafür nicht vielleicht einen organischen Grund gibt. Auch die Sehleistung am Computer hat sich eindeutig weiter gesteigert. Reicht aber immer noch nicht für ernsthaftes Arbeiten.

634. Tag (September 1997)

Ein plötzlicher deutlicher Rückfall. An zwei Tagen hintereinander habe ich insbesondere im mittlerer Entfernungsbereich sehr schlecht gesehen. Nicht so schlecht wie in den ersten Tagen ohne Brille, aber doch erschreckend schlecht. Jede Menge milchiger Flecken und Doppelkonturen, und nach dem Abnehmen der Brille war es jeweils für einige Minuten ganz besonders schlecht. Der Hauptteil des schlechten Bildes stammte vom rechten Auge, aber auch das linke war schwach.

Auch an diesen Tagen konnte ich bei Bedarf zwar für 2 bis 3 Sekunden Scharfsehen erzwingen, aber auf Dauer war das viel zu anstrengend. Mein Eindruck war, dass es sich um Überanstrengung handelte und die Augen einfach einmal einen trainingsfreien Tag brauchten. Ich hatte in den letzten Tagen wohl auch wieder etwas zu viel mit Pressen gearbeitet. Daher die Erschöpfung und die Probleme beim Verstellen der Augen zwischen den Entfernungen und zwischen mit und ohne Brille?

Also habe ich einen Tag ohne Augenübungen eingelegt und dabei besonders darauf geachtet, an diesem Tag keinesfalls zu Pressen. Lediglich auf den beweglichen Blick habe ich weiterhin geachtet. An diesem Sonntag mit einer kleinen Radtour auf mir gut bekannten einsamen Odenwaldstraßen war meine Sehleistung knapp mittelmäßig mit relativ wenigen automatischen Scharfsehphasen. Aber durch den konsequenten Verzicht auf jedes Pressen und Bemühen war es wirklich mühelos.

Am Folgetag war die Sehleistung aber leider durchaus nicht wie erhofft wieder schlagartig gebessert, sondern weiterhin nur knapp mittelmäßig und strengte sehr an, bis hin zu leichten Kopfschmerzen. Auch das Sehen mit Brille war nicht überwältigend. Ich hatte leichtes Kopfweh, und zeitweise war mir kalt. Da ich in den letzten Tagen keinen bewussten Stress oder Ärger hatte, muss ich annehmen, dass irgendein nicht bemerktes kleineres körperliches Leiden die Ursache war. Man hört ja manchmal die Theorie, dass auch Männer regelmäßig ihre "Tage" hätten, an denen sie körperlich nicht ganz so leistungsfähig seien. Ich habe darüber nie Buch geführt, aber es ist durchaus mein Eindruck, dass ich einigermaßen regelmäßig alle 4 bis 6 Wochen eine schlappe "Kränkelwoche" habe, in der körperlich nichts so recht klappt. Im Sommer bemerkt man das manchmal gar nicht, oder jedenfalls nur bei harter sportlicher Betätigung, aber in der kalten Jahreszeit macht es sich deutlicher bemerkbar.

Am sechsten Tag dieser Krise ein ärgerlicher juristischer Schriftsatz bei der Post. Nun ja, damit hatte ich immerhin einen Grund für die nächsten 1 bis 2 Tage schlechten Sehens. Aber auch danach keine Besserung. Letzter Stand: bis Nachmittags besonders schlechtes Sehen. Keine besonderen körperlichen oder seelischen Belastungen zu erkennen, aber trotzdem auffallend unscharfes Sehen. Hauptursache der Unschärfe sind feine Doppelkonturen, die sich nur mit viel Anstrengung ganz kurzzeitig zu einem einheitlichen Umriss übereinander schieben lassen. Scharfsehphasen also nur selten und kurz. Seltsam sind dabei folgende Widersprüche:

Zeitweise erscheint es so, als hätte sich die Leistung etwa beider Augen gleichmäßig verschlechtert. Dann aber wieder gibt es Momente, in denen ist ein Auge ganz besonders schlecht. Das rechte Auge z. B. wird manchmal zu etwa 2/3 von einem leicht milchigen Fleck abgedeckt.

Die Augen scheinen mir aber nicht verspannt. Eindrücken ist mühelos und schmerzlos möglich, verbessert die Sehleistung aber nicht im gewohnten Maße.

Bei Üben am Fernseher, Computer und insbesondere bei Videotext sind die Farben und Kontraste sehr stark, fast bin ich von der ungewohnten Leuchtkraft geblendet. Aber meistens ist das Bild wegen seitlicher Doppelkonturen mehr oder weniger unscharf.

Beim Radfahren, also im Freien, ist das Bild auch unscharf, auch hauptsächlich wegen Doppelkonturen, aber keine Spur von vollen Kontrasten, sondern ein starker Grauschleier. Und nach 1 bis 2 Stunden wird das Bild immer schlechter. Ich komme mir vor, als fahre ich im Nebel.

Am Computerbildschirm, beim Videotext und auch beim Lesen sehr kleiner Schrift (natürlich aus nahen Entfernungen von maximal 40 cm) hat sich meine Sehleistung sogar eindeutig verbessert. Allerdings sind die Scharfsehphasen auch dabei relativ kurz.

Alles andere, vom Lesen normaler Schrift bis zu Beobachtungen in großer Entfernung, ist mehr oder weniger schlechter als der bisher erreichte Standard, sowohl in der Schärfe als auch in der Länge der seltenen Scharfsehphasen. Diese Beobachtungen gelten auch für das Sehen mit Brille; lediglich der Grauschleier tritt mit Brille nicht auf.

In der Bücherei musste ich erstmals seit langem zum ernsthaften Lesen wieder die Brille aufsetzen. Trotzdem sah ich nicht klar; gerade Linien, Tische und der Boden erschienen mir irgendwie schräg, und mir war leicht schwindelig. Eine halbe Schmerztablette genommen. Das verunsichert alles, und ich bestätige mir alle paar Stunden durch Nachlesen meiner alten Aufzeichnungen, dass ich auch in dieser schlechten Situation viel besser sehe als in den ersten Monaten des Sehtrainings. Nur nicht ernsthaft auf den Gedanken kommen, unterm Strich gäbe es langfristig keine echten Fortschritte. Natürlich gäbe es rein theoretisch auch die Möglichkeit, dass es zwar Fortschritte gibt, dass man aber schon vor dem angestrebten perfekten Sehen irgendwann an eine individuell verschiedene Grenze kommt, wo es dann eben nicht weiter vorwärts geht.

Der Sonntag war ein schöner Spätsommertag. Das hätte noch eine schöne 10-Stunden-Radtour werden können, vielleicht die letzte für dieses Jahr. Aber wegen dieser unstabilen Sehfähigkeit und meiner Unsicherheit habe ich es bei einer kurzen Tour auf vertrauten, stillen Nebenstraßen in der Umgebung belassen.

Immerhin habe ich an diesem Tag zu Hause eine lange Scheckliste ohne Brille ausgefüllt. Das ist eine anstrengende Sache: Eine ganze handschriftliche Seite nur mit Zeilen und Spalten voller langer Nummern. Einmal verschreiben, und man darf neu anfangen.

646. Tag (Ende September 1997)

Der 16. Tag dieser Krise und immer noch gibt es weder Besserung noch Erklärung. Ich habe ab und zu leichte Zahnschmerzen, seit etwa 2 bis 3 Wochen trinke ich wieder regelmäßig Kaffee (ich hatte ein paar Jahre lang nur Tee statt Kaffee getrunken), mein linkes Ohr ist etwas geschwollen und schmerzt bei Berührung, dazu kommen ein paar andere Kleinigkeiten, die ich normalerweise kaum beachten würde. Ich kann mir nicht vorstellen, dass etwas davon der Grund für die Sehschwäche sein könnte.

Wenn ich mich beim Sehen anstrenge, insbesondere bei Akkommodationsübungen und auch bei Augenbewegungsübungen, dann bekomme ich jetzt leichte Schmerzen direkt hinter der Stirn, um die Augen herum und zwischen den Augen. Und wenn ich mit den Fingern leicht auf die geschlossenen Augen drücke, dann schmerzen sie etwas. Aber ich habe nicht den Eindruck, dass sie prall und verkrampft sind. Überhaupt sind all diese Beschwerden so gering, dass ich sie vermutlich nur finde, weil ich krampfhaft nach etwas suche.

Noch ein schöner Spätsommersonntag. Vorsichtshalber habe ich wieder nur eine kleine Radtour geplant, und auch die verkürze ich dann noch. Es ist hell, aber nicht mehr so hell wie im Sommer, und es scheint mir so, als würde mir diese Helligkeit Schmerzen bereiten und vielleicht auch die Ursache des verschlechterten Sehvermögens sein. Tatsächlich zeigt sich, dass die Scharfsehphasen auf schattigen Waldwegen und in der Abenddämmerung besser und länger sind. Mir fällt dazu ein, dass auch die Fortschritte der letzten Tage bei Videotext und am Computerbildschirm zu Hause im relativ dunklen Zimmer auftraten. Vielleicht sind meine Augen aus irgendwelchen Gründen vorübergehend etwas lichtempfindlich geworden?

In der Nacht auf Montag lange und tief geschlafen. Am Morgen sofort etwas stärkere Kopfschmerzen im Stirnbereich gehabt und eine halbe Schmerztablette genommen. Ich habe mich an diesem Tag beim Sehen bewusst nicht angestrengt; alles ganz locker und entspannt, ja nichts erzwingen. Das Sehvermögen war tatsächlich etwas besser als an den Vortagen. Am Mittag immer noch leichte Kopfschmerzen um die Augen herum und auch etwas Übelkeit gehabt und mich für eine gute Stunde hingelegt. Wie üblich mit einem Kissen auf dem

Gesicht, und während des Halbschlafs habe ich besonders auf Entspannung der Augen geachtet. Beim Aufstehen waren die Schmerzen tatsächlich weg, und für etwa eine Viertelstunde hatte ich ein sehr gutes Sehvermögen (etwa die Hälfte dieser Viertelstunde müheloses, perfektes Sehen). Danach ließ es wieder etwas nach, und die Kopfschmerzen begannen wieder leicht. Zumindest an diesem Tag lag die Ursache der Probleme eindeutig in Überlastung und Erschöpfung. Natürlich kann nicht nicht mit Sicherheit sagen, ob das auch schon am Anfang der Krise die Ursache war oder sich erst später als Folge der Krise so entwickelt hatte.

Vielleicht sollte ich einmal 2 - 3 Tage die Augen völlig entlasten? Aber wie? Ganz im Bett bleiben und die Augen möglichst überhaupt nicht öffnen? Oder normal arbeiten, aber mit Brille? Oder würde es reichen, ganz vorsichtig ohne Pressen und mit vielen Entspannungs pausen weiterhin möglichst viel ohne Brille zu erledigen?

Ich entschließe mich für die letztgenannte Lösung, obwohl das vor etwa 2 Wochen keinen großen Erfolg gebracht hatte. Auffällig ist, dass bei diesem Sehen ohne bewusstes Pressen sofort wieder der Grauschleier da ist. Dafür klappt das Schweifen über verschiedene Entfernungen viel besser, und die Scharfsehphasen sind etwas länger. Nach einem Tag beginne ich wieder langsam mit intensiveren Übungen und leichtem Pressen.

Am 22. Tag der Krise gibt es immer noch keine deutliche Besserung.: Die Sehleistung am Computer und TV-Bildschirm ist eher besser, alles andere weiterhin schlecht, jetzt auch das Lesen kleiner Schrift. Ich habe zwar einige sehr, sehr gute Scharfsehphasen, aber selten und auffallend kurz, häufig Grauschleier, manchmal im ganzen Bild, manchmal nur einzelnen Flecken. Als ich wieder einmal mehrere starke, milchige Flecken sehe und sofort die Brille aufsetze, kann ich die Flecken auch mit Brille ausmachen, allerdings ganz schwach. Diese milchigen Flecken scheinen also kein Problem des Sehens ohne Brille zu sein, sondern fallen dann nur wesentlich stärker auf. Natürlich könnte es auch sein, dass diese Grauschleiereffekte erst durch das Sehen ohne Brille ausgelöst wurden. Übrigens ist auch das Sehen mit Brille immer noch sehr schlecht.

Möglicherweise die Ursache der lang anhaltenden Schwachsehphase gefunden: Schon seit etwa 2 Wochen hatte ich mal Schmerzen in den Lippen, mal Zahnschmerzen, mal ein seltsames Würgen im Hals und an den Mandeln, und dann wieder Ohrschmerzen. Jetzt schmerzt der ganze Unterkiefer, von der Unterlippe bis zu den Ohrläppchen. Es ist nicht sonderlich schlimm, aber offenbar hat sich da doch irgendeine Infektion eingenistet. Und das könnte die Ursache auch des schlechten Sehens sein.

653. Tag (Oktober 1997)

Am Sonntag, dem 24. Tag der Krise, eine achtstündige Radtour in den Bergen zwischen Gesprenztal und Mümmlingtal gemacht. Es war sehr hell, was einerseits wegen der deshalb erhöhten Tiefenschärfe natürlich ein Vorteil war, andererseits hatte ich immer noch einen Eindruck von leichter Lichtempfindlichkeit. Das Sehen war etwa auf dem Stand von vor einem Jahr. Scharfsehphasen kaum über 5 Sekunden. Längere, intensive Versuche, Scharfsehen zu erzwingen, führten zu leichten Schmerzen in der Augen-Stirn-Gegend. Insgesamt schien mir gegenüber den letzten Tagen aber eine leichte Besserung eingetreten.

In Brensbach-Wallbach gibt es an einem alten Haus in etwa 3 Meter Höhe eine Gedenktafel. Ich konnte sie wieder nicht lesen. Allerdings muss ich dazu sagen, dass ich die auch früher mit Brille nie lesen konnte. Aber irgendwann werde ich es schaffen - ohne Brille.

Ab Montag schien es mit meinem Sehvermögen jetzt aber wirklich langsam wieder aufwärts zu gehen. Montagmorgen und -nachmittag war Scharfsehen jedoch mit so starken Kopfschmerzen (Stirnbereich) verbunden, dass ich zweimal eine halbe Schmerztablette nehmen musste. Am Spätnachmittag und Abend war die Sehleistung weiter gebessert und schmerzlos.

Am Dienstag und Mittwoch nur noch geringe Kopfschmerzen, und das Sehvermögen besserte sich wiederum im Laufe des Tages. Insbesondere bei Videotext und am Computerbildschirm konnte ich sehr scharfe und leuchtend kontrastreiche Bilder wieder bis zu etwa 30 Sekunden lang halten - wieder und wieder.

Dann ging es aber nicht weiter aufwärts. Es blieb weiterhin bei leichten Kopfschmerzen bei Sehanstrengungen, und wirklich gute Scharfsehphasen blieben selten und auf max. etwa 30 Sekunden begrenzt. Und weiterhin war meine Sehleistung außerhalb des Hauses deutlich schlechter als bei den heimischen Tätigkeiten. Wieder größere glasig-milchige Flecken. Das rechte Auge arbeitet meistens voll mit. Dummerweise, muss ich sagen, denn nach wie vor werden die meisten Bildfehler vom rechten Auge eingeschleppt. Würde ich nur mit links sehen, so wäre das durchschnittliche Sehvermögen vermutlich deutlich besser. Andererseits würde dann aber das allein arbeitende Auge wohl öfter erschöpft sein, denn es hätte dann ja zwischendurch keinerlei Erholungsmöglichkeiten durch Umschalten zwischen den Augen.

Neue Spekulation über die möglichen Ursachen: Die Berichte von Huxley lassen vermuten, dass sich seine Hornhaut im Laufe des Sehtrainings tatsächlich organisch irgendwie zum Positiven änderte. Vielleicht bin ich jetzt in solch einer Umbildungsphase?

Oder kommt jetzt ein Phase, wo dieser seltsame dauernde Wechsel von Schlechtsehphasen und Scharfsehphasen in einen dauerhaften Zustand mittlerer Sehleistung übergeht? Eines meiner beliebten Beobachtungsobjekte ist das schwarze Quadrat auf den weißen Blechen hinter Basketballkörben. Früher sah ich solche Quadrate in den seltenen Scharfsehphasen perfekt scharf, und ansonsten mit mehreren seitlichen Doppelbildern. In letzter Zeit fällt mir auf, dass ich das Quadrat oft minutenlang ohne Doppelbilder sehe, allerdings nicht perfekt scharf, sondern mit einer ganz leichten Randunschärfe.

Bei genauen Vergleichstests mit meinen alten Aufzeichnungen muss ich auch immer wieder feststellen, dass meine Sehleistung objektiv gar nicht so schlecht ist, wie ich sie empfinde. Ich erkenne oft Details, die ich vor einem Jahr noch nicht erkannt habe, und gleichzeitig habe ich das Gefühl, meine Sehleistung hätte sich nicht verbessert oder gar verschlechtert.

Hängt es vielleicht einfach damit zusammen, dass jahreszeitlich bedingt die Tage meistens düster sind und Helligkeit fast ungewohnt ist? Ich habe ja keinen richtigen Vergleich zu letztem Jahr, denn damals war wegen des einäugigen Trainings ja alles anders.

Ich habe während dieser Krise so weit es ging stur durchtrainiert. Ob es besser oder schlechter gewesen wäre, mal einige Tage vollständig auszusetzen oder ab und zu einmal einen Erholungstag vollständig mit Brille einzulegen?

660. Tag (Oktober 1997)

Ein eher trüber und regnerischer Sonntag mit tagsüber mittelmäßigem Sehvermögen. Am Abend beim Üben mit Videotext dann eine Überraschung:

Ich konnte minutenlang scharf sehen, auch nach Blinzeln und leichten Augenbewegungen kam die Schärfe nach etwa 1 - 3 Sekunden von selbst zurück. Es war nicht die allergrößte, perfekte Schärfe, aber ich möchte schätzen, dass ich in einer halben Stunde über 20 Minuten mit Sehschärfen zwischen 50 bis 100% sah. Allerdings hatte ich dabei ein seltsames Fremdkörpergefühl und leichte Kopfschmerzen im Stirnbereich. Es war so eine Art Pressgefühl der Augen, aber nicht als ob ich selbst presse, sondern als ob irgendwer anders das steuert. Da ich zu Hause und es draussen dunkel war, konnte ich leider nicht testen, ob sich die Schärfe beim Schweifen über weite Entfernungen auch selbständig nachgestellt hätte.

Mich hat diese Empfindung an meine schon an anderer Stelle erwähnte Erfahrung mit dem Üben des Baucheinziehens erinnert. Da gab es auch drei Phasen: In der ersten Phase musste ich den Bauch bewusst einziehen. Das war anstrengend, und ich habe es intensiv gefühlt. Sobald ich mich auf etwas anderes konzentrierte, fiel der Bauch wieder raus, weil ich das bewusste Einziehen vergaß und der Muskel die Position nicht von alleine hielt.

In der zweiten Phase hielt der Muskel die Position immer öfter von allein, auch wenn ich mich intensiv mit anderen Dingen beschäftigte. Aber ich fühlte diese Muskelbemühungen noch, wenn auch mehr als eine Art Fremdkörpergefühl denn als eigene, bewusste Anstrengung.

In der dritten Phase blieb der Bauch immer automatisch in der gewünschten Position, ohne dass ich das steuern musste oder die Muskelarbeit auch nur bemerkt hätte.

Das Sehen an diesem Abend entsprach ziemlich genau dem zweiten Stadium dieses Bauchtrainings. Nicht ganz in den Vergleich passt allerdings, dass ich schon seit langem diese kurzen, automatischen Scharfsehphasen habe, bei denen ich absolut nichts fühle, kein Fremdkörpergefühl, keine Muskeltätigkeit und keinerlei Anstrengung.

Am gleichen Abend beim Rasieren vor dem Spiegel trat der geschilderte Effekt dann nochmals auf, diesmal jedoch mit einem so starken Grauschleier verbunden, dass ich mehrfach die Augen stark kniff und bewegte, bis Grauschleier und scharfes Bild verschwanden. Ich finde einfach keine Erklärung für diese milchig-grauen, kontrastarmen Bilder. Und vor allem: Warum tritt dies nur manchmal auf?

Am Folgetag dann recht gutes Sehen, jedoch keine Wiederholung der am Vortag beobachteten Effekte. In den nächsten Tagen stark schwankende Sehleistung zwischen zeitweise sehr gut und zeitweise sehr schlecht. An einem Tag war ich gezwungen, etwa 4 bis 6 Stunden nahezu ohne Pause mit Brille am Computer zu arbeiten. Danach sah ich ausgezeichnet. Ausgiebige Erholungsphasen mit Brille scheinen also immer noch mehr Nutzen zu bringen als sture stundenlange Quälerei "aus Prinzip" ohne Brille.

Ich trainiere jetzt wieder öfter mit bewusstem Pressen der Augen und extremen Akkommodationen (Gitterrähmchen). Allerdings achte ich sehr darauf, dass durch das Pressen die Augen nicht dauerhaft auf eine Entfernung festgelegt werden. Viel Schweifen und

Umschalten der Entfernungseinstellung und häufige Augenbewegungsübungen scheinen mir zur Vorbeugung geeignet. Und ich will versuchen, nach jedem Tag mit hartem Presstraining einen leichteren Tag fast ohne Pressen und auch manchmal mit längeren Brillentragephasen einzuhalten.

667. Tag (Oktober 1997)
Die Krise ist jetzt offenbar endgültig vorbei, und die nächsten Tage sind die wohl besten bisher. Zwar ist die Sehschärfe nicht spitzenklasse, meist nur so im Bereich von 50 bis 80%, aber die Länge dieser Scharfsehphasen erreicht immer öfter weit über 3 Minuten. Auch bei Blinzeln und extremer Entfernungsänderung stellt sich die Schärfe innerhalb von 1- 3 Sekunden neu ein. Und mehrere dieser Scharfsehphasen lassen sich recht kurz hintereinander erreichen.

Der Grauschleier ist meist nur schwach, aber der Hammerschlageffekt ist oft unverändert stark. Da aber die "Grundschärfe" des Bildes höher ist, stört dies weniger als bisher. Schon morgens ist mein Sehvermögen meistens besser als in der Vergangenheit, und bis zum späten Abend verbessert es sich nochmals deutlich.

Allerdings habe ich meistens Kopfschmerzen. Manchmal werden sie so stark, dass ich eine halbe Schmerztablette nehme. Die Schmerzen sind immer im Stirnbereich um die Augen herum und dazwischen (früher waren die Kopfschmerzen meistens im Hinterkopf). Die naheliegende Vermutung ist, dass die Muskeln, die die Augen umschliessen, inzwischen selbstätig eine längere Dauerpressung durchhalten, und dies zurzeit noch Schmerzen verursacht. Aber bei weiteren Trainingserfolgen müssten sie diese Aufgabe dann irgendwann so routiniert bewältigen, dass es in einen schmerzlosen Dauerzustand übergeht. Also ist das vorsichte Presstraining vielleicht doch der richtige Weg?

In einer Zeitschrift gelesen, dass Akupunktur gegen viele Sehfehler und bei Kindern und Jugendlichen sogar gegen Kurzsichtigkeit helfen soll. Ich kann das natürlich nicht beurteilen; es wäre aber ein weiterer Beweis dafür, dass die herkömmlichen Theorien über die Ursachen dieser Sehfehler noch nicht ausgereift sind.

In den nächsten Tagen verbesserte sich mein Sehvermögen eher noch, und die Kopf schmerzen wurden geringer. Dann kam ein Tag, an dem teilweise der Strom ausfiel. Nicht, dass einfach die Sicherungen rausgeflogen wären. Das wäre ja zu einfach gewesen. Nein, die Sicherungen waren in Ordnung, und auch einige Steckdosen lieferten weiterhin Strom. Andere aber nicht, und das wechselte mehrfach ohne erkennbares System. Ich rückte Möbel, schraubte Steckdosen und Verteiler raus und rein, riss teilweise Tapeten ab, fand nichts und musste am Folgetag dann einen Elektiker rufen. Der fand zwar recht schnell eine Wackelkontakt hinter dem Sicherungskasten als Ursache, aber kaum war dieses Problem beseitigt, da kam ein sehr unschöner juristischer Schriftsatz mit der Post und zusätzlich auch noch privater Ärger.

Kurz: Jede Menge neuer Stress und Hektik und ein sehr bescheidenes Sehvermögen. Aber da die Ursache so klar war, brachte mich das diesmal kaum ins Grübeln oder gar Zweifeln. Und auch am Höhepunkt des Ärgers konnte ich viel besser sehen als in den ersten Monaten des Sehtrainings oder gar vorher. Ich konnte bei Bedarf sogar meistens ausreichendes Scharfsehen erzwingen, aber immer nur für wenige Sekunden.

Mir fiel auf, übrigens nicht zum ersten Mal, dass bei diesem stressbedingten Schlechtsehen die Schriftgröße manchmal nahezu keine Rolle spielt: Selbst riesige Reklameschriften erscheinen dann genauso unscharf und unentzifferbar wie wesentlich kleinere Schriften. Ich bin mir inzwischen sehr sicher, dass dabei, wie in der Literatur vermutet, Verkrampfungen der Augenmuskeln eine wesentliche Rolle spielen. Es ist, als ob die Augen ein Eigenleben führen und Befehle einfach ignorieren. Manchmal kann ich diese Befehlsblockade ganz kurzzeitig mit Gewalt durchbrechen, manchmal wird es durch solch angestrengtes Bemühen nur noch schlimmer, während Ruhe und Entspannung zum Erfolg führen.

672. Tag (Oktober 1997)
Es geht wieder aufwärts. Allerdings muss ich das Scharfstellen der Augen wieder bewusst erzwingen oder wenigsten einleiten. Bemühe ich mich einen Augenblick nicht um Scharfsehen, dann sehe ich auch nicht scharf. Verglichen mit meinen Bauchtraining bin ich also wieder auf Stufe 1 zurückgerutscht. Das beunruhigt mich aber nicht besonders. Ich denke, es wird jetzt einige Monate laufend zwischen Stufe 1 und 2 hin und herspringen und irgendwann dann dauerhaft in Stadium 2 übergehen. Tatsächlich habe ich in den nächsten Tagen wieder einige 5 bis 10 Minuten lange Phasen mit diesem gehobenen, aber nicht perfekten automatischen Phase-2-Scharfsehen mit leichtem Pressgefühl erlebt, allerdings oft mit einigen störenden glasigen Flecken.

Das rechte Auge liefert manchmal ein perfektes Bild, meistens aber ein schlechtes (Flecken, Doppelkonturen). Es scheint mir nicht, als wären die Scharfsehphasen rechts länger oder häufiger geworden. Da das rechte Auge aber meist aktiv mitarbeitet, ist es eindeutig so, dass viele der

Schlechtsehphasen einzig und allein durch das schlechte rechte Teilbild verursacht werden. Wie weit wäre ich wohl, wenn ich das rechte Auge nicht durch das lange einäugige Training so aktiviert hätte? Wäre es inzwischen fast völlig stillgelegt, ausgeblendet, oder wäre es vielleicht doch irgendwann von alleine aktiv geworden?

674. Tag (Oktober 1997)
Umstellung auf Winterzeit. Es wird jetzt schon früh dunkel, und in den nächsten 2 Monaten wird sich das noch weiter verschlechtern. Wochentags also nur noch wenig Gelegenheit für Radtouren und Sehtraining im Freien. Dazu kommt die verminderte Beweglichkeit der Augen infolge der niedrigeren Temperatur und das dauernde Tränen - für Sehtraining im Freien bleiben praktisch nur das Wochenende und Übungen durch das Fenster. Und am Wochenende sind wegen des herbstlichen Windes auf meinem Übungshügel auch fast immer ein paar Leute mit diesen modernen Lenkdrachen zugange. Das sieht zwar fein aus, verleidet einem aber das entspannte Sehtraining, denn dauernd kracht so ein Ding runter oder zischt einem dicht über den Kopf.

Einige Tage mit guter bis sehr guter Sehleistung. Kaum Kopfschmerzen und manchmal schon vom Aufstehen an gutes Sehen. Ich habe täglich einige, 10 bis 20 Minuten lange, fast ununterbrochene Phasen mittelguten Sehens. Sehschärfen so etwa 50 bis 70%. Das ist für die Praxis viel nützlicher und ermutigender als ab und zu einige Sekunden sehr scharfes Sehen. Allerdings gibt es natürlich immer noch enorme Probleme:

Auch jetzt noch gibt es nach 1 bis 2 Stunden intensiver Sehbemühungen längere Erschöpfungsphasen. Ich bin immer noch weit davon entfernt, einen vollen Arbeitstag ohne Leistungseinbruch durchzuhalten. Erschöpfung macht sich insbesondere durch immer kürzere und schlechtere Scharfsehphasen bemerkbar. Nach einem harten Trainingstag, an dem ich oft problemlos minutenlang aus 2 bis 3 Metern Entfernung die grüne Leuchtschrift auf dem schwarzen Anzeigefeld des Videorecorders klar und ohne störendes Drumherum erkennen konnte, sehe ich dort dann selbst aus 50 Zentimetern Abstand nur noch eine leuchtende grüne Nebelwolke und kann nur mit großer Anstrengung manchmal für vielleicht 2 Sekunden die Ziffern gerade noch lesbar aus dem grünen Nebelfeld "herauspressen".

Durch Eindrücken eines Auges, egal ob rechts oder links, um ca. 1 bis 2 mm mit den Fingern, lässt sich aber sofort ein perfektes Bild herbeizaubern. Folgerung: Die Muskeln für die Akkommodation, welche immer das auch sein mögen, sind restlos erschöpft. Da dieses Eindrücken aber schmerz- und mühelos möglich ist, sind sie nicht verkrampft, sondern wirklich nur erschöpft. Ich hatte schon mehrfach den Eindruck, dass die Fortschritte beim Sehtraining dann am stärksten sind, wenn ich intensives Akkommodationstraining mache. Ich werde dies deshalb in der nächsten Zeit wieder verstärken.

Außerdem ist auch bei hoher Sehschärfe die Sehqualität meistens noch unbefriedigend. Wenn ich mit Brille z. B. eine Straße entlangschaue, so erscheint das Bild kontrastreich, frei von Flecken und Doppelkonturen und scharf, und das alles ziemlich mühelos. Der Eindruck von Schärfe beruht aber erstaunlich oft auf bloßer Einbildung. Versuche ich, eins dieser vermeintlich scharfen Straßen- oder Nummernschilder wirklich zu lesen, so kann ich das nicht. Bisher habe ich mir darüber nie nähere Gedanken gemacht, eben gedacht "Im Prinzip sehe ich es zwar scharf, aber es ist eben zu weit zum Entziffern".

Beim Vergleichstest ohne Brille stelle ich nun aber immer mit Erstaunen folgendes fest: Das Bild erscheint oft blasser oder gar grau vernebelt, manchmal stören Flecken, ich muss gegen Doppelkonturen ankämpfen und überhaupt strengt das Sehen deutlich mehr an. Aber bei diesem gefühlsmäßig deutlich schlechteren Sehen kann ich plötzlich viele dieser Schriften lesen, die für mich bei dem "schönen" Sehen mit Brille unentzifferbar sind.

Etwas über "Makula Degeneration" gelesen. Das ist eine Schädigung bis hin zur Netzhautablösung im Bereich des Punktes des schärfsten Sehens hinten im Auge. In der Schilderung war davon die Rede, dass der Patient dies unter anderem als zentralen "Grauschleier" beim Sehen bemerke. Und mit Grauschleiern und milchigen Flecken habe ich ja diverse Probleme. Allerdings tritt der Grauschleier bei mir nur selten direkt in der Bildmitte auf. Meist handelt es sich um einen oder mehrere unterschiedliche Flecken an wechselnden Positionen. Und beim Kopfschwenken habe den sicheren Eindruck, dass diese Flecken ihre Ursache vorne auf der Hornhaut oder Linse, aber keinesfalls ganz hinten im Auge haben. Und mit Brille sind sie sofort fast verschwunden. Also haben sie bei mir vermutlich eine andere Ursache.

Es folgen etwa 3 schlechtere Tage; Ursache unbekannt.

Es fällt mir auf, dass bei leichtem Pressen etwas häufiger als sonst diese glasigen Flecken auftreten, sei es nun als Hammerschlageffekt oder in Waschbrettform. Meine Vermutung ist, dass das Pressen nur die Kurzsichtigkeit korrigiert, aber nicht in jedem Fall automatisch auch den Astigmatismus. Manchmal scheint das Pressen sogar zu stärkeren Verwerfungen in der Hornhaut zu führen. Allerdings gibt es beim Pressen auch wirklich perfekte Sehphasen, in denen einfach alles stimmt.

684. Tag (November 1997)
Einige Beobachtungen:

Wenn ich mein rechtes Auge, das ja doch recht starken Astigmatismus hat, mit dem Finger vorsichtig eindrücke, bis ich scharf sehe, und dann den Astigmatismustest mit dem Drehen eines schwarzen Kreuzes mache, dann ist auch vom Astigmatismus nichts mehr zu sehen. Dass sich Astigmatismus durch Eindrücken des Auges beseitigen lässt, passt aber nicht zu den Theorien, die besagen, dass er auf Unregelmäßigkeiten in der Hornhaut basiert. Oder habe ich beim Eindrücken irgendwie die Hornhaut gestrafft?

Wenn ich jetzt mit Brille eine Treppe hinabgehe, so werde ich ganz unsicher wegen der Abstände der Stufen; ohne Brille dagegen schätze ich die Entfernungen genau richtig ein. Früher war es umgekehrt. Das ist natürlich mehr Gewöhnungssache als Beweis für schärferes Sehen durch Sehtraining.

Bei Erhöhen der Sehschärfe durch Eindrücken des Auges oder Aufsetzen der Brille wird das Bild bekanntlich nicht nur schärfer, sondern auch kleiner. Es scheint mir so, als würde diese Verkleinerung bei den automatischen Scharfsehphasen nicht auftreten. Das wäre allerdings höchst verwunderlich und unerklärlich. Ich vermute deshalb vorerst einmal, dass dieses Scharfeinstellen so langsam erfolgt, dass die Verkleinerung des Bildes nur nicht so auffällt wie bei abrupten Brille-auf, Brille-ab.

Ich erlebe jetzt manchmal Stunden, in denen für sicherlich 40 bis 50 Minuten die Sehschärfe klar über 50% liegt, allerdings fast immer mit vielen mal glasigen, mal leicht milchigen Flecken, so dass dieses Sehen eigentlich eine Quälerei ist und sich nur deshalb aushalten lässt, weil man natürlich immer die Hoffnung hat, dass sich eines Tages auch die Flecken dauerhaft verabschieden.

Vorerst ist es jedoch, wie wenn man durch eine Brille schaut, bei der etwa ein Drittel des Glases mit feinen Wasser- oder Milchspritzern bedeckt ist. Man sieht ein paar scharfe Buchstaben, dann einige unscharfe, wieder ein Stück scharf, usw. Um einen Text Wort für Wort zu lesen, muss man den Kopf dauernd leicht bewegen.

An einem Morgen nach einem Tag ohne besondere Vorkommnisse gleich beim Aufwachen starke Kopfschmerzen im vorderen Stirnbereich, die sich erst nach etwa 2 Stunden und 2 halben Tabeletten legen. Danach eher überdurchschnittlich gutes Sehen.

694. Tag (November 1997)

Es ist wieder Herbst, und fast alle Blätter gefallen. Ich kann wieder das etwa 100 Meter entfernte Haus sehen, bei dem ich zu Beginn des Sehtrainings unmöglich die Fensterbalken erkennen konnte. Jetzt kann ich selbst in den schlechtesten Sehphasen problemlos die einzelnen Fenstersprossen erkennen und zählen, dazu die kleinen Fanggitter unten am Dach, die einzelnen Backsteine des Schornsteins, und alles bis fast in letzte Detail. Selbst wenn ich morgens sofort nach dem Aufstehen rausschaue, kann ich all dies meist auf Anhieb und minutenlang problemlos erkennen.

Dies gilt allerdings nur für Sehübungen durch das Fenster. Im Freien verschlechtert der aufgrund der Kälte wieder starke Tränenfluss die Sehleistung manchmal bis fast auf Anfangsniveau.

Ein Tag mit viel Stress und Ärger. Natürlich schlechter gesehen, aber doch immer noch erstaunlich gut. Kurz und schlecht geschlafen und am nächsten Tag dann fast ohne Pressen scharfe Phasen von 15 bis 30 Minuten mit Sehschärfen etwa im Bereich von 50 bis 80%. Unterbrechungen beim Blinzeln und Neueinstellen dauern maximal 2 - 3 Sekunden. Starke Farbkontraste, aber leider doch noch zahlreiche glasige Flecken, die die praktische Nutzung der Sehschärfe sehr einschränken.

Am Vortag hatte ich wegen des Stresses kaum ernsthaftes Sehtraining gemacht. Ich vermute, dass diese gestrige Erholungspause Grund für das heutige gute Sehen ist. Außerdem spielt natürlich eine Rolle, dass sich die Grundsehschärfe weiter verbessert hat. Alles etwa ab Sehschärfe 50% empfinde ich als gutes Sehen. Ob 50%, 80% oder 120%, spielt da eine vergleichsweise geringe Rolle; solche Unterschiede sind in der Praxis sowieso nur bei genauen Tests an Sehtafeln sicher festzustellen. Und da meine Grundsehschärfe immer öfter und länger an oder über diese 50%-Schwelle reicht, erscheint dies subjektiv als größerer Fortschritt als früher ab und zu einige Sekunden mit Sehschärfe 100%.

Am Sonntag bei kühl-feucht-düsteren Wetter eine kleine Radtour unternommen. Trotzdem Sehleistungen erlebt wie an den besten Sommertagen. Auffallend wenig Tränenfluss an diesem Tag. Könnte es sein, dass der Tränenfluss bei sehr feuchter Luft geringer ist?

Vor einem Monat habe ich fast am Sinn des Sehtrainings gezweifelt. In diesen Tagen gilt das genaue Gegenteil: Wenn es so schnell weitergeht, dann müsste ich in etwa einem halben Jahr perfekt sehen. Im Augenblick fühle ich mich aber auch sonst körperlich in Hochform. Nun ja, die nächste Krise kommt bestimmt.

Kopfschmerzen sind zurzeit recht selten, etwa nur einmal alle 1 - 2 Wochen. Kopfschmerztage bemerke ich praktisch sofort beim Aufstehen, nehme dann 1/2 Tablette, und 1 Stunde später ist es vergessen.

702. Tag (November 1997)

Trotz verschiedenem Stress und Ärger weiterhin oft und lange gutes Sehen. Aber leider fast immer mit dem störenden Hammerschlageffekt. Manchmal allerdings sind es nur wenige, große Flecken, und das stört dann weniger. Genau betrachtet ist es nur die Grundsehleistung, die sich verbessert hat. Manchen Tag sehe ich jetzt etwa den halben Tag lang mit mindestens 50% Sehleistung. Die Augenblicke extrem scharfen Sehens sind möglicherweise sogar zurückgegangen, aber das stört zurzeit kaum. Wie am Anfang des Sehtrainings kommen Sehphasen mit extrem gutem Sehen plötzlich und verschwinden auch ebenso plötzlich, wenn man sich ihrer bewusst wird. So stand ich eines Abends vor dem Medikamentenkasten im Bad und überlegte, ob ich was zum Einschlafen einnehmen sollte - ich war an diesem Abend etwas aufgedreht und hatte am nächsten Morgen zeitig einen Termin - und plötzlich wurde mir bewusst, dass ich gerade mit größter Selbstverständlichkeit aus gut 60 cm

Entfernung selbst die kleinsten Schriften auf diversen Fläschchen und Medikamentenpackungen las. Das dürfte mindestens Sehschärfe 150% bei eher schlechter Beleuchtung gewesen sein. Und sobald mir dies bewusst wurde, war es auch wieder vorbei. Aber die großen Schriften konnte ich immerhin auch dann noch lesen. Und das wäre vor 18 Monaten für mich noch eine seltene Scharfsehphase gewesen.

Morgens nur selten und geringe muskelkaterähnliche Beschwerden, sondern der Tag beginnt mit guten Sehen. Qualität und Länge der Scharfsehphasen lassen im Lauf des Tages dann wohl infolge von Erschöpfung nach. Ich muss dann immer öfter das Scharfstellen bewusst neu anregen, und es hält nur wenige Sekunden.

Wenn ich mit einem Finger oder auch durch Kneifen ein Auge zusammendrücke, dann habe ich leichte Schmerzen unmittelbar um das Auge herum. Ich vermute Erschöpfung der dort liegenden Muskeln.

Das Tränen bei kühlem Wetter scheint mir etwas geringer als im Vorjahr. Die Trockenheit oder Feuchtigkeit der Luft spielt wohl doch keine Rolle.

Bei einer Radtour am Sonntag wieder einmal verfahren, weil ich die Schilder beim Vorbeifahren nicht lesen konnte und zu faul zum Anhalten war. Ursache war aber mehr die Dunkelheit als das Sehvermögen an sich. Da hätte ich auch mit Brille Schwierigkeiten gehabt. Ein Fahrradscheinwerfer reicht einfach nicht, um ein hoch platziertes Straßenschild auszuleuchten.

709. Tag (Ende November 1997)

Nun wieder etwas schlechteres Sehen, aber immer noch vergleichsweise gut. Das Scharfsehen ist etwas schlechter, die Scharfsehphasen sind deutlich seltener und kürzer, morgens habe ich meist wieder muskelkaterähnliche Beschwerden in der Augengegend, die sich nur langsam im Verlauf des Tages verflüchtigen, und dazu leichte bis mittlere Kopfschmerzen sowohl in der Stirngegend als auch manchmal im linken Hinterkopf. Ich fühle mich auch insgesamt schlapp und hätte nicht übel Lust, 12 Stunden am Tag zu schlafen.

Das Sehen außerhalb des Hauses ist deutlich schlechter als im Haus oder durch das Fenster aus Haus heraus. Der Tränenfluss im Freien ist relativ gering.

Einen Blinden gesehen und ins Grübeln gekommen. Blinde erkennt man ja fast immer daran, dass sie ihren Kopf und Oberkörper auffällig steif halten. Dieser Unterschied zwischen der Steifheit des Blinden und der Beweglichkeit des Sehenden, ist das wirklich nur darauf zurückzuführen, dass der Körper des Sehenden ständig mit seinen Blicken mitgeht, während es für Blinde keinen Grund für solche "überflüssigen" Bewegungen gibt? Oder bemühen sich Blinde aus irgendwelchen Gründen bewusst um diese Steifheit? Haben sie Angst, bei zu großzügigen Bewegungen irgendwo anzustoßen oder aufzufallen?

715. Tag (Anfang Dezember 1997)

Weiterhin etwas schlechteres Sehen, aber immer noch weit besser als vor 1 Jahr. Das schlechtere Sehen fällt mir besonders an der Kürze der Scharfsehphasen auf. Ich kann zwar fast immer bei Bedarf einige Sekunden Scharfsehen erzwingen, aber es strengt wieder viel mehr an als in den letzten Wochen. Auch das Sehen mit Brille ist schlecht. Die Verschlechterung beim Sehen mit Brille ist sogar viel stärker als beim Sehen ohne Brille.

Im Freien wieder etwas mehr Tränenfluss; nach meiner Einschätzung aber weniger als im letzten Winter. Trotz überwiegend trüben, dunklen Wetters scheint mir der Grauschleier weniger und seltener als früher zu sein. Glasiger Hammerschlageffekt in wechselnder Größe ist leider weiterhin sehr häufig.

Es gibt sogar Erfolgserlebnisse: Beim Radfahren kann ich jetzt manchmal die weiße Linie auf der Straße bis in die Ferne als einheitliche, scharfe, weiße Linie sehen und nicht mehr wie früher als schnell auseinanderfächerndes unscharfes Weiß mit vielen Geisterkonturen. Und beim Training an der Übungstafel hatte ich jetzt eine Super-Scharfsehphase von etwa 3 bis 5 Sekunden mit Sehschärfe 150% bis 200%. Im Allgemeinen trainiere ich zurzeit selten an der Übungstafel und habe da seit etwa einem Jahr auch keine dauerhaften Fortschritte feststellen können. Bei Videotext habe ich dagegen in der gleichen Zeit enorme Verbesserungen erreicht. Also wieder die Feststellung, dass die Fortschritte dort am deutlichsten sind, wo am am meisten trainiert.

720. Tag (Dezember 1997)

Am feuchten, dunkel-trüben Spätnachmittag eine kleine Runde mit dem Rad gemacht. Durch Blinzeln konnte ich immer wieder für einen kurzen Augenblich sehr gutes Scharfsehen erreichen, dann verblich und verschwamm es schnell unter Tränen, und dann folgte wieder ein kurzer Schärfestoß. Etwa 1/10 Scharfsehen auf 9/10 unscharfes Sehen. Erinnert mich an eine Autofahrt bei starkem Regen, wo der Scheibenwischer auch immer nur für ganz kurze Momente gutes Sehen ermöglicht.

Später zu Hause auch nur bescheidenes Sehen, dazu starke Ermüdungsschnmerzen in der Augengegend. Es fällt mir auf, dass statt des Hammerschlageffekts mit vielen unregelmäßigen, kleinen glasigen Verzerrungen in den letzten Tagen wieder manchmal der Waschbretteffekt auftrat, also senkrecht regelmäßig abwechselnd scharfe und glasig-unscharfe Bereiche.

Normalerweise arbeite ich abends noch einige Stunden am Computer, aber diesmal nahm ich mir einfach frei und machte es mir mit etwas angenehmem Lesestoff und einer Tour-de-France-Kassette vor dem Fernseher bequem. Sehr schnell ließen die Schmerzen nach, und die Sehschärfe steigerte sich enorm. Es war also alles nur angesammelte, stressbedingte Verkrampfung gewesen. Ich hatte mir zwar vorgenommen, nur jeden zweiten Tag mit starken Muskelübungen und Pressen zu trainieren und den anderen Tag mehr auf Entspannung zu achten, dies aber in der Praxis nie konsequent durchgehalten, sondern fast immer muskelmäßig sehr hart trainiert.

Und sowas rächt sich dann eben. Ich nehme mir fest vor, in Zukunft mindestens etwa jeden 3. bis 4. Tag nur entspannt zu üben. Jeden zweiten Tag würde ich nicht durchhalten; ich brauche zur Selbstbestätigung einfach das Gefühl, hart zu arbeiten. Und zum Teil schaffe ich es inzwischen ja tatsächlich, Verkrampfungen zumindest zeitweise durch bloße Muskelkraft zu bewältigen. Aber mir ist klar, dass solch eine Gewaltmethode nicht der ideale Weg ist. Muskelkraft und echte Entspannung zusammen wären das ideale.

In der Nacht lange und gut geschlafen und den ganzen nächsten Tag dann fast nur nebenbei und entspannt trainiert. Resultat: Zwar nur selten extrem gutes Sehen, aber lange Zeiten mit einer Sehschärfe von mindestens etwa 50% und guten Farbkontrasten. Eigentlich waren Sehschärfe und Kontraste wohl noch besser, aber großflächige, leicht milchig-glasige Flecken ließen dies nicht ganz so zur Wirkung kommen.

Für einen trüben Dezembertag ist das ausgezeichnet, und diesen Teil meines Tagebuchs habe ich ernstmals vollständig ohne Brille am Computer geschrieben. Für größere Arbeiten unter Zeitdruck würde es aber noch nicht reichen.

725. Tag (Dezember 1997)

Irgend so eine Gesundheitssendung im TV: Brilletragen wäre bei Fehlsichtigen wichtig, um die Augenmuskeln und das Gehirn zu entlasten. Denken die Leute denn nie so weit, um zu erkennen, dass gerade diese "Entlastung" die Ursache der Sehschwäche sein könnte? Zur Linderung von Herz- und Kreislaufproblemen wird doch auch (leichter) Sport und nicht etwa das Umsteigen auf Rollstuhlfahren empfohlen.

Nach einigen Tagen nur sehr sanften Trainings konnte ich abends eine gute Stunde lang mit bewusstem, aber fast mühe- und schmerzlosem Pressen nahezu ununterbrochen entspannt am TV-Bildschirm scharf sehen, allerdings teilweise mit einem deutlichen Waschbrett. Bei unbewegter Kopfhaltung schafft es das Gehirn manchmal, diese säulenartig-senkrechten, glasig-unscharfen Bereiche irgendwie "scharfzudenken", so dass man sie kaum noch bemerkt. Aber bei seitlichem Schwenken des Kopfes verwischt die Schärfe des Bildes natürlich sofort wieder. Ich teste und trainiere deshalb manchmal bewusst mit Kopfschwenken.

730. Tag (Dezember 1997 - 2 Jahre)

2 Jahre Sehtraining. Zeit für eine Bestandsaufnahme: Kein Zweifel, dass sich mein Sehvermögen deutlich verbessert hat. Subjektiv bin ich jedoch noch lange nicht zufrieden. Da mag zum einem mitspielen, dass ich gehofft hatte, es würde schneller gehen. Jetzt ist mir klar, dass ich wohl 3 bis 5 Jahre brauchen werde. Aber es gibt ja Dinge, da überschreitet man irgendwann einen Scheitelpunkt, und dann geht es plötzlich schneller und schneller voran. Vielleicht ist es auch beim Sehtraining so? Außerdem hab ich ja viel Zeit durch das einäugige Training verloren. Wenn ich das abziehe, dann habe ich bislang vielleicht erst 1 Jahr echtes Training hinter mir.

Und zum anderen bin ich ein Perfektionist; je intensiver ich meine Sehleistung beobachte, desto kritischer und unzufriedener fällt meine Beurteilung aus. Ich bemerke heute Fehler, die ich früher als selbstverständlich hingenommen habe.

In den letzten Monaten hat sich insbesondere meine minimale Sehschärfe verbessert. Selbst in schwachen Momenten und bei Stress habe ich jetzt eine Grundsehschärfe etwa im Bereich von 30%.

Die Farbkontraste und die Schärfe als solche haben sich verbessert, aber die Flecken haben sich kaum gebessert und fallen deshalb immer störender auf. Ohne diese Flecken hätte ich meistens nahezu schon die Sehschärfe wie früher mit Brille.

Mich wundert, dass sich nirgends in der vorhandenen Literatur der geringste Hinweis auf das Auftauchen von Flecken beim Sehtraining findet. Haben die Autoren wirklich alle ohne eigene Erfahrung beschrieben oder voneinander abgeschrieben, oder mache ich etwas falsch?

Ich vermute nach wie vor, dass diese Flecken auf ungleichmäßigem Glattziehen der Hornhaut beruhen. Ich kann mir aber nicht erklären, warum diese Flecken manchmal völlig fehlen, manchmal etwas stören, und manchmal sehr stark stören. Es scheint mir so, als ob sie bei dem durch bewusstes Pressen erzwungenen Scharfsehen wesentlich häufiger als bei den selbsttätig auftretenden Scharfsehenphasen vorkommen.

Auch die Sehleistung mit Brille hat sich übrigens weiter verbessert. Mit meiner stärksten Brille erreiche ich im Nah- und Fernbereich inzwischen so etwa 150 bis 200%. Allerdings fühle ich mich dabei nicht wohl, sondern habe das Gefühl, dass meine Augen ziemlich "vergewaltigt" werden. Ob das wirklich so ist, oder ob ich mir das nur einbilde, weil ich mir inzwischen ein Feindbild gegen Brillen aufgebaut habe, wage ich nicht zu beurteilen.

An meine mittlere Brille bin ich am meisten gewöhnt. Ich setze sie nicht gerne auf, kann aber zur Not z. B. bei Autofahrten oder Computerarbeit problemlos stundenlang damit arbeiten. Natürlich lege ich dabei häufig Pausen ohne Brille ein, in denen ich oft besonders gut sehe. Vermutlich weil die Augen dann ausgeruhter sind als nach langer, anstrengender Arbeit ohne Brille. Meine Sehleistung mit dieser mittleren Brille schätze ich auf etwa 100 bis 150%.

Mit meiner schwächsten Brille fühle ich mich gar nicht wohl. Die durchschnittliche Sehleistung ist zwar besser als ohne Brille, aber die Höchstleistung liegt unter der ohne Brille. Ich sehe senkrecht leichte, glasige Doppelkonturen und oft auch Flecken wie beim Sehtraining.

Zurück zur Sehleistung ohne Brille:

Die besten Sehleistungen mit Spitzen von weit über 100% erreiche ich beim Lesen sehr kleiner Schriften im Abstand von etwa 25 bis 50 cm. Ich interpretiere das so, dass die Verbesserung der Sehleistung recht gleichmäßig erfolgt ist, so dass meine Augen nach wie vor wie bei Kurzsichtigkeit im Nahbereich tendenziell leistungsfähiger als für die Ferne sind.

Automatische Scharfsehphasen sind immer noch relativ selten. Meistens muss ich die Augen immer wieder bewusst durch Blinzeln, leichtes Pressen oder "Konturenumfahren" scharf stellen. Wenn ich bei Leseübungen mit einem Blatt mit verschieden großen Schriften die Augen auf eine sehr kleine Schrift scharfgestellt habe und dann eine normal große Schrift wenige Zentimeter daneben lesen will, so muss ich auch dazu die Augen noch bewusst neu scharfstellen, und das kann einige Sekunden dauern. Bei den selteneren automatischen Scharfsehphasen dagegen spielt die Größe und die Entfernung nahzu keine Rolle; ich sehe dann wirklich alles augenblicklich scharf.

Durch diesen ständigen Zwang zum bewussten Scharfstellen empfinde ich meine Sehschwäche immer noch als lästiges Gebrechen. Das Sehen ohne Brille strengt mich auch immer noch sehr an. Gut ausgeruht kann ich jetzt aber 2 bis 4 Stunden durchhalten, bevor die Erschöpfung überhand nimmt. Erst dann, wenn die ganze Scharfstellerei einmal automatisch, schnell und perfekt unbewusst gesteuert werden wird und wenn ich einen vollen Arbeitstag ohne Erschöpfung und Nachlassen der Sehleistung durchhalten werde, erst dann werde ich mich subjektiv als normalsichtig betrachten können.

Am Computer kann ich mit etwas Anstrengung inzwischen mit kurzen Unterbrechungen so gegen 5 bis 15 Minuten lang scharf sehen. Sobald ich aber versuche, richtig zu arbeiten, also gleichzeitig den Bildschirm zu beobachten und auf der Tastatur zu arbeiten, stoße ich schnell an meine Grenzen. Ein paar Sätze simplen Text zu tippen klappt zwar schon, aber sobald ich mich auch noch auf anspruchsvollen Textinhalt konzentrieren muss, wird das Bild wieder unscharf.

Auch das Erkennen von Leuchtpunkten wie Autorücklichter oder Leuchtschriften wie die Anzeige am Videorecorder hat sich stark verbessert. Manchmal kann ich sie minutenlang völlig klar ohne störenden Lichterkranz drumherum sehen.

Weiterhin ist es so, dass ich eine hoch hängende Übungstafel meist wesentlich besser lesen kann als eine tief hängende. Dies verführt einen in der Praxis leider oft dazu, den Kopf zu senken, bis man das Beobachtungsobjekt aus den Augen "nach oben heraus" und damit schärfer sehen kann. Dagegen muss man ankämpfen, sonst gewöhnt man sich noch an, immer vornüber gebeugt herumzulaufen.

Das rechte Auge ist sehr oft aktiv, liefert aber meistens ein deutlich schlechteres Bild als das linke und verdirbt dadurch häufig das Gesamtbild. Insbesondere senkrechte Doppelkonturen und milchig-glasige Flecken stören rechts. Einer dieser Flecken ist besonders groß und auffällig und scheint im Kern ein kleines, dunkles, senkrecht stehendes Stäbchen zu haben. Dieser Fleck ist auch mit Brille als glasig-unscharfer Bereich zu sehen und nimmt dann etwa 1/5 des Gesichtsfeldes des rechten Auges ein. Erstaunlich, dass mir das früher nie aufgefallen ist (aber mein Gehirn wusste es und ist deshalb auf das linke Auge ausgewichen). Das Kurzhalten der Härchen um die Augen beseitigt diese Flecken nicht völlig. Allerdings gibt es durchaus Augenblicke, in denen das rechte Auge ein perfekt scharfes und fleckenloses Bild liefert. Dies kommt aber so etwa 5 bis 10 fach seltener als links vor. Es ist mein Eindruck, als würde das rechte Auge aber ganz langsam aufholen und oft nur wegen schnellerer Erschöpfung schlechter sein. Manchmal habe ich den Eindruck, dass ich mit beiden Augen zusammen schlechter sehe als nur mit einem, egal mit welchem.

Bei allem ist zu bedenken, dass wir gerade mitten in der dunklen Jahreszeit sind (20. Dezember 1997). Bei sommerlicher Helligkeit und der im Sommer auch meist etwas höheren Arbeitsmoral und Motivation wären die Ergebnisse vermutlich noch besser. Die Sehleistung im Freien ist zurzeit auch auffällig schlechter im Hause. Im Freien scheint mir das Tränen der Augen deutlich und das Naselaufen etwas gegenüber dem Vorjahr verringert.

Nach den Verbesserungen der letzten Monate bin ich recht zuversichtlich, bis Mitte 1998 nochmals deutlich Fortschritte zu machen. Es wird allerdings auch Zeit. 1998 werde ich teilweise in Paris wohnen, und die Vorstellung, dort ohne Brille mit dem Fahrrad zu fahren, ist mir doch etwas unheimlich. Zudem gefällt es mir nicht, dass ich zwecks Augentraining soviel fernsehe. Zugegeben, das ist mit das beste Trainingsmittel. Aber die Programme, egal ob Filme, Nachrichten oder Show, egal ob in D, F oder GB, sind so ärgerlich, primitiv und verlogen, dass ich lieber heute als morgen auf das Gerät verzichten würde.

734. Tag (Dezember 1997)

Einige Experimente:

1) Bei einer dieser durch bewusstes Pressen erreichten Scharfsehphase habe ich die Augeneinstellung einmal fest "eingefroren" und dann schnell die Brille aufgesetzt. Und tatsächlich, wie erwartet war das Bild mit Brille gleichmäßig unscharf. Auch die glasigen Flecken waren mit Brille jetzt sichtbar, wenngleich nur sehr schwach und wohl nur, weil ich bewusst darauf geachtet habe. Sobald ich diese eingeforene Augeneinstellung losließ, stellt sich das Bild mit Brille scharf.

2) Eine jener automatischen Scharfsehphasen abgewartet und dann das rechte Auge mit dem Finger leicht eingedrückt. Wie erwartet wurde das Bild unscharf. Bei diesen Scharfsehphasen muss die Länge des Augapfels also "richtiger", d. h. kürzer als beim unscharfen Sehen (zu lang) sein. Und beim Eindrücken wird sie wieder "falscher", d. h. zu kurz.

3) Am Anfang des Augentrainings war es ja leider so, dass sich meine Augen beim Pressen zu ganz schmalen Schlitzen verengt haben. Nun vor dem Spiegel festgestellt, dass sie jetzt beim Pressen äußerlich unverändert bleiben. Ich kann sie sogar bewusst aufreissen und trotzdem dabei Pressen.

4) Wieder einmal mit und ohne Brille an Autonummern geübt. Unter den mit Brille schnell und scheinbar mühelos erkannten Nummern waren einige Fehler. Das scharfe Erkennen war reine Einbildung.

Ohne Brille war es aus gleicher bis weiterer Entfernung wesentlich anstrengender, aber es gab keine Fehler. Wenn etwas nicht zu erkennen war, dann war mir auch sofort bewusst, dass ich es nicht erkannte. Die Brille verleiht offensichtlich mehr den Eindruck und die Überzeugung scharfen Sehens als wirklich scharfes Sehen.

Einige Tage mit viel Stress, Ärger, nachts nur kurzem und schlechtem Schlaf und dazu auch düsteres, regnerisches Wetter. Trotzdem zu Hause erstaunlich gutes Sehen. An einigen Tagen etwa den halben Tag eine Mindestschärfe von knapp 50% gehabt. Wenige glasige Flecken, aber das Bild gleichmäßig etwas grauschleierig-ausgebleicht. Dazu auch einige extrem gute Scharfsehphasen mit vollen Farben und Kontrasten. Leichte Kopfschmerzen im Stirnbereich; weniger richtige Schmerzen als mehr Zeichen dafür, dass da Muskeln angespannt arbeiten.

Außerhalb des Hauses ist die Sehleistung eher enttäuschend, außer bei Dunkelheit. Da habe ich seltsamerweise den Eindruck einer erheblichen Verbesserung gegenüber dem Vorjahr. Ich kann Straßenschilder manchmal bei Halbdunkel auf mehrere Meter Entfernung lesen.

An richtige Radtouren ist zu dieser Jahreszeit nicht zu denken. Manchmal reicht meine Zeit, um vor Einbruch der Dunkelheit gerade mal den Frankenstein rauf und runter zu fahren. Die Sicht von da oben erstaunt mich immer wieder. Einerseits sieht man diesen Berg mit seiner Burg von der Stadt aus gar nicht oder allerhöchstens als ganz kleinen Hügel südlich der Stadt. Andererseits hat man von oben manchmal den Eindruck, als wäre man auf einem Balkon fast direkt über der Stadt.

Vor vielen Jahren war das Burghotel einmal für ein Winterhalbjahr geschlossen, und ich hatte als Student den Job als Nachtwächter dort oben. Deshalb kenne ich da noch jeden Baum und jeden Stein persönlich und habe die Aussicht auf die nächtliche Stadt für immer ganz tief im Gedächtnis. Ach ja, falls es jemanden interessiert: Trotz mehrerer Rundgänge in jeder Nacht habe ich nie eine Spur vom Monster endeckt!

Heute zeigt sich aber, dass die extrem weiten Ausblicke von der Burg für das Sehtraining leider relativ nutzlos sind: Es sieht zwar sehr schön aus, aber man erkennt nicht genügend Details als Ansatzpunkte für sinnvolle Sehübungen. Der nahe und mittlere Bereich bis einige hundert Meter ist da ergiebiger.

738. Tag (Ende Dezember 1997)

Ich habe mittelstarken Schnupfen, bin kurzatmig und habe bleierne Muskeln. Die Nase ist nicht ganz zu, läuft aber ständig und ist vom vielen Putzen außen schon ganz wund. Natürlich sehe ich schlecht. Im Haus und durch die Fenster hindurch geht es ja noch. Aber draussen ist es sehr schlecht. Die Augen tränen stark, und oft kann ich Autonummern erst aus etwa 3 bis 5 Meter Entfernung lesen. Zeitweise habe ich einen trüben Schleier vor beiden Augen, rechts mehr als links. Mit Brille verwandelt sich der trübe Schleier in einem glasigen Schleier. Wegen der volleren Farben und Kontraste sieht das Bild dann besser aus, obwohl es in Wirklichkeit aber nur wenig schärfer ist.

Ich hatte schon öfter darüber nachgedacht, ob man durch Einnahme von irgendwelchen Mittel die stressbedingten Sehstörungen und Schwankungen mildern könnte. Einerseite habe ich eine starke Abneigung gegen Pillenschlucken und ähnliches. Andererseits kann ich mich daran erinnern, früher z. B. gute Resultate mit einer recht harmlosen Mischung von Baldrian, Lezithin und Kaffee gemacht zu haben. Dadurch wird man hellwach, aber nicht etwa nervös, sondern man bleibt angenehm ruhig und gleichzeitig extrem konzentriert. Genau das richtige für Prüfungen und ähnliche Situationen.

Beim ersten Versuch war diesmal kein sicheres Ergebnis festzustellen. Es schien mir zwar, als sei meine Sehleistung an diesem Nachmittag konstanter und die Kontraste etwas stärker, aber das kann genauso gut Einbildung oder Zufall gewesen sein. Nun ja, solche Versuch haben natürlich nur bei normalem Gesundheitszustand Sinn. Also später nochmal.

Auch an den nächsten Tagen schlechtes Sehen. Bei hellem Wetter und teilweise Sonnenschein am 1. Januar eine kleine Radtour gemacht. Recht gleichmäßiges, mühe- und fleckenloses Sehen, aber nur etwa 30% Sehschärfe. Zu Hause und an den dunkleren Tagen dagegen starke Schwankungen und Flecken und nur wenige und kurze Phasen mit wirklich gutem Sehen. Auch mit Brille ist meine Sehleistung relativ schlecht.

Diverser Ärger und Stress, und jetzt muss ich auch noch ein Buch korrekturlesen. Dazu brauche ich höchste Konzentration und kann es nicht riskieren, auf die Brille zu verzichten. Und ich weiß aus Erfahrung ganz genau, dass es selbst bei höchster Anstrengung unmöglich ist, alle Fehler zu finden. Ich weiß, sobald ich später das erste gedruckte Exemplar in der Hand halten werde, werden mir ganz sicher wieder reihenweise übersehene Fehler in die Augen springen. Wie ich solche Arbeiten hasse! Schon bei dem Gedanken daran sehe ich unscharf. Genau das Gegenteil von Anti-Stress-Training.

747. Tag (Anfang Januar 1998)

Endlich wird es wieder besser. Am Nachmittag werden die Scharfsehphasen häufiger, länger und besser. Ich erlaube mir, schon um 22 Uhr Feierabend zu machen und den Computer auszuschalten. Danach genieße die die erstarkende Sehkraft mit Übungen am TV-Bildschirm und beim Lesen.

Am nächsten Tag noch etwas besseres Sehen. Nach dem Mittagessen habe ich es dann wieder mit der Baldrian-Lezithin-Kaffee Methode versucht. Tatsächlich verbesserte sich die Sehleistung im Laufe des Nachmittags. Da mein Sehvermögen zurzeit aber sowieso eine ansteigende Leistungskurve aufweist, ist das noch kein Beweis. Ich muss den Versuch einmal an einem Tag mit einer Spitzensehleistung wiederholen.

Am Spätnachmittag mache ich kleine Runde mit dem Rad und komme auf der Rückfahrt in einen kräftigen Regen. Die Regenwolke macht die Dämmerung zur vorgezogenen Nacht, und ich muss in Dunkelheit bei nässeglänzender Straße gegen die Scheinwerfer des die Stadt verlassenden Berufsverkehrs zurückfahren. Meine Kleidung hat sich wie ein Schwamm mit sicherlich 5 kg Wasser vollgesogen. Macht nichts; es ist ja ein milder Januar. Der Dynamo rutscht auf dem nassen Reifen durch. Macht nichts; als vorsichtiger Mensch und Bastler habe ich fast alles doppelt und schalte das Batterielicht ein.

Macht alles nichts, denn ich sehe für die Situation hervorragend. Ich muss mich zwar sehr anstrengen, aber ich kann die Scheinwerfer der Autos und fast alle anderen Lichter als klare Einzellichter fast ohne Irrlichter drumherum ausmachen. Ich kann die Leuchtreklamen der Tankstellen und sogar einige unbeleuchtete Schilder auf zig Meter Entfernung lesen. Natürlich ist es trotzdem eine unangenehme Situation, aber verglichen mit einer ähnlichen Situation an einem vergleichsweise verkehrsarmen Sonntag vor einem Jahr ist es ein Riesenfortschritt.

Mit Brille hätte ich in dieser Situation schlechter gesehen. Denn die Regentropfen außen auf den Gläsern und das Beschlagen dahinter machen ja erfahrungsgemäß einen großen Teil der durch die Brille gewonnenen Sehschärfe wieder kaputt. Scharfsehen ohne Brille ist bei Regen doppelt wertvoll.

Am Folgetag kommt ein sehr ärgerlicher juristischer Schriftsatz. Natürlich verschlechtert sich die Sehleistung sofort, aber ich möchte sie immer noch als guten Durchschnitt bezeichnen. Die Scharfsehphasen sind kürzer, und ich muss häufiger neue erzwingen.

Dann einige Tage mit viel Stress und Arbeit. Ich muss z. B. stundenlang in einer Biliothek unter Zeitdruck sehr kleingedruckte juristische Spezialliteratur durcharbeiten. An Arbeit ohne Brille ist nicht zu denken. Dass ich an diesen Tagen trotzdem eigentlich relativ gut sehe, bemerkte ich nur so nebenbei; ich kann es weder genießen noch umfangreiche Übungen und Test machen.

Eins fiel mir an diesen Tagen aber zum wiederholten Male auf: Auch beim Arbeiten mit Brille änderte sich meine Sehschärfe nicht nur ab und zu leicht, sondern sehr oft und sehr stark. Ich hatte mit Brille kurze, extrem gute Scharfsehphasen. Gingen sie vorbei, so konnte ich sie oft schnell mit den gleichen Tricks wie beim Sehtraining ohne Brille wieder erneuern (Blinzeln, Akkommodieren, Schweifen, etc.).

Ein schmerzhaftes Erlebnis: Zwar ist Januar, aber trotzdem ärgert mich so ein Fliegen- oder Mückenvieh. Plötzlich sehe ich weit oben an der Wand einen kleinen dunklen Punkt und schlage sofort zu. Es war aber leider nicht das Viehzeug, sondern ein kleiner Nagelkopf. Die Hand hat ganz anständig geblutet. Ich glaube aber nicht, dass das ein Sehproblem war. Ich war einfach erregt gewesen und habe unüberlegt um mich geschlagen.

Ich muss mich jetzt für einige Monate gelegentlich um eine leerstehende Wohnung einer Tante kümmern. Sie ist nur einige Häuser weiter und wohl eine der höchstgelegenen Wohnungen in der Stadt. Der Blick von der Dachterrasse aus ist noch großartiger als von meinem Übungshügel: im Norden bis zu den Orten am Taunushang und bis weit hinter Frankfurt, im Süden die Bergstraße entlang bis etwa Worms und Mannheim und nach Osten bis zu den Bergen des Odenwalds. Nach Westen zum Rhein hin steht allerdings das Haus dem Blick im Wege. Leider ist zurzeit das Wetter zu trübe für Fernsichtübungen. Aber es fällt mir bereits bei ersten Versuchen auf, dass meine Sehleistung beim Stehen im Freien auf der kühlem, windigen Terrasse schlechter ist, als wenn ich von innen durch die Glastüren hinausschaue.

755. Tag (Januar 1998)

Etwas weniger Stress und Arbeit. Die Sehleistung ist gut mittelmäßig, aber ich arbeite zu viel mit bewusstem Pressen. Dieses Pressen erfolgt jetzt zwar fast schon unbewusst, es strengt kaum an, und ich fühle es auch kaum noch. Aber es ist nicht dieses automatische Augeneinstellen, das ganz von allein, mühelos und von mir unkontrolliert irgendwie von innen heraus kommt.

Mit diesem bewussten äußerlichen Pressen kann ich zwar meistens eine ausreichende Sehschärfe erzwingen, aber nur bezogen auf ein bestimmtes Beobachtungsobjekt. Beim Schweifen von einem Objekt zu einem anderen geht die Schärfe sofort verloren. Es dauert mehrere Sekunden, die Augen auf etwas anderes scharfzustellen. So kann ich z. B. eine Autonummer in 30 Meter Entfernung lesen, aber nicht eine in 3 Meter. Oder ich kann im Supermarkt die kleine Schrift auf einer Packung im Regal lesen, nicht aber die riesige Schrift auf dem Preisschild über dem Regal. Oder andersherum. Außerdem treten bei diesem bewussten Pressen meistens jene glasigen Schlieren auf.

Ich muss unbedingt etwas öfter enstpanntes Sehen ohne Pressen und Schweifen über größere Entfernungen üben. Auch beim Minensucherspiel, das ich ja eigentlich gerne unter Zeitdruck als Stresstraining betreibe, werde ich in Zukunft manchmal eine Pause einlegen, in der ich ganz entspannt nur das Bild betrachte. Sicher hängt das aber auch mit der Jahreszeit zusammen. Im Sommer, wenn ich täglich abends bei hellem Licht ohne Zeitdruck eine ausgiebige Tour im Freien mache, ist Entspannung und Schweifen natürlich einfacher, als jetzt im Winter, wo abends nur eine kurze, gehetzte Tour in der Dämmerung oder gar im Kalten und Dunklen bleibt.

Das rechte Auge ist weiterhin meistens deutlich schwächer als das linke. Insbesondere senkrechte Doppelkonturen (Astigmatismus) stören. Es gibt zwar auch rechts perfekte Scharfsehphasen, aber zurzeit ist mein Eindruck, dass sie eher seltener und kürzer als früher auftreten. Könnte es sein, dass ich immer noch unter den Folgen des einäugigen Trainings leide?

Wegen der gestiegenen allgemeinen Sehleistungen spielen die Scharfsehphasen jetzt eine immer geringere Rolle. Immer öfter kann ich jetzt auch in den Phasen weniger scharfen Sehens weiterlesen oder weiterarbeiten. Zwar fällt mir der Abfall der Sehleistung sofort auf, und die Arbeit wird schwerer und langsamer, aber ich kann weitermachen. Je höher die minimale Sehleistung liegt, desto unbedeutender werden die Schwankungen der Sehschärfe.

An manchen Tagen sehe ich jetzt schätzungsweise schon den halben Tag lang mit mindestens 50% Sehschärfe, zwar leicht glasig und neblig, aber weniger fleckig, sondern recht gleichmäßig.

Das gilt allerdings nur im Haus und beim Blick durch's Fenster. Im Freien ist die Sehleistung wegen tränender Augen sofort deutlich schlechter. Nach 1 bis 2 Stunden im Freien lässt dann oft das Tränen nach, und die Sehleistung bessert sich wieder (dafür läuft dann die Nase immer stärker). Bei einem Einkaufsbummel war der Unterschied zwischen drinnen und draußen deutlich sichtbar: Im Freien sah ich schlecht, in den Kaufhäusern dagegen nach einigen Minuten recht gut. Ich konnte selbst kleine Preisschilder an den Waren meist auf Anhieb auf Armlänge erkennen.

Im Augenblick wäre ich sicher, es in wenigen Monaten geschafft zu haben - wenn ich nicht genau wüsste, dass auch wieder Wochen kommen werden, wo ich fragen werde, ob es überhaupt vorangeht.

759. Tag (Januar 1998)

Euphorie; jeden Tag sind jetzt deutliche Fortschritte sichtbar. Einige Stunden am Tag habe ich nunmehr für 80 bis 90% der Zeit Scharfsehphasen mit etwa 50 bis 70% Sehleistung. Dies gilt nur für zu Hause, und die Anzahl und Länge der extrem guten Scharfsehphasen hat sich auch nicht verbessert. Und es strengt noch sehr an und kommt nur selten automatisch ohne eigenes Bemühen. Das ist aber egal. 50 bis 70% als dauerhafte Grundsehleistung wären für mich ein Riesenerfolg. Die paar Sekunden Bildstörung zwischen den Scharfsehphasen stören natürlich noch sehr, aber wenn ich sie auf etwa 1 Sekunde drücken kann, dann würde ich sie nicht mehr bemerken. Auch beim Sehen mit Brille gibt es dauernd kurze Unschärfen, die das Gehirn aber durch eine Art Nachbild überbrückt, so dass man sie gar nicht mehr wahrnimmt.

Ich übe jetzt abends oft mit einigen Filmkassetten mit Untertiteln. Am Anfang des Sehtrainings war es mir unmöglich, Untertitel zu lesen. Ein gewisser Teil davon ist ja sowieso leider immer unlesbar, da auf zu hellem Hintergrund. Aber von dem lesbaren Teil kann ich heute meistens mindestens die Hälfte lesen. Zur Erschwerung stelle ich manchmal den Ton ab, so dass ich nichts erraten kann, sondern wirklich erkennen muss. Das ist natürlich bei Musicals schade, und meine Lieblingskassetten sind nun einmal die "Parapluies de Cherbourg" und die "Demoiselles de Rochefort". Als ich diesen Film zum ersten Mal sah, wohnte ich gerade in Limoges und wollte unbedingt einmal nachschauen, ob es in Rochefort wirklich so aussieht wie in dem Film. Um besonders schnell zu sein, lieh ich mir ein fremdes Rennrad. Dummerweise hatte ich nicht bedacht, dass ich nicht an einen harten, schmalen Rennsattel gewöhnt war. Das Resultat war, dass ich nach etwa 2 Stunden fast nur noch im Stehen fahren konnte. Noch heute bekomme ich Schmerzen an einer bestimmten Körperstelle, wenn ich nur den Namen "Rochefort" höre. Trotzdem sehe ich den Film gerne; notfalls eben im Stehen.

762. Tag (Januar 1998)

Ein dunkler Tag mit einer sehr langen Autofahrt. Ich musste viele Stunden lang fast ununterbrochen die Brille aufhaben, und nach Abnehmen der Brille am Abend war die Sehleistung sehr bescheiden. In den nächsten Tagen viel stressige Arbeit und Ärger, und das ergibt schlechtes Sehen mit nur etwa 20 bis 40% Sehleistung. Schlecht ist vor allem die Schärfe, großflächige glasige Flecken stören, und das Verstellen der Schärfe beim Schweifen ist schwierig. Mein altes Astigmatismusproblem mit Doppelkonturen bei senkrechten Kanten dagegen habe ich zurzeit gut im Griff. Zwar kaum Schmerzen, Press- oder Ermüdungsgefühle, aber morgens sind die Augen sehr unbeweglich und werden oft erst am Abend einigermaßen beweglich und verstellbar. Abends dann manchmal über 50% Sehleistung.

Es ist sehr kalt, und etwas Schnee liegt. Beim Radfahren setze ich eine dicke, enganliegende und tief in die Stirn gezogene Mütze auf. Dadurch wird die Beweglichkeit von Haut und Muskulatur im Stirnbereich behindert, und dies wiederum verschlechtert fühlbar die Einstellbarkeit der Augen.

Mir war schon mehrfach aufgefallen, dass das Bild beim Blick durch ein feines Netz, egal ob in der Nähe oder Ferne, schärfer erscheint. Ich habe in einem Buch auch kurz etwas über eine "Rasterbrille" gelesen, eine Brille mit normalem Glas, auf das ein Raster oder Netz aufgedruckt ist. Deshalb habe ich einige Experimente mit Sehen durch verschieden feinen Tüllstoff vorgenommen. Das Bild scheint tatsächlich fast immer dunkler und schärfer zu sein. Es handelt sich dabei auch um keine Einbildung, sondern bei Leseversuchen mit Text zeigt sich, dass die größere Schärfe echt ist. Ich weiß aber nicht, wie ich den Effekt beim Sehtraining nutzen kann. In guten Scharfsehphasen und insbesondere bei großer Helligkeit scheint dieser "Gitterblick" auch keine weitere Verbesserung zu bringen.

Natürlich könnte man solch einen Gitterstoff in ein leeres altes Brillengestell einspannen, oder sich eine Binde aus Netzstoff über die Augen legen. Aber verbessert sich dadurch dann auch das Sehen ohne diese Hilfe? Schließlich will ich im Endergebnis ohne Hilfe scharf sehen und nicht einfach die Brille gegen einen Netzstoff eintauschen. Schade, dass ich diesen Effekt nicht in einem früheren Stadium meines Trainings genauer untersucht habe. Da hätte solch ein Hilfsmittel vielleicht vorübergehend beim Training helfen können.

766. Tag (Ende Janur 1998)

Stark schwankende Sehleistungen, mal sehr gut und kurz darauf hundsmiserabel. Kaum automatische Scharfsehphasen, aber die gepressten sind jetzt schon so mühelos, dass der Unterschied immer schwerer festzustellen ist. Ich habe zurzeit oft viele Minuten lang andauernde Phasen, in denen ich zwar sehr scharf sehe, aber zwischen dem Bild und meinen Augen scheinbar eine glasig verzerrende Scheibe liegt. Es ist etwa so, als ob man in einen Bach schaut und dort zwar einerseits den Grund ganz scharf erkennt, aber andererseits die leichte Wellenkräuselung auf der Wasseroberfläche das Bild dann doch verzerrt. Zwar ist meine glasig verzerrende Scheibe nicht bewegt wie eine Wasseroberfläche, sondern es handelt sich im Gegenteil um auf der Hornhaut örtlich festliegende Störungen, aber da man ja den Kopf ja praktisch dauernd bewegt, wandern die Verzerrungen im Ergebnis trotzdem dauernd durch das Bild.

Das Seltsame ist nur, dass ich gleich darauf wieder eine Scharfsehphase völlig ohne diese Verzerrungen haben kann. Die Verzerrungen haben ihre Ursache offenbar in Hornhautverwerfungen, und diese wiederum scheinen von der Art abzuhängen, wie das Auge von den Muskeln zurechtgedrückt wird. Und da gibt es offenbar verschiedene Möglichkeiten, die ich noch nicht genau steuern kann.

Zurzeit irritiert mich oft auch, dass ich jetzt oft nach Abnehmen der Brille mehrere Minuten lang sehr schlecht sehe. Das ist neu und äußerst störend; ich hoffe, es ist nur ein vorübergehender Effekt.

An den Folgetagen war ich körperlich eher schlapp. Totzdem war meine Sehleistung meistens im oberen Bereich, jeden Tag einige Stunden mit mindestens etwa 50%. Manchmal war der Blick dabei wieder leicht glasig verzerrt, meistens jedoch unverzerrt, aber dafür gleichmäßig mit einem ganz leichten Grauschleier, wie beim Blick durch Milchglas. Die astigmatischen Doppelkonturen an senkrechten Kanten waren oft völlig weg, einige Male lösten sich dafür waagrechte Konturen in Doppelbilder auf. Schweifen funktionierte meistens, war aber sehr anstrengend. Einige Male kam an diesen Wintertagen die Sonne voll heraus, und da war meine Sehleistung in der Ferne sogar ausgezeichnet.

Der Leistungsunterschied zwischen rechts und links scheint sich wieder zugunsten von links vergrößert zu haben. Ob meine gestiegene Sehleistung auf der wieder zunehmenden Unterdrückung des rechten Auges beruht?

Das Scharfsehen in diesen Tagen wird fast ausschließlich durch fühlbares Pressen der Augenmuskeln erreicht. Dieses Pressen erfolgt aber fast schon automatisch. Ich fühle leichte Schmerzen um die Augen herum, die sich gegen Abend und bei Druck mit einem Finger auf die Augen noch verstärken. Nach meiner Meinung ist das eindeutig ein Erschöpfungsschmerz, wie man ihn bei Sport oder Arbeit erlebt, wenn man einen schon völlig erschöpften Muskel immer wieder und wieder zu neuer Anstrengung zwingt. Eine halbe Schmerztablette bringt leichte Linderung. Ich hatte in den letzten Tagen fast nur ohne Brille gearbeitet. Möglicherweise ist das Ursache der großen Erschöpfung? Vielleicht ist es aber auch gut, ab und zu so hart an die Grenze zu gehen?

Zwei Stunden nachdem ich obige Zeilen geschrieben habe sind spät abends die Schmerzen plötzlich völlig verschwunden. Ich hatte noch etwas Muskeltraining an meiner Kraftmaschine gemacht. An meiner Freude oder meinem Widerwillen an den Übungen, den bewältigten Gewichten und der Anzahl der Wiederholungen kann ich dabei immer sehr genau abschätzen, wie ich körperlich in Form bin. Diesmal ging meine Leistungskurve nach mehreren schlappen Tagen eindeutig wieder aufwärts. Sowas hebt natürlich die Moral, und beim Duschen danach fiel mir dann auf, dass die Schmerzen um die Augen verschwunden waren und auch bei Druck mit den Fingern nicht mehr zu spüren waren. Sollten diese Schmerzen mit einem Kampf meiner bewussten Steuerbefehle an die Muskeln gegen unbewusste Verkrampfungen zusammenhängen?

Auch am nächsten Tag keine Schmerzen. Ich blieb bewusst locker und vermied jedes Pressen und jeden Zwang. Die Sehleistung schwankte zwischen mittelmäßig und sehr gut. Auch außerhalb des Hauses minutenlange Phasen mit Sehschärfen etwa wie früher mit Brille - vorerst allerdings noch durch Tränen, Flecken und Grauschleier verunstaltet. Am Abend viel Ärger, trotzdem nur leichter Rückgang der Sehleistung. Schlecht und kurz geschlafen und am Folgetag trotzdem wieder gute Sehleistung ohne Press- oder Schmerzgefühl.

777. Tag (Februar 1998)
In kalter Winternacht bei zu weit offenem Fenster geschlafen. Am Morgen mit dicken Hals und Schnupfen aufgewacht. Sehvermögen natürlich wieder schlecht, nach spätestens 3 bis 5 Sekunden löst sich jede Scharfsehphase in Unschärfe auf.

Der Schnupfen hält gut 1 Woche lang an. Und auch danach läuft die Nase im Freien extrem stark. Bereits im letzten Jahr war mir um diese Zeit, als die Temperaturen nach dem Kältetiefpunkt des Winters wieder deutlich anstiegen, eine im Freien stark laufende Nase aufgefallen. Sehleistung draußen deutlich schlechter als drinnen.

786. Tag (Februar 1998)
Es ist fast frühlingshaft warm geworden, und oft schon sehr hell. An die grelle Sonne muss ich mich erst wieder richtig gewöhnen. Im Freien tränen die Augen mittelmäßig - ich meine weniger als letztes Jahr -, aber die Nase läuft schrecklich. Sie ist vom vielen Schneuzen so wund, dass ich am Sonntag nur eine kleine Tour mache und dabei all meine bevorzugten Übungsplätze des letzten Sommers besuche. So kann ich nun in Ruhe und mit mehreren Monaten Abstand einmal die Veränderung meiner Sehleistung bei voller Sonne beurteilen:

Kein Zweifel, die Fortschritte sind beträchtlich. Weniger bei der maximal erreichbaren Sehschärfe, aber dafür deutlich bei der Leichtigkeit und Dauer, in der ich scharf sehen kann. Immer wieder 3 bis 5 Minuten etwa im Bereich wie früher mit Brille, also so gegen 60 - 70%. Zwar meist etwas trübe, aber das ändert nichts an der Schärfe. Und auch die minimale Sehleistung in den schwachen Augenblicken ist deutlich gebessert. Die extrem guten Scharfsehphasen dagegen scheinen seltener zu werden. Vielleicht fallen sie aber nur nicht mehr so auf, weil meine minimale Sehschärfe ja so gestiegen ist, dass der Unterschied nicht mehr so extrem ist.

Das Umstellen vom Sehen mit Brille zum Sehen ohne Brille erfolgt wieder schneller und oft fast augenblicklich, und auch Schweifen funktioniert wieder gut. Im Augenblick würde ich schätzen, dass ich - vorausgesetzt es kommt gesundheitlich oder zeitlich nichts dazwischen - es noch in diesem Jahr bis zu einer dauernden Minimalsehleistung von etwa 50% schaffen müsste. Dann würde ich das Experiment als gelungen bezeichnen. Natürlich würde ich dann trotzdem weitermachen. Wenn 50% zu schaffen sind, warum dann nicht auch 100% oder mehr?

Es folgten einige Tage mit nur mittelmäßiger Sehleistung, etwas unbeweglichen Augen und mit einem ungewohnt starken Grauschleier. Oft hatte ich sogar den Eindruck sehr schlechten Sehens, musste bei Tests jedoch feststellen, dass ich in Wirklichkeit weit besser als früher sah.

Insbesondere diese astigmatischen Doppelkonturen an senkrechten Linien stören nur noch sehr selten. Allerdings waren diese Geisterbilder schon in der letzten Zeit sehr schwach geworden - falls überhaupt noch sichtbar. Es könnte natürlich sein, dass die Reste dieser Geisterbilder zurzeit einfach in dem nebligen Grauschleier untergehen.

Oft sehe ich morgens direkt nach dem Aufstehen sehr gut. Nach einigen Minuten intensiver Augengymnastik und Akkommodationsübungen lässt die Sehleistung dann aber nach. Vielleicht werden die Augen durch zu starke Bewegungsübungen direkt am Morgen zu stark geschockt und sind dann wieder anfälliger für Verkrampfungen? Nun ja, ich werde in Zukunft morgens sanfter mit Schweifen anfangen und wirklich hartes Muskeltraining erst so gegen Mittag hinzunehmen.

Am Anfang des Sehtrainings war ich oft sehr unsicher, habe mehrmals hingeschaut und war trotzdem nicht sicher, ob ich z. B. eine Schrift richtig erkannt habe. Jetzt ist mir schon mehrfach das Gegenteil passiert: Ich meinte auf den ersten Blick zu erkennen, und später stellte es sich als falsch heraus. Nur nicht überheblich und unvorsichtig werden; im Straßenverkehr könnte sowas schlimm enden!

790. Tag (Februar 1998)
Immer noch überwiegend recht neblige Bilder. Heute habe ich mir für DM 19,95 eine Fertigbrille für Weitsichtige mit +2 Dioptrien gekauft. Bin mal gespannt, ob ich als Kurzsichtiger mit solch einer "Gegenbrille" meinen Trainingserfolg steigern kann.
Wie erwartet ist die Schärfe mit dieser Gegenbrille natürlich geringer. Der Unterschied ist bei größerer Entfernung deutlicher als in der Nähe. Unterhalb von etwa 15 cm kann ich gar keinen Unterschied feststellen. Außerdem ist der Grauschleier noch wesentlich stärker. Aber die Doppelkonturen verstärken sich nicht; die bisherigen Erfolge beim Wegtrainieren des Astigmatismus sind mithin wirklich unabhängig von Kurzsichtigkeit und Schärfe. Meine Sehleistung mit Gegenbrille schätze ich auf so zwischen 20% und 60% schwankend, also eindeutig besser als jene unter 10%, die ich früher ohne Brille hatte.

Das Sehen mit der Gegenbrille strengt aber sehr an, und nach wenigen Minuten tritt fühlbare Erschöpfung auf. Nach Abnehmen der Gegenbrille ist nach einigen Sekunden Übergangszeit die Sehleistung vorübergehend besonders gut. Das hatte ich erwartet und erhofft. Ich werde jetzt regelmäßig auch mit Gegenbrille trainieren und die Zeitspanne langsam steigern.

Für den Morgen nach dem ersten Tag Training mit Gegenbrille hatte ich eigentlich wieder muskelkaterähnliche Beschwerden erwartet. Tatsächlich war davon am Folgetag jedoch nichts zu spüren, sondern die Sehleistung lag den ganzen Tag im oberen Bereich. Ich konnte mit Gegenbrille problemlos auf einsamen Waldwegen etwa 15 Minuten fahren und auch Zeitung mit gestreckten Armen lesen, beides allerdings mit starkem Grauschleier, und beim Lesen waren zwischendurch immer wieder längere Scharfstellversuche nötig. Ganz ohne Brille erreichte ich beim Lesen sehr kleiner Schrift mehrmals Sehschärfe von mindestens 150%.

Auch an den Folgetagen trotz hartem Training mit Gegenbrille kein Muskelkater, lediglich manchmal leichte Kopfschmerzen und bei Eindrücken der Augen auch leichte Schmerzen in der Augengegend. Keinesfalls vergleichbar mit dem, was ich zu Anfang des Sehtrainings erlebt hatte. Schon nach wenigen Tagen kann ich 15 bis 30 Minuten problemlos mit der Gegenbrille sehen, lesen und einfache Arbeiten durchführen. Am Computer reicht es allerdings immer nur für wenige Sekunden scharfes Sehen.

Am 5. Tag nach dem Beginn des Trainings mit Gegenbrille bekam ich dann doch im Verlaufe des Tages zunehmende Schmerzen in der Augengegend und pralle Augen. Scharfsehen war kaum noch zu erzwingen, sondern allerhöchstens durch intensives Entspannen für wenige Sekunden erreichbar. Da ich in den folgenden Tagen auch sonst körperlich recht schwach war, nehme ich an, dass hier Überanstrengung der Augen und eine zyklische körperliche Schwächephase zusammengefallen sind. Da kann man außer abwarten nicht viel machen. Also habe ich in diesen Tagen jedes Zwingen, Pressen und sonstiges hartes Augenmuskeltraining unterlassen, die Gegenbrille nicht angerührt und nur einige lockere Augenübungen gemacht. Die Sehleistung war ein recht stabiles Mittelmaß, so etwa 30 bis 70%, allerdings mit starkem Grauschleier.

3 Tage später war alles wieder bestens. Keinerlei Schmerzen der Augen mehr, auch bei kräftigem Eindrücken nicht. Sehleistung im oberen Bereich, aber wiederum mit Grauschleier. Ich habe wieder mit hartem Training und Benutzung der Gegenbrille begonnen. Dabei die erste automatische Scharfsehphase mit Gegenbrille erlebt: etwa 3 bis 5 Sekunden ohne Pressen mit Gegenbrille eine Sehschärfe von schätzungsweise 100% erreicht.

Einige Minuten mit Gegenbrille auf einem einsamen Radweg schnell gefahren. Bald waren die Gläser innen nass von Tränen. Nicht nur beschlagen oder kleine Spritzer, sondern richtige Tropfen an der Unterkante der Gläser. Diese billigen Lesebrillen sind leider viel zu klein, um den Fahrtwind abzuhalten.

803. Tag (Anfang März 1998)
Es ist für Anfang März ungewöhlich warm, und erstmals in diesem Jahr tränen meine Augen nicht mehr. Die "Tränenreizungsgrenze" scheint so irgendwo zwischen 14 und 18 Grad zu liegen. Schade, da ein fast heißer Sturm Staubfahnen durch die Gegend weht, hätten Tränen gerade jetzt einen schützenden Flüssigkeitsfilm geboten.

Ich trainiere täglich etwa 1/2 bis 3/4 Stunde mit Gegenbrille. Der graue Nebel ist leider fast immer störend dabei - bei großer Helligkeit stört er freilich kaum merklich - aber ich erreiche erstaunlich scharfe Bilder. Manchmal ist meine Sehschärfe mit Gegenbrille für einige Sekunden etwa so gut wie ohne Brille.

Beim Sehen ohne Brille erscheint mir das Bild aber erstaunlich oft relativ unscharf. Ich habe immer wieder das Bedürfnis, mir durch Test zu beweisen, wie gut ich eigentlich schon sehe. Dann mache ich mir klar, dass ich heute Dinge scharf erkenne, die ich vor einem Jahr nur unscharf und vor zwei Jahren noch gar nicht sah. So gibt es z. B. eine große Uhr an einer Schule nahe an einem Sportplatz. Früher war die Wand für mich ganz kahl, später sah ich unscharf, dass da etwas dran hängt, und heute kann ich meistens die Uhrzeit auf Anhieb erkennen. Und ich habe eine ganze Menge solche Messmarken, an denen ich meine Sehleistung immer mit früher vergleichen kann.

In einem Supermarkt Lesebrillen für DM 6,99 gesehen und eine mit +3 gekauft. Stärkere gab es nicht, sonst hätte ich lieber +4 genommen. Allerdings ist bei dieser +3-Brille das Glas gut doppelt so dick wie bei der +2-Brille. Ich vermute deshalb, dass diese Stärkeangeben nicht allzu genau sind. Wahrscheinlich ist entweder die eine Brille stärker als +3 oder die andere schwächer als +2. Allerdings ist bekannt, dass es verschieden stark brechende Gläser gibt, so dass man auch mit relativ dünnen Gläsern eine starke Korrektur erreichen kann. Aber diese Glassorten sind so teuer, dass sie kaum in solch einer Billigbrille Verwendung finden werden. Trotzdem schade, dass es bei diesem Preis nicht mehr verschiedene Stärken zur Auswahl gab. Sonst könnte man für DM 69,90 zehn verschiedene Brillen mit Stärken von -5 bis +5 kaufen und hätte damit wahrlich genügend Auswahl für Experimente aller Art. Mit viel Anstrengung kann ich mit dieser neuen +3-Brille für kurze Momente Sehschärfen von etwa 30% bis 60% erreichen. Ich lege sie aber vorerst beiseite und werde noch einige Wochen mit der +2-Gegebrille trainieren, bevor ich dann dieses schwere Kaliber in mein Training einbauen werde.

Der Leistungsunterschied zwischen rechts und links ist wieder stärker. Zwar gibt es auch rechts Augenblicke sehr scharfen Sehens, in denen ich auch den Fleck kaum wahrnehme, aber während rund 90% der Zeit liefert das linke Auge wesentlich schärfere Bilder. Manchmal scheint das rechte Auge ein einziger unscharf-glasiger oder neblig-trüber Fleck zu sein. Das Beschneiden der Härchen über dem Auge hilft zwar etwas, aber mindestens ein Teil des Fleckes bleibt auch dann. Wenn ich das stärkere linke Auge abdecke, dann schaffe ich es allerdings meistens innerhalb weniger Sekunden, das rechte Auge doch ganz brauchbar scharf einzustellen. Leider wird dadurch das rechte Auge wieder so aktiviert, dass es anschließend beim wieder beidäugigen Sehen mehrere Minuten lang das Bild durch Einschleppen nebliger Doppelkonturen verschlechtert.
Immer wieder war mir aufgefallen, dass mein Sehvermögen morgens direkt nach dem Aufstehen jetzt manchmal besonders gut ist. Erstaunlicherweise scheint es nach knappem Schlaf sogar besser zu sein, als wenn ich voll ausgeschlafen hatte. Als ich jetzt einmal mitten in der Nacht etwa 2 bis 3 Stunden nach dem Einschlafen aufwachte und mich sehr müde und zerschlagen fühlte, raffte ich mich deshalb zu einem kleinen Test auf. Erstaunliches Ergebnis: Ich hatte auf Anhieb eine gut 3 Minuten lange, überdurchschnittlich gute Scharfsehphase. Ich vermute, dass auch das damit zusammenhängt, dass die Augen in solch einer Situation besonders entkrampft sind.

Es scheint mir so, als würde der Hammerschlageffekt jetzt seltener bzw. schwächer auftreten. Wenn überhaupt, dann tritt er nur noch als leichtes Waschbrett auf. Dieses Waschbrett stört beim unbeweglichen Sehen kaum. Aber sobald man den Kopf seitlich schwenkt, fallen einem dann die senkrechten unscharfen Streifen auf.

808. Tag (März 1998)
Jetzt trage ich die +2-Gegenbrille schon insgesamt etwa 1 bis 2 Stunden pro Tag. Es strengt sehr an, und fast täglich muss ich wieder eine halbe Tablette gegen Kopschmerzen nehmen. Das erinnert sehr an die ersten Monate des Sehtrainings, in denen das ungewohnte Sehen ohne Brille ähnliche Anstrengungen und Schmerzen verursachte. Im Gegensatz zu damals habe ich jetzt aber kaum noch morgendlichen Muskelkater. Manchmal ist das Sehen mit Gegenbrille schon so gut, dass ich bei leichten Arbeiten wie Zeitung lesen und fernsehen schon mal für ein paar Minuten ganz vergesse, dass ich die Gegenbrille aufhabe. Ab und zu trainiere ich auch für wenige Minuten mit der +3-Gegenbrille.

Meine Sehleistung ohne Gegenbrille hat sich in den letzten Tagen deutlich verbessert. Vor allem erscheinen mir die Scharfsehphasen länger. Allerdings dauert es nach dem Abnehmen der Gegenbrille meist einige Sekunden, bevor sich dieses gute Scharfsehen ohne Brille einstellt. Ich weiss auch nicht, ob es überhaupt noch Sinn hat, die Länge der Scharfsehphasen genau bestimmen zu wollen. Es sind jetzt sicherlich oft schon mehrere Minuten; manchmal vielleicht schon einige zig Minuten. Aber diese Phasen sind nicht ununterbrochen perfekt scharf, sondern von kurzen unscharfen Augenblicken zum Neueinstellen unterbrochen. Und auch die Nicht-Scharfsehphasen sind ja wesentlich schärfer als früher. Kurz: Die Unterschiede zwischen unscharfem Sehen und Scharfsehen werden immer unauffälliger und damit unwichtiger.

Auch die Unterscheidung zwischen den automatischen Scharfsehphasen und den erzwungenen wird immer schwerer. Die automatischen fühle ich kommen, als wenn eine fremde Kraft mir gegen den eigenen Willen die Augen scharf stellt, und das Bild wird dann für meine noch recht bescheidenen Ansprüche extrem scharf. Erzwungene Scharfsehphasen sind nicht ganz so scharf, und ich muss sie bewusst herbeiholen. Oft reicht schon ein leichtes Blinzeln, manchmal muss ich auch mehrfach intensiv blinzeln und dazu mehr oder weniger stark bewusst pressen. Danach bleiben aber auch sie oft für einige Zeit, ohne dass es weiterer bewusster Anstrengung bedarf. Ich glaube auch schon erlebt zu haben, dass die beiden Arten von Scharfsehphasen ineinander übergehen. Jedenfalls ist das Erzwingen immer weniger als bewusste Anstrengung fühlbar.

Ernüchterung: Schon seit langem habe ich eigentlich keine Probleme, im TV das Laufband mit den Börsenkursen klar zu erkennen. Sogar mit Gegenbrille kann ich die Kurse oft problemlos lesen. Jetzt habe ich mich zum erstem Mal seit langem wieder auf eine ganz heiße Börsenspekulation eingelassen, und plötzlich wird das Laufband mit den Kursen für mich wieder fast wieder so unscharf wie früher - und zwar immer genau dann, wenn die für mich interessanten Kurse kommen. Ganz besonders an den Tagen, an denen sich die Kurse für mich ungünstig entwickeln. Ja, mit der Stressbewältigung in der wirklichen Praxis klappt es eben doch noch nicht so ganz!

Verbesserung: Die Schärfe beim Sehen nach unten ist jetzt fast so gut wie beim Sehen nach oben. Das ist wichtig, denn solange man nach oben heraus besser sieht, lässt man sich leider immer wieder dazu verleiten, mit gesenkten Kopf herumzulaufen, nur um möglichst viel nach oben schauen zu können.

Dann wieder ein schwacher Tag: Wenn ich einige Zeit meine normale Korrekturbrille getragen habe und sie abnehme, dann sehe ich einige Sekunden bis Minuten auch ohne Brille sehr gut. Ansonsten ist das Sehen ohne Brille eher bescheiden im Vergleich zu den Vortagen. Allerdings ist nur die Schärfe schlecht; astigmatische Doppelkonturen treten dagegen auch an diesem unscharfen Tag wenig auf. Die Ursache der Unschärfe ist vermutlich einfach Muskelerschöpfung nach dem harten Training der Vortage. Der Astigmatismus scheint also weniger von der Leistung der Augenmuskeln abzuhängen.

Am Folgetag habe ich morgens etwas Mühe, die Augen richtig in Schwung zu bekommen. Dann aber sehr scharfes Sehen mit etwas blassen Kontrasten. Am sehr hellen Vormittag bin ich erstmals einige Minuten ohne Brille Auto gefahren. Dabei habe ich problemlos die Autonummern fast aller Autos im Umkreis von mindestens 50 Metern auf dem ersten Blick erkannt.

Dann an einem Vormittag plötzlich ein trüber Fleck, der praktisch das ganze linke Auge verdeckt. Bisher hatte ich sowas immer nur rechts erlebt, und da auch nur sehr selten. Erschrecktes Blinzeln und Augenbewegungen aller Art halfen nichts. Ein Gefühl als sei das Auge irgendwie verklebt. Nach einigen Minuten war der Spuk dann plötzlich wieder vollständig verschwunden.

817. Tag (März 1998)
Ich habe die Zeiten des Trainings und Arbeitens mit Gegenbrille langsam erhöht. Es strengt nach wie vor sehr an, aber die Kopfschmerzen sind weniger stark. Manchen Tag komme ich völlig ohne Tablette aus. Ab und zu bis zu etwa 30 Sekunden scharfes Sehen mit der +2-Gegenbrille. Beim Lesen sehr kleiner Schrift erreiche ich mit dieser Gegenbrille bei guter Beleuchtung sogar die gleiche Schärfe wie ohne Brille. Und beim Blick auf ein Dach in gut 100 Meter Entfernung kann ich bei Sonnenschein sogar die kleinsten Details der Fanggitter erkennen. Zu Beginn des Sehtrainings konnte ich ohne Brille nicht einmal erkennen, ob es an diesem Dach Fanggitter gibt. Mit der +3-Gegenbrille komme ich auf maximal etwa 5 Sekunden nicht ganz so guter Schärfe.

Beim Sehen ohne Brille habe ich oft den Eindruck keiner sonderlichen Änderung. Bei Test sind aber deutliche Verbesserungen feststellbar.

Manchmal fällt mir nach dem Abnehmen der Brille das Umstellen auf das Sehen ohne Brille wieder schwer. Ich glaube, das sind die Tage, an denen ich einen leichten Muskelkater vom Vortagstraining habe. An solchen Tagen sind die Scharfsehphasen meist auch sehr kurz, und ich kann sie kaum halten. Zeitweise wechselt dann die Sehschärfe in einer Minute so etwa 3 bis 8 mal zwischen sehr scharf und sehr unscharf. Es ist, als wenn eine Geisterhand ständig an der Verstellschraube für die Schärfe herumdreht.

Diese Zeit für mich nicht ganz stressfrei. Meine Spekulation geht bislang schief. Die Börse ist in den letzten Wochen wie verrückt gestiegen. Da solche Übertreibungen in der Regel nie lange anhalten, habe ich begonnen, auf einen deutlichen Rückschlag zu setzen. Aber die Kurse steigen vorerst weiter. Das kostet mich jeden Tag Geld.

Außerdem muss ich jetzt zum ersten Mal wirklich ohne meine Hauptbrille auskommen, denn die liegt in meinem Auto, und das steht 500 km entfernt in einer Tiefgarage in Paris. Ja, als ich früher meine Brille noch ständig auf der Nase trug, hätte mir so etwas nicht passieren können. Natürlich habe ich noch andere Brillen, aber ich weiß genau, dass ich mit diesen nicht so gut zurechtkomme, und dieses Wissen beunruhigt mich etwas - obwohl ich ja inzwischen sowieso fast alles außer Autofahren und Computerarbeit ohne Brille mache .

Übrigens habe ich noch eine zweite Brille, die nach Meinung mehrerer Optiker genau die gleichen Daten wie meine Hauptbrille aufweist. Allerdings besteht sie aus diesem teuren, hochbrechenden, extradünnen Glas, und irgendwie fühle ich mich damit unwohl. Alle Fachleute haben mir zwar versichert, das sei nur Einbildung, diese Brille hätte exakt die gleichen Daten wie meine Hauptbrille, aber ich fühle einen unangenehmen Unterschied.

Aber solche Stressfaktoren verschlechtern meine Sehvermögen heute nur noch kurz. Nach einigen Minuten, Stunden oder spätestens Tagen werde ich wieder normal sehen, auch wenn die Stressursache weiterhin vorhanden ist.

825. Tag (März 1998)
Ich trainiere jetzt jeden Tag wirklich sehr intensiv mit den Gegenbrillen. Auch oft schon 15 bis 30 Minuten mit der +3-Gegenbrille. Es strengt sehr an, ich bin oft erschöpft davon, habe praktisch immer mehr oder weniger leichten Muskelkater und Kopfschmerzen. Ich komme aber fast ohne Tabletten aus und sehe auch in diesen Schwächephasen erstaunlich gut.

Heute habe ich etwa 1 Stunde in einem Park trainiert. Ideale Bedingungen; ich war sehr entspannt, es war sehr hell, und wegen des fehlenden Luftzugs blieben die Augen trocken. In der ersten halben Stunde ohne Brille lag meine Sehschärfe fast ununterbrochen bei mindestens 50%. Und auch danach beim Training mit der +3-Gegenbrille lag meine Sehleistung deutlich über dem, was ich in den ersten Monaten des Sehtrainings ohne Brille erreicht hatte. Der Grauschleier ist noch da, stört bei der Helligkeit aber kaum. Waschbrett- oder Hammerschlageffekte sind seit einiger Zeit nur noch selten und gering feststellbar. Allerdings stören dafür manchmal einige wenige großflächigere, unscharf-glasige Flecken. Auf dem Sportplatz z. B. kann ich das schwarze Rechteck über dem Basketballkorb im Prinzip minutenlang perfekt scharf sehen. Wenn ich den Kopf dabei aber stark schwenke, insbesondere so, dass das Rechteck am rechten Rand des Gesichtsfeldes liegt, dann wandert das Bild dabei durch unschärfere Bereiche. Diese Flecken scheinen also überwiegend vom rechten Auge zu stammen. Ich habe den Eindruck, als wären beim Sehen mit Gegenbrille die Schwankungen der Schärfe geringer als ohne Brille. Möglicherweise liegt die Ursache darin, dass die Augenmuskeln durch das Kämpfen gegen die Gegenbrille angespannter sind als beim Sehen ohne Brille.

Am Sonntag bei strahlenden Sonnenschein die erste lange Radtour des Jahres gemacht. Fast immer konnte ich an der weißen Seitenlinie der Straße vor- und zurückschweifen, ohne dass sie sich irgendwo in Doppelkonturen auflöste. Ebenso kann ich praktisch alle Leitpfosten voraus scharf und ohne Geisterkonturen sehen. Zwar lässt diese Schärfe immer wieder nach, und ich muss die Augen bewusst neu scharf stellen, aber das klappt meistens problemlos. 10 bis 15 Minuten Scharfsehen, nur von ganz kurzen Momenten Unschärfe unterbrochen, waren keine Seltenheit. Ich schätze, dass ich mindestens während 1/3 dieser 9-Stunden-Tour eine Sehschärfe von über 50% hatte. Und auch in den restlichen 2/3 gab es keinen längeren ganz schwachen Moment. Lediglich ein leichter Grauschleier störte geringfügig.

Im Wald eine ganz einsame Brücke über die Eisenbahn entdeckt. Von dort oben kann man ungestört gut einen Kilometer an den Schienen entlang in die Ferne schweifen. Und auch die Querschwellen und der grobe Schotter eignen sich hervorragend für Sehtraining.

Dann ein sehr schwacher Tag. Das hatte ich nach dem harten Training der Vortage aber erwartet. Schmerzende, erschöpfte Augen. Erzwingen von Scharfsehen war zwar möglich, aber schon nach 1 Sekunde wurde das Bild wieder unscharf. Ab Mittag gab ich alle Trainings- und Erzwingungsversuche auf und beschränkte mich darauf, möglichst nicht zu starren. Als Folge dieser Entspannung wurde das Sehen wieder etwas besser, zwar nicht gut, aber doch weit besser als früher. Aber die Kontraste waren an diesem Nachmittag gut, keinerlei Grauschleier.

Am nächsten Tag eher noch schlechter. Mir tat alles weh, insbesondere der Stirnbereich. Schon Stirnrunzeln war anstrengend und schmerzhaft. Zeitung lesen war mühsam und schmerzhaft. Jeder Gedanke an eine Gegenbrille verursachte Widerwillen. Wenn ich die Augen für einige Momente zur Erholung schloss, dann störten nach dem erneuten Öffnen manchmal minutenlang große weißliche Flecken. Am Nachmittag wurde es wieder etwas besser. Trotzdem, am liebsten wäre ich für etwa 3 Tage ins Bett gekrochen. Bis auf ein paar lockere Schweifübungen trainierte ich nicht. Am Abend dann wieder etwas besseres Sehen. Am dritten Tag waren alle Beschwerden verschwunden und ich konnte wieder normal trainieren.

836. Tag (April 1998)

Düsteres, regnerisches Wetter. Ich bin fast ausschließlich zu Hause. Obwohl es im Freien schon gegen 15 Grad sind, tränen meine Augen jetzt plötzlich sehr stark, und die Nase läuft fast stärker als letztes Jahr. Manchmal habe ich Schmerzen, die jetzt nicht mehr großflächig, sondern ziemlich punktförmig auf ein Auge oder zumindest den engen Augenbereich beschränkt sind. Meist rechts, aber einige Male auch links. Mittlere Trainingsintensität. Wieder einmal habe ich den Eindruck schlechten Sehens, obwohl meine Sehleistung bei Tests teilweise sehr gut ist. Die Ursache dieses falschen Eindrucks sind wieder einmal kurze Scharfsehphasen und ständiger Wechsel zwischen sehr guter und recht schlechter Sehleistung. Das irritiert und deprimiert ungemein.

An einem Tag nach relativ wenig Training dann am späten Abend 1 bis 2 Stunden trainiert und dabei eine sehr hohe Sehleistung erreicht. Das Bild war nicht absolut perfekt, aber ich konnte Videotext mit extrem ungünstigen Kontrasten und schlechte Fotokopien sehr kleiner Druckschriften eindeutig erkennen. Das Besondere dabei war, dass ich an diesem Abend Scharfsehen fast nach Belieben erzwingen konnte, und auch beliebig oft hintereinander. Es war sehr anstrengend, und die Augen, der Stirnbereich und der Hinterkopf, also eigentlich der ganze Kopf außer dem Mund-Nase-Bereich, schmerzten wirklich sehr. Dieser Schmerz war direkt abhängig von der Intensität meiner jeweiligen Sehanstrengungen. Die Augen blieben dabei relativ locker und unverkrampft; keine zusätzlichen Schmerzen beim Eindrücken der Augäpfel.

Das hat mich alles sehr an das "Durchbrechen der Schmerzgrenze" im Leistungssport erinnert. Der Normalsportler drosselt seine Anstrengungen ja beim Auftreten von Schmerzen, was für ihn auch richtig ist. Der erfahrene Leistungssportler schafft es dagegen oft, diese Schmerzgrenze zu durchbrechen und seine Anstrengungen trotz der Schmerzen durchzuhalten oder gar noch zu verstärken. Es ist dabei nicht etwa so, dass er die Schmerzen nicht mehr fühlt, sondern es ist eher so, dass er die Schmerzen nur noch registriert, sich durch sie aber nicht mehr ablenken lässt. Ich glaube sogar, dass sehr erfahrene Sportler Schmerzen manchmal regelrecht als Bestätigung und Ansporn brauchen.

Ich jedenfalls war an diesem Abend irgendwie glücklich und ganz sicher, auf dem richtigen Weg und recht dicht vor dem Ziel zu sein. Neu im Vergleich zum normalen Sport war mir aber, dass solch extreme Schmerzen im Kopf auftraten. Einfache Muskel- oder Gliederschmerzen irgendwo am Körper waren für mich beim Sport noch nie ein Problem, aber Schmerzen im Kopf, ebenso wie in der Herzgegend oder tief innen im Rumpfbereich, empfindet man zuerst doch als Alarmsignal, und es braucht einige Verstandsarbeit, bevor man solche Schmerzen als normal zu akzeptieren bereit ist. Ich denke auch, der normale Sehtrainierende sollte besser nicht so weit gehen. In meinem Fall geht es aber erst einmal um den grundsätzlichen Beweis, dass es möglich ist, Kurzsichtigkeit durch Augenmuskeltraining zu besiegen. Und für dieses Experiment muss ich auch etwas weiter gehen als spätere Nachahmer.

Am Folgetag mittelmäßiges Sehen, das sich leider allmählich noch verschlechterte, bis ich am dritten Tag bei einer sehr schlechten Sehleistung angelangt war. Zeitweise so schlecht wie in den ersten Monaten des Sehtrainings. Beim Lesen meistens schwache, wegbleichende Kontrast und oft astigmatische Doppelkonturen. Autonummerschilder sehe ich wie früher oft mehrfach nebeneinander und seitlich nach rechts oben versetzt. Auch erzwungenes Scharfsehen ist oft nur für etwa 1 Sekunde und mit ungewohnt schlechter Sehschärfe möglich. Alles sehr deprimierend.

Vielleicht hab ich mich in letzter Zeit zu sehr auf die Gewaltmethode mit Pressen und Erzwingen verlegt? Tatsächlich bringen mir jetzt nur Entspannungsübungen jetzt etwas längere Scharfsehphasen. Aber für mehr als 5 bis 10 Sekunden reicht es auch dann nicht. Insgesamt habe ich im Moment sicherlich an mindestens 90% des Tages eine Sehleistung von maximal nur 25%. Mir fällt auf, dass ich letztes Jahr ziemlich genau zur gleichen Jahreszeit (Tag 480) eine ähnlich schlechte Phase hatte. Eine längere Radtour zur Entspannung wie damals kann ich diesmal aber nicht machen, denn es regnet alle paar Stunden.

Ob es nur Stress ist? Ich muss mich plötzlich um die Angelegenheiten einer alten Tante kümmern. So etwa 100 kg ungeordnete Papiere: Rechnungen, Mahnungen, Quittungen, Kontobelege, Verträge. Seit gut zwei Jahren hat sie einkommende Post nicht mehr bearbeitet, sondern kreuz und quer im Haus verlegt und große Teile sogar weggeworfen. Viel fehlt, fast nichts passt zusammen und niemand kennt mehr Details. Aber alle wollen Geld, und Steuererklärungen und ähnlicher Schriftkram muss für mehrere Jahre nachgeholt werden. Das war schon ein Schock, als mir klar wurde, wieviel Arbeit und Ärger das machen wird. Am ersten Tag beim großen Grobsortieren konnte ich vor Schreck praktisch nicht mehr ohne Brille arbeiten. Und dauernd spielt sie mir neue Streiche: Kaum habe ich einige Zeitschriftenabonnements, Versicherungen und ähnliche Verträge gekündigt, da hat sie fleißig bei netten Vertretern auch schon jede Menge neue Verträge unterschrieben.

Jedenfalls vermindert sich meine Sehfähigkeit immer extrem, sobald ich mich dieser Angelegenheit widme. Und für den Rest des Tages bleibt sie dann schlecht. Die Scharfsehphasen sind extrem kurz. Auch mit Brille wird das Bild nach 2 bis 3 Sekunden so unscharf, dass ich die Schärfe wie beim Sehen ohne Brille bewusst wieder neu einstellen muss - und es klappt nicht einmal immer. Zeitweise kann ich mit Brille Schriften im TV nicht lesen. Der "Augeneindrücktest" funktioniert, die Augen schmerzen dabei aber leicht. Wenn ich die Augen fest zukneife, so wie man es manchmal zwischendurch kurz zur Erholung macht und dabei oft auch noch von außen mit den Händen kräftig reibt und drückt, dann ist das Wiederöffnen sehr anstrengend. Ich muss gegen etwas ankämpfen, was ich als "Verkleben" oder eine bisher ungewohnte Art des Verkrampftseins bezeichnen möchte. Auch an diesen Tagen trainiere ich. Aber die Gegenbrillen fasse ich vorerst lieber gar nicht an.

847. Tag (April 1998)

Im Fernsehen haben sie ein Schwein mit 2 Schnauzen und 3 Augen gezeigt. Eins rechts, eins links und eins zwischen den beiden Schnauzen. Das Tier schien ganz gut zurechtzukommen. Also warum sollte ich die vergleichsweise einfache Zusammenarbeit zwischen meinen 2 Augen nicht irgendwie perfektionieren können?

Mehr zufällig entdecke ich, dass ich mich im abklingenden Stadium einer Leberentzündung befinde. Das heißt, ich habe in den letzten Wochen eine doch recht schwere Krankheit durchgemacht, ohne mir dessen bewusst zu werden. Das erklärt jetzt auch schlagartig einige körperliche Schwächen der letzten Zeit und vor allen Dingen den starken Einbruch meiner Sehleistung. Es waren also wieder einmal körperliche Schwäche und seelischer Stress gleichzeitig aufgetreten, und deshalb waren auch die Folgen entsprechend schwer.

Allmählich bessert sich meine Sehleistung wieder, und ich trainiere auch wieder etwas mit der +2-Gegenbrille. Die Scharfsehphasen sind immer noch recht kurz, aber manchmal von bisher ungewohnt exzellenter Qualität. Einige Male habe ich jetzt einen Waschbretteffekt erlebt, bei dem viel mehr und schmalere scharf-unscharfe Bereiche als bisher sich abwechselten, etwa wie eine senkrechte Jalousie.

Meine minimale Sehleistung liegt im Augenblick etwa bei 40%. Selbst in Momenten unscharfen Sehens kann ich Autonummern fast immer aus 5 bis 10 Meter Entfernung erkennen. Trotzdem habe ich immer wieder den Eindruck, schlecht zu sehen, und muss mir dann jedesmal anhand von Vergleichen mit meinen alten Auzeichnungen beweisen, um wieviel sich meine Sehleistung inzwischen verbessert hat. So gibt es ganz hinten in einem Park eine Bank, von der aus man in etwa 6 Meter Entfernung einen Pfosten mit 2 in verschiedene Richtungen zeigenden Schildern sehen kann: "Zuckmayerweg" und "Ludwig-Engel-Weg". Unter diesen Schildern hängt jeweils ein viel kleineres Schild mit einigen Erklärungen zu den Namensgebern der Wege. Erschwerend kommt hinzu, dass man von der Bank aus am Spätnachmittag und Abend gegen die Sonne schauen muss, um diese Schilder zu sehen.

Zu Beginn meines Sehtrainings konnte ich mit Brille die großen Schilder immer und die kleinen meistens lesen. Ohne Brille konnte ich nichts lesen, sah die großen Schilder mehrfach seitlich versetzt, und die kleinen Schilder waren für mich praktisch nur formlose Schleierwolken.

Im Laufe des Sehtrainings besserte sich das allmählich, und heute kann ich die großen Schilder fast immer problemlos und die kleinen Schilder nur ausnahmsweise mal für wenige Sekunden scharf sehen. Oft kann ich die großen Schilder sogar mit einer Gegenbrille einwandfrei lesen. Rechts sehe ich weiterhin meistens deutlich schlechter. Aber es gibt Momente, da kann ich sogar diese kleinen Schilder nur mit dem rechten Auge klar lesen.

Im Alltagssehen stören meistens der Grauschleier und die schwachen Kontraste. Aber beim spätabendlichen Training erlebe ich jetzt manchmal 30 bis 60 Minuten mit perfekten Kontrasten ohne jeglichen Grauschleier. Während dieser Zeit wechselt scharfes und unscharfes Sehen, und auch astigmatische Doppelkonturen treten auf und verschwinden wieder. Der Grauschleier scheint also nicht immer zwingend mit einer dieser Erscheinungen verbunden zu sein.

Bei dem Augeneindrücktest habe ich jetzt manchmal den Eindruck, als ob das Auge nach dem Loslassen noch einige Sekunden in der eingedrückten Stellung verharrt und sich nicht richtig entscheiden kann, ob es nun in die alte, lange Form zurückspringen soll, oder lieber in der eingedrückten, kurzen bleiben will.

Mir fällt auf, dass ich bei längeren Scharfsehphasen meistens etwas starr sehe und Blinzeln vermeide, weil dies oft mit 2 bis 5 Sekunden Unschärfe verbunden ist. Tests zeigen, dass ich dazu tendiere, zu stark zu blinzeln. Ich kneife, und wenn das Bild dadurch unscharf wird, dann kneife ich erst recht, oder gehe in regelrechte Augengymnastik über. Bemühe ich mich dagegen, ganz schnell, sanft und fast unmerklich zu blinzeln, dann sind auch die dadurch verursachten Unschärfen kaum noch bemerkbar. Am Anfang des Sehtrainings hatte ich das schon einmal besser im Griff. Ich muss also wieder bewusst richtiges Blinzeln trainieren.

Als ich jetzt einmal in sehr entspannter Stimmung bei Weitsichtübungen auf meinem Übungshügel meine zweitstärkste Brille aufsetze, da ist diese eindeutig zu stark. Der Blick schmerzt und ist glasig-unscharf. Bei etwas stressigen Arbeiten wie ernsthafter Arbeit am am Computer und beim Autofahren ist mir diese Brille dagegen immer noch eine deutliche Hilfe.

854. Tag (April 1998)

Immer noch fühle ich mich wegen der abklingenden Krankheit sehr schlapp und bin oft mit meiner Sehleistung unzufrieden, obwohl Tests eindeutige Fortschritte gegenüber letztem Jahr zeigen. Mir wird klar, dass die Fortschritte des Sehtrainings gleichzeitig eine neue, ständige Stressgefahr erzeugen. Man gewöhnt sich nämlich sehr schnell an jeden Fortschritt, und jeder kleine Rückfall kann einen dann in Panik und Stress versetzen - und dies wiederum kann dazu führen, dass aus dem kleinen Rückfall ein großer Rückfall wird. Mein persönliches Problem ist, dass ich an solch schwachen Tagen oft dazu tendiere, Scharfsehen lieber mit Gewalt zurückzwingen zu wollen, statt es auf die sanfte Art mit Entspannung zu versuchen.

Mein rechtes Auge ist wieder oft von großen glasigen oder trüben Flecken bedeckt und stört damit das beidäugige Sehen. Manchmal hätte ich Lust, einfach so lange mit Augenklappe rechts zu trainieren, bis das rechte Auge wieder "ausgeschaltet" ist und nicht mehr so stören kann. Aber ich habe mir ja fest vorgenommen, keine Versuche mit einäugigem Training mehr zu machen und abzuwarten, wie sich mein Körper selbst entscheidet. Und der lässt sich Zeit ... Morgens habe ich wieder regelmäßig muskelkaterähnliche Beschwerden bei beiden Augen und brauche einige Stunden, bevor die Augen voll beweglich sind. Beim Wiederöffnen der Augen nach Zukneifen fühle ich wieder jenes bereits beschriebene "Verklebtsein". Rechts ist es deutlich schlimmer als links.

Endlich fällt die Börse ein paar Tage. Ich mache zwar noch keinen Gewinn, gleiche aber wenigstens schon einmal meine bisherigen Verluste aus. Meine Sehleistung bessert sich durch diesen Stresswegfall aber leider nicht.

Nach dem Winter sind die Vögel wieder in der Voliere im Park, und wieder bekomme ich beim Betrachten das gleiche Sehproblem: Das etwa 15 cm von meinen Augen entfernte Gitter erscheint mir größer und etwa doppelt so weit entfernt. Wenn ich danach greifen will, stoße ich schon auf halbem Weg dagegen - optisch erscheint es mir aber, als sei meine Hand noch 10 bis 20 cm davor. Dieser Sehirrtum tritt nur manchmal und nur beim beidäugigen Sehen auf. Einäugig schätze ich die Entfernung immer richtig ein.

864. Tag (Anfang Mai 1998)

Meine Sehleistung ist wieder deutlich besser. Direkt am Morgen keinerlei Muskelkater oder Anlaufprobleme, sondern sofort nahezu ständig scharfes Sehen etwa im Bereich 60 bis 90%. Nach Augengymnastik und Beginn des täglichen Sehtrainings wird die Sehleistung aber wieder schwächer. Das fast ständige Scharfsehen zerfällt wieder in scharfe und unscharfe Phasen, wobei oft aber die Scharfsehphasen überwiegen. Scharfstellen ist meist sehr einfach und erfolgt fast automatisch. Das Bild ist aber oft kontrastschwach; allerdings ist es auch ein überwiegend trüber Tag.

An den folgenden Tagen gleichmäßiges Scharfsehen im mittlerem Bereich. Minimale Sehschärfe wohl so gegen 40 bis 50%. Früher hätte ich das sicherlich als perfektes Scharfsehen bezeichnet; heute bin ich eher unzufrieden.

An einem ruhigen hellen Abend mache ich Untersuchungen zum Astigmatismus. Von einen meiner Stammplätze in einem Park aus sehe ich diverse unterschiedliche Bäume, Masten, Pfähle und ähnliche senkrechte Kanten. Früher sah ich diese immer mit zahlreichen seitlichen Doppelkonturen, die sich oft zu einem nebligen Feld vereinten, so dass ein einzelner Pfosten manchmal als rechteckiger Nebelfleck erschien, der breiter als hoch war.

Heute erscheinen mir alle diese senkrechten Objekte fast immer eindeutig scharf. Nur manchmal tauchen noch schwache seitliche Geisterbilder auf, die ich durch neues Scharfstellen sofort zum Verschwinden bringen kann. Fast schwieriger als Scharfstellen ist das Halten des so scharf gestellten Bildes. Es strengt an und verführt zu einem etwas starren Blick. Mein Eindruck ist, dass dieses Scharfstellen durch ein genau gesteuertes Straffziehen der Hornhaut erfolgt und die Anstrengung auf der Notwendigkeit des möglichst genauen Beibehaltens dieser Straffung beruht. Noch etwas schwerer ist es, wenn ich beim Beobachten eines Pfostens den Kopf langsam schwenke. Es scheint mir so, als würde ich beim Schwenken die Straffung gezielt verändern, um trotz des veränderten Blickwinkels ein optimal scharfes Bild zu behalten. Bei Vergleichsversuchen mit einer Gegenbrille ist das Bild zwar kontrastschwächer und weniger scharf, aber im Prinzip bleibt der Effekt gleich. Astigmatismus und Kurzsichtigkeit bzw. Weitsichtigkeit kann man also unabhängig voneinander beeinflussen. Allerdings verbessern sich beim Augeneindrücken Kurzsichtigkeit und Astigmatismus gleichzeitig. Worauf mag das beruhen?

Bei Tests zu Hause mit dem schwarzen Kreuz auf weißem Karton bestätigt sich zwar mein Eindruck von erheblichen Verbesserungen, aber das Ergebnis ist nicht ganz so perfekt. In seltenen Fällen erscheinen sogar plötzlich Doppelkonturen am waagerechten statt am senkrechten Balken. Auch das deutet darauf hin, dass Astigmatismus eine Sache der Steuerung der Hornhautstraffung ist.

Ich teste auch gleich das Sehen nach unten und nach oben. Am einfachsten geht das mit einem Videotextbild und einmal weit zurückgelehntem und gleich darauf weit vorgebeugtem Kopf. Das Sehen aus den Augen nach unten heraus hat sich verbessert, ist aber weiterhin schlechter als nach oben heraus (vorgebeugter Kopf). Nach oben sind insbesondere die Farben und Kontraste stärker. Der Unterschied ist auch mit Brille eindeutig.

Beim Augeneindrücktest fällt mir auf auf, dass es jetzt oft ausreicht, auf den Augenbrauenwulst zu drücken anstatt direkt auf das Auge. Ich kann mir nicht vorstellen, dass ich von dort aus wirklich so starken Druck ausüben kann, um das Auge direkt zu verkürzen. Also vermute ich, dass die Augenmuskeln inzwischen soweit trainiert sind, dass sie bei solchen Druckreizen dann sofort anspringen und selbst das Auge zusammenpressen.

870. Tag (Mai 1998)

Ich fühle mich immer noch recht schlapp und müde und habe leichte Gliederschmerzen, dazu meist leichten Ermüdungsschmerz in der Augengegend. Besonders bei Eindrücken oder Massieren der Augenumgebung ist das fühlbar.

Die trüben, kalt-regnerischen Wochen sind vorbei, und es ist wohl endgültig Sommer geworden. Die plötzliche Helligkeit ist mir zu viel. Von der Dachterrasse aus kann ich tagsüber gar nicht schauen, sondern muss wegen der Helligkeit dauernd blinzeln. Beim anbendlichen Sitz auf meinem Übungshügel mit der untergehenden Sonne im Rücken sehe ich dagegen ausgezeichnet. Wieder und wieder minutenlange Scharfsehphasen mit Schärfen mindestens so gut wie früher mit Brille. Das Bild ist allerdings etwas kontrastschwach, und stärkeres Blinzeln, Augenkneifen oder ähnliche Augengymnastik zerstört jedesmal das scharfe Bild. Danach dauert es seine Zeit, bis ich wieder zu einer brauchbaren Einstellung gefunden habe. Mit Brille ist der Blick von dem Hügel noch viel besser. Die Schärfe ist dauerhafter, die Schärfeverstellung beim Schweifen über verschiedenene Entfernungen ist viel schneller und müheloser. Vor allen Dingen aber sind die Kontraste und die Farbbrillianz viel leuchtender. Die maximal erreichbare Schärfe ist mit Brille dagegen nur minimal besser als in den guten Momenten ohne Brille. Sie wirkt subjektiv aber viel besser.

Wegen der Wärme tränen die Augen jetzt kaum noch. Dafür läuft mir beim Radfahren wieder der Schweiß ins Gesicht, und ich muss mir ab und zu das ätzende Salz abspülen.

Ich habe lange Zeit kaum an meiner Übungstafel trainiert und muss feststellen, dass ich trotz sonst verbesserter Sehleistung an der Übungstafel keine Fortschritte gemacht habe, sondern mich eher um eine halbe Zeile verschlechtert habe. Nach etwa 10 Minuten harter Extremakkommodation zwischen der Übungstafel und dem dicht vor die Nase gehaltenen Gitternetz erreiche ich aber wieder die alte Leistung.

An einem der folgenden Tage habe ich starke Schmerzen dicht hinter der Stirn. Auch nach zwei halben Schmerztabletten verschwinden sie nicht völlig. Ich vermute als Ursache, dass ich am Vortag eine verschärfte Version der Extremakkommodation entwickelt habe. Und zwar habe ich auf den Pappstreifen mit dem Gittergewebe ein Papier mit sehr kleiner Schrift geklebt. Diesen Pappstreifen halte ich jetzt so dicht unter die Augen, dass er die Nasenspitze berührt. Beim Nahsehen stelle ich meinen Blick nunmehr auf diese kleine Schrift ganz dicht vor den Augen ein und schalte dann auf Fernsehen um und wieder zurück, usw. Der Zwang, diese kleine Schrift erkennen zu wollen, verschärft die Übung auf ein bisher ungewohntes Maß. Einige Tage später habe ich mich daran gewöhnt und an den Folgetagen dann keine auffälligen Beschwerden mehr.

Es folgen einige Tage mit gutem bis sehr gutem Sehen. In entspannter Situation im Park kann ich manchmal mit der +2-Gegenbrille mehrere Minuten eine Sehschärfe wie früher mit Brille halten, allerdings leicht vernebelt und mit schwachen Kontrasten. Manche dieser minutenlangen Scharfsehphasen stammen eindeutig vom rechten Auge, während das linke in dieser Zeit ein sehr unscharfes Bild liefert. In diesen Momenten stört auch der Fleck am rechten Auge nur minimal. Wüsste ich nicht von seiner Existenz, so würde ich ihn gar nicht entdecken.

Beim Lesen leide ich wieder oft an dem Hammerschlag- und Waschbretteffekt, hauptsächlich in der oberen Bildhälfte. Nachdem ich mir die Augenbrauen und insbesondere die oberen Wimpernhärchen extrem kurz geschnitten habe, ist es deutlich besser. Daraus werde ich nicht recht schlau: Die Härchen sind einerseits eindeutig nicht die einzige oder gar die hauptsächliche Ursache dieser Störungen. Aber das Beschneiden hilft doch etwas. Alles nur Einbildung?

880. Tag (Mai 1998)

An zwei Tagen hintereinander jeweils etwa 2 bis 3 Stunden ohne Brille am Fahrrad gebastelt. Diesmal habe ich darauf geachtet, nie mit den Augen zu dicht ranzugehen und einige Pausen mit Sehübungen im Fernbereich gemacht. Trotzdem war meine Sehleistung danach für den Rest des Tages stark herabgesetzt. Das verstehe ich nicht recht. Denn ebensoviel Zeit verbringe ich täglich mit Zeitunglesen ohne Brille aus ähnlicher Entfernung. Und das runiniert nie mein Sehvermögen für den Rest des Tages. Es muss also auch irgendein geistiges Problem mitspielen. Vielleicht ist es eine Art Stress, der immer bei der Beschäftigung mit mich faszinierenden Dingen entsteht? Ich glaube, ich sollte bei solchen Dingen vorsichtshalber lieber doch die Brille aufsetzen.

Am Folgetag habe ich viel Ruhe und bringe es mit intensiven Extremakkommodationsübungen und Training mit der +3-Gegenbrille wieder bis zu gut mittlerer Sehleistung. Aber erst am nächsten Tag erreiche ich wieder eine sehr gute Sehleistung.

Oft sehe ich auch in der Abenddämmerung erstaunlich gut. Jetzt aber ein gegenteiliges Erlebnis. Ich wollte in einem halbdunklen Zimmer einen etwa 5 mm langen, braun-gelben Falter fangen. Eine Motte oder sowas ähnliches. Wenn das Vieh auf der weiß getünchten, leicht rauhen Decke saß, konnte ich es ohne Brille nicht von einer kleinen Unebenheit oder einem Fleck unterscheiden. Kaum dunkler als der Rest der Decke. Das war kein Problem der Schärfe, sondern mehr des Kontrastes. Mit Brille oder bei angeschaltetem Licht hob sich die Motte dagegen klar und dunkel von der weißen Decke ab. Ich habe immer noch keine Ahnung, warum ich ohne Brille manchmal die Kontraste so nebelhaft abgeschwächt sehe. Glücklicherweise ist es aber nicht immer so, und deshalb darf ich hoffen, dass irgendwann auch diese Erscheinung nachlassen wird. Jedenfalls gibt es drei Variable, die sich im Laufe des Sehtrainings offenbar unabhängig voneinander verändern können: Schärfe, astigmatische Verzerrungen und Kontrastwahrnehmung.

Demnächst werde ich umziehen und möchte in der neuen Wohnung kein Fernsehen mehr, sondern nur noch eine Videoabspielvorichtung haben. Deshalb beginne ich, mir 2 Kassetten mit für das Sehtraining nützlichen Aufzeichnungen zusammenzustellen: Bahnfahrten, Tennis und Fußball, Texte, Filme mit Untertiteln, durchlaufende Schlusstitel von Filmen, Laufbänder mit Börsenkursen und ähnliches. Alles in unterschiedlichen Größen, Farben, Kontrasten und Durchlaufgeschwindigkeiten. Außerdem habe ich ja etwa 200 Kassetten mit Filmen und Radrennen.

Nach einigen sehr guten Tagen mit intensivem Training auch mit der +3-Gegenbrille wurde meine Sehleistung dann wieder recht bescheiden. Ich konnte Scharfsehen zwar erzwingen, aber die Schärfe schwindet sofort wieder. Die Augen schienen mir leicht verkrampft, und das Umstellen auf verschiedene Entfernungen fiel mir sehr schwer. Dazu ein stärkerer Grauschleier. Vermutlich einfach Erschöpfung. Keine Kopfschmerzen; ich habe jetzt seit Wochen keine Tabletten mehr gebraucht. Auch mit Brille ist meine Sehleistung vergleichsweise schwach. Aber auch diese bescheidene Sehleistung ist weit besser als mein früherer Standard, vermutlich etwa so gut wie das, was ich im ersten Trainingshalbjahr als Scharfsehphasen empfunden habe.

Der große Unterschied zu früher ist folgender: Früher habe ich ein Beobachtungsobjekt ja nicht nur sehr unscharf gesehen, sondern dieses sehr unscharfe Objekt gleich mehrfach nebeneinander. Auch heute sehe ich es zwar oft noch etwas unscharf und dazu auch oft etwas kontrastschwach, aber fast immer sehe ich es nur einmal, ohne mehrfache, sich überlappende Geisterbilder daneben.

Der Effekt mit dem "klebrigen Widerstand" beim Öffnen der Augen hat sich verstärkt. Allerdings habe ich da auch viel bewusst experimentiert, weil mich die Sache interessiert. Ich schließe die Augen und massiere sie dann sehr

5.2 Trainingstagebuch (Times 90%)

stark mit den Fäusten. Fast kann man von Durchkneten sprechen. Wenn ich dann die Augen wieder öffne, dann geht das nur sehr schwer. Es ist, als wären meine Augenhöhlen mit Kaugummi gefüllt, den ich beim Öffnen erst mühsam auseinanderziehen muss. Obwohl ich den Versuch oft wiederhole, kann ich die Ursache nicht sicher ausmachen. Ich vermute aber, dass sich durch das Training Muskeln in der Augenhöhle vergrößert oder umgeformt haben, so dass das Auge in eine neue Position und Form gezwungen wird. Und während der Übergangsphase zwischen altem und neuem Zustand klappt das wohl nicht immer auf Anhieb. Insbesondere nach Störungen wie dem Augenzukneifen und dem extremen Massieren muss das Auge wohl erst etwas suchen, bis es seine Position wiederfindet. (Spätere Anmerkung: Die Erklärung dieses Effekts findet sich bei Tag 1000.)

891. Tag (Ende Mai 1998)

Mir fällt auf, dass ich in den letzten Wochen nur noch selten automatische Scharfsehphasen hatte, stattdessen fast nur noch erzwungenes Scharfsehen, mal mit viel Anstrengung und mal fast mühelos, aber fast immer bewusst erzwungen. Und ich bin ins Grübeln gekommen, ob ich nicht vielleicht etwas vom richtigen Weg abgekommen bin.

Dann plötzlich ein Abend, an dem ich wieder ganz mühelos scharf sah. Je weniger ich mich darum bemühte, desto perfekter sah ich. Nur ganz kurze störende unscharfe Momente dazwischen.

Am nächsten Tag, es war Pfingstmontag, dann bei schönstem Wetter eine große Radtour durch das rheinhessische Hügelland gemacht, dabei etwa 75% der Zeit sehr gut gesehen. Auch die Kontraste waren ungewöhnlich stark. Das kann allerdings mit der großen Helligkeit zusammenhängen. Jedenfalls hatte ich keine Probleme, auf 15 km Entfernung die Kühltürme des Kraftwerks Biblis und auf gut 30 km die Bergkette an der Bergstraße minutenlang mit vielen Details zu erkennen. Unten in der Rheinebene flogen mir kleine Insekte schwarmweise in die Augen. Aber nie hat mich das mehr als ein paar Sekunden irritiert.

Am Folgetag nach leichten Anlaufproblemen am Morgen dann wieder überdurchschnittlich gutes Sehen, allerdings wieder mit Grauschleier. Nach einigen weiteren Tagen mit ausgezeichnetem Sehen dann wieder ein allmählicher Rückgang auf mittleres Niveau. Inzwischen habe ich schon ein recht genaues Gefühl für diese Art des Abfalls der Sehleistung. Das ist wie das Kommen einer Erkältung. Man fühlt es genau, weiß, dass es sich von Stunde zu Stunde verstärken und einige Tage anhalten wird und dass man absolut nichts dagegen machen kann. Ich kann mich aber nicht beklagen: Ich hatte einiger Tage ausgezeichnetes Sehen, habe es voll ausgenutzt und daneben auch noch voll trainiert, und nun sind eben einige Tage Regeneration notwendig.

Ich strenge mich an den Folgetagen deshalb gar nicht besonders an und erlebe trotzdem oder vielleicht gerade deshalb einige Momente ausgezeichneten, automatischen Scharfsehens. Es sind relativ wenige Momente, und sie sind auch nur so etwa 15 bis 45 Sekunden lang, aber dafür wirklich sehr gut und vor allem mit vollem Kontrast. Der sonst übliche Grauschleier hängt also offenbar irgendwie mit dem bewussten Erzwingen von Scharfsehen zusammen. Jedenfalls kann ich darauf hoffen, in der Endstufe dann irgendwann scharf und kontrastreich zu sehen.

Immer wieder gibt es Beweise für den enormen Einfluss von Stress auf die Sehleistung: In weit über 100 Meter Entfernung gibt es einen gemauerten Schornstein, bei dem ich vom intensiven Betrachten her wirklich fast jedes Detail jedes einzelnen Ziegelsteins und der Fugen dazwischen kenne. Heute saß ein auffällig großer Vogel darauf, und ich wollte unbedingt erkennen, was für ein Vogel das sei. Dieser selbst auferlegte Erfolgszwang unter Zeitdruck, denn das Tier hätte ja jederzeit wegfliegen können, führte sofort dazu, dass ich den ganzen Schornstein nur noch sehr unscharf sah. Ganz ähnlich ist es übrigens fast jedesmal, wenn ich einem Mädchen begegne. Je hübscher es offenbar ist, desto schlechter sehe ich vorübergehend, und desto weniger erkenne ich.

902. Tag (Juni 1998)

Schon nach zwei Tagen sehe ich wieder besser. Eine Grundsehleistung etwa so zwischen 40% und 70%, und dazu einige vereinzelte schlechtere und bessere Scharfsehphasen, zwar meistens noch mit eindeutigem Grauschleier, aber doch geringer als bisher gewohnt. Wenn ich auf einem meiner ruhigen Plätze im Park oder auf meinem Übungshügel sitze, erreiche ich fast immer spielend Sehschärfen von knapp 100% und manchmal sogar deutlich mehr, sowohl in der Ferne als auch beim Lesen von sehr kleinem Text. Dieses Textlesen klappt im Freien bei Sonne von hinten übrigens viel besser als zu Hause unter der Schreibtischlampe. Sonnenlicht ist um ein Vielfaches stärker als künstliches Licht, und deshalb wirkt sich der Tiefenschärfeeffekt dabei noch viel stärker aus. Bei jemanden, dessen schärfste Sehebene etwa 10 cm vor den Augen liegt, ist ja schon das Lesen von Text auf Armlänge eine enorme Leistung.

Meine schlechteste Sehleistung, so etwa zwischen 25% und 50% schwankend, erlebe ich dagegen beispielsweise, wenn ich unter Zeitdruck auf der Suche nach etwas in der Stadt Geschäfte durchstöbere. Dann habe ich manchmal selbst mit groß gedruckten Preisschildern Probleme, kann andererseits aber im nächsten Moment für vielleicht 3 Sekunden sehr klein gedruckte Beschreibungen auf Verpackungen lesen. Dieser extreme Wechsel und das Wissen, dass ich mich nicht darauf verlassen kann, selbst simple groß gedruckte Texte zu erkennen, verunsichert enorm. Und natürlich hat man Hemmungen, vor aller Augen wie ein des Lesens Unkundiger 30 Sekunden lang auf ein Schild mit wenigen großen Buchstaben zu starren oder die Verpackungen jedesmal auffällig lange und auffällig dicht vor die Augen zu nehmen. In solchen Stresssituationen genehmige ich mir deshalb manchmal doch wieder ein paar Minuten mit Brille.

Es folgten Tage mit sehr unterschiedlicher Sehleistung. Ich muss dazu anmerken, dass ich in diesen Wochen einiges an menschlichem Leiden und Sterben aus nächster Nähe miterlebt habe und entsprechend stressbelastet war. Manchmal kam ich mir direkt schuldig vor, weil ich mir zwischen all den Ereignissen die Zeit für einigermaßen regelmäßiges Sehtraining nahm und auch nach sehr traurigen Vorfällen bald wieder relativ scharf sehen konnte. Mir persönlich hilft bei solchen Dingen immer ein scharfer Waldlauf oder einige Stunden Fahrradfahren in stiller Natur, um mich wieder zu beruhigen. Und dadurch bessert sich dann auch fast immer wieder sehr schnell meine Sehleistung. Während einer Pause auf einer dieser abendlichen Radtouren habe ich jetzt erstmals schätzungsweise während 95% einer Stunde eine sehr gute Sehschärfe halten können. Allerdings muss ich anmerken, dass die noch fehlenden etwa 5% doch sehr störend wirken. In den Folgetagen kam noch mehr Stress hinzu, und trotzdem verbesserte sich meine Sehleistung merklich. Die Momente scharfen und gleichzeitig kontrastreichen Sehens werden häufiger. Während mehrerer Stunden am Tag kann ich jetzt nicht mehr von unscharfem Sehen mit Scharfsehmomenten dazwischen sprechen, sondern von scharfem Sehen mit häufigen kurzen unscharfen Momenten. Die Unschärfe besteht oft darin, dass das Bild seitlich auseinander laufen will. Das ist etwa so, wie wenn man zwei identische Bilder auf Klarsichtfolie hat. Solange sie genau übereinander liegen, ist das Bild scharf, aber leider verschieben sie sich manchmal seitlich, wodurch sich dann alle senkrechten Kanten verdoppeln. Im Gegensatz zu früher kann ich jetzt oft nicht mehr von unscharfen Doppelkanten (Geisterkonturen) sprechen, sondern die Kanten bleiben dabei immer öfter scharf. Sie sind eben doppelt, und das irritiert. Denn Schriften z. B. sind dann einerseits scharf, aber andererseits doch unleserlich (ich glaube, dieser Effekt ist auch die Ursache dafür, dass ich oft mit Brille den Eindruck scharfen Sehens habe, aber dabei trotzdem schlecht erkennen kann). Fast immer gelingt es mir aber problemlos, die beiden Bilder wieder übereinander zu schieben, bis sie dann früher oder später wieder auseinander rutschen.

Aber auch zwei negative Entwicklungen: Obwohl es recht warm ist, tränen meine Augen, und oft läuft die Nase wieder. Erst etwa oberhalb von 23 Grad ist damit Schluss. Und außerdem habe ich jetzt oft schwer bewegliche Augen. Keine Schmerzen, kein Ermüdungsgefühl, kein Muskelkater wie früher, auch nicht dieser klebrige Kaugummi-Effekt, sondern etwas anderes. Die Augen erscheinen mir einfach schwerer beweglich.

Dazu kommt ein Gefühl von "Verklebtheit" der Lider und in den Augenwinkeln. Nach vorsichtigem Beschneiden der Härchen um die Augen herum ist das aber sofort verschwunden. Man müsste sich angewöhnen, die Härchen um die Augen herum regelmäßig z. B. jeden Samstag zu beschneiden und nicht immer erst abzuwarten, bis sie wieder irgendwelche Probleme bereiten.

Times 90% eng

914. Tag (Juni 1998)

Nach längerer Zeit erstmals wieder die Sehleistung getrennt getestet: Links ist es immer noch eindeutig besser, aber das rechte Auge scheint aufzuholen. Vor allen Dingen scheinen mir die Scharfsehphasen des rechten Auges häufiger als bisher aufzutreten. Auffällig ist, dass das Sehen mit beiden Augen recht häufig schlechter ist als das Sehen mit einem einzelnen Auge.

Mehr zufällig bemerke ich, dass ich im Nahbereich unter etwa 20 cm fast immer nur mit dem rechten Auge sehe, obwohl das rechte Auge auch im Nahbereich eher schwächer als das linke ist. Wenn ich einen Stift senkrecht ganz dicht genau vor die Nase halte und abwechselnd ein Auge schließe und nur mit dem anderen schaue, dann springt dieser Stift scheinbar zwischen rechts und links hin und her. Das ist normal. Öffne ich dann beide Augen, dann müsste der Stift etwa in der Mitte zwischen den beiden Sprungpositionen stehen. Ich sehe ihn aber fast immer auf der äußeren Position, auf der er eigentlich nur dann stehen darf, wenn ich nur mit dem rechten Augen (linkes geschlossen) schaue. Folgerung: Im Nahbereich unterdrückt das schwächere rechte Auge das linke, während es im Fernbereich umgekehrt ist. Der Übergangsbereich liegt etwa zwischen 20 und 50 cm. (Spätere Anmerkung: Nach 4 Jahren scheint mir der Übergangsbereich bei unter 10 cm zu liegen.)

Fusionstests mit dem Doppeldaumen und der Knotenschnur bestätigen das. Ich muss mir eingestehen, dass ich schon lange keine Fusionsübungen mehr gemacht habe. Zwar übe ich oft mit der Knotenschnur, aber dabei habe ich kaum noch auf das wandernde X geachtet, sondern die Übung mehr als Akkommodationsübung betrieben, bei der es nur darauf ankommt, beim Schweifen oder Springen über die Knoten die Schärfe beizubehalten. Ab sofort werde ich jeden Tag einige Minuten Fusion üben und mich dabei im Nahbereich besonders auf den Daumen bzw. das Bild des X konzentrieren, das vom linken Auge geliefert wird. Außerdem färbe ich mir bei einigen meiner Netzrähmchen und -streifen einen der mittleren Fäden des Netzes dunkel. Damit kann ich bei den Akkommodationübungen jederzeit feststellen, mit welchem Auge ich im Nahbereich gerade sehe (den dunklen Faden direkt vor die Nase halten wie oben für den Stift beschrieben).

Allerdings nehme ich mir fest vor, meine Augen zu nichts zwingen zu wollen. Wenn sie sich tatsächlich dauerhaft für die Arbeitsteilung links - fern, rechts - nah entschieden haben, so gehe ich davon aus, dass das Sinn hat und werde es akzeptieren. Die durch das einäugige Training verlorene Zeit war mir eine Lehre.

926. Tag (Anfang Juli 1998)

Jede Menge Stress: Eigentlich bin ich im Begriff, in eine beschauliche Kleinstadt an der Marne umzuziehen. Und ich wollte mindestens 4 Tage jeder Woche dort verbringen. Aber meine alte Tante hat einen Schlaganfall erlitten und ist in einem Pflegeheim in Darmstadt. Ich muss fast jeden Tag eine Stunde mit ihr Gedächtnis, Rechnen usw. üben. Und vermutlich werde ich bald ihre Wohnung auflösen müssen. Dazu ungewöhnlich viel berufliche Arbeit und mehrere unschöne Prozesse im entscheidenden Stadium. Und mir fällt auf, dass meine körperliche Leistungsfähigkeit und die Begeisterung zum Sporttreiben seit einigen Monaten stark rückläufig ist. Sowas lässt mich immer über das Altern und mögliche Krankheiten grübeln. Allerdings dürfte der Grund bei mir darin liegen, dass ich mich einfach zu sehr auf das Sehtraining konzentriert habe. Einen großen Teil der Zeit, die ich früher mit Sporttreiben verbracht habe, investiere ich nun ins Sehtraining. Und je größer die Fortschritte, desto mehr vernachlässige ich alles andere. Jedenfalls wird mir klar, dass ich dieses Jahr nicht oft aus Darmstadt herauskommen werde und selbst sonntägliche Radtouren nur selten und im bescheidenen Rahmen möglich sein werden.

Aber das Erstaunliche ist, dass ich trotz all dieser Probleme und Störungen gerade jetzt meine bisher besten Sehleistungen erreiche: Im Schnitt mögen es täglich schon 2 bis 4 Stunden Scharfsehen sein. Natürlich nicht in einem Stück, sondern zusammengezählt. Aber manchmal ist schon eine Stunde fast pausenloses Scharfsehen möglich. Als Hauptursache für diesen Fortschritt vermute ich das Training mit Gegenbrille. Ich trage fast täglich etwa 1 Stunde bei Alltagsarbeiten und Training eine Gegenbrille.

Vielleicht ist es aber auch einfach so wie beim Fahren über einen Berg: Bergauf strengt es sehr an. Aber irgendwann erreicht man einen Scheitelpunkt, wo es flacher und leichter wird. Und bergab geht es dann von alleine und immer schneller. Es könnte ja sein, dass jede Scharfsehphase gleichzeitig ein intensives Training darstellt. Und da die Scharfsehpasen immer häufiger und länger werden, würde das eine automatische Intensivierung des Trainings bedeuten und dies wiederum zu immer schnellerem Erfolg führen - eben wie das automatische Beschleunigen beim Bergabfahren.

Die meisten Scharfsehphasen scheinen mir von der durch ein leichtes inneres Pressen erzwungenen Art zu sein. Dieses Pressen ist aber kaum noch anstrengend und fast schon unfühlbar. Oft behalte ich dieses Pressen schon unbewusst längere Zeit bei, wodurch sich natürlich die Trainingszeit enorm erhöht, verglichen mit den Zeiten, in denen ich das Pressen fast immer sofort vergaß, wenn ich durch irgendetwas abgelenkt wurde. Mir fällt auf, dass ich das Pressen sogar beim Ruhen mit geschlossenen Augen beibehalte. Vermutlich ist das nicht richtig. Selbst nach dem Aufsetzen der Brille presse ich noch manchmal weiter, wodurch das Bild dann schlecht und das Sehen schnell schmerzhaft wird. Um mit Brille scharf zu sehen, muss ich die Augen gewissermassen "locker lassen", was mir nicht immer auf Anhieb leicht fällt.

Der Grauschleier ist oft nur noch gering; manchmal nur noch minimal. Blinzeln zerstört das Scharfsehen für einige Sekunden, so dass ich oft wohl etwas starr schaue und Blinzeln vermeide. Wenn ich das bemerke, blinzele ich absichtlich und übe schnelles Wieder-scharf-Stellen.

Am größten sind die Fortschritte beim Sehen zwischen etwa 1,50 Meter und unendlich sowie beim Lesen sehr kleiner Schrift, also genau die Dinge, die ich beim Training im entspannten Zustand übe. Bei Sehtätigkeiten, die ich mehr im Alltag unter Stressbedingungen praktiziere, wie dem Lesen normaler Schrift und der Arbeit am Computerbildschirm, hat sich dagegen kaum etwas verbessert. Ich muss unbedingt wieder mehr mit normalem Text unter entspannten Trainingsbedingungen üben und darf mir nicht einbilden, die vielen täglichen Stunden beruflichen Lesens unter Zeitdruck würden als Training ausreichen. Das schadet mehr als es nutzt. Bei großem Stress ist da sogar der Griff zur Brille sinnvoller als die Quälerei ohne Brille. Wenn ich dagegen völlig entspannt Lesen trainiere, kann ich mit der +2-Gegenbrille besser lesen als ohne Brille unter Zeitdruck.

An den Übungstafeln habe ich kaum noch trainiert, und dort sind zuerst auch keine Fortschritte feststellbar. Aber wenn ich mich etwa 15 Minuten lang auf Training an der Übungstafel konzentriere und dabei auch harte Extremakkommodation zwischen der Übungstafel und dem Gitternetz dicht vor der Nase betreibe, dann verbessere ich mich um gut 2 Zeilen und erreiche etwa eine Leistung wie früher mit Brille.

Es folgt wieder eine schlechtere Periode, die 8 Tage dauert. Ob es mit dem Wetter zusammenhängt, das für Juli sehr kalt und regnerisch ist? Die Scharfsehphasen sind jedenfalls wesentlich kürzer, oft nur 1 bis 3 Sekunden, und dann verstellt sich das Bild wieder. Dieses ständige Verstellen der Schärfe ist sehr entnervend. Außerdem ist der Grauschleier einige Tage lang wieder stärker. Aber auch diese schlechten Tage sind inzwischen so gut, dass ich fast immer Untertexte bei Filmen lesen kann. Erstmals seit langem nehme ich wieder eine halbe Schmerztablette. Auch mit Brille sehe ich schlecht.

Mir fällt auf, dass der Kaugummi-Effekt mit den verklebten Augenhöhlen mehrfach am Tag wechseln kann. Er ist besonders an den schwachen Tagen fühlbar, und dann kann es sein, dass er einmal sehr stark ist, eine Stunde später kaum noch fühlbar, und nochmals eine Stunde später wieder sehr stark. Den Waschbretteffekt habe ich schon seit längerem nicht mehr erlebt, und der Hammerschlageffekt tritt nur noch selten und in grober Form auf (etwa wie eine Glasscheibe mit einigen großen Sprüngen).

Ich lese einige "Augenärzte-Bücher", um zu prüfen, ob einer der von mir beobachteten seltsamen Effekte auf ein ernsthaftes Problem hinweisen könnte. Zwar gehe ich seit Beginn des Sehtrainings überdurchschnittlich oft zum Augenarzt (nicht nur zu meiner "Haupt-Augenärztin"), aber immer nur für Routineuntersuchungen. Von meinem Sehtraining erzähle ich natürlich nichts, um mich nicht durch etwaige Kommentare beeinflussen zu lassen. Daher weiß ich, dass Augeninnendruck, Netzhaut und die üblichen Problemstellen keinen auffälligen Defekt aufweisen. Aber es bleibt immer etwas Angst, dass das Training vielleicht doch eine Schädigung bewirkt, die man nur findet, wenn man gezielt danach sucht. Deshalb schaue ich immer wieder zur Sicherheit in Fachbücher. Obwohl diese Bücher so voll von Beschreibungen diverser Krankheitsbilder sind, dass man sich schon vom Lesen ganz krank fühlt, muss ich das Gelesene als Beruhigung auffassen: Keines der Krankheitsbilder passt auch nur annähernd auf mich. Zwar wird einige Male etwas von Erscheinungen wie Rauch oder Sprüngen im Bild berichtet, und das könnte in Richtung des von mir beobachteten Grauschleiers oder Hammerschlageffekts weisen, aber die Detailbeschreibungen sind dann doch ganz anders. Insbesondere ist da von anhaltenden Erscheinungen die Rede. Mein Grauschleier und mein Hammerschlageffekt aber kommt und geht, und wenn ich die Brille aufsetze, ist er sowieso sofort verschwunden. Also kann es kein richtiger Defekt im Auge sein.

Ich finde aber die vermutete Erklärung für die laufende Nase. Und zwar gibt es in den Augenwinkeln "Tränenüberlaufkanäle", durch die Tränenüberschuß in die Nase abgeleitet wird. Es sind also einfach die bei kühler Zugluft und Sehanstrengung stark tränenden Augen, die nebenbei das Laufen der Nase mitbewirken.

Auch im Internet suche und finde ich einiges zum Thema: Homepages von Augenärzten, Verbänden und Kliniken zur Laserbehandlung bei Kurzsichtigkeit. Man bekriegt sich dort recht heftig und bezeichnet die jeweils anderen kaum verhüllt als Quacksalber. Wer da als naiver Unkundiger hineinstolpert und das glaubt, was er vielleicht zufällig als erstes oder einziges findet, der kann einem leid tun. Wer intensiv sucht, findet dann jedoch massenhaft Widersprüche. Da heißt es einerseits, dass eine Behandlung der Kurzsichtigkeit mittels Laser ein Eingriff an einem an sich gesundem Auge sei, und ein paar Sätze später wird darauf hingewiesen, dass ein Fortschreiten der "Grunderkrankung Kurzsichtigkeit" dadurch nicht verhindert werden kann. Man ist sich also nicht einmal einig, ob man Kurzsichtigkeit als Krankeit betrachtet oder nicht.

Dann wird wieder einmal behauptet, Sehtraining sei nutzlos. Aber andererseits wird festgestellt, dass man mangelnde Sehschärfe durch größere Anstrengung des Sehapparates kompensierern könne (also kann man es doch trainieren), aber das sei anstrengend und deshalb nicht empfehlenswert. Aber warum in diesem Fall im Gegensatz zu den Ratschlägen bei fast allen anderen körperlichen Schwächen von Training abzuraten sei, wird nicht verraten.

Noch schlimmer sieht es in den medizinischen "Newsgroups" aus. Das sind schriftliche Diskussionsgruppen, wo gefragt, geantwortet und diskutiert wird. Da tummeln sich jede Menge Möchtegern-Ärzte, die ihr "Fachwissen" ausschließlich durch Abschreiben aus irgendwelchen Fachbüchern beziehen. Manche haben keine Hemmungen, sich heute als erfahrenen Hautarzt auszugeben, nächste Woche dann mit ihrer Berufserfahrung als Herzchirurg zu prahlen und ein paar Tage später dann Ratschläge aus ihrer langen Praxis als Augenarzt oder Hebamme zu verbreiten. Mag sein, dass das Internet zurzeit von Presse und Politik als Zukunftsmedium hochgelobt wird. Aber in Wirklichkeit tummeln sich da ganz überwiegend diejenigen, die anderswo aus guten Gründen keine Chance haben, dass ihnen jemand zuhört.

940. Tag (Juli 1998)

Nach vielen kühlen, regnerischen Wochen ist endlich wieder Sommer, und ich mache eine anstrengende sonntägliche Radtour. An den Folgetagen dann sehr mühsames Sehen. Muskelkaterähnliche Beschwerden, zeitweise starke Kopfschmerzen direkt hinter der Stirn (Tabletten genommen), bei längerem Sehen leichtes Brennen in den inneren Augenwinkeln, zeitweise Geisterkonturen und starker Nebel, und auch das Sehen mit Brille ist schlecht und anstrengend. Da aber mein ganzer Körper unter Erschöpfungsfolgen und Sonnenbrand nach der Radtour leidet, nehme ich an, dass ich mich am Sonntag einfach völlig übernommen habe.

Für den nächsten Sonntag hatte ich eigentlich wieder eine große Tour geplant, habe darauf dann aber im letzten Moment verzichtet. Ich glaube, ich werde mir auch für den Rest des Jahres alle größeren Touren verkneifen. Ich habe zurzeit so viel Arbeit und Stress, dass es geradezu kontraproduktiv ist, nach Wochentagen harter Arbeit dann am Sonntag statt auszuruhen auch noch Gewalttouren mit dem Rad zu machen. Früher, als ich noch mit Brille fuhr, waren solche Touren rein körperliche Anstrengung und deshalb nach der mehr geistigen Arbeit in der Woche durchaus eine sinnvolle Abwechslung. Aber jetzt, beim Fahren ohne Brille, ist die stundenlange Anstrengung des Scharfsehens bei gleichzeitiger höchster Konzentration auf Verkehr und Straße wesentlich anstrengender als das bloße Fahrradfahren. Und nach 6 Tagen harter Seharbeit im Alltag - ich arbeite jetzt immer häufiger auch am Computer ohne Brille, zwar immer nur ein paar Minuten, aber das strengt enorm an, - da brauchen Kopf und Augen am Sonntag etwas Erholung. Also plane ich für die nächsten Monate nur kleinere Fahrten in bekannter Umgebung und dafür etwas mehr Übungen an der Kraftmaschine und auf dem Trimm-dich-Platz und dazu Joggen im Stadtwald.

Diesen Sonntag habe ich also ausgesprochen geruhsam verbracht, und trotzdem wurde ich meine prallen und beim Eindrücken schmerzenden Augen nicht los. Kühlen mit Wasser bringt nur kurze Linderung. Obwohl ich über meine Sehleistung enttäuscht bin, muss ich doch zugeben, dass ich weit besser sehe als früher. Da gibt es z. B. in etwa 100 Meter Entfernung einige Balkone, bei denen auf der Begrenzungsmauer noch ein kleines Geländer ist. Ich weiß genau, wie ich noch im zweiten Trainingsjahr immer gerätselt habe, ob da auf der Mauer noch etwas ist. Und heute erkenne ich selbst an den schlechtesten Tagen die Details dieses Geländers und der Blumenkästen.

Sehr lang und gut geschlafen, und am Montagmorgen waren die Augen weich, locker und schmerzfrei. Aber schon nach wenigen Minuten Sehen kehrten Anspannung und Schmerzen zurück. Beim Streichen über meinen Hinterkopf entdeckte ich auch dort leichte Schmerzen. Auch der Rest des Körpers fühlt sich nicht gut. Dazu kommen dann noch etwa 20 Insektenstiche oder -bisse an den Beinen. Vielleicht irgendeine kleine Infektion, die gar nichts direkt mit den Augen zu tun hat? Mir bleibt mir nichts anderes übrig als schonen und abwarten.

960. Tag (August 1998)

Viel Arbeit, viel Stress und leichte Herzschmerzen. Letzteres ist neu für mich und der Schrecken darüber sicherlich größer als die Schmerzen selbst. Trotzdem recht gute Sehleistung. Allerdings immer wieder der Effekt, dass mir die Sehleistung ohne Brille gefühlsmäßig schlechter erscheint, als sie wirklich ist. Greife ich zur Brille um scharf zu sehen, so muss ich im Fernbereich immer öfter festellen, dass ich mit Brille weniger scharf sehe als ohne (im Nah- und Mittelbereich bringt die Brille dagegen immer noch eindeutig einen Schärfezuwachs). Vermutlich sind die notwendige Anstrengung und das Fehlen der Farbbrillianz Ursachen dafür, dass ich die Schärfe beim Fernsehen ohne Brille unterschätze.

Auch unter Stress sehe ich immer öfter gut. Aber das scheint mir oft eine Art mit Gewalt erzwungenes Scharfsehen zu sein. Kurz: Ich kann den drohenden "Sehkrampf" beherrschen, aber nicht wirklich vermeiden. Bei diesem erzwungenen Scharfsehen kann ich oft nur sehr schwer die Schärfe beim Schweifen bzw. bei Blicksprüngen über verschiedene Entfernungen verstellen. Außerdem scheinen mir dabei die Unterdrückung der Kurzsichtigkeit und des Astigmatismus manchmal getrennte Wege zu gehen. Einfach nur scharf zu sehen, scheint mir zurzeit leichter erzwingbar zu sein, als auch die senkrechten Linien am Auseinanderlaufen zu hindern (Astigmatismus).

Jedesmal, wenn ich es schaffe, mir auch bei Stress die Zeit zum wirklich entspannten Sehen zu nehmen, erreiche ich Phasen nicht nur müheloser, sondern auch qualitativ besseren Sehens.

So konnte ich kürzlich z. B. von einem ruhigen, schattigen Platz an einem Badesee aus mehrfach hintereinander mühelos jeweils mehrere Minuten lang auf etwa 200 bis 400 Meter Entfernung Details von Badegästen ausmachen. Allerdings ist die maximale Zeit scharfen Sehens pro Tag immer noch begrenzt. Selbst an den besten Tagen gibt es einen Punkt, wo Qualität und Dauer der Scharfsehphasen eindeutig nachlassen. Erschöpfung, klar! Aber was ist erschöpft? Wenn ich das genau wüsste, könnte ich es dann vielleicht gezielter trainieren?

Ich lese das Bates-Buch zum zweiten Mal, und diesmal wird mir manches verständlicher als beim ersten Mal. Seine Theorie, dass beim Scharfstellen der Augen auch eine "äußere Akkommodation" mittels der äußeren Augenmuskeln mitwirkt, deckt sich mit vielen meiner Beobachtungen. Da wäre z. B. meine gefühlsmässige Einordnung vom Ort der Anstrengung des morgendlichen Muskelkaters. Auch die Beobachtung, dass die Unterdrückung des Astigmatismus nicht immer genau parallel zur Unterdrückung der Kurzsichtigkeit verläuft, deutet darauf hin, dass dabei mindestens zwei verschiedene Muskeleinwirkungen mitwirken. Und auch das oft gegen Bates vorgebrachte Argument, dass die äußeren Augenmuskeln von ihrer Art her nicht auf Dauerbelastung ausgelegt seien, passt zu meiner Beobachtung, dass die Sehschärfe oft nach einigen Sekunden nachlässt und dann neu nachgeregelt werden muss, ganz so, als würde da ein Muskel allmählich nachlassen und müsste neu angespannt werden. Und auch die Erschöpfung nach einiger Zeit passt dazu.

965. Tag (August 1998)

Trotz viel Arbeit und Stress habe ich es jetzt an mehreren Abenden hintereinander geschafft, mich jeweils für einige Stunden zu entspannen und ohne fühlbares Pressen fast dauerhaft mit Sehschärfe im Bereich 60 bis 80% zu sehen, allerdings nur am TV-Bildschirm und bei ähnlich belanglosen Tätigkeiten, für die man keine ernsthafte Konzentration benötigt. Der Grauschleier ist nahezu verschwunden, und die astigmatischen Verzerrungen sind nicht größer als die Restverzerrungen, die ich früher auch mit Brille noch hatte. Ich fühle keine direkte Anstrengung und gehe ins Bett, bevor meine Augen völlig erschöpft sind. Trotzdem ist mein Sehen am nächsten Morgen jeweils bis etwa Mittag auffallend schlecht, und die Augen sind auffallend schwerfällig, nicht anders als zu Beginn des Trainings. Auch wenn ich es nicht mehr als anstrengend empfinde, so ist es für die Augen doch eine anstrengende Sache.

Am Sonntag sehe ich bereits nachmittags einige Stunden entspannt und gut und mache am Spätnachmittag noch eine kleine Fahrradtour. Trotz fast 30 Grad Wärme tränen meine Augen stark, und die Sehleistung ist ungewöhnlich schlecht. Das starke Tränen wird also nicht nur von kaltem Luftzug verursacht, sondern kann bei sehr starker Anstrengung auch bei warmem Luftzug auftreten. Da habe ich ja noch einiges zu erwarten, denn ich muss meine Durchhaltedauer noch mindestens verdreifachen, um einen ganzen Arbeitstag durchzuhalten, und anschließend dann noch so weit steigern, dass die Anstrengung keine Anstrengung, sondern nur noch Routine ist. Andererseits habe ich mich inzwischen ja bereits von ursprünglich einigen Sekundenbruchteilen scharfen Sehens pro Tag auf inzwischen mehrere Tausend Sekunden pro Tag gesteigert. So gesehen fehlt gar nicht mehr viel.

Ich kann mir inzwischen mit geschlossenen Augen und sogar im Halbschlaf für meine Verhältnise recht gut Bilder vorstellen. Erstaunlicherweise treten dabei die gleichen Bildfehler (auf- und abschwellende Schärfe, senkrechte Kanten, usw.) wie beim wirklichen Sehen auf. Das muss mithin mindestens teilweise ein geistiges Problem sein.

Immer noch ist es so, dass ich nach dem Abnehmen der Brille fast immer für einige Zeit besonders mühelos gut sehe. Das ist keine Täuschung durch ein Nachwirken des scharfen Bildes, sondern ich sehe auch scharf, wenn ich den Blick dann auf etwas völlig anderes richte. Erst nach einigen Sekunden bis Minuten muss ich mich zunehmend anstrengen, um das scharfe Bild auch ohne Brille zu halten.

Und auch immer noch ist das linke Auge deutlich besser. Das rechte ist aber weiterhin meistens aktiv und liefert auch manchmal ein perfektes Bild, aber wesentlich seltener als das linke. Deshalb ist das Bild beim beidäugigen Sehen oft durch Störungen von rechts verunstaltet. Würde ich das rechte Auge dauerhaft abdecken, wäre meine durchschnittliche Sehleistung deutlich höher.

Ich habe jetzt machmal viele kleine unscharfe Flecken im Bild. Sie sind aber nicht neblig, und die Übergänge zwischen scharf und unscharf sind wesentlich sanfter als der sprungartige Übergang beim früheren Hammerschlageffekt. Insofern ist das ein Fortschritt.

Kurz nach Auftreten dieser Flecken habe ich plötzlich auffallend oft lange Zeiten mit leuchtenden Farben und völlig ohne Grauschleier. Sogar mit Gegenbrille sind die Farbkontraste fast normal. Die Schärfe ist dabei meistens gut, aber nicht absolute Spitzenklasse. Es strengt auch kaum an, außer, dass ich oft immer wieder die auseinanderfließenden senkrechten Linien übereinander schieben muss. Woher mag dieser plötzliche Fortschritt kommen? Das einzige, was ich in den letzten Tagen anders gemacht habe, ist, dass ich die Bewegungsübungen intensiviert habe. Außerdem habe ich es letztlich wieder einmal mit intensiver, pausenloser Naharbeit übertrieben, als ich mit Brille die komplizierte "Vasarely-Übungstafel" für dieses Buch am Computer bearbeitet habe und anschließend stundenlang hundsmiserable Fernsicht hatte. Und dann nehme ich seit vorgestern täglich eine Portionspackung einer ziemlich teuren "Vitamin-Mineralien-Mischung". Eine Kombination aus "Limonadenpulver" und einer Pille, die zusammen alle Vitamine und Mineralien enthalten soll. An so etwas glaube ich zwar nun wirklich nicht, aber da ich irgendwann mal eine Großpackung davon geschenkt bekommen habe und deren Verfallsdatum nun naht, will ich es ja auch nicht einfach wegwerfen.

Nach 4 Tagen mit fast immer leuchtenden Farben beschließe ich, die tägliche Vitaminportion abzusetzen, um zu testen, ob dann die Farben wieder nachlassen. Meine Sehschärfe schwankte in den letzten Tagen sehr häufig, allerdings fast nur im mittleren und höherem Bereich. Länger als maximal etwa 30 Sekunden bleibt die Schärfe nie unverändert, oft viel kürzer. Diese ständigen Schärfeänderungen sind nach wie vor sehr störend. Immer wieder habe ich den Eindruck schlechten Sehens. So ärgere ich mich z. B. darüber, dass ich von der Dachterrasse herab Details an Radfahrern in über 100 Meter Entfernung nicht erkennen kann. Dabei weiß ich ganz genau, dass ich noch vor 2 bis 3 Jahren auf diese Entfernung nur sich bewegende Schleierwolken sah. Ob Radfahrer oder Fussgänger und wieviele konnte ich damals unmöglich ausmachen.

Ich erlebe auch einige wenige extrem gute automatische Scharfsehmomente, in denen ich z. B. den Computerbildschirm weit schärfer als je zuvor mit Brille erkenne. Im Allgemeinen sind die auffallend guten automatischen Scharfsehphasen aber eher seltener geworden. Möglicherweise ist meine Grundsehschärfe aber inzwischen auch so gut, dass mir nur noch die ganz besonders guten Scharfsehphasen auffallen. Zurzeit ist leider meine Fähigkeit zur schnellen Verstellung der Augen zurückgegangen. Wenn ich die Augen auf eine Autonummer in etwa 30 Meter Entfernung scharfgestellt habe und dann den Blick auf eine Nummer in vielleicht nur 3 Meter Entferung richte, dann kann es einige Sekunden dauern, bis ich meinen Blick auf diese Entfernung scharf gestellt habe. Das ist zwar nicht immer so, aber doch manchmal, und dann stört es sehr. Ich hoffe aber, dass ich das später durch häufigere Schweifübungen wieder in den Griff bekomme.

Der Effekt mit den verklebten Augen hat sich dahingehend verändert, dass jetzt manchmal schon ein leichter Fingerdruck gegen die geschlossenen Augenlider reicht, und beim Öffnen der Augen muss ich dann die am Auge festgeklebten oder festgesaugten Lider mit ungewohntem Kraftaufwand losreißen. Dies ist aber nicht immer so. Schon wenige Minuten später kann ich auf die Augenlider drücken soviel ich will, und trotzdem lassen sich die Augen problemlos öffnen. Und einige Minuten später kann es wieder anders sein.

Ich habe erste Kontakte mit einem Literaturagenten und einigen Verlagen wegen der Veröffentlichung dieses Buches. Und was ich da so lerne, erklärt mir, warum es so viele absurde Ratgeber-Bücher gibt: Der eine rät mir, ich solle doch deutlich auf den Nutzen von Fastenkuren hinweisen, denn er würde demnächst auch ein Buch zu diesem Thema auf den Markt bringen. Ein anderer ist erst ganz begeistert. Er erklärt mir, dass er selbst unter noch stärkerer Fehlsichtigkeit als ich leide und schon alle Bücher zu dem Thema verschlungen hat und wegen der dort gemachten überzogenen Versprechungen enttäuscht ist. Mein Manuskript dagegen ist das erste, das ehrlich klingt. Nach einigen Wochen Diskussion wird er immer nachdenklicher und meint, dass der Hinweis auf mehrere Jahre hartes Training Leser abschrecken könnte und schlägt deshalb sinngemäß vor: "Schreiben Sie doch einfach 4 Wochen leichtes Training und wir machen einen Bestseller daraus". Nun ja, über genau diese Art von Büchern hatte ich mich ja geärgert und deshalb beschlossen, ein ehrliches Buch zu diesem Thema zu schreiben. Und er hatte das vor 4 Wochen noch ebenso gesehen. Jetzt verlangt er von mir, das Buch genau zum Gegenteil umzuschreiben. Da wird mir klar, dass die Schuld für so manches Buch also nicht allein beim Autor liegt, sondern mindestens zum Teil auch bei den Verlegern und den kommerziellen Zwängen des Büchermarkts.

979. Tag (Ende August 1998)

Seit einer Woche nehme ich das Vitaminpräparat nicht mehr, und trotzdem sehe ich immer noch sehr gute Farbkontraste. Nahezu perfekt sind die Farben am Bildschirm und bei Videotext. Beim Lesen von normalem Schwarzdruck auf weißem Papier und beim Fernblick im Freien ist der Farbkontrast noch nicht ganz so perfekt wie mit Brille. In etwa einer Woche werde ich wieder die Vitamine nehmen und dann nochmals testen können, ob dieses Mittel meine Kontrastwahrnehmung verbessert.

Die Börsen sind jetzt im freien Fall, und meine Gewinne steigen und damit auch meine Laune. Ich habe zeitweise 3 Bildschirme mit Kursen nebeneinander laufen und kann ohne Brille fast immer auch alle Schriften lesen. Lediglich wenn ich daneben auch noch selbst ernsthaft am Computer arbeite, muss ich doch bald wieder zur Brille greifen. Lesen, schreiben und konzentriertes Denken zusammen brauchen leider immer noch so viel Kraft, dass dabei dann nicht mehr genug für gutes Sehen bleibt.

984. Tag (Anfang September 1998)

Immer noch überwiegend gutes Sehen mit vollen Kontrasten, obwohl ich wieder jede Menge Stress habe. Neben der üblichen Arbeit muss ich die Wohnung meiner Tante auflösen, weil sie nun doch endgültig in einem Heim bleibt. Und zudem richte ich meine eigene neue Wohnung in einem Kleinstädtchen an der Marne ein. Am Sonntag eine Radtour in der Champagne gemacht. Hügelland mit vielen schnurgeraden Straßen. Beim Bergabfahren konnte ich oft die Linien auf der Straße bis an den Horizont scharf und ohne seitliche Auffächerung sehen, schärfer als jemals früher mit Brille. 2 bis 3 Stunden lang habe ich gut 50% der Zeit so scharf gesehen. Dann wurde es leider schlechter und nach Einbruch der Dunkelheit sogar hundsmiserabel. Aber so ganz dicht am Straßenrand gegen die Scheinwerfer der entgegenkommenden Autos anzufahren war für mich schon immer ein Problem, ob nun mit oder ohne Brille. Am Folgetag wieder sehr gutes Sehen, dann folgten mehrere sehr schlechte Tage mit ständigen Wechsel zwischen scharf und unscharf und kaum Scharfsehphasen über 2 Sekunden.

Die doch recht schnellen Fortschritte und vielen Effekte erinnern mich in diesen Wochen an das erste Halbjahr meines Sehtrainings. Vereinzelt ist es mir nun sogar bei Videotext wie früher manchmal beim Lesen passiert, dass ich einen Text zwar einerseits gut lesen kann, aber andererseits ein oder mehrere Buchstaben einfach zu fehlen scheinen. Der Griff zur Brille oder näheres Herangehen beweisen aber jedesmal eindeutig, dass sie da sind.

5.2 Trainingstagebuch (Times 110%)

Im ausgeruhten Zustand ist Scharfsehen praktisch mühelos. Automatisches und erzwungenes Scharfsehen ist kaum unterscheidbar. Nach einigen Stunden wird das Scharfsehen mühseliger und Pressgefühle, insbesondere im Stirnbereich oberhalb der Augen, werden fühlbar. Diese gehen dann in Kopfschmerzen im Stirnbereich über, und bald ist kein erzwungenes Scharfsehen mehr möglich. Eine halbe Kopfschmerztablette kann diesen Punkt deutlich hinauszögern. Ist er aber einmal erreicht, dann ist für diesen Tag oder zumindest die nächsten Stunden Scharfsehen nur noch durch intensives Entspannen und nicht mehr durch Erzwingen zu erreichen.

991. Tag (September 1998)
Wieder sehr gutes Sehen mit langen Scharfsehphasen. Trotz ungewöhnlich viel beruflichem Stress habe ich beim Einkauf in einem Supermarkt eine rund 10 bis 15 Minuten lange, praktisch ununterbrochene und mühelose Scharfsehphase mit einer Sehschärfe von etwa 60 bis 80% bei leichtem Grauschleier. Ich bin vorsichtig und wie in Trance durch das Geschäft und danach über den Parkplatz geschlichen, weil ich Angst hatte, dass eine hastige Bewegung alles wieder zerstören würde. Es blieb aber, bis ich zum Autofahren wieder die Brille aufsetzen musste.

Erstmals das Minesweeper-Spiel problemlos in Schwarzweiß geschafft. Das ist viel schwerer als in Farbe, weil ich in Schwarzweiß die aufgedeckten Felder sehr schwer von den unaufgedeckten unterscheiden kann.

Ich nehme jetzt wieder das Vitaminpräparat. Die Kontraste bei Videotext scheinen mir geringfügig besser. Aber an der Sehtafel auf gleiche Entfernung und auch bei allen anderen Beobachtungsobjekten kann ich keine Verbesserung ausmachen. Also ist es vermutlich nur Einbildung oder Zufall.

Ich habe ja sehr oft an der grünen Leuchtschrift auf schwarzem Hintergrund an meinem Videorekorder geübt und da auch sehr große Fortschritte gemacht. Jetzt steht dieser Rekorder im Regal etwas höher als früher, etwas oberhalb meiner Kopfhöhe, und es dauert mehrere Tage, bis ich die Anzeige wieder so gut erkennen kann wie vorher.

Wieder einmal fällt mir auf, dass ich seit langer Zeit kaum noch an der Übungstafel trainiert habe und meine Sehleistung sich dort bei meiner normalen Trainingsentfernung von etwa 1,50 Meter sogar etwas verschlechtert hat. Ich nehme mir 1 Stunde Zeit und trainiere mich an der Tafel so richtig warm, z. B. mittels Extremakkommodation. Und tatsächlich steigt innerhalb dieser Stunde meine Leistung von etwa 30% auf etwa 60%, mit einigen kurzen zusätzlichen sehr guten Scharfsehphasen dazwischen. Allerdings bleiben die Kontraste recht schwach, und relativ oft muss ich gegen hellgraue Doppelbilder ankämpfen. Gehe ich näher heran (unter 1 Meter) oder weiter weg (über etwa 3 Meter), so erscheinen mir die Zeichen deutlich schwärzer.

An einem Tag mit sehr klarer Sicht beobachte ich von der Dachterrasse aus mit meinem Fernglas die Skyline von Frankfurt. Mir fällt auf, dass ich ohne Brille mit dem Fernglas etwa so scharf wie mit Brille sehe. Farben und Kontraste sind ausgezeichnet, und auch astigmatische Verzerrungen sind kaum vorhanden bzw. lassen sich leicht wegdrücken. Nun sind Ferngläser ja verstellbar und haben insofern ja eine Art Ersatzbrille eingebaut. Und meine Einstellung für höchste Sehschärfe ohne Brille liegt auf der Einstellskala auch sehr weit von der entsprechenden Einstellung mit Brille entfernt. Aber ich kann mich noch genau daran erinnern, dass ich früher selbst bei extremer Einstellung durch dieses Fernglas ohne Brille nie scharf sehen konnte. Heute kann ich selbst mit der +3-Gegenbrille scharf sehen, ohne dass ich dazu die extreme Einstellung brauche. Sicherheitshalber habe ich gleich getestet, ob das bloße Sehen durch Glas oder durch eine Röhre meine Sehleistung verbessert, aber das war nicht die Ursache.

996. Tag (September 1998)
Nach einem Tag mit viel Stress und Arbeit bekomme ich am Spätnachmittag Kopfschmerzen, die sich am Abend noch verstärken. Die Schmerzen sind dicht hinter der Stirn, überwiegend zwischen den Augen, und vermittelten das Gefühl eines schmerzvollen Zwangspressens der Augen, das ich nicht mehr willentlich lösen kann und das immer stärker schmerzt. Hinzu kommt der Kaugummi-Effekt; besonders stark beim rechten Auge. Obwohl ich zum Einschlafen ein Beruhigungsmittel nehme, schlafe ich sehr schlecht und wache immer wieder auf, ohne dieses Pressgefühl loszuwerden. Am nächsten Tag nehme ich zweimal eine halbe Schmerztablette und habe wohl deshalb kein Pressgefühl und keine Kopfschmerzen mehr. Aber meine Sehleistung ist bescheiden.

Nachdem ich einige Tage regelmäßig hartnäckig an der Übungstafel trainiert habe, kann ich diese wieder recht gut erkennen. Extremakkommodation scheint für mich einfach die wirkungsvollste Übung zu sein. Da es mir aber lästig ist, den Streifen mit dem Gitternetz ständig mit der Hand dicht vor die Augen zu halten, befestige ich so einen Streifen mit Draht an einem alten Brillengestell ohne Gläser. Er hängt jetzt etwa auf Nasenspitzenentfernung knapp unter der Sehachse. Allerdings ist das eine sehr wacklige Angelegenheit. Man müsste einige Tage Zeit investieren, um eine bessere Konstruktion zu entwickeln, vielleicht auch an einer Gegenbrille.

1000. Tag (September 1998)
Als ich die Sache mit dem Kaugummi-Effekt einmal vor dem Spiegel erlebe, finde ich die schon fast peinlich einfache Lösung: Es ist nichts anderes als ein einfaches, äußeres Verkleben der Lider und benachbarter Hautlappen. Da meine Augen sehr tief unter großen Wülsten liegen, gibt es da mehr freie Hautlappen als beim Durchschnittsmenschen, und diese sind durch den reichen Tränenfluss oft etwas klebrig. Wenn ich die Augen nun fest zupresse und auch noch massiere, dann drücke ich diese klebrigen Hautlappen zusammen und muss sie beim Wiederöffnen der Augen erst wieder auseinanderreißen. Zwecks Gegenprobe wasche ich mir die Augengegend gründlich mit warmem Seifenwasser, trockene gut und pudere etwas. Und tatsächlich kann ich anschließend trotz intensivem Kneifen und Massieren keinerlei Klebeeffekt mehr hervorrufen.

Wieder eine Einkaufstour im gleichen Supermarkt und am Folgetag eine längere Radtour gemacht. Beide Male sah ich auffallend schlechter als bei den vergleichbaren Begebenheiten der letzten Wochen. Mit Astigmatismus habe ich zurzeit kaum noch Probleme. Die senkrechten Linien sind fast immer ohne störende Doppelkonturen, oder die Doppelkonturen lassen sich jedenfalls leicht übereinander schieben. Senkrechte Linien mit markanten Kontrastfarben, z. B. rot-weiß gestreifte oder knallgelbe Pfosten in sanfter Naturumgebung sehe ich jetzt sogar oft auffallend schärfer als ihre Umgebung. Aber die allgemeine Schärfe ist zurzeit überwiegend schlecht. Es gibt zwar Momente sehr scharfen Sehens, aber die sind nur Sekunden kurz, und dann falle ich zurück in dieses elende, hilflose Schwanken zwischen schlecht und mittelmäßig und kann richtiges Scharfsehen auch kaum erzwingen.

Es ist mein Eindruck, dass sehr viel dieser Unschärfe vom rechten Auge stammt. Ich habe zwar nach wie vor auch rechts perfekte Scharfsehphasen, aber diese scheinen mir seltener und kürzer als früher, und die unscharfen Phasen rechts sind wesentlich schlechter als früher. Oft liefert das rechte Auge ein sehr schlechtes Bild voller grauer Schleier, welches das beidäugige Sehen erheblich verschlechtert. Decke ich rechts ab, so vervielfacht sich meine Scharfsehzeit. Auch der Augeneindrücktest ist meistens eindeutig: Links reicht ein geringer Druck auf das Auge, und schon habe ich ein sehr scharfes Bild. Rechts muss ich das Auge dazu erheblich eindrücken. Ich vermute, dass ein paar Wochen Abdecken des rechten Auges reichen würden, um dieses wieder stillzulegen und mich dadurch weit voranzubringen. Aber andererseits möchte ich nicht noch einmal so lenkend eingreifen, sondern es meinem Körper selbst überlassen, wie er es macht. So muss ich z. B. immer wieder feststellen, dass ich im extremen Nahbereich überwiegend mit dem rechten Auge sehe. Etwa ab 15 cm schaltet mein Gehirn auf Bevorzugung des rechten Auges um. Meist wird dann das linke regelrecht ausgeschaltet. Wenn ich einen Stift senkrecht so vor die Nase halte, dass er gerade die Nasenspitze berührt, dann sehe ich den Stift auch mit beiden Augen praktisch immer so, wie wenn ich das linke Auge schließe und nur mit dem rechten sehe.

Vielleicht mache ich mir etwas vor, aber ich bilde mir ein, dass mich der Fehler, früher zeitweise nur das rechte Auge trainiert zu haben, immer noch behindert. Hätte ich dieses jahrzehntelang eingeübte komplizierte Zusammenspiel der beiden Augen doch nur nie mit Gewalt zu ändern versucht!

1010. Tag (Ende September 1998)
Noch mehr Stress und trotzdem etwas besseres Sehen. Sowohl Länge als auch Qualität der Scharfsehphasen sind wieder besser, aber weit von früher schon erreichten Spitzenleistungen entfernt. Aber es täuscht auch alles so sehr. Da gibt es Momente, in denen ich so schlecht sehe, dass ich am Sinn des ganzen Trainings zweifle. Aber gleichzeitig muss ich mir eingestehen, dass ich auch in diesen Momenten Untertitel am TV-Bildschirm meistens problemlos lesen und bei Tennisübertragungen alle Linien klar und fast ohne Doppelkonturen erkennen kann. Und das sind Dinge, die ich in den ersten Monaten nur in wenigen ganz kurzen Scharfsehphasen einigermaßen konnte.

Mir fällt auf, dass es mindestens zwei Arten von Stress gibt. Der "Erwartungs-Stress" tritt auf, wenn man unruhig wird, grübelt oder schlicht Angst hat, weil man weiß oder ahnt, dass etwas möglicherweise Unangenehmes kommen wird. Einfache Beispiele sind z. B. ein bevorstehender Arztbesuch oder bestimmte Geschäftstermine. Der "Erlebnis-Stress" ist dagegen die Aufregung, Hetze oder Arbeit während des Ereignisses selbst. Der Erwartungs-Stress verschlechtert mein Sehvermögen meist mehr als der Erlebnis-Stress.

1017. Tag (Anfang Oktober 1998)
Es ist überwiegend düster, regnerisch und kühl. Entsprechend ist meine Sehleistung außer Haus bescheiden, und die Augen tränen wieder stark. Zu Hause erlebe ich dagegen wieder mehrere Tage mit guten und langen Scharfsehphasen, praktisch stundenlanges anstrengungsloses Scharfsehen mit mindestens 40% Sehleistung und nur ganz kurzen Störungen dazwischen.

Allerdings sehe ich nur selten extrem gut und meistens mit deutlichem bis starkem Grauschleier. Die Farben und Kontraste sind aber eindeutig besser als früher. Kein oder nur geringer Hammerschlageffekt. Das Verstellen zwischen Nah- und Fernbereich klappt aber nicht ganz automatisch, sondern erfordert meist einige Sekunden bewusstes Bemühen. Ich habe den Eindruck, dass ich meistens mit einem leichten, kaum noch bemerkbaren Pressen und leicht schlitzartigen Augen sehe. Immer wenn ich es schaffe, dieses Pressen durch Entspannung zu lösen oder jedenfalls für mich unfühlbar zu machen, dann verbessern sich Sehschärfe und Verstellbarkeit deutlich. Auch die Schlitzaugen sind nicht zwingende Vorraussetzung für scharfes Sehen. Ich habe mehrfach festgestellt, dass ich zumindest manchmal auch mit weit geöffneten Augen scharf sehen kann.

Ich nutze diese guten Tage, um besonders intensiv zu trainieren (Lesen klein gedruckter Schrift und Üben am TV mit Gegenbrille und immer wieder Bewegungsübungen). Morgens habe ich dann den üblichen leichten Muskelkater mit bescheidener Sehleistung. Aber die verbessert sich stetig, und am Abend bin ich dann regelmäßig in Höchstform und komme beim Lesen kleiner Schrift in etwa 30 cm Entfernung kurzfristig auf bis zu 150% und an der Übungstafel in über 1 Meter Entfernung auf 70 bis 80% Höchstleistung. Das größte Problem in diesen Tagen ist, dass ich manchmal zwei recht scharfe, aber seitlich etwas versetzte Einzelbilder sehe, die ich dann jedesmal bewusst übereinanderschieben muss. Das klappt einerseits zwar schon ziemlich routinemäßig, aber andererseits rutschen die beiden Bilder immer wieder auseinander, sobald meine Konzentration nachlässt.

Mir fällt zum wiederholten Male auf, dass ich besonders schlecht sehe, wenn ich meine Fußnägel schneiden möchte. Aus Angst, mich zu schneiden, greife ich dann immer zur Brille. Es gibt auch einige andere Tätigkeiten und Beobachtungsobjekte, bei denen ich immer auffallend schlecht sehe. Oft reicht es schon, daran zu denken, und ich sehe schlechter. Auch Bates schreibt in seinem Buch, dass er bei vielen seiner Patienten beobachtet hat, dass sie bestimmte angenehme oder vertraute Dinge ("Optima") immer besonders gut und andere negativ belegte ("Pessima") besonders schlecht sehen. Diese Einstellung zu den Beobachtugsobjekten kann sich im Lauf der Zeit ändern. Ich z. B. habe früher gerne und oft an meiner Haupt-Übungstafel trainiert und später dann eine gewisse Abneigung gegen diese Tafel entwickelt. Seitdem blieb meine Sehleistung an der Tafel etwa auf dem alten Stand stehen, während ich gleichzeitig bei den meisten anderen Beobachtungsobjekten große Fortschritte machte.

An den Folgetagen weiterhin recht konstantes Sehen auf mittlerem Niveau, etwa 40 bis 60%. Ich habe oft den Eindruck, einen dieser Weichzeichner-Filme zu sehen. Obwohl die Schärfe also nicht überragend ist, ist dieses Sehen für mich recht angenehm, da die Doppelbilder und die nervenden, ständigen Schwankungen der Sehschärfe fehlen. Danach einige Tage mit einer leichten Erkältung. Die Sehleistung bleibt trotzdem immer noch erstaunlich gut. Ich habe einige Tage lang leichte Kopfschmerzen und nehme Schmerztabletten. Ob die Schmerzen von der Erkältung oder der Anstrengung der langen Scharfsehphasen verursacht werden, bleibt unklar.

An einem Abend sehr gutes Sehen. Ich kann selbst während des Abendessens problemlos Videotext lesen. Bisher konnte ich beim Kauen die Augeneinstellung nicht halten. Jetzt bleibt die meine Sehschärfe auf einmal selbst bei heftiger Gesichtsmimik mühelos und automatisch praktisch unverändert. Für kurze Momente kann ich im Bild sogar das Streifen- und Punktemuster des Bildschirms erkennen. Das habe ich mit Brille nie gekonnt.

Times 110% eng

1031. Tag (Oktober 1998)
Die Erkältung ist abgeklungen. An einigen Tagen sind insbesondere vormittags die Scharfsehphasen wieder kürzer und die Schärfeschwankungen größer. Das dürfte die normale Folge der Anstrengung des langen Dauerscharfsehens vom Vortag sein. Spätestens gegen Abend erlebe ich aber wieder lange und kaum unterbrochene Phasen mittelscharfen bis sehr guten Sehens. Auch die Kontraste sind gut. Manchmal sehe ich die schwarzen Kreisflächen und Kringel auf der Übungstafel fast ohne störende Grauflecken, zwar nicht ganz so tiefschwarz wie mit Brille, aber für meine Verhältnisse doch erstaunlich schwarz (ganz perfekt ohne graue Flecken habe ich diese Bilder auch mit Brille nie gesehen). An manchen Tagen arbeite und lese ich 1 bis 2 Stunden lang mit der +2-Gegenbrille. Insgesamt sind das meine bisher besten Leistungen seit Beginn des Trainings, allerdings nur im Haus. Draußen regieren wegen des dunklen und kühlen Wetters wieder Tränen und laufende Nase. Radfahren bei Dunkelheit und vielleicht auch noch glänzender Nässe ist weiterhin eine Quälerei. Trotzdem ist meine Sehleistung auch im Freien unzweifelhaft stark verbessert. Die Anzahl und Form von Lichtern kann ich jetzt fast immer eindeutig erkennen. Manchmal muss ich mich dazu anstrengen, und meist ist noch ein störender Lichtnebel drumherum, aber ich kann die echte Form der Leuchtquelle eindeutig von den Störbildern unterscheiden. Sehr komplizierte Figuren, wie z. B. die grünen oder roten Fußgänger- bzw. Radfahrerleuchtbilder an Ampeln kann ich allerdings nur selten und nur für ganz kurze Augenblicke perfekt erkennen.

Mein rechtes Auge hat auffallend mehr und längere Scharfsehphasen als früher. Möglicherweise beruht der starke Fortschritt beim beidäugigen Sehen einfach auf diesem Aufholen des rechten Auges. Aber woher kommt plötzlich der Fortschritt rechts, und ist das dauerhaft?

Erstmals habe ich nun auch ohne Brille einen Effekt beobachtet, der mir mit Brille schon oft aufgefallen ist, nämlich den Eindruck, scharf zu sehen, obwohl ich in Wirklichkeit gar nicht so sonderlich scharf sehe. Ich sehe meine Umgebung scharf und voller Kontraste und Farben, aber sobald ich z. B. Schrift lesen will, muss ich mit Erstaunen feststellen, dass ich die vermeintlich scharfen Zeichen kaum identifizieren kann. Ich glaube, es sind die vollen Kontraste, Farben und wohl auch das Selbstbewusstsein, die diese nicht vorhandene Schärfe vortäuschen.

1035. Tag (Oktober 1998)
Wieder einige Tage mit schlechterem Sehen. Die Scharfsehphasen sind wesentlich kürzer, die Schärfe schwankt stark und ständig, der Grauschleier ist oft deutlich dichter und manchmal habe ich leichte Kopfschmerzen direkt hinter der Stirn. Die Schwäche ist rechts besonders stark. Es könnte deshalb sein, dass auch das schlechtere beidäugige Sehen überwiegend auf dem wieder schwächeren rechten Auge beruht. Insgesamt betrachtet geht der Kampf in diesem fortgeschrittenen Stadium des Sehtrainings immer weniger um "mehr Schärfe" und immer mehr um "längeres und konstanteres Scharfsehen". Abgesehen von einigen extrem ungünstigen Farb- und Kontrastsituationen kann ich aber auch an solch mittelschlechten Tagen fast immer Scharfsehen erzwingen. Die Schärfe verschwindet dann jedoch sofort wieder innerhalb von Sekunden.

Auch an diesen schwächeren Tagen mit dem ständig vorhandenen leichten Gefühl von Überanstrengung erlebe ich es immer wieder, dass sich Schwäche und Anstrengungsgefühl abends leicht lösen und einige Zeit kontrastreiches, automatisches Scharfsehen ermöglichen. Später kommt dann allmählich wieder Anstrengungs- und Erschöpfungsgefühl dazu, und es verschiebt sich zu schlechteren, kürzeren, verkrampfteren erzwungenen Scharfsehphasen. Irgendwie habe ich manchmal den Eindruck, dass es nicht nur die beiden verschiedenen Scharfseharten (automatisch oder erzwungen), sondern auch zwei verschiedene Arten von Anstrengungen gibt. Möglicherweise ist es so, dass das erzwungene Entkrampfen und Entspannen eine zusätzliche Anstrengung erfordert, die beim automatischen Scharfsehen eben automatisch erfolgt. Aber die Vorstellung, dass ich die Entkrampfung und die Entspannung mit Anstrengung erzwinge, ist natürlich ein gewisser Widerspruch in sich. Eindeutig ist jedoch, dass ich immer öfter stressbedingte Verschlechterung des Sehens bewusst unterdrücken oder wenigstens teilweise bessern kann.

1045. Tag (Anfang November 1998)
Ich trainiere fast jeden Abend 1 bis 2 Stunden mit der +2-Gegenbrille. Am nächsten Tag sehe ich dann regelmäßig erst etwas schlechter und am Abend dann oft sehr gut. Ich kann mit der Gegenbrille Videotext lesen und das Minesweeper-Spiel in Schwarzweiß spielen. Es ist zwar anstrengend und die Scharfsehphasen sind kürzer, aber doch weit besser als das Sehen ohne Brille im ersten Jahr. Manchmal sehe jetzt auch schon mit Gegenbrille volle Farben und Kontraste fast ohne Grauschleier. Hätte ich doch nur viel früher schon mit Gegenbrille trainiert! Beim aktuellen Tempo der Fortschritte würde ich schätzen, schon in wenigen Monaten einen Großteil des Tages ohne Brille so gut wie früher mit Brille zu sehen.

Beim Sehen ohne Brille gibt es neben dem in den letzten Wochen vorherrschenden gleichmäßig mittelscharfen Sehen jetzt manchmal Phasen mit sehr scharfem Sehen, aber mit Doppelkonturen. Es sind zahlenmäßig weniger Doppelkonturen als früher, und sie sind heller als das Originalabbild, so dass immer sofort klar ist, was echt und was Geisterkontur ist. Aber dafür sind diese Geisterkonturen jetzt oft sehr scharf und keine unscharfen Nebelkonturen mehr wie früher.

Im Freien hatte ich jetzt mehrfach ein Fremdkörpergefühl im Auge und manchmal sogar in beiden Augen gleichzeitig. Es tritt häufig auf, und jedesmal, ohne dass ich bemerkt hätte, dass mir etwas ins Auge geflogen wäre. Deshalb vermute ich keinen echten Fremdkörper, sondern einen Zusammenhang mit dem Sehtraining.

Dann wieder einige schwächere Tage mit nur noch kurzen und mühsamen Scharfsehphasen. Rechts ist es ganz besonders schlecht. Sobald ich mich nicht mehr um bewusstes, ständig neues Scharfstellen bemühe oder mich gar zu einem "dösenden" Sehen verleiten lasse, wird das Bild fast wieder so schlecht wie früher ohne Brille. An den Folgetagen noch mehr Stress. Die Sehleistung sinkt aber nicht weiter. Mindestens 20 bis 30% kann ich selbst in der schlimmsten Schwächeperiode kurzfristig erzwingen. Allerdings habe ich jetzt auch wieder Kopfschmerzen im Stirnbereich, und zwar nicht nur beim Erzwingen von Scharfsehen, sondern fast durchgängig, selbst beim Ruhen mit geschlossenen Augen.

Auch das Sehen mit Brille ist schlecht und unangenehm anstrengend, als ob die Brille zu stark wäre. Ursprünglich hatte ich ja erwartet und erhofft, dass mir mit den Fortschritten des Sehtrainings die Brille irgendwann zu stark sein würde. Stattdessen ist es aber so, dass ich an guten Tagen mit und ohne Brille schmerzlos und gut sehe (mit Brille meist deutlich besser), und an schlechten Tagen ist beides schlecht und unangenehm. Mir fällt auf, dass ich kaum noch unter dem Hammerschlag- oder Waschbretteffekt leide. Manchmal stören einige vereinzelte kleine glasige Flecken, etwa so wie ein paar Wassertropfen auf einer Brille, und manchmal sind es einige wenige große. Beides ist zwar einerseits viel weniger lästig als die vielen glasig-nebligen Flecken früher. Aber andererseits verführen diese wenigen Einzelflecken dazu, den Kopf automatisch so zu halten, dass sie den Blick nicht stören. Ich ertappe mich immer wieder dabei, den Kopf zu neigen oder etwas zur Seite zu drehen, um geradeaus zu sehen. Größe, Art (meist mehr glasig als neblig) und Position dieser Flecken sind nicht fest, sondern wechselnd. Rechts ist es aber meist schlimmer als links.

Die Wohnung meiner Tante ist jetzt aufgelöst. Einige letzte Sehtests von der Dachterrasse herunter machen mir wieder einmal schmerzhaft klar, dass es immer noch mein rechtes Auge ist, welches für mindestens 3/4 der Schlechtsehphasen beim beidäugigen Sehen verantwortlich ist. Manchmal ist der Fleck rechts so unscheinbar, dass ich ihn nur finde, wenn ich ihn bewusst suche. Dann wieder verdeckt er fast das ganze Blickfeld, und ich sehe alles mehrfach nebeneinander unscharf und vernebelt. Und beim Eindrücken des Auges verschwindet der Fleck und alle seine drei Wirkungen (Unschärfe, Nebel, Mehrfachbilder). Wie weit könnte ich schon sein, wenn ich mich nie auf das isolierte Training des rechten Auges eingelassen hätte?

1060. Tag (November 1998)
Es ist früh Winter geworden. Ich bin nicht richtig krank, aber ich fühle mich einige Tage lang schlapp und friere erbärmlich. Die Sehleistung außer Haus ist sehr schlecht und im Haus bescheiden. Wie bereits gewohnt macht sich der Rückschritt hauptsächlich in kurzen und nur schwer haltbaren Scharfsehphasen bemerkbar (vor 1 bis 2 Jahren wäre ich mit dieser Leistung aber wohl sehr zufrieden gewesen). Auch im Haus scheinen die Augen jetzt etwas zu tränen. Jedenfalls fühle ich häufig eine klebrige Feuchtigkeit in den äußeren Augenwinkeln. Und auch das Fremdkörpergefühl wiederholt sich. Bei Augenbewegungsübungen wie Augenrollen fühlt es sich an, als ob in jeder der beiden Augenhöhlen innen nahe der Nasenwurzel ein Sandkorn wäre. Beides, Feuchtigkeit und Fremdkörpergefühl, sind minimal und keineswegs wirklich störend. Aber innerhalb des geheizten Hauses hatte ich das bisher noch nicht, und ich hoffe, dass es nur vorübergehend ist und sich keinesfalls verstärkt.

1067. Tag (November 1998)

Mir geht es wieder besser. Meine Sehleistung ist morgens mittelmäßig und steigert sich dann allmählich bis zu sehr gut am Abend. Aber auch abends kommt dann immer irgendwann ein Moment, wo ich erschöpft bin und die Scharfsehphasen immer kürzer werden und schwerer zu halten sind. Im Hause treten jetzt keine Tränen und kein Fremdkörpergefühl in den Augen mehr auf.

An einem Abend nach einem durchschnittlichen Tag langes gehobenes bis sehr gutes Sehen, aber mit sehr starken Kopfschmerzen etwa in Stirnmitte. Wohl eine Verkrampfung in der Scharfstellung oder ein Zwangspressen ähnlich wie schon bei Tag 996 beobachtet. Selbst im Bett bei völliger Dunkelheit sind die Schmerzen kaum vermindert. Am nächsten Vormittag nur ganz leichte

Schmerzen. Ich nehme trotzdem am späten Vormittag eine halbe Tablette und bleibe den ganzen Tag schmerzfrei. Am Abend sehr gutes Sehen, aber nicht ganz so dauerhaft wie am Vorabend.

Es folgen einige langweilige Tage: kein Stress, keine körperlichen Beschwerden, trotzdem nur mittelmäßiges Sehen (Qualtität gut, aber Dauer der Scharfsehphasen etwas kurz, Störungen meist vom rechten Auge her). Manchmal habe ich auch im Hause ein ganz leichtes Fremdkörpergefühl im linken Auge. Nach einigen Tagen mit weniger Augenbewegungsübungen ist das Fremdkörpergefühl wieder verschwunden.

An einem langweiligen Sonntag mit schlechtem Wetter habe ich ganz gegen meine Gewohnheit schon am Vormittag 2 bis 3 Stunden lang intensives Sehtraining betrieben. An diesem Tag verbesserte sich meine Sehleistung nicht wie sonst üblich gegen Abend. Ich hatte offenbar schon am Vormittag zu viel Pulver verschossen.

Einige Tage später dann das genaue Gegenbeispiel: Gleich morgens erhielt ich sehr ärgerliche Post, und sofort verschlechterte sich meine Sehleistung enorm (ich konnte aber immer noch aus 30 cm Entfernung leidlich Zeitung lesen; am Anfang des Sehtrainings waren maximal 12 cm möglich). Aus Erfahrung habe ich an diesem Tag gar nicht mehr versucht, ernsthaft besonders scharf zu sehen oder zu trainieren. Und als Folge dieser Ruhephase hatte ich am Abend dann mühelos und entgegen meiner Erwartung plötzlich ganz ausgezeichnete Scharfsehphasen, nicht übermäßig lang, aber wirklich sehr gut und mühelos, es geschah fast gegen meinen Willen.

1082. Tag (Dezember 1998)

Einige Tage lang wieder schlechteres Sehen und zeitweise Kopfschmerzen bei Versuchen, Scharfsehen zu erzwingen. Dazwischen sehe aber oft sehr scharf. Erst ein gründlicher Test zeigt mir, dass das Problem beim Verstellen liegt. Habe ich die Augen einmal auf ein bestimmtes Beobachtungsobjekt scharf eingestellt, dann sehe ich das sehr scharf. Aber sobald ich auf etwas anderes in geringfügig anderer Entfernung scharfstellen will, fängt die Quälerei an. Die Augen neigen im Moment einfach dazu, in einer Einstellung zu verkrampfen und sich gegen jede Verstellung zu sträuben. Selbst der Wechsel zwischen Scharfsehphasen und Momenten unscharfen Sehens ist langsamer als sonst und führt oft zu einem kurzen Kopfschmerzstoß.

Ich habe inzwischen eine Reihe von Kontakten mit Verlagen gehabt. Nur ein Verlag hat das Buchprojekt abgelehnt, weil Sehtraining wissenschaftlich umstritten sei. Da hatte ich mit mehr Einwänden gerechnet. Allerdings habe ich natürlich von vornherein auch gar keine reinen Medizin-Verlage angeschrieben. Dagegen wollen viele Verlage das Training positiver, einfach und schneller dargestellt haben. Der Käufer erwartet angeblich schnelle und leichte Erfolge. Und: kürzen, kürzen, kürzen, etwa nach dem Schema: "Alle Bücher in unserer Ratgeber-Reihe müssen 132 Seiten in Schriftgröße X und 24 Bilder im Format Y x Z haben." Ob sich wirklich alle Leute wünschen, dass sie bei jedem Problem von jedem Arzt, Frisör, Anwalt oder sonst einen Spezialisten in genau genormten 3:45 Minuten nach einheitlichem Schema abgefertigt werden?

All das wird mit den widersprüchlichsten Argumenten begründet: "Die anderen Verlage machen das auch so - der Markt ist knochenhart und zwingt uns dazu - der Kunde will nicht kaufen, weiß der Teufel warum - wir wissen genau, was der Kunde will - der Kunde ist dumm und faul und liest keine langen und komplizierten Bücher - wir zeigen dem Kunden, was er zu kaufen hat - der Kunde kauft nur Rezepte, die auch funktionieren - der Durchschnittsleser merkt gar nicht, ob es funktioniert, weil er sowieso jedes Buch nach spätestens 2 Stunden für immer beiseite legt" - usw., usw.

Insbesondere mein länger und länger werdendes Trainingstagebuch schreckt ab. Ich weiß aber, wie wichtig das ist. Es erhöht nicht nur die Glaubwürdigkeit, sondern es ist eine wichtige Stütze in den Momenten, wo im Training Probleme und Unsicherheiten auftauchen. Ich habe das provisorische Manuskript jetzt schon recht lange im Internet abgelegt und weiß durch viele Kontakte, dass es sehr viele Interessenten dafür gibt und was diese besonders interessiert. Aber die Verlage wissen ja angeblich viel besser, *was ihre Kunden wollen. Gleichzeitig jammern sie, wie hart der Markt sei und dass sie ihre Bücher immer schwerer verkaufen können.*

Und ich bin als Autor wohl der Alptraum jedes Verlages: Ich habe bisher jedes meiner Bücher unter einem anderen Namen geschrieben, so dass man nicht mit einem bekannten Autorennamen werben kann. Ich stelle gleich klar, dass ich kein Hampelmann bin, der durch TV-Talkshows oder ähnlichen Veranstaltung tingelt, um Werbung für sein Buch zu machen. Und ich habe genug eigene Mittel, um mich nicht unter Druck setzen zu lassen. Wenn sich wirklich kein Verlag findet, der das Buch so veröffentlicht, wie ich mir das vorstelle, dann kaufe ich eben einen passenden. Nun ja, vielleicht wäre das wirklich der einfachste Weg. Je länger ich trainiere, desto wichtiger ist mir dieses Buch geworden. Meine größte Sorge ist, dass mir etwas dazwischenkommen könnte, bevor ich weiß, wie weit sich die Sehleistung durch Training verbessern lässt. Die wissenschaftlichen Theorien darüber, was beim Sehtraining eigentlich im Auge passiert oder auch nicht passiert, das interessiert mich dagegen inzwischen immer weniger. Diesen Teil des Jobs werden sicherlich irgendwann andere, qualifiziertere erledigen. Auch dafür kann mein Trainigstagebuch wichtig sein.

Ich habe angefangen, mich für Wohnmobile zu interessieren und lese gierig Fachzeitschriften und Kataloge. Zu interessiert, denn wie auch schon mehrfach früher bei ähnlichen Gelegenheiten beobachtet, verkrampft der Augen-Hirn-Apparat beim zu hastigen Verschlingen hochinteressanter Lektüre sehr schnell, und man führt den Text unwillkürlich immer dichter an die Augen heran. Hinzu kommt, dass diese Texte meist bunt, hochglänzend und in kleiner Schrift gedruckt sind. Ich muss mich zwingen, Ruhe und seelischen wie auch räumlichen Abstand zu halten und Pausen einzulegen.

1095. Tag (Dezember 1998 - 3 Jahre)

Bestandsaufnahme nach dem 3. Jahr: Es gibt wieder eindeutige Fortschritte, besonders in den Monaten 30 bis 36 ging es fast so schnell voran wie in den ersten 6 Monaten. Möglicherweise ist das Training mit Gegenbrille der Grund. Flecken, Grauschleier, Waschbrett- und Hammmerschlageffekt sind viel seltener geworden, und ich bemerke kaum noch Schärfeunterschiede zwischen hoch und tief hängenden Beobachtungsobjekten. Die reine Schärfe (Kurzsichtigkeit) habe ich zurzeit oft besser im Griff als das Problem der seitlichen Doppelkonturen (Astigmatismus). Der Kampf gegen diese beiden Sehfehler verläuft also doch sehr unterschiedlich. Häufigkeit, Dauer und Qualität der Scharfsehphasen und auch die minimale Sehschärfe in Schwächephasen haben sich etwas verbessert. Der größte Fortschritt liegt aber darin, dass es mir immer häufiger auch bei

Stress, Erschöpfung und unter widrigen Umständen möglich ist, zumindest kurze Scharfsehphasen zu erzwingen.

Schon für Tag 243 hatte ich notiert, dass ich manchmal in aufrechter Sitzposition die komplette Anzeige auf meinem Tachometer-Computer am Fahrrad lesen konnte. Dies waren allerdings automatische Scharfsehphasen, die selten und unkontrollierbar kamen. Daran hat sich nicht viel geändert, außer dass sie etwas häufiger geworden sind. Zusätzlich kann ich jetzt aber sehr oft, manchmal sogar bei Dämmerung, für kurze Zeit das Erkennen der Anzeige erzwingen, zwar nicht perfekt scharf, aber eben doch erkennbar.

Der Tränenfluss bei kühler Witterung ist oft noch stark wie im ersten Jahr. Aber ich habe jetzt doch schon einige wenige Male erlebt, wo das Tränen nach etwa einer halben Stunde an der kühlen Luft langsam aufhörte und dann stundenlang fast verschwunden blieb.

Das rechte Auge lässt sich weiterhin nicht recht einschätzen: Es gibt seltene Momente perfekt scharfen Sehens, und viel häufiger schlechte bis hundsmiserable Momente mit vielen Doppelbildern, die z. B. jeden Versuch, etwas zu zählen, absolut aussichtslos machen. Es ist zum Verzweifeln: Da das Gehirn bei hohen Anforderungen immer das bessere linke Auge bevorzugt, wirkt sich hartes Training auch fast nur auf das linke Auge aus. Das rechte kann so jedem Fortschritt ausweichen. Aber andererseits ist es immer noch so aktiviert, dass es sich oft plötzlich mit seinen Fehlern störend ins Gesamtbild hineindrängt.

Erstaunlich ist, dass ich sehr häufig unzufrieden mit den Fortschritten bin und mich oft durch Nachschlagen in meinen Aufzeichnungen von den Fortschritten überzeugen muss, um diese Unzufriedenheit zu überwinden. Am Anfang des Sehtrainings war ich glücklich, in den Untertiteln von Filmen ab und zu mal ein paar Buchstaben erraten zu können. Heute frustriert es mich, wenn ich an einem schwachen Tag mal die Hälfte nicht eindeutig erkenne.

Meine Sehleistung mit Brille hat sich im letzten Jahr offenbar nicht weiter verbessert, vielleicht sogar etwas verschlechtert. Aber möglicherweise spielen da auch subjektive Eindrücke eine täuschende Rolle. Es ist sehr schwer, die Sehleistung mit Brille einzuschätzen, weil sich ja die Sehleistung ohne Brille als Vergleichsmaßstab so stark geändert hat. Manchmal scheint es mir so, als würden meine Augen schon von alleine dauerhaft zu einer "Ohne-Brille-Einstellung" tendieren, die für das Sehen mit Brille dann natürlich nicht mehr optimal ist.

Ich hatte ein ernsthaftes Computerproblem und musste etwa 40 Stunden praktisch ununterbrochen am Computer arbeiten, um an Daten zu retten, was zu retten war. Trotz dieser extremen Stresssituation blieb meine Sehleistung gut mittelmäßig. Am Bildschirm selbst brauchte ich natürlich die Brille, aber wenn ich Details in Büchern nachschlug, konnte ich dazu die Brille abnehmen (vielleicht empfand ich die Situation trotz aller Anstrengung doch nicht ganz so stressig, weil es immerhin zu Hause in vertrauter und unbeobachter Umgebung passierte). Danach schlief ich gründlich aus, und es folgte etwa 1 Woche mit sehr unbeweglichen Augen und recht bescheidener Sehleistung. Die Scharfsehphasen waren kurz, und ich bekam bei Sehanstrengung schnell Schmerzen dicht hinter der Stirnmitte (Nasenwurzelgegend), die dann für den Rest des Tages blieben. Allerdings hatte ich in dieser Woche auch eine körperliche Schwächephase, was auch der Anlaß dieses Rückfalls sein konnte.

Ich hatte dann ein Gespräch mit einem Computerfachmann und kam dabei kaum aus dem Staunen heraus, wie dieser junge Mann - nach seinen Angaben arbeitete er seit vier Jahren mit Computern - gleichzeitig mit hohem Tempo drei Computertastaturen bediente und dabei aus etwa 2,5 Meter Entfernung mühelos und ohne Brille die kleine weiße Schrift auf schwarzem Hintergrund auf den zugehörigen drei kleinen Bildschirmen erkannte. Der muss eine Sehschärfe um die 200 haben. Ich kann heute meinen großen Bildschirm mit Brille aus gerade mal einem Meter und ohne Brille aus 40 bis 50 cm Entfernung bedienen (ohne Brille kann ich dabei nur langsam arbeiten). Und das ist für mich schon eine persönliche Sensation, denn vor meinem Sehtraining musste ich mit Brille bis auf etwa 30 bis 40 cm an den Bildschirm rangehen, und ohne Brille konnte ich damals aus 20 cm den Mauspfeil nicht finden.

1103. Tag (Ende Dezember 1998)

Wieder sehr gute Tage. Ich sehe nicht extrem scharf, habe aber dafür mehrere Spätnachmittage und Abende mit stundenlang fast ununterbrochen gut 50% Sehleistung. Etwas glasig mit ganz leichtem Waschbretteffekt, ganz leicht neblig mit einigen Flecken und meist mit schwachen, geisterhaften Doppelkonturen rechts. Die Schärfe an sich ist weit höher als 50%, aber diese Doppelkonturen stören die Erkennbarkeit von Details oft, so dass 50% wohl eine faire Schätzung ist.

Noch angenehmer als diese Sehschärfe ist aber die Mühelosigkeit und Lockerheit, mit der ich diese Sehleistung halten kann: keine Schmerzen, keine Anstrengung, keine Verkrampfen. Ich kann mühelos und fast automatisch etwa 4 bis 6 Stunden lang alle paar Sekunden die Augen neu scharf stellen. An den Folgetagen habe ich dann erst einige Stunden Anlaufprobleme, bevor ich wieder diese gute Sehleistung erreiche.

Mir ist ein wesentlicher Unterschied zwischen den perfekten und oft automatischen und den weniger guten, erwungenen Scharfsehphasen aufgefallen: Beim perfekten Scharfsehen sind die Doppelkonturen weg oder lassen sich wenigstens leicht übereinanderschieben, so dass sie dann definitiv weg sind. Beim erzwungenen Scharfsehen dagegen bleiben die Doppelkonturen an Ort und Stelle. Sie werden nur schwächer (durchsichtiger) und stören deshalb weniger. Ich kann nicht sicher sagen, ob sie wirklich schwächer werden oder ob ich mir die Fähigkeit antrainiert habe, sie planmäßig zu übersehen, sie gewissermassen "wegzudenken".

Bei Tag 646 war ich von Tee auf Kaffee umgestiegen. Der schmeckt mir besser und macht mich wacher. Aber im Verlauf der Monate haben sich allmählich wieder leichte Magen- und Darmprobleme eingestellt, und so steige ich jetzt wieder auf Tee um. Ob sich das irgendwie auf die Sehleistung auswirken wird?

Es folgten einige schwächere Tage. Im Nahbereich unter etwa 50 cm war meine Sehleistung dabei manchmal sehr gut, bis deutlich über 100%, aber meist mit großen glasigen Flecken und stark schwankend (auch mit Brille waren diese beiden Störungen vorhanden, aber natürlich schwächer). Bei mittleren und größeren Entfernungen waren nur etwa 25 bis 50% möglich. Erst gegen Abend wurde es dann etwas besser, aber immer noch unterdurchschnittlich schwach.

Auf meinem Nasenrücken, wo früher ständig der Brillenbügel auflag, wachsen jetzt immer stärker wieder Haare.

1111. Tag (Anfang Januar 1999)

Mehrere für den Winter ungewöhnlich warme Tage mit Sonnenschein. Manchmal habe ich auf weite Entfernung Phasen von bis zu 5 Minuten mit wirklich perfektem Sehen. Abgesehen von einem minimalen Grauschleier ist das Bild mindestens so scharf wie mit Brille (alles im Stand; bei Bewegung oder Luftzug ist die Sehleistung wegen der Tränen immer deutlich geringer).

Dann wieder etwas schwächere Tage und auch allgemeine körperliche Mattigkeit. Diesmal besteht die Schwäche mehr in einer allgemeinen Unschärfe und nicht in astigmatischen Doppelkonturen. Allerdings kann ich auch an diesen Tagen meistens kurze Scharfsehphasen erzwingen. Das ist aber anstrengend und verursacht Kopfschmerzen, die schnell dauerhaft für den Rest des Tages bleiben.

Ich stelle am Computerbildschirm übungshalber eine höhere Auflösung von 1024 x 768 ein (also kleinere Schriften) und komme damit erstaunlich gut zurecht, aber leider nur bei entspanntem Üben und beim Minensuchspiel. Sogar bei einer Auflösung von 1600 x 1200 Punkten kann ich noch den Mauspfeil erkennen. Zum ernsthaften Arbeiten reicht es aber keinesfalls. Für die Arbeit also zurück zur 800 x 600-Einstellung. Es hebt aber das Selbstbewusstsein, weil der Versuch mir gezeigt hat, was meine Augen im Prinzip kurzfristig können.

1125. Tag (Januar 1999)

Ich fühle mich körperlich müde und eher schlapp. Trotzdem viele gute Tage etwa nach folgendem Schema: morgens bescheidene Sehleistung (aber weit besser als früher) und im Verlauf des Spätnachmittags und Abends wird es dann immer besser. Täglich erreiche ich mehrere Stunden etwa 50 bis 80% Sehleistung mit immer kürzeren und leichter überwindbaren Störphasen dazwischen. An einigen Tagen kann ich bis zum späten Schlafengehen scharf sehen, ohne die bisher gewohnte Erschöpfungsgrenze zu erreichen. Es gibt aber Unterschiede zwischen den Tagen: Manchmal ist es den ganzen Tag über mühe- und schmerzlos, und an anderen Tagen muss ich mich sehr anstrengen, und Kopfschmerzen im mittleren Stirnbereich kommen hinzu. Diese Kopfschmerzen treten nicht nur in oder besonders intensiv in den Scharfsehphasen auf, sondern sie kommen erst nach einiger Zeit und halten dann recht gleichmäßig für den Rest des Tages an. Selbst wenn ich dann mit geschlossenen Augen und bei Dunkelheit im Bett liege, schmerzt es bis zum Einschlafen konstant weiter. Ich vermute deshalb, dass es sich mehr um eine Art Ermüdungsschmerz wegen der Dauerleistung handelt. Manchmal beobachte ich jedoch auch eine leichte Schmerzverstärkung während des erzwungenen Scharfstellvorgangs und beim Übergang zu anderen Betrachtungsabständen. Und einmal hat zusätzlich der Unterkiefer mit der ganzen Zahnreihe geschmerzt. Die Schmerzen lagen im erträglichen Bereich. Und da ich beruflich zurzeit weniger belastet bin, habe ich bewusst keine Tabletten genommen, um alles einmal in Ruhe genau beobachten zu können.

Ich kann manchmal bis zu 2 Minuten lang Videotext problemlos mit der +2-Gegenbrille lesen. Immer wieder erstaunlich ist, dass die Sehleistung mit Gegenbrille zwar schlechter, aber stabiler ist. Aus irgendeinem Grund sind die Schwankungen der Sehschärfe mit Gegenbrille weniger extrem als ganz ohne Brille. Vielleicht, weil durch die Belastung die Muskeln angespannt sind und deshalb nicht beliebig machen können, was sie wollen? Einmal angenommen, ich hätte ein starkes, unkontrollierbares Armzittern, dann kann ich das ja auch dadurch etwas mindern, dass ich den Arm anspanne, indem ich z. B. eine schwere Hantel halte.

Zeitweise tränen die Augen auch bei Sehanstrengung im Haus leicht aus den äußeren Augenwinkeln, und manchmal verspüre ich ein Fremdkörpergefühl in den Augenhöhlen an der Nasenseite. Dieses Fremdkörpergefühl tritt besonders bei intensivem Training mit der +3-Gegenbrille auf.

Einige der Scharfsehphasen ohne Brille sind so perfekt, lang und stabil, dass ich in Ruhe mein Blickfeld testen kann. Ich kann etwa 20 kleine Flecken feststellen. Sie sind teils glasig, teils neblig und ohne erkennbares System über beide Augen verteilt. Meist fallen sie erst auf, wenn ich den Kopf langsam bewege und der Blick über ein gut erhelltes, dunkles Beobachtungsobjekt streift (z. B. ein rotbraunes Dach). Die Flecken stören kaum und scheinen auch mit Brille da zu sein, sind dann aber noch schwerer zu endecken. Ich muss versuchen, mir die Position einiger zu merken oder zu notieren und zu prüfen, ob sie immer an den gleichen Stellen auftauchen. Weiterhin fällt mir auf, dass meine Sehschärfe nicht immer in alle Blickwinkeln gleich stark ist. Meist ist der Blick geradeaus der schärfste. Schwenke ich den Kopf, so dass ich das gleiche Beobachtungsobjekt dann seitlich aus den Augenwinkeln sehe, so lässt die Schärfe nach. Ich kann auch seitlich scharfstellen; dann sehe ich aber geradeaus nicht so scharf. Mit Brille ist der Unterschied wesentlich geringer.

Im TV einen Bericht über eine neue "Nacht-Kontaktlinse" aus den USA gesehen. Es wurde nicht ganz klar, ob sie nur gegen Hornhautverkrümmung (Astigmatismus) ooder auch Kurz- oder Weitsichtigkeit helfen soll. Jedenfalls *wurde gesagt, dass sie während der Nacht getragen die Hornhaut so in Form drücken würde, dass man am Folgetag dann ohne Brille oder Kontaktlinse scharf sehen würde.*

Bereits mehrfach war mir aufgefallen, dass meine Sehleistung mit Brille mir oft schärfer scheint als sie wirklich ist. Nun eine ähnliche Erfahrung mit Spiegelbildern: Ich stehe im Bad etwas seitlich vom Spiegel, so dass ich einige Gegenstände sowohl im Original und auch ihr Spiegelbild sehe. Das Spiegelbild erscheint sofort glasig-schärfer und kontrastreicher. Ein Test zeigt jedoch, dass ich die Schriften auf den Gegenständen (Medikamentenschachteln mit vielen verschiedenen Aufschriften) bei beiden Bildern gleich gut lesen kann. Ich finde zwar keine Erklärung, aber trotzdem erscheint das Spiegelbild irgendwie schärfer.

Obwohl es in den nächsten Tagen körperlich mit mir aufwärts geht, verschlechtert sich meine Sehleistung allmählich. Der Tiefpunkt ist so am dritten und vierten Tag. Scharfsehphasen wieder kürzer und mühsamer. Maximal 5 Sekunden, meist aber deutlich kürzer. Wieder stärkere Grauschleier und Doppelkunturen. Rechts ganz besonders schlecht. Auch mit Brille sehr schlechtes Sehen. Die Augen fühlen sich auffallend warm an und und schmerzen leicht beim Eindrücken. Kühlung mit einem nassen Lappen bringt angenehme Linderung, verbessert aber nicht die Sehleistung. Totzdem bleibt festzustellen, dass meine Sehleistung auch in den schlechten Momenten deutlich besser ist als früher. Im ersten Trainingsjahr konnte ich die Nummern der Wanderwege an Bäumstämmen selbst bei hellstem Sonnenschein nur in den ganz seltenen und kurzen Scharfsehphasen lesen. Fast immer musste ich anhalten und bis auf weniger als einen Meter rangehen, um die Zeichen zu erkennen. Heute kann ich diese Markierungen fast immer aus fünf Meter Entfernung im Vorbeifahren lesen; auch an schwachen Tagen zwischen den Scharfsehphasen bei trübem Licht und mit tränenden Augen.

Ich habe mich etwas mit Übungen an leuchtenden Anzeigen beschäftigt. Am schwersten scheint mir im Augenblick das Üben mit einem einzigen Leuchtpunkt in völliger Dunkelheit. Dazu benutze ich ein Radio, bei dem immer ein kleiner runder roter Leuchtpunkt brennt. Ich verdunkle das Zimmer, so dass dieser Leuchtpunkt als einziges Licht sichtbar ist (das Radio ist ausgeschaltet, so dass die sonstigen Leuchtanzeigen nicht leuchten). Und dann versuche ich den roten Punkt möglichst "sauber" zu sehen. Meist sehe ich mehr oder weniger viele störende Doppelgänger des Punktes, Leuchtstriche oder irgendwelches Flimmern drumherum. Aber ich kann die Perfektion meines Sehens steuern, so dass ich ich den echten Punkt eindeutig als Hauptpunkt sehe und der Rest nur schwächeres Flimmern ist, das sich manchmal fast völlig unterdrücken lässt. Ganz perfekt bringe ich es nicht hin, selbst mit Brille nicht. Wenn ich die Augen mit Gewalt ganz weit aufreiße, dann ist das Bild besonders schlecht. Der Originalpunkt ist dann kaum von seinen zig Doppelgängern zu unterscheiden. Ich werde jetzt öfter vor dem Schlafengehen einige Minuten so trainieren. Es verschafft einem ein besseres Gefühl dafür, wie man die Verstellung der Augen steuern kann. Und das, obwohl ich nicht genau weiß, was ich da eigentlich verstelle. Vermutlich ist es ein gezieltes Straffen der Hornhaut.

1132. Tag (Januar 1999)

Am Vormittag bei der Post wieder eine sehr ärgerliche Sache. Natürlich verschlechtert sich meine Sehleistung schlagartig, aber doch weitaus weniger als früher. Ich kann weiterhin aus etwa 40 cm klein gedruckten Text lesen. Aber Scharfsehen strengt ab sofort viel mehr an und verursacht Kopfschmerzen, so dass ich das erste Mal seit Wochen wieder eine halbe Tablette nehme.

Am Abend folgt dann ein weiterer Stressschub, als ich bei einem TV-Börsensender stundenlang live zuschaue, wie eine bestimmte US-Aktie immer schneller abstürzt. Ich bin seit Tagen dabei, genau diese Aktie zu kaufen. Im Prinzip wünscht man es sich ja, Aktien billig zu kaufen. Aber wenn sie scheinbar endlos weiter und weiter abstürzt, dann braucht man auch als erfahrener Spekulant sehr viel Nerven, um weiterhin so fast ganz allein gegen den Strom zu schwimmen und immer größere Stückzahlen zu kaufen. Erstaunlicherweise steigt meine Sehleistung an diesem Abend bis nahe an alte Höchstleistungen.

Am Folgetag dann aber schwache Sehleistung und bald Kopfschmerzen bei jeder Sehanstrengung. Die schlechte Sehleistung stammt ganz überwiegend vom immer noch sehr aktiven rechten Auge, das zeitweise fast völlig von einem glasig-schlierigen Fleck bedeckt scheint. Bei geschlossenem rechten Auge sehe ich sofort viel besser.

An einem kalten, klaren und hellen Wintertag bin ich seit Wochen erstmals wieder auf meinem Übungshügel in Darmstadt. Es dauert einige Zeit, bis meine Augen tränenfrei sind, und ich muss meine eng auf der Stirn sitzende Mütze hochschieben, weil ihr Druck irgendwie beim Einstellen der Augen stört. Aber dann ist die Fernsicht eindeutig besser als letztes Jahr. Es folgen einige sehr helle Wintertage, an denen mich die ungewohnte Helligkeit mehr stört, als dass sie die Sehschärfe verbessert.

Mir fällt auf, dass ich ohne Brille inzwischen recht gut mit einer normalen Schreibmaschine arbeiten kann, an guten Tagen 15 bis 30 Minuten lang. Am Computer dagegen fällt mir die nahezu gleiche Arbeit viel schwerer, und mehr als wenige mühsame

Minuten halte ich immer noch nicht durch. Da spielen wohl Psychologie, Beleuchtung und Irritationen durch den ständigen Blickwechsel von Tastatur zum Bildschirm und zurück eine Rolle.

1140. Tag (Anfang Februar 1999)

Einige Tage lang sehe ich allgemein schwächer. Abgesehen von prallen Augen, die beim Eindrücken leicht schmerzen, habe ich keine Schmerzen, kein Erschöpfungsgefühl, aber wieder weniger und kürzere Scharfsehphasen, und zeitweise sehe ich leichten Hammerschlageffekt.

Ich habe mehrere interessante wissenschaftliche Beiträge gelesen bzw. im TV gesehen. Einmal wurde gezeigt, dass es neben der Methode mit den zwei seitlich versetzten Augen sehr viele andere Methoden zum perspektivischen Sehen gibt. Z. B. wurde durch Experimente mit einer Fischart bewiesen, dass diese Entfernungen und Perspektiven anhand der Länge von Schatten abschätzen.

In einem anderen Bericht berichtete ein Arzt von echten organischen Verschlechterungen der Hornhaut nach jahrelangem Tragen von Kontaklinsen. Da denke ich mir: Wenn eindeutige organische Verschlechterungen möglich sind, warum sollten dann bei langfristigem Sehtraining nicht auch positive organische Veränderungen möglich sein?

1144. Tag (Februar 1999)

Vom Spätnachmittag bis zum Schlafengehen um 1 Uhr etwa acht Stunden gutes Sehen. Zwar stark schwankend, aber mindestens 75% der Zeit lag meine Sehleistung über 50%. Die Spitzenleistung etwa bei 80%. Aber je nach Beobachtungsobjekt war die Leistung sehr unterschiedlich. Am Computerbildschirm und an der Sehtafel eine eher bescheidene Leistung, während ich am TV-Gerät selbst sehr kleine Schriften meistens gut erkennen konnte (starke Farbkontraste waren also besser erkennbar als schwarz auf weiß). Leichter Waschbretteffekt und leichte Geisterkonturen; beides konnte ich aber immer wieder irgendwie "wegdrücken". Auch das rechte Auge spielte mit und lieferte meist ein nur geringfügig schlechteres Bild. Alles bei realtiv geringer Anstrengung und geringen Kopfschmerzen in der Stirnmitte. Spät am Abend dann zunehmend starkes Fremdkörpergefühl im rechten Auge ("großes Sandkorn an Nasenseite"). Im Vergleich zu den anderen guten Tagen ließ die Sehleistung dann aber nur langsam und gering nach. Kein so starker und plötzlich Einbruch mehr wie bisher.

Am Folgetag dann auch keine besonders großen Erschöpfungszeichen, sondern etwa mittelmäßiges Sehen. Zeitweise einige Sekunden bis Minuten Schmerzen mittlerer Stärke in den Augen und drumherum. Oft nur rechts, einige wenige Male nur links, manchmal auch seitlich am Kopf. Auffallend sind kurze Momente gleichmässiger Unschärfe (nur unscharf, keine Doppelkonturen), die auch mit Brille auftreten. Das Erkennen von Schriften wird dann unmöglich. Neues Scharfstellen ist aber einfach und schnell möglich.

An den nächsten Tagen weiterhin häufige und lange Zeiten solch guten Sehens. Anstrengung und Kopfschmerzen sind oft fühlbar, aber gering. Ich werte das meist eher als Erfolgszeichen, ähnlich wie die Anstrengung beim Sport. Während des Sehens sind die Schmerzen vorne im Kopf; später im Bett beim Einschlafen (also ohne Sehanstrengung und im Dunkeln) spüre ich leichte Schmerzen im Hinterkopf. Die Augen sind auch nicht auffallend prall und heiß wie manchmal früher. Das Bild ist etwas matt und fleckig, und die Sehschärfe schwankend. Aber trotzdem besser als alles, was ich bisher erlebt habe. Und das, obwohl ich zurzeit beruflich und privat viel Stress habe, mich körperlich nicht in Hochform fühle und es draußen düster und kalt ist. Erstaunlicherweise sehe ich mit Brille in diesen Tagen nicht sonderlich gut. Oft kann ich auf dem matten, fleckigen Bild ohne Brille mehr Details als mit bei dem scheinbar klaren und kontrastreichen Bild mit Brille erkennen. Allerdings brauche ich ohne Brille meist mehr Zeit zum Einstellen. Der Übergang von "ohne Brille" zu "mit Brille" ist zunehmend unangenehmer und bedeutet meistens einige Sekunden bis zu fast einer Minute Unschärfe. Umgekehrt von "mit Brille" zu "ohne Brille" ist es dagegen ausgesprochen angenehm: Ich sehe sofort scharf, und zwar für einige Sekunden mühelos ganz besonders scharf. Beim Sehen mit Brille verspüre ich jetzt manchmal leichte Schmerzen, die direkt aus dem vorderen Teil der Augen zu kommen scheinen.

Ab dem 4. Tag dann stärkere Kopfschmerzen, kürzere und schlechtere Scharfsehphasen. Die Zeitspanne fast ununterbrochen guten Sehens schrumpft auf zwei Stunden am Spätabend.

In einem der kurzen Momente mit Sonenschein experimentiere ich wieder einmal mit dem Fernglas. Bereits am Tag 991 hatte ich ja festgestellt, dass ich auch ohne Brille durch durch das Fernglas wirklich perfekt scharf sehen konnte. Daran hat sich nichts verändert; im Gegenteil: Es ist noch besser geworden. Ich kann jetzt fast unabhängig von der Einstellung des Fernglases scharf sehen. Natürlich ist die Schärfe je nach Einstellung unterschiedlich. Aber selbst bei der schlechtesten Einstellung sehe ich erstaunlich scharf und erkenne die einzelnen Ziegelsteine an einem weit entfernten Schornstein. Die Verstellfähigkeit meiner eigenen Augen kompensiert offenbar weitgehend Fehleinstellung des Fernglases. All dies funktioniert zurzeit natürlich nur für kurze Momente und mit Anstrengung, aber immerhin. Das ist vermutlich mehr als das, was Normalsichtige können. Denn könnten das alle, dann gäbe es ja keinen Grund, Ferngläser verstellbar zu machen.

Zurzeit tendiere ich wegen verschiedener Beobachtungen (starkes Tränen im Freien, manchmal sogar leichtes Tränen zu Hause, oft leichte Kopfschmerzen) dazu, den Fortschritt eher auf eine Verbesserung des Verstellungsbereichs der Augenlinsen als auf äußere Akkommodation zurückzuführen. Es kann mir aber egal sein, was da genau wie passiert, Hauptsache, ich sehe immer länger und besser scharf.

1157. Tag (Februar 1999)

In der Folgezeit jeden Tag mindestens eine Stunde mit ganz überwiegend gutem Sehen. Damit meine ich, dass ich mindestens während 75% dieser Zeit eine Sehleistung von mindestens 50% hatte. Ich glaube, es gab sogar Stunden, in denen ich 80 bis 90% der Zeit etwa eine Sehleistung wie früher mit Brille erreichte, mal völlig mühe- und schmerzlos, mal mit Anstrengung und leichten bis mittleren Kopfschmerzen, mal ein absolut perfektes Bild, mal mit Flecken oder leichten Grauschleier, mal gleich morgens gutes Sehen, mal erst nachmittags, mal endlos bis zum Schlafengehen, mal mit erschöpfungsbedingtem Nachlassen am späten Abend. All diese verschiedenen Ausprägungen und Nebenwirkungen scheinen ohne erkennbares System täglich neu gemischt zu werden.

Dabei bin ich körperlich und nervlich nicht in Hochform. Beim Schnellschreiben am Computer (mit Brille) mache ich ungeheuer viele Tippfehler wie Buchstabendreher oder zwei Großbuchstaben hintereinander. Beim Korrekturlesen finde ich oft 2 bis 3 Tippfehler pro Satz. Ich habe im Moment einfach zu viel Ärger und Stress. Erstaunlich, dass ich trotzdem so ganz nebenbei diese Spitzenleistungen beim Sehen schaffe.

Dann folgen 18 schwächere Tage. Rechts ist es wieder besonders schlecht. Aber kaum Anstrengungsgefühl, keinerlei Schmerzen. Scharfsehen ist manchmal nur für Sekundenbruchteile und manchmal gar nicht erzwingbar. Die Sehschärfe verstellt sich oft unkontrollierbar. Eine Grundsehleistung von etwa 20 bis 30% bleibt aber selbst in den schwächsten Augenblicken. Besonders schlecht erscheint mir das Sehen mit Brille. Manchmal wird das Bild für kurze Momente so glasig-unscharf, dass ich auch mit Brille am Computerbildschirm nichts erkennen kann. Der große Fleck auf dem rechten Auge ist dann auch mit Brille sichtbar, etwa wie ein Fettfleck auf einer Glasscheibe. Ich habe aber keine Problem mit astigmatischen Verzerrungen.

Tests zeigen, dass ich zwar nicht sehr gut sehe, aber für meine Verhältnisse eigentlich doch recht gut. Warum also empfinde ich diese Tage als schlecht? Dann komme ich darauf: Wieder ist es eine vorübergehend schlechte Verstellbarkeit der Schärfe. Es dauert lange, den Blick auf eine Entfernung scharfzustellen. Und gehe ich zu einem geringfügig näheren oder weiter entfernten Beobachtungsobjekt über, so dauert es manchmal Sekunden, bis ich den Blick darauf scharf gestellt habe. Schweifen ist eine nutzlose Quälerei. Die schnelle Verstellbarkeit der Schärfe beim Wechsel der Beobachtungsentfernung ist für das Empfinden der Sehqualität offenbar sehr wichtig, fast wichtiger als die maximal erreichbare Sehschärfe.

Ich finde keinen Grund für diese Art der Schwäche. Ich vermute aber, dass es andere Gründe als bei den normalen Schwächeperioden sind. Denn ich fühle mich im Augenblick körperlich eher stark, besondere Stressfaktoren liegen nicht vor, im Gegenteil, meine erwähnte Aktie steigt steil an, und Schmerzen oder Anstrengungsgefühl fehlen.

1180. Tag (März 1999)

3 gute Tage, dann wieder schlecht. Diesmal ist es aber allgemeines körperliches Unwohlsein mit einer der schon bekannten Schwächeperioden, die an kürzeren statt schlechteren Scharfsehphasen erkennbar ist. Dazu leichte Kopfschmerzen, beim Eindrücken schmerzende Augen und mit Brille relativ schlechtes Sehen. Das Verstellen der Augen dagegen bereitet keine Schwierigkeiten mehr. Erstaunlicherweise ist die Stabilität der Sehschärfe mit der +3-Gegenbrille besser als ohne Brille. Ich muss so nebenbei einen größeren Keller entrümpeln und arbeite also jeden Nachmittag einige Stunden im Halbdunkel und mit kurzen Sehentfernungen. Obwohl ich einige Pausen mit Sehübungen einlege, ist die Sehleistung danach für den Rest des Tages ziemlich verdorben. Nun ja, ähnliches hatten wir ja bereits einige Male.

1197. Tag (April 1999)

Frühjahr mit den ersten sehr hellen Tagen. Manchmal ist es so hell, dass ich nur noch blinzelnd schauen kann. Erst nach einige Tagen bin ich wieder an so viel Helligkeit gewöhnt und genieße die größere Schärfe. Es ist jedesmal ein beachtlicher Sprung nach vorne, wenn die helle Jahreszeit wieder beginnt. An den meisten Tagen kann ich mehrere Stunden lang fast ununterbrochen knapp 50% Sehschärfe halten. Es strengt aber sehr an, schmerzt leicht, und trotz der schon recht angenehmen Temperaturen tränen die Augen beim geringsten Luftzug im Freien eher noch stärker als früher. Ich habe immer Angst zu verkrampfen, aber genau das scheint nicht zu passieren. Jedenfalls kann ich problemlos schweifen. Allerdings ist der Übergang vom Sehen "ohne Brille" auf "mit Brille" erschwert, da ich die Ohne-Brille-Einstellung schon fast automatisch halte und mich innerlich dagegen wehre, diese Einstellung wieder aufzugeben. Der Übergang von "mit Brille" zu "ohne Brille" ist dagegen immer absolut unproblematisch und führt zu vorübergehend besonders gutem Sehen.

Bei einem Ausflug einmal auf einem Damm an einem Nebenflüßchen der Marne gesessen und etwa 15 Minuten lang praktisch ohne Störung mit sehr großer Schärfe aus bis zu etwa 8 Meter Entfernung ohne Anstrengungsgefühl und bewusstes Einstellen die einzelnen Blätter der Wasserpflanzen, das Wassergetier und die Steinchen am Grunde erkennen können. Es war aber auch wirklich alles ideal: warm, windstill, kaum bewegte Wasseroberfläche, keine Spiegelungen und dazu die beruhigende Wirkung dieses idyllischen Bildes. Ich konnte richtig mitbeobachten, wie sich die Schärfe in den ersten Minuten automatisch immer weiter bis sicherlich gut 100% steigerte und erst nach etwa 10 Minuten dann langsam mit aufkommenden Anstrengungsgefühl wieder nachließ.

Ich bekomme mehrmals Emails zum Thema Sehtraining, alles mit unvollständigen Absendern, so dass ich zwar antworten kann, aber nicht erkennen kann, mit wem ich es da zu tun habe. Sie sind immer nach dem gleichen Schema aufgebaut: Erst Schmeicheleien, dann der Versuch, mich um einige Ecken herum zum Eingeständnis zu bewegen, dass alle Erfolge auch nur eingebildet sein könnten. Sehr geschickt aufgebaute Schreiben, die bei genauer Analyse nur von einem Spezialisten mit recht beachtlichen augenmedizinischen Kenntnissen stammen können. Wer und welche Absicht mag dahinter stecken? Ich antworte nicht. Zwar spielt die Psyche beim Sehen unbestreitbar eine große Rolle, aber gerade die Sehleistung lässt sich doch auch sehr gut messen. Wenn ich eine Scharfsehphase habe, dann kann ich nicht nur die Texte klar erkennen, die ich schon auswendig kenne, sondern auch ganz fremde und exotische Vorlagen. Und bei den Videotexten oder Börsenkursen am TV kann man sowieso nichts auswendig lernen, denn die Texte bzw. Zahlen sind ja ständig anders. Wer meint, ein halbwegs normaler Mensch könne sich da jahrelang selbst etwas vormachen, der leidet selbst an enormen Vorurteilen und ist kein seriöser Wissenschaftler.

An einem Tag habe ich viel Zeit und fühle mich wohl und trainiere deshalb praktisch den ganzen Nachmittag und Abend. Nach einigen Stunden lässt meine Sehleistung zwar langsam nach, aber fast ohne Schmerzen oder Erschöpfungsgefühl. Zu meinem Erstaunen am nächsten Tag dann kein Rückschlag, sondern im Gegenteil schon am Vormittag oft lange Scharfsehphasen, zwar meist nur so im Bereich 50 bis 70%, aber dafür lang und recht mühelos. Und das ist mir viel lieber als kurze und extrem unterschiedliche Schärfephasen. Gegen Abend lässt meine Sehleistung dann aber doch deutlich nach. An den Folgetagen dann etwas schlechteres und anstrengenderes Sehen. Ich trainiere einige Tage weiter sehr intensiv und erlebe trotzdem keinen derartigen Einbruch wie in der Anfangsphase des Trainings. Selbst an den schwächsten Tagen kann ich praktisch immer mindestens 30% Sehleistung erzwingen. Allerdings sind die Scharfsehphasen an schwachen Tagen deutlich kürzer. Ich habe mir angewöhnt, an solchen Tagen auch ausführliche Tests mit Brille zu machen. Es beruhigt dann immer sehr, wenn ich feststelle, dass die Schwäche kein Problem des Sehtrainings ist, sondern dass ich vorübergehend auch mit Brille schlecht sehe. Habe ich gleichzeitig auch noch eine körperliche oder seelische Schwächephase, so ist es ganz eindeutig nur ein normaler Tiefpunkt im normalen Schwankungsbereich.

1217. Tag (April 1999)

Ich habe den Eindruck nur mittelguten oder gar schlechten Sehens. Tests beweisen jedoch, dass ich eher gut bis sehr gut sehe. Manchmal kann ich 10 bis 15 Minuten fast pausenlos eine Sehschärfe von 60 bis 70% halten. Und über den Tag verteilt schaffe ich jetzt wohl bald 10 Stunden intensives Sehbemühen, nicht immer erfolgreich, aber ich halte die Anstrengung solange durch. Allerdings habe ich oft ein leichtes Anstrengungsgefühl und leichten Kopfschmerz im Stirnbereich. Aber Schweifen und Verstellen ist problemlos möglich. Und die Augen sind nicht prall, sondern lassen sich leicht und schmerzlos eindrücken. Das rechte Auge arbeitet sehr oft mit. Es ist aber deutlich schwächer, und sein Bild weist mehrere leicht glasige oder milchige Flecken auf. Insgesamt stört es mehr, als dass es hilft. Obwohl es draußen schon lauwarm ist, tränen meine Augen stark. Manchmal tränen sie sogar zu Hause leicht.

Ich mache mir langsam Sorgen, dass das Tränen nie aufhören, sondern mit der Verbesserung meiner Sehleistung stärker werden wird.

Obwohl ich alles untersuche und analysiere, finde ich nicht heraus, warum ich so unzufrieden mit meiner Sehleistung bin. Es muss irgendwie damit zusammenhängen, dass ich jetzt in dem Stadium bin, wo es nicht mehr um Steigerung der maximalen Sehschärfe, sondern hauptsächlich um Verlängerung und Aneinanderreihung von Scharfsehphasen geht. Mir fallen drei mögliche Gründe ein:

- Durch die Gewöhnung an die einmal erreichten Fortschritte erscheint jeder Rückfall besonders schlimm und bedrohlich. Wenn man 50% der Zeit oder gar noch mehr scharf und nur die verbleibende Zeit unscharf sieht, so wird einem die eigene Sehschwäche offenbar viel bewusster, als wenn man fast ständig gleich unscharf sieht.
- Meine maximal erreichbare Höchstschärfe scheint sich relativ stärker gebessert zu haben als die minimale Schärfe. Dadurch hat sich der Unterschied zwischen "gut" und "schlecht" vergrößert und fällt deshalb auch stärker auf.
- Außerdem habe ich seit einiger Zeit den Eindruck, dass sich meine Sehleistung mit Brille nicht weiter verbessert, sondern offenbar sogar etwas zurückgeht. Das Bild mit Brille erscheint zwar klar und kontrastreich, aber viele Details scheinen nur scharf zu sein. Will ich Details beschreiben, so merke ich, dass ich mir nur einbilde, scharf zu sehen. Ist das neu oder bin ich bezüglich meiner Sehleistung insgesamt kritischer geworden?

Am Computerbildschirm ist meine Sehleistung leider immer noch relativ schlecht, aber erstaunlicherweise sehr unterschiedlich, je nachdem, was ich gerade mit welchem Programm bearbeite. Das ist ein klarer Beweis dafür, wie sehr persönliche Vorlieben oder Abneigungen das Sehen beeinflussen.

Den meisten Spaß macht mir zurzeit das Training an schwarzen Kreuzen. In 90% aller Fälle sehe ich beide Balken ohne Doppelkonturen oder höchstens einen fast unsichtbaren, ganz hellgrauen senkrechten Doppelbalken. Eine unglaubliche Verbesserung gegenüber früher, wo ich in der Senkrechten fast immer deutliche Doppel- oder gar Vielfachkonturen sah. In den seltenen Fällen, wo heute noch deutliche Doppelkonturen auftreten, ist das mal senkrecht oder waagerecht. Nur wenn ich den Kopf seitlich hin- und herschwenke, treten noch häufig glasige oder hellgraue senkrechte Doppelbalken auf. Aber auch das hat sich schon beträchtlich verbessert. Durch diesen weitgehenden Wegfall des Astigmatismus kann ich jetzt auch die Schärfe viel besser beurteilen als früher.

Am Sonntag fühlte ich mich körperlich nicht besonders gut. Scharfsehphasen immer nur sehr kurz. Trotzdem machte ich wieder einmal eine Radtour durch den Odenwald. Zuerst ging es nach Wallbach zu dem Haus mit der Gedenktafel hoch oben an der Wand (vgl. Tag 653). Ich konnte auf Anhieb einige einzelne Wörter erkennen. Es war irgendeine Danksagung der Gemeinde Wallbach. Trotz großen Bemühens fehlten mir aber einige Wörter zum Gesamtverständnis. Das Problem war weniger meine Sehleistung, sondern mehr an die Blendung. Genau zu dieser Tageszeit reflektierten die Fenster und die weiße Wand extrem stark die Sonne. Ich konnte die Blendung zwar vermindern, indem ich einige Schritte seitlich zurücktrat, aber dann war die Entfernung wieder zu groß. Unter günstigen Umständen hätte ich vermutlich alles lesen können. Aber das zählt nicht; ich will mich nicht selbst betrügen. Spätestens nächstes Jahr fahre ich dort wieder vorbei, und dann ...

Im weiteren Verlauf der Tour ging es mir immer besser, und die Scharfsehphasen wurden länger und länger. Auf der Rückfahrt habe ich etwa 30 Minuten am Schaafheimer Wartheturm gesessen und die Landschaft und das Geschehen am Modellflugplatz fast ununterbrochen mit schätzungsweise 60 bis 90% Sehleistung beobachtet. Es fiel mir auf, dass ich dabei unwillkürlich Blinzeln weitgehend unterdrückt habe. Auf dieser Fahrt wenig Tränen. Es folgten einige gute Tage.

An guten Tagen kann ich es mir jetzt oft schon erlauben, ohne Brille Auto zu fahren, natürlich nicht im dichtesten Stadtverkehr, sondern hauptsächlich auf der Autobahn Saarbrücken-Reims-Paris. Die ist fast nur schnurgerade und bestens ausgebaut, wegen der Gebührenpflicht meist ziemlich leer, und ich kenne die Strecke in- und auswendig. Bei dieser reinen Ost-West-Strecke kann man sich die Fahrten zudem so einteilen, dass man praktisch nie gegen die Sonne fahren muss, sondern die Sonne immer im Rücken hat. 1 bis 2 Stunden halte ich inzwischen durch, bevor mein Sehapparat ermüdet. Beim Radfahren schaffe ich es zwar wesentlich länger, weil da die körperliche Anstrengung munter hält, aber der Vorteil beim Autofahren ist, dass dabei der Fahrtwind und damit auch das Tränen wegfällt.

Die Brille habe ich immer griffbereit auf dem Beifahrersitz. Das ist aber nicht die beste Lösung, denn sie kann dort herrunterrutschen - an einer Kette um den Hals wäre sicherer. Wenn ich im Stadtverkehr oder auf Landstraßen mal ein paar Sekunden oder Minuten brillenlos fahre, dann behalte ich die Brille immer in der rechten Hand. Anmerken muss ich, dass ich seit Jahren nur noch mit Automatikschaltung fahre. Wer seine rechte Hand zum Schalten braucht, sollte dies also lieber nicht nachmachen.

1234. Tag (Mai 1999)

Kleine körperliche Probleme und viel Stress privater und beruflicher Art. Das wird auch noch einige Tage anhalten, denn es häufen sich mehrere umfangreiche unangenehme Angelegenheiten. Dazu eine Reihe medizinischer Untersuchungen mit der Ungewissheit, ob es nur etwas harmloses oder doch jenes Unaussprechliche ist, wovor man mit zunehmendem Lebensalter immer mehr Angst bekommt. Die Folge sind schnell wechselnde Momente scharfen und unscharfen Sehens, zeitweise starke Kopfschmerzen (erstmals seit längerem nehme ich wieder einige halbe Tabletten) und im Freien starkes Tränen. Kurze Scharfsehphasen von etwa 70 bis 90% kann ich zwar fast immer erzwingen, aber es strengt extrem an, und ich brauche einige Sekunden Einstellzeit. Für praktisches Arbeiten außer Haus ist das natürlich unzureichend. Zu Hause dagegen schaffe ich es beim Lesen oder Fernsehen, mich zeitweise so zu entspannen, dass mühelose Scharfsehphasen bis etwa 30 Sekunden ohne Anstrengungs- oder Verkrampfungsgefühl auftreten. Es gibt also immer noch einen Unterschied zwischen erzwungenen und automatischen Scharfsehphasen. An guten Tagen sind sie kaum zu unterscheiden; an schlechten Tagen sind es Unterschiede wie Tag und Nacht.

Trotz allem muss ich feststellen, dass meine Sehleistung heute in den schwächsten Momenten etwa so gut ist wie im ersten Jahr in den Scharfsehphasen. Ich kann praktisch immer rechts oben im TV-Bild die Nummer des Senders erkennen, immer zumindest Teile von Untertiteln lesen, beim Radfahren sehe ich die Seitenlinie der Straße meistens weit voraus als klare Linie und nicht als sich breit auffächerndes weißes Etwas, und auch die Seitenpfosten sehe ich nur noch ganz selten mit Mehrfachkonturen.

Beim Radfahren in verkehrsruhigen Straßen übe ich ja oft an den Nummern der parkenden Autos. Dabei mache ich jetzt eine erstaunliche Entdeckung: In den Scharfsehphasen kann ich meist auf Anhieb die Nummern von weit vorausstehenden Autos erkennen. In den Momente unscharfen Sehens dagegen erkenne ich oft nur Teile der Nummer des Autos, an dem ich gerade dicht vorbeifahre. Nun bemerke ich, dass ich manchmal eine solche unscharf gesehene Nummer im Kopf behalte und dieses Nachbild schärfer stelle, bis ich auch die bisher noch nicht erkannten Zeichen klar erkenne, obwohl ich in diesem Augenblick schon einige Sekunden daran vorbei bin. Das ist mir so unerklärlich, dass ich einige Male anhalte, umkehre und nachprüfe: Und meistens stimmt die Nummer.

Aus den Diskussionen mit verschiedenen Verlagen über mein Buchprojekt hat sich inzwischen herausgeschält, dass ich das Buch auf dem normalen Weg nicht so veröffentlichen kann, wie ich es möchte. Ich müsste den Umfang auf höchstens die Hälfte kürzen und alles einfacher und "positiver" darstellen. Genau das will ich aber nicht. Es ist endlich Zeit für ein ehrliches Buch zum Thema. Ich werde mich deshalb lieber am wirtschaftlichen Risiko des Verlages beteiligen, als das Buch umzuschreiben. Die Kostenbeteiligung muss ich halt auf das Konto "Hobby" verbuchen und kann es außerdem natürlich von der Steuer absetzen. Diese Lösung hat sogar den Vorteil, dass keiner behaupten kann, dieses Buch wäre des Geldes wegen entstanden.

1238. Tag (Mai 1999)

Das Ergebnis der medizinischen Generaluntersuchung zeigt bis auf einige unbedeutende Kleinigkeiten keinerlei echte organische Probleme. Einige Beschwerden, über die ich mir Sorgen gemacht hatte, sind offensichtlich allein durch Stress bedingt. Das beruhigt mich natürlich sehr. Ich kann aus diesem Ergebnis sogar einen Erfolg meines Sehtrainings herausinterpretieren. Denn wenn der nervliche Stress so groß ist, dass der Körper manchmal Anzeichen von Krankheiten zeigt, ich aber gleichzeitig die stressbedingten Schwankungen meiner Sehleistung immer besser unter Kontrolle halten kann, dann ist das doch ein großer Fortschritt!

Es folgen zwei Tage überdurchschnittlich guten Sehens, dann zu meinem Erstaunen aber schon wieder eine Verschlechterung. Zwei Tage später habe ich eine leichte Grippe mit Kopfweh, dickem Hals, Schnupfen, usw. Mein Sehapparat hatte die Infektion also wieder einmal zuerst bemerkt. Meine Fähigkeit, Scharfsehen zu erzwingen, ist stark gemindert. In entspannten Momenten erlebe ich aber zufriedenstellende automatische Scharfsehphasen bis etwa eine Minute.

Gerade jetzt muss ich dieses Buch am Bildschirm korrekturlesen, dass bedeutet mehrere Tage harte Arbeit, die ohne Brille nur quälend langsam möglich wäre. Also bleibt nichts anderes als alles konsequent mit Brille zu machen. Trotzdem finde ich bei meinen Notizen zum 471. Tag Trost: Damals kränkelte ich und konnte eine bestimte Uhr und die Anzeige meines Videorecorders nicht lesen. Heute kränkele ich wieder, und ich kann es erkennen. Also wieder ein eindeutiges Fortschrittszeichen. Andererseits ist meine augenblickliche Sehleistung offenbar niedriger als in guten Momenten vor einigen hundert Tagen. Ich bekomme Bedenken, ob Titel und Titelbild des Buches nicht vielleicht zu reißerisch sind. Denn ich selbst komme eben noch nicht immer ohne Brille aus. Aber andererseits habe ich meine minimale Sehleistung ohne Brille bisher von 5 bis 10% auf mindestens 30% etwa vervierfacht. Und da die weitaus meisten Fehlsichtigen eine viel bessere Ausgangslage als ich haben - ihre durchschnittliche Sehstärke ohne Brille soll je nach Statistik bei 30% bis 70% liegen - wären den meisten schon mit einer Verdoppelung bestens geholfen.

Die Erkältung hat fast drei Wochen gedauert. Zwar hat die halbe Stadt gehustet und geschnupft, aber trotzdem frage ich mich, ob ich seit Beginn des Sehtrainings nicht körperlich anfälliger und unsportlicher geworden bin. Könnte es sein, dass das Sehtraining so viel Kraft braucht, oder werde ich einfach nur alt? Extrem unangenehm war bei dieser Erkältung jedenfalls, dass sich im Freien der Tränenablauf durch die Nase und der Schnupfen addierten, so ich mich dauernd schneuzen musste. Nach etwa 12 Tagen ging es gesundheitlich deutlich aufwärts, und gleichzeitig verbesserte sich auch meine Sehleistung. Am dritten Sonntag habe ich wieder die erste richtige Radtour gemacht. Mein Sehvermögen war dabei nicht berauschend und verschlechterte sich während der Tour deutlich. Zeitweise starker Grauschleier. Dazu auch noch 3 Fliegen ins linke Augen bekommen. Eine dieser Kollisionen war sehr schmerzhaft und brachte mich fast zum Stürzen. Es gibt so eine Fliegenart, die schmeckt nicht nur schrecklich, wenn man sie in den Mund bekommt, sondern sie erzeugt in den Augen auch sofort brennende oder ätzende Schmerzen. An den Folgetagen der Tour dann unbewegliche und schwer einstellbare Augen wie bereits einige Male beobachtet. Zeitunglesen mit gestreckten Armen ist eine ziemliche Quälerei. Etwa 50% der Zeit brauche ich zum Einstellen. Diese Angabe gilt für mein Arbeitszimmer in Nordwest-Lage, in das erst spät nachmittags etwas Sonne fällt. Beim Zeitung lesen in der Küche habe ich dagegen auch an schlechten Tagen und gleich morgens mit verschlafenen Augen keine Probleme. Denn da knallt die Sonne morgens beim Sitzen genau passend von rückwärts voll auf das Papier.

1260. Tag (Anfang Juni 1999)

Die Erkältung ist jetzt weitgehend, aber nicht völlig überwunden. Es bleibt ein hartnäckiger trockener Husten, und ich fühle mich immer noch schlecht. Ich sehe mit und ohne Brille für meine schon erreichten Verhältnisse relativ schlecht. Eine Untergrenze von etwa 20 bis 30% wird aber nie unterschritten. Höchstleistungen über 100% kommen zwar vor, sind aber selten und kurz. Mal habe ich große Probleme, eine normale Zeitung aus 30 bis 40 cm Abstand zu lesen, kann aber praktisch gleichzeitig kleinste Schrift aus gleichem Abstand gut erkennen. Die Sehleistung am Computerbildschirm auf 50 cm Abstand ist eher besser als normal, an der Übungstafel auf 2 Meter Entfernung recht schlecht und ähnliche irritierende Merkwürdigkeiten mehr. Zeitweise Kopfschmerzen im linken Hinterkopf oder in Stirnmitte. Die Augen selbst sind aber weder prall noch schmerzend. Die Verstellbarkeit der Augen ist vermindert, und rechts stört oft ein großer Fleck. Selbst mit Brille ist rechts dann etwa ein Viertel der Bildfläche wegen des Fleckes praktisch unbrauchbar. Es sieht aus wie ein Fettfleck auf einer Glasscheibe. Auch mit Brille habe ich ein unsicheres Gefühl von glasiger Unschärfe, und manchmal fühle ich nach wenigen Minuten mit Brille eine Art Erschöpfungsschmerz in beiden oder um beide Augen herum.

Unglücklicherweise muss ich gerade jetzt einige der Übungstafeln für dieses Buch fertigstellen. Drei Tage intensive Computerarbeit mit Brille bis jeweils vier Uhr morgens. Meine Sehleistung verschlechtert sich bis etwa auf das Niveau des ersten Jahres. Ich habe zeitweise Schwierigigkeiten, ohne Brille auf 100 Meter Entfernung Fensterrahmen und -balken scharf zu sehen. Nachdem ich das erste Mal wieder richtig ausgeschlafen habe, habe ich zwar subjektiv weiterhin den Eindruck schlechten Sehens, aber objektiv ist es gut. Keine Spitzenleistung, nur etwa 50 bis 70% mit leichtem Grauschleier, aber sehr stabil. Zum ersten Mal kann ich es mir erlauben, in Paris ohne Brille Auto zu fahren: später Vormittag, heller Sonnenschein, Brille vorsichtshalber immer im der rechten Hand, Unschärfephasen zwischen den Scharfsehphasen meist nur 1 bis 3, maximal 5 Sekunden. Nach etwa 30 Minuten werden die Unschärfephasen langsam wieder länger und sind schwerer wegzudrücken. Die Folgetage sind dann mittelmäßig mit wieder kürzeren und schwerer haltbaren Scharfsehphasen. Meine Sehleistung am Computerbildschirm hat sich weiter gebessert, reicht aber immer noch nicht für ernsthafte Arbeit. Ohne Brille kann ich zwar immer besser lesen, aber sobald ich auch tippen will, wird es schlagartig schlechter, langsamer, und die Fehlerzahl ist inakzeptabel. Die Unsicherheit beim Tippen ohne Brille setzt sich bei mir so fest, dass ich auch beim Tippen mit Brille auffallend mehr Fehler als früher mache.

1271. Tag (Juni 1999)

Immer noch Husten, trotz des beginnenden Sommers ist mit oft kalt, wegen Kopfschmerzen habe ich einige Male eine halbe Tablette genommen, und auch sonst fühle ich mich nicht besonders gut. Meine Sehleistung beim Zeitunglesen ist nur knapp mittelmäßig. Das Bild bleicht alle 15 bis 45 Sekunden weg, und ich muss mühsam neu scharf stellen. Am Computer dagegen ein erstaunlich scharfes und kontrastreiches Bild, aber auch immer nur für maximal 1 Minute. Beim Lesen sehr kleiner Schrift auf 20 bis 40 cm Entfernung und allgemein beim Sehen auf mittlere und große Entfernung erreiche ich dagegen sehr gute und auch recht dauerhafte Sehleistungen. Die kleinen Schilder (vgl. Tag 847) kann ich erstmals für etwa 1 Minute ohne Brille ununterbrochen scharf sehen. Die großen sehe ich inzwischen sogar selbst an den schlechtesten Tag fast pausenlos scharf.

Beim Schweifen über den immergrünen Busch (vgl. Tag 614) sehe ich praktisch immer alle Nadeln ohne große Anstrengung scharf. Manchmal erscheint mir der Busch aber in einen ganz leichten weiß-grünen Nebel gehüllt.

1277. Tag (Juni 1999)

Ein seltsamer Sommer ist das bisher: regnerisch und meist nur 10 bis 20 Grad. An einem leidlich sommerlichen Sonntag eine lange Radtour gemacht und am Folgetag dann unbewegliche Augen und Muskelkater wie im ersten Jahr. Dummerweise hatte ich gerade an diesem Tag einen Termin bei einer Augenärztin. Resultat ohne Brille: 50% im Nahbereich und 25% im Fernbereich. An diesem hundsmiserablen Tag erreiche ich also immerhin rund das Fünffache von dem, was ich vor dem Sehtraining hatte. Dabei ist zu bedenken, dass ich die besonders guten automatischen Scharfsehphasen unter dem Stress eines Arztbesuches sowieso nicht erreiche. Ich bin also auf erzwungenes Scharfsehen unter Stress angewiesen, und das wollen die meisten Augenärzte nicht: "Nicht drücken, nicht kneifen, nicht pressen". Erst wenn man praktisch die letzten aktiven Sehbemühungen aufgeben hat, wird gemessen - heraus kommt natürlich nur das absolute Minimum. Der Dialog ging dann etwa so weiter: "Warum darf ich mich beim Sehen nicht anstrengen, dass mache ich sonst doch immer?" - "Das verursacht Kopfschmerzen und strengt an, das sollen Sie nicht!" - "Das strengt gar nicht so an, das halte ich oft Stunden lang durch" - "Das sieht aber hässlich aus!". Ganz so schlimm kann es aber doch nicht ausgesehen haben, denn zuerst hatte sie mich aufgefordert, meine Kontaktlinsen herauszunehmen. Erst als sie sich überzeugt hatte, dass ich gar keine trug, bemerkte sie mein leichtes Pressen.

Auch mit stärkstmöglicher Brille lag meine Sehleistung an diesem Tag nur bei 70% in der Ferne und 90% in der Nähe. Und das Sehen mit dieser Brille war mir sehr unangenehm.

Viel wichtiger als diese Messungen ist mir allerdings immer die Überprüfung der Augen auf echte, organische Schäden. Und da war auch diesmal nichts Auffälliges zu finden. Zum Abschluss schnitt ich wieder einmal ganz unauffällig das Thema Sehtraining an. Und wie üblich fing sie sofort wieder an, auf diese "Kurpfuscher und Geschäftemacher" zu schimpfen und meinte, sie hätte noch nie einen Patienten gesehen, dem das etwas geholfen hätte. Dabei hatte sie mir eben selbst eine Verfünffachung meiner Sehleistung bestätigt. Es gibt also auch blinde Augenärzte ...

Es folgten einige Tage mit schwer verstellbaren Augen und oft einem leichten Ermüdungsschmerz auf der Innenseite der Augenhöhlen (also innen zur Nasenseite hin). Dabei war das rechte Auge wieder eindeutig schlechter und schmerzhafter.

An einem Tag bei ca. 22 Grad Wärme habe zweimal den gleichen Einkaufsweg genommen, einmal mit dem Rad und mit tränenden Augen und kurz danach nochmals zu Fuß und ohne tränende Augen. Es ist eindeutig, dass die Stärke (Geschwindigkeit) und Temperatur (Kälte) des Luftzuges und die Sehanstrengung ausschlaggebend sind. Ebenso eindeutig ist, dass das Tränen im Vergleich zu den ersten Jahren nicht nachgelassen, sondern sich eher noch gesteigert hat, vermutlich weil ich die Sehanstrengung mit jedem Trainingsfortschritt immer weiter gesteigert habe. Nichtradfahrern wird das alles vermutlich nur bei Spaziergängen in der kalten Jahreszeit auffallen. Und auch ich könnte den Tränenfluss und auch die Insektengefahr ja auch jederzeit durch eine Schutzbrille stoppen, aber ich genieße lieber das Gefühl, mich so oft wie möglich völlig ohne irgendwelche Gläser zu bewegen.

Es scheint mir so, als würden die automatischen Scharfsehphasen keine Tränen verursachen. Ich bin da aber nicht sicher, denn ich habe bisher noch nie eine ausreichend lange Zeit nur mit automatischem Scharfsehen erlebt. Gerade beim Radfahren ist es ja unverzichtbar, jede Unschärfe sofort mit erzwungenem Scharfsehen zu bekämpfen. Da kann man nicht einfach abwarten, bis früher oder später die nächste automatische Scharfsehphase kommt. Und zu Hause oder beim Sitzen im Park treten ja kaum Tränen auf.

Ich habe eine neue TV-Fernbedienung mit ungewöhnlichen Knöpfen in ungewöhnlich aggressiven Farben. Anfangs habe ich Probleme, Details zu erkennen, aber nach einer Woche erkenne ich alles problemlos. Wieder ein Beweis, wie sehr Erkennen z. B. von der Gewöhnung an ein bestimmtes (Farb-)Schema abhängt.

1286. Tag (Ende Juni 1999)

Einen Tag lang rechts etwas stärkere Schmerzen, sowohl im Auge bzw. in der Augenhöhle als auch im rechten Hinterkopf. Zeitweise auch leichtes Fremdkörpergefühl. Erstaunlicherweise waren die Schmerzen schon morgens beim Aufwachen da. Ich nehme eine halbe Tablette. Gleichzeitig ist meine Sehschärfe rechts mit und ohne Brille eindeutig besser und länger haltbar als bisher (allerdings mit Flecken). Ich habe ein Gefühl, als wäre das rechte Auge "um eine Rasterung" schärfer eingestellt als vorher: mehr Anspannung, aber auch bessere Sehleistung.

Am Folgetag dann plötzlich das genaue Gegenteil: keinerlei Augen- oder Kopfschmerzen. Egal was ich auch mache, ich erlebe praktisch gefühlloses Sehen. Die Sehleistung ist recht stabil, allerdings auf niedrigem Niveau so zwischen 30 und 50%. Beide Augen scheinen mitzuarbeiten, das Bild ist rechts nur geringfügig unschärfer als links. Auf beiden Augen oft größere glasige oder milchige Flecken. Kaum automatische Scharfsehphasen, und auch durch Erzwingen sind kaum höhere Leistungen erreichbar. Es kommt mir vor, als hätten sich meine Augen entschlossen, mich und meine Befehle einfach zu ignorieren. Es ist nicht unangenehm. Es reicht z. B., um Untertitel im TV fast perfekt zu lesen. Im ersten Jahr hätte ich das als dauerhaftes, müheloses Scharfsehen bezeichnet. Aber für heutige Verhältnisse ist es etwas schwach. Auch mit Brille ist die Sehleistung eher etwas schwächer als normal, aber nicht auffallend anstrengend oder gar schmerzhaft.

Am nächsten Tag dann wieder Schmerzen wie am Tag zuvor. So geht es abwechselnd mehrere Tage. Vermutlich Überlastung. Erstaunlich für mich als Kurzsichtigen ist immer wieder, dass Anstrengung und Schmerzen oft beim Nahsehen stärker als beim Blick in die Ferne sind. Die einzige logische Erklärung dafür scheint mir, dass Nahsehen in meinem Fall meistens Arbeit (Lesen, Computer) und damit Stress bedeutet, während Fernsicht mit Entspannung zusammenhängt (Pause mit Blick aus dem Fenster, Ausflug, Landschaft, Park, etc.).

Ich trainiere zwei Tage nur sanft und versuche, nichts zu erzwingen. Trotzdem sind die Tage weiterhin sehr wechselhaft. An manchem Tag ist das rechte Auge sehr schwach und verdirbt das beidseitige Sehen (auch mit Brille), am nächsten Tag ist das rechte Auge dann kaum schwächer als das linke. An einigen Tagen erreiche die wohl beste Sehleistung bisher: mehrere Stunden mühe- und schmerzlos kaum unter 40%, mit Spitzenleistungen auch in der Ferne über 100% und selbst mit der +3-Gegenbrille oft über 50% Fernvisus.

1301. Tag (Juli 1999)

Einige Tage mit mühe- und schmerzlosem, gutem bis sehr gutem Sehen. Ich nutze das, um bei einem Optiker meine Sehschärfe messen zu lassen. Ohne Brille kann ich in der Ferne die 33%-Tafel gut erkennen und bei der 50%-Tafel einige Zahlen mehr erraten als erkennen. In der Nähe habe ich bei 66% kaum Probleme, und bei 75% ist es sehr, sehr knapp. Also Fernvisus etwa 40% und Nahvisus etwa 70%. Mit meiner stärksten Brille komme ich in der Nähe auf 150% und in der Ferne auf 125%.

Aus Freude über diese guten Ergebnisse leiste ich mir 2 neue Brillen: Einmal als Schutzbrille zum Radfahren ein billiges, großes Gestell. Statt teure Gläser einsetzen zu lassen, lasse ich einfach die Plastikgläser drin, die die Optiker bei ihren Vorführgestellen sowieso drinnen haben. Die werden zwar bald zerkratzt sein, aber das reicht erst mal, um Erfahrungen mit Schutzbrillen beim Radfahren zu sammeln.

Und ich lasse mir für die Arbeit am Computer und zum Autofahren eine schwächere Korrekturbrille anfertigen (links -5,75 Dioptrien (Kurzsichtigkeit) und -1,00 (Astigmatismus) und rechts -7,00 und -1,25). Erstmals seit vielen Jahren wähle ich wieder echtes Glas statt Plastikglas. Bei starken und großen Gläseren ist Glas wegen des Mehrgewichts gegenüber Kunststoff ja sehr unangenehm. Aber bei den jetzt schwächeren und kleineren Gläsern dürfte der Unterschied kaum noch fühlbar sein. Der große Vorteil von echtem Glas ist, dass es auch nach Jahren noch glasklar ist, während Kunststoffgläser allmählich feinste, fast unsichtbare Kratzer einsammeln und dadurch ganz unmerklich das Sehen zusätzlich erschweren.

Am Abend dann eine erste Probefahrt mit der neuen Schutzbrille gemacht. Den kleinen Werbeschriftzug unten auf den Gläsern habe ich bewusst nicht ertfernt, denn dabei hätte ich die Plastikgläser zerkratzen können. Er liegt aber auch viel zu tief, um das Blickfeld zu beinträchtigen.

Trotz der fast riesig großen und leicht gewöblten Gläser fühlen meine Augen bei schneller Fahrt vom Rande her noch einige Reste des Fahrtwindes. Aber der Rückgang des Tränens ist deutlich. Die Augen werden zwar immer noch sehr feucht, aber es laufen keine Tränen mehr die Backen herunter. Eine endgültige Beurteilung wird natürlich erst möglich sein, wenn es in einigen Monaten wieder kalt ist. Im Hochsommer kann ich die Schutzbrille sowieso nicht lange tragen, da sie vom rinnenden Kopfschweiß schnell trübe würde. Und einfaches Sauberwischen ist nicht ratsam, weil sich schnell scharfkantige Salzreste absetzen, die dabei das feine Plasitk verkratzen würden.

Am Sonntag bei großer Hitze und Helligkeit eine sehr anstrengende Radtour gemacht. An den Folgetagen erreiche ich zu meiner Überraschung mühelos sehr gute Sehleistung. In der Nähe nur mittelmäßig, aber ab etwa 11 Uhr vormittags sehe ich in der Ferne ungewöhnlich scharf. Kein Grauschleier, eher leicht glasig wie sonst nur mit Brille und etwas ganz grober Hammerschlageffekt. Das scharfe Bild verstellt sich zwar alle paar Sekunden, aber ich kann es beliebig oft schnell und mühelos neu einstellen. Gegen Abend wird es noch besser. Insgesamt sind es vier sehr gute Tagen hintereinander.

1310. Tag (Juli 1999)

Einige Tage sehr viel gelesen, neben den üblichen Zeitungen und der Tagesarbeit etwa ein Taschenbuch pro Tag. Ich nehme mir dabei die Zeit, mindestens 1/10 der Zeit ganz langsame Leseübungen an nur einigen wenigen Wörtern, Buchstaben oder Buchstabendetails zu machen. Das hilft wirklich gegen den Rückfall in die früheren hastigen Lesegewohnheiten. Alles ohne Brille im warmen, zuglosen Zimmer. Ich habe den Eindruck, dass beim Lesen meist die Feuchtigkeit in meinen äußeren Augenwinkeln stärker wird. Es ist noch kein Tränen, aber doch eine Zunahme gegenüber früher. Auffallend ist, dass die Feuchtigkeit oft nicht gleichmäßig bei beiden Augen auftritt. Das gerade bessere Auge ist trockener. Und wenn ich mal einen besonders guten Moment erwische, wo ich für 30 bis 60 Minuten fast mühelos mit ausschließlich automatischen Scharfsehphasen lesen kann, dann bleiben beide Augen völlig trochen. Es scheint mir ziemlich eindeutig, dass die erhöhte Feuchtigkeitsproduktion der Augen nur bei Anstrengung (erzwungenes Scharfsehen) auftritt.

Am Samstag nur knapp mittelmäßige Sehleistung. Bei der Vorbereitung zur sonntäglichen Radtour dann am Samstagabend einen Defekt am Rad festgestellt und bei schlechter Beleuchtung und unter Zeitstress dann gerade noch bis Mitternacht reparieren können. Dabei ging es rapide mit meiner Sehleistung bergab. Auch am Sonntagvormittag noch auffallend schwache Sehleistung, die sich erst während der Tour gegen Spätnachmittag bis etwa Mittelmaß besserte. Ich nehme mir ernsthaft vor, bei solchen stressigen Arbeiten unter Zeitdruck, bei schlechter Beleuchtung, Naharbeit, etc. in Zukunft meinen Stolz zu überwinden und ruhig mal für eine Stunde zur Brille zu greifen.

An den Folgetagen sehe ich im Prinzip gut bis sehr gut. Allerdings muss ich ich mehrere Tage lang täglich etwa 6 bis 8 Stunden lang Zeitschriften und Bücher lesen, wodurch sich meine Sehleistung wieder auf etwa 30 bis 40% vermindert. Immer wieder Pausen mit Übungen in der Ferne und Schweifen, so dass ich diese Gewalttour vollkommen ohne Brille und mit immer mindestens etwa 30 cm Leseabstand durchhalte. Für ernsthafte Arbeit am Computer brauche ich aber immer noch eine Brille. Einen Test mit einer älteren Videokassette mit vielen kleinen Schriften gemacht, und dabei ganz enorme Fortschritte gegenüber Tag 880 festgestellt, als ich mir diese Kassette zusammengestellt habe.

An einem Abend mit besonders guter Sehleistung die übliche Runde mit dem Rad gemacht. Ich sah fast mühelos ständig scharf und verspürte kaum Trändendrang (langsame Fahrt bei etwa 26 Grad Wärme). Am Folgetag dann bei nahezu gleichen Umweltbedingungen eine ähnliche Fahrt gemacht. An jenem Tag hatte ich schon tagsüber eine nur bescheidene Sehschärfe und musste mich während der Fahrt ständig bewusst anstrengen, um trotzdem eher schlecht als recht zu sehen. Ergebnis: trotz der relativ hohen Temperatur auffallend starkes Tränen. Die automatischen Scharfsehphasen sind also deutlich tränenärmer oder gar tränenfrei. Das gibt mir die Hoffnung, dass dieser zeitweise wirklich sehr störend gewordene Tränendrang spätestens dann nachlässt oder verschwindet, wenn ich mich zum Scharfsehen nicht mehr anstrengen muss.

1319. Tag (Anfang August 1999)

Am Sonntag wieder eine große Radtour über 16 Stunden gemacht. Meine morgens noch ziemlich schleche Sehleistung steigert bis gegen Abend auf mittelmäßig bis gut. An den beiden Folgetagen dann sogar sehr gut. Auch keine Kopfschmerzen und zu Hause keinerlei auffallende Feuchtigkeit in den Augen. Ich finde keine Erklärung, warum ich nach anstrengenden Tagen mal besonders gut und mal besonders schlecht sehe.

Ich versuche zu definieren, wann ich meine Sehleistung als schlecht empfinde, und muss feststellen, dass sich das nicht so klar sagen sagen lässt und sich meine Maßstäbe zudem im Laufe der Zeit ständig geändert haben. Zurzeit sind es wohl die Tage bzw. Stunden, in denen ich weniger als 25% der Zeit scharf sehe, in denen ich mich besonders anstrengen muss, um die nächste Scharfsehphase zu erreichen; die Länge und Anzahl der Scharfsehphasen, die Sehschärfe in den Scharfsehphasen und die minimale Sehschärfe in den schwachen Momenten dazwischen, ob ich gerade Kurzsichtigkeit und Astigmnatismus oder nur eins von beiden überwinden kann, geschmeidige oder schlechte Verstellbarkeit der Augen, Kopfschmerzen, Tränen - all das spielt da mit. Und natürlich auch die allgemeine Laune, also ob man bezüglich der anderen Lebensdinge gerade in Frustrationen oder Erfolgserlebnissen schwelgt. Trotz allem, welch ein Fortschritt z. B. im Vergleich zu meinen Aufzeichnungen vom 4. Monat.

An einem der guten Abende im Garten Sehübungen in sehr entspannter Stimmung gemacht. Dabei fällt mir auf, dass ich bei erzwungenen Schurfsehphasen die Augenanspannung vorsichtig lösen kann und die Schärfe trotzdem erhalten bleibt. Erzwungene und automatische Scharfsehphasen können also ineinander übergehen.

Ich habe die neue Brille erhalten. Irgendetwas stimmt damit aber nicht. Dann fällt mir auf, dass das linke Glas dicker als das rechte ist, obwohl doch mein linkes Auge das bessere ist. Sie haben also die Gläser verwechselt. Glücklicherweise bevorzuge ich Gestelle mit absolut runden Gläsern, so dass ich sie selbst tauschen kann. Allerdings ergibt sich dann noch das Problem der Achseinstellung zur Astigmatismuskorrektur. Dazu muss ich die Gläser langsam in der Fassung drehen. Ich finde aber nicht eindeutig die beste Stellung, denn meine Augen können sich inzwischen schon so gut anpassen, dass der ursprüngliche Fehler nicht mehr so eindeutig auszumachen ist. Als ich dann meine, die beste Stellung gefunden zu haben, sehe ich auf einmal alle Rechtecke trapezartig verzerrt, und viele Linien und Kanten scheinen mir leicht schräg zu verlaufen. Ich muss es also nochmals im Geschäft einstellen lassen. Bei der Gelegenheit bestelle ich noch eine Brille ganz ohne Astigmatismus-Korrektur und bezüglich Kurzsichtigkeits-Korrektur nochmals etwas schwächer, nämlich links -5,25 und rechts -6,50. Irgendwie habe ich den Eindruck, dass bei der Astigmatismus-Korrektur Brillen mit Zwischenstufen keinen Vorteil bringen. Der Versuch, den Astigmatismus ganz wegzudrücken, erscheint mir nicht schwerer oder sogar einfacher als der Versuch, irgendeine Zwischenstufe exakt zu treffen (möglicherweise, weil auch die Achsen fast immer leicht unterschiedlich sind).

Ab Donnerstag fühle ich mich plötzlich auffallend schlecht und schlapp, und meine Sehleistung mit und ohne Brille ist deutlich verschlechtert. Schlechtere Grundsehleistung und kaum noch automatische Scharfsehphasen. Ausreichende Scharfsehphasen bis etwa 3 Sekunden Länge kann ich bei Bedarf erzwingen, aber die Verstellung beim Schweifen ist schwergängig. Keine Kopfschmerzen, aber ein Gefühl von Anstrengung und Verkrampfungsneigung im Augen-Stirn-Bereich und auch zu Hause vermehrte Feuchtigkeit in den äußeren Augenwinkeln. Ich entdecke geschwollene Lymphknoten am Hals und in der Gegend der Ohrläppchens, also kämpft mein Körper gerade wieder einmal gegen eine kleinere Infektion. Ich kann deshalb meinen Sehleistung mit der neuen Brille (der mit links -5,75/-1,00 und rechts -7,00/-1,25) noch nicht so recht beurteilen. Sie reicht jedenfalls problemlos für die Arbeit am Computer. Ich muss das Bild zwar alle paar Sekunden bewusst neu scharf stellen, aber das halte ich mühelos einige Stunden lang durch.

1335. Tag (August 1999)

Nach sechs Tagen bescheidener Form geht es wieder aufwärts. Wie meistens nimmt auch gleichzeitig wieder meine Freude und Leistung bei sportlicher Betätigung zu. Die Scharfsehphasen werden länger, besser und müheloser. Ich sehe wieder mehr automatisch scharf und habe weniger Tränen bzw. bei Sehanstrengung im Haus keinerlei Feuchtigkeit in den Augenwinkeln.

Immer öfter fällt mir jetzt folgendes auf: Wenn ich den Blick auf ein Beobachtungsobjekt scharf gestellt habe und dann den Kopf schwenke, so dass die Blickachse durch andere Hornhautbereiche wandert, dann wird das Bild oft unscharf oder neblig. Ich kann problemlos wieder scharf stellen, aber dann werden wiederum benachtbarte Bereiche unscharf oder neblig. Es ist, als ob ich das Scharfstellen durch Verändern (Glattziehen?) der Hornhaut erreiche und als ob dieses immer nur für einen kleinen Bereich der Hornhaut gleichzeitig möglich wäre. Ich übe deshalb, den Kopf zu schwenken und dabei diesen "Schärfepunkt" mitzuziehen. Das funktioniert, aber es es dauert einige Zeit, oft nur Sekundenbruchteile, aber manchmal bis zu etwa drei Sekunden.

Ein Altersheim besichtigt. Da ich während des Herumgehens über Details diskutieren wollte und dazu einiges an Papieren in den Händen hielt, setzte ich vorsichtshalber ausnahmsweise die Brille auf. Normalerweise habe ich aber schon lange beim Laufen grundsätzlich keine Brille auf, und deshalb waren die ungewohnten Größen und Entfernungen plötzlich so verwirrend für mich, dass ich ganz unsicher wurde und fast einige Stufen heruntergefallen wäre.

An guten Tagen ist der Unterschied zwischen "mit Brille" und "ohne Brille" besonders auffällig bei Dämmerung oder Dunkelheit. Zwar gibt es manchmal auch im Halbdunkel gute Scharfsehphasen, aber das sind Ausnahmen. Normalerweise habe ich den Unterschied ständig in meinem Arbeitszimmer vor Augen. Dort gibt es ein gut ausgeleuchtetes Arbeitseck, wo ich ohne Brille inzwischen fast problemlos arbeiten kann. Wenn ich den Blick aber in den halbdunklen Rest des Zimmers werfe, dann muss ich auch an sehr guten Tagen noch einen großen Unterschied feststellen: Ohne Brille kann ich die verschiedenen Bücher und Akten in den vielen Regalen praktisch nur anhand der Farben und Größen ihrer Rücken erraten, aber nicht etwa Buchrücken oder Aktenaufkleber lesen.

1340. Tag (August 1999)

Der Rückgang von Astigmatismus und Kurzsichtigkeit verläuft in letzter Zeit immer unabhängiger voneinander. Astigmatische Verzerrungen unterbleiben oft automatisch, oder ich kann sie jedenfalls relativ mühelos wegdrücken. Beim Radfahren habe ich höchstens noch während 25% der Zeit Probleme mit sich auffächernden Linien auf der Straße, doppelten Leitpfosten, usw. Gleichzeitig und völlig unabhängig vom Astigmatismus schwillt die normale Schärfe bzw. Unschärfe (Kurzsichtigkeit) an und ab. Das kann z. B. bedeuten, dass ich einen Pfosten mit Hinweisschild dauerhaft völlig ohne Doppelkonturen und Geisterbilder sehe, aber das Schild ist zum Erkennen vorübergehend zu unscharf, wird scharf, wird wieder unscharf ...

Seien Sie mir bitte nicht böse, wenn ich dauernd von meinen sonntäglichen Radtouren berichte. Aber verglichen mit der täglichen Arbeit am Schreibtisch und Computer ist das für mich meist der einzige Tag der Woche, wo mal so richtig was los ist und wo sich auch die meisten Erkenntnisse über den Stand meiner Sehleistung ergeben. An diesem Sonntag habe ich gleich zwei neue Beobachtungen gemacht:

Ich fuhr gegen die Sonne bergauf und sah plötzlich zwei weiß leuchtende senkrechte Balken (offenbar einen pro Auge). Etwa so wie zwei stehende, schmale weiße Wachskerzen ohne Flamme. Sie waren ziemlich genau in der Mitte des Blickfeldes, ihre Höhe etwa ein Viertel des Blickfeldes, und irgendwie schien es mir, als wären sie wirklich in den Augen oder wenigsten direkt davor, etwa so wie Spiegelungen auf einem Brillenglas. Das Besondere war nun, dass die Balken während einer Schärfephase scharf genau in der Mitte des Gesichtsfeldes standen. Sobald mein Blick unschärfer wurde, wurden auch die Balken unschärfer, größer, und wanderten nach oben aus dem Blickfeld. Binnen Sekunden hatte ich den Zusammenhang erkannt und konnte meine Bildschärfe steuern, indem ich einfach die Balken genau in der Bildfeldmitte hielt. Ich weiß nicht, wie es funktionierte, aber es war, als hätte ich in meinem Hirn einen einfachen Regelknopf mit Anzeige zum Einstellen meiner Sehschärfe entdeckt. Als ich die Bergkuppe erreichte, war der Effekt verschwunden. Ich versuchte, die Situation zu Hause durch Sehen gegen eine Lampe nachzustellen, konnte die Balken aber nicht mehr wiederfinden. Es muss aber eine bestimmte Beleuchtungssituation geben, bei der sich bei großer Sehschärfe in Hornhaut, Linse oder sonstwo im Auge dieser Balkeneffekt ergibt.

Und dann erlebe ich noch etwas Erstaunliches: Bei den Radtouren habe ich neben meiner normalen Verpflegung immer noch einige in Folie verschweißte kalorienreiche Nusswaffeln als "Notreserve" dabei. Die dienen nur meiner eigenen Beruhigung. Selbst bei ganz großen, anstrengenden Touren habe ich die Packung nie aufmachen müssen. Diesmal bemerkte ich nach etwa einer Stunde, dass ich meine Notration vergessen hatte. Schnell bekam ich schrecklichen Hunger, und schon nach fünf Stunden hatte ich meine ganze normale Verpfegung aufgessen (sonst habe ich oft noch nach einer 16-Stunden-Tour einen Rest). Mich plagten regelrechte Alpträume von Hunger und Entkräftung. Und obwohl ich genau wusste, dass alles nur Einbildung war: Mein Hunger und meine Magenkräpfe waren absolut echt! Es ist unglaublich, wie sehr die Psyche den Körper beeinflussen kann und wie wehrlos man trotz voller Kenntnis der Zusammenhänge ist. Und da schließt sich dann wieder der Kreis zum Sehtraining.

Bei der Radtour am nächsten Wochenende dann mehrfach in der Innenstadt von Mannheim verfahren, so dass die Zeit für die Rückfahrt im Hellen immer knapper wurde. Alle drei Minuten Anhalten und Blick auf die Karte. Bei solchem Stress und Zeitdruck verliert man dann üblicherweise schnell die Kontrolle über seine Augen, und diese verkrampfen immer panischer. Auch heute muss ich noch dagegen ankämpfen, aber inzwischen schaffe ich es meistens, selbst im größten Stress aus etwa 30 cm Abstand einen Stadtplan zu lesen (bei guter Helligkeit). Das Lesen von Straßennamen aus mehr als etwa 10 Metern Entfernung bleibt in solchen Situationen aber Glückssache. Die letzte Stunde der Rückfahrt dann doch im Dunkeln, und das ist nach wie vor einen Quälerei. Ich fahre sehr langsam, und trotzdem erscheint mir z. B. jeder Baumschatten absolut schwarz, und ich würde an diesen Stellen ein Loch oder ein Hindernis auf der Fahrbahn kaum rechtzeitig erkennen. Kinder und alte Leute überholen mich. Allerdings zähle ich grundsätzlich zu den vorsichtigeren Fahrern. Auch mit Brille bei Helligkeit im Auto passiert es mir immer wieder, dass ich lieber irgendwelche wild gewordenen Lastwagen vorbeilasse, anstatt selbst mitzurasen.

1351. Tag (Anfang September 1999)

Seit einigen Tagen habe ich meine neueste Brille, links -5,25, rechts 6,50 und völlig ohne Astigmatismuskorrektur. Die Gläser sind höchstens noch ein Drittel so dick wie bei meiner stärksten Brille. Natürlich sehe ich mit der schwächeren Brille deutlich schlechter als ich es heute mit der stärksten kann, mit der ich inzwischen ja spielend im Nahbereich auf über 150% und auch in der Ferne auf klar über 100% komme. Aber die 50% Fernvisus und 65% Nahvisus, die ich vor Beginn des Sehtrainings mit der stärksten Brille schaffte, die erreiche ich heute auch mit dieser viel schwächeren Brille allemal.

Allerdings strengt das Sehen mit dieser schwachen Brille merklich an, denn ich muss ja ständig die astigmatischen Verzerrungen wegdrücken. Und deshalb schwankt die Sehleistung auch ständig etwas. Aber ich kann mit dieser Brille einige Stunden pro Tag produktiv am Computer arbeiten (danach benutze ich wieder die alte). Dadurch habe ich diese Stunden jetzt jeden Tag als zusätzliches Training, insbesondere als Anti-Astigmatismus-Training. Das ist eine erhebliche Steigerung meines Trainingspensums. Zwar ist die Arbeit mit dieser Brille natürlich einfacher als ganz ohne Brille, aber da die Sehanforderungen bei der Arbeit am Computer enorm sind, ist es insgesamt doch eine wesentlich höhere gesamte Trainingsbelastung als bisher. Außerdem entfallen damit ja täglich einige Stunden "Erholungszeit", die meine Augen sonst während der Arbeit mit der stärkeren Brille hatten. Und das alles ist auch deutlich fühlbar: Morgens ist das Sehen wieder schwer und schlechter, etwa zwischen minimal 25% und maximal 50% schwankend. Im ersten Trainingsjahr hätte ich das euphorisch als "perfektes Sehen" bezeichnet, aber für meinen bisher schon erreichten Leistungsstand ist es eher enttäuschend. Aber bis spät abends kann es sich dann bis ca. 35% bis 70% steigern, falls ich tagsüber nicht zu hart trainiere. Trainiere ich dagegen hart oder arbeite stundenlang mit der schwächeren Brille, dann verschlechtert sich meine Sehleistung sogar bis zum Abend. Die ganz guten Scharfsehphasen sind in beiden Fällen wieder seltener, kürzer und anstrengender geworden. Der schon fast völlig vergessene Grauschleier macht sich manchmal wieder bemerkbar, und auch Seherschöpfung ist wieder häufiger Begleiter geworden. Aber keine Kopfschmerzen und wenig glasige Verzerungen.

1362. Tag (September 1999)

Ich arbeite täglich mehrere Stunden mit der neuen Brille. Es strengt sehr an, aber von Tag zu Tag werden Anstrengung bzw. Erschöpfung fühlbar geringer. Auch ganz ohne Brille drücke ich die astigmatischen Verzerrungen immer leichter und immer häufiger automatisch weg. Allerdings scheint dadurch der Grauschleier wieder etwas stärker zu werden. Macht nichts. Wenn das so weitergeht, wird der Astigmatismus spätestens am Jahresende nur noch eine ferne Erinnerung sein. Ich hätte mir schon im zweiten Jahr für die Arbeit am Computer eine Brille ohne Korrektur des Astigmatismus beschaffen sollen. Ich bin im Moment sehr oft müde. Ist das eine Folge der erhöhten Sehanstrengung? Etwas Stress, weil ein ehemaliger Krawattenvertreter aus München massenhaft Anzeigen gegen mich und andere Teilnehmer an Diskussionsgruppen im Internet wegen "Internetkriminalität" einreicht. Reihenweise werden Menschen zu Vernehmungen geladen, sogar einige Computer beschlagnahmt, bis sich nachweisen lässt, dass er offensichtlich unzurechnungsfähig ist und alle "Beweise" selbst auf seinem Computer fabriziert hat.

Es folgen drei Tage mit unbeweglichen und schwer verstellbaren Augen. Sehleistung bescheiden. Sicherlich Folge der harten Belastung der Vortage. Am vierten und fünften Tag weiterhin subjektiv schlechte Sehleistung, aber trotzdem gleich zwei Beweise für weitere Verbesserungen: Einmal konnte ich jetzt erstmals etwa 10 Minuten lang ohne Brille problemlos mit normalen Tempo am Computer arbeiten. Und dann war ich auch wieder einmal bei der Gedenktafel in Wallbach (vgl. Tag 1217). Ich konnte ohne große Anstrengung die 4 unteren der 6 Zeilen lesen (nicht ununterbrochen, aber für knapp die Hälfte der Zeit war meine schwankende Sehschärfe dafür stark genug). Von den oberen 2 Zeilen konnte ich nur Einzelworte erahnen. Diese Tafel ist allerdings wirklich eine echte Herausforderung für Menschen mit Sehproblemen. Denn gerade die obersten und damit am weitesten entfernten Zeilen sind in kleinerer Schrift. Außerdem ist der schwarze Stein so poliert, dass man die Schrift praktisch nur aus einem engen Winkel lesen kann. Einen Schritt nach der einen Seite, und alles ist matt. Einen Schritt nach der anderen Seite, und alles glänzt und blendet.

1377. Tag (Ende September 1999)

Ich halte jetzt einen ganzen Arbeitstag am Computer mit der neuen Brille durch. Nur zum Autofahren nehme ich noch die alte. Meine Augen müssen jetzt also während etwa 95% des Tages die Korrektur des Astigmatismus selbst leisten. Das strengt sehr an, und es gibt am Computer manchmal kurze Momente, wo meine Sehleistung so schwach wird, dass ich mich dabei ertappe, wie ich mit dem Kopf näher an den Bildschirm gehe.

Die Sehleistung ganz ohne Brille ist sehr unterschiedlich: Einige wenige Tage mit mehreren Stunden fast ununterbrochenen, mühelosen, guten Sehens (ca. 40-70%, vormittagas besonders gut, abends stark nachlassend, manchmal leichter Grauschleier, mal gleichmäßig, mal mehr fleckig), dann Tage mit auch noch guter Sehleistung, aber mit Anstrengung und leichten Spannungsschmerzen im Stirn- und Augenbereich (1/2 Tablette genommen). Aber etwa jeder zweite Tag ist nur anstrengend und leicht schmerzhaft mit bescheidener Sehleistung (ständige Schwankungen, glasig-milchiges Bild mit groben Hammerschlageffekt, so als gingen mehrere Sprünge durch das Bild). Macht nichts. Ich kenne die Ursache und bin darauf vorbereitet, dass es einige Wochen dauern wird, bis mein Sehapparat sich an diese enoreme Steigerung der Belastung durch die neuen Brille gewöhnt haben wird.

1408. Tag (Oktober 1999)

Es ist kühl, dunkel und regnerisch. Dazu viel Arbeit und Stress, und so ganz nebenbei beginne ich auch noch mit dem Satz für dieses Buch am Computer. Viel Experimentieren mit kleinsten Schriften und Linien, und ich muss eisern Sehdisziplin einhalten, um meine Augen nicht gleich wieder zu ruinieren. Ruhig bleiben und nicht hineinsteigern, nie zu dicht an den Monitor ran, immer wieder Pausen mit Sehübungen in die Ferne. Aber ich halte es durch, und spätestens 10 Minuten nach Ende der Tagesarbeit am Computer habe ich schon wieder gute Sehleistung und Verstellbarkeit auf alle Entfernungen. Auch am Folgetag keine Nachwirkungen, sondern ich erlebe jetzt oft morgens meine beste Sehleistung, die nach der Lektüre der Zeitungen und auch im weiteren Verlauf des Tages dann langsam nachlässt. Aber auch spätabends kann ich meist noch Videotext lesen.

Obwohl ich meine Sehleistung zurzeit als unbefriedigend empfinde, ist eindeutig, dass ich besser und länger scharf sehe als jemals zuvor ohne Brille. Zeitweise kann ich mit der +2-Gegenbrille eine Stunde lang aus 40 cm Entfernung Zeitung lesen (etwa 50% dieser Zeit perfekt scharf, und 50% gehen noch durch Einstellversuche und schwankende Schärfe bis völlige Unschärfe verloren). Ich erkenne in der Dämmerung mit der +3-Gegenbrille Details der Nachbarhäuser, die ich früher ohne Brille selbst bei vollstem Sonnenlicht nicht erkannt habe. Ich schaffe ohne Brille alle 9 Knoten auf meiner kurzen Knotenschnur (etwa 1,20 Meter). An mindestens 50% des Tages sehe ich Bäume, Pfosten und ähnliche senkrechte Kanten von alleine ohne jegliche astigmatische Doppel- oder Mehrfachkonturen. In etwa 30% der Zeit kann ich es erzwingen, so dass ich den Astigmatismus für etwa 80% der Zeit unter Kontrolle habe. Bei Leuchtquellen wie Ampeln oder Autolichtern ist es aber noh nicht so gut. Bei der kleinen Uhr auf meinen Schreibtisch (vgl. Tag 471) erkenne ich oft die kleinen Minutenpunkte zwischen den großen Ziffern. Früher habe ich nichts erkannt, nicht die Ziffern, nicht die Zeiger, nicht einmal, dass es eine Uhr ist. Und viele ähnliche Erfolgserlebnisse. Dazu seit Wochen keinerlei Kopfschmerzen oder andere größere Beschwerden. Lediglich manchmal ist beim Eindrücken der Augen leichter Schmerz in den Augen oder Augenhöhlen fühlbar (die Augen sind aber nicht prall).

Der Grauschleier ist zurzeit minimal oder fehlt völlig. Den immergrünen Busch (vgl. Tag 1271) sehe ich selbst mit Gegenbrille ganz ohne den bisherigen weiß-grünen Nebel. Im Freien nimmt der Tränenfluss wegen der abnehmenden Temperatur wieder zu. Nach etwa 30 bis 60 Minuten Gewöhnung an der kalten Luft geht er deutlich zurück. Die Nase läuft dann aber erstaunlicherweise weiterhin stark. Das rechte Auge arbeitet fast immer mit, ist aber meist eindeutig schwächer als das linke.

Nach etwa einer Woche ein kleiner Rückfall, aber nur bei der Schärfe, nicht beim Astigmatismus. Kürzere Scharfsehphasen, stärkere Schwankungen. Keine Kopfschmerzen. Scharfsehen zu erzwingen fällt mir leichter als in früheren Schwächephasen und strengt immer weniger an. Trotz der relativen Schwäche kann ich abends minutenlang mühelos fast perfekt Videotext lesen. Viel Arbeit und beruflicher Stress, der sich durch folgende Realsatire aus dem Rechtsstaat dann noch steigert: Es ging darum, dass das höchste deutsche Gericht über eine Beschwerde nicht hatte entscheiden wollen, weil sie angeblich verspätet eingelegt worden sei. Die Sache war aber genau den Regeln entsprechend fristgerecht eingelegt worden. Eine Willkürentscheidung also, und dagegen kann man sich glücklicherweise beim Europäischen Menschenrechtsgerichtshof beschweren. Dieser entschied nun aber, er könne über den Inhalt der Beschwerde, also über die Frage, ob die Sache bei dem deutschen Gericht fristgerecht oder verspätet eingelegt worden sei, nicht entscheiden, weil er nur über Sachen entscheiden dürfe, die vorher bei den deutschen Gerichten fristgerecht eingereicht worden seien. Immer noch geht meine Sehleistung schlagartig zurück, wenn ich so was in die Hände bekomme (der Rückgang ist auch mit Brille eindeutig feststellbar). Aber im Gegensatz zu früher reicht meine Sehleistung heute fast immer, um auch bei solchen Stressstößen ohne Brille mit fast gestreckten Armen weiterlesen zu können. Langsamer zwar, aber es reicht, und die Rückkehr zur normalen Sehleistung erfolgt oft binnen Minuten. Da man aber meist nicht umhin kommt, sich in den Folgetagen nochmals ausführlicher mit dem Ärgernis zu befassen, folgen dann noch einige Fortsetzungen des Rückfalls.

Einige Tage später wieder sehr gutes Sehen. Selten Spitzenleistungen, aber oft sehr lange Scharfsehphasen. Beim Blick aus dem Fenster oder am TV (stresslos, also nicht gerade dauernd Daten oder Texte lesend) kann ich 2-3 Stunden lang mindestens für 90% der Zeit mindestens 50% Sehschärfe halten. Videotext kann ich zeitweise mit der +3-Gegenbrille lesen und beim Lesen sehr kleiner Schrift erreiche ich manchmal minutenlang fast ununterbrochen über 100%. Weniger gut ist es am Computer oder an der Sehtafel. Da stören dauernde Schwankungen der Sehschärfe. Mit Gegenbrille ist die Sehleistung erstaunlicherweise stabiler (aber natürlich geringer).

In der letzten Oktoberwoche dann nochmals eine kleinere Schwächephase. Augen schwer verstellbar, Scharfsehphasen kurz und schwer kontrollierbar, wegen leichtem Spannungsgefühl im Stirnbereich an zwei Tagen jeweils eine halbe Tablette genommen. Ich habe mir gerade einen neuen Drucker gekauft. Der kann so klein drucken, dass man auf 1 mm drei Zeilen untereinander bekommt, und ich kann sie ohne Brille aus etwa 10 cm Entfernung noch lesen (mit Brille ist es schwerer). Natürlich verführt mich das zu allerlei anstrengendem und stressigem Experimentieren mit kleinsten Schriften und Mustern. Leider kann man für das Buch mit der Schriftgröße nicht so weit hinuntergehen, weil das bei dem preiswerten Taschenbuchdruck dann nicht mehr scharf wäre. Insgesamt war dieser Oktober bisher eindeutig der beste Monat überhaupt. Im Freien lässt die Sehleistung jetzt jahreszeitlich bedingt (dunkler, Tränen wegen Kühle) natürlich nach, aber das ist ja nichts Neues.

1416. Tag (Anfang November 1999)

Ich habe einige Tage wenig zu tun und nutze das für sehr intensives Training, besonders auch mit der +3-Gegenbrille. Aber auch nach mehreren Tagen sehr intensiven Trainings bricht meine Sehleistung nicht mehr so total zusammen wie früher. Die Leistungsschwankungen werden stärker und die Scharfsehphasen seltener und kürzer, aber sie fallen nicht völlig weg. Auch bei großer Seherschöpfung erlebe ich selbst mit der Gegenbrille immer wieder kurzfristig Sehschärfen von bis über 100%. Und diese Scharfsehphasen sind erstaunlicherweise angenehmer und weniger anstrengend als das Suchen nach Schärfe.

Es wird Winter, und ich bin oft bei Dunkelheit unterwegs. Die astigmatischen Verzerrungen von Lichtern sind deutlich geringer geworden. Beim Autofahren mit der alten Brille (mit Korrektur des Astigmatismus) sind Lichter dagegen mehr verzerrt als früher. Je besser es ohne Brille wird, desto schlechter mit Brille. Das Sehen mit dieser alten Brille ist mir zunehmend unangenhem und verursacht eine Art leichtes "Brennen" in den Augen, das wenige Sekunden nach dem Abnehmen dieser Brille verschwindet. Es scheint also so, als ob das Auge sich nicht so leicht an unterschiedliche Korrekturen des Astigmatismus anpassen kann wie an unterschiedliche Korrekturen der Kurzsichtigkeit. In ein paar Monaten werde ich wohl besser gar keine Brille mit Astigmatismuskorrektur mehr benutzen. Ich will die Hornhaut - oder womit immer mein Körper den Astigmatismus ausgleicht - keinesfalls durch Brillen wieder in die alte Stellung zurückzwingen.

Wieder Post vom Europäischen Menschenrechtsgerichtshof. Auf meine Eingabe in der oben erwähnten Sache meinen sie nun, sie könnten ihre alte Entscheidung nicht mehr ändern, und ihre Mitteilung, dass sie über die Beschwerde nicht entschieden haben, bedeute nicht, dass sie über die Beschwerde nicht entschieden hätten. Aha, zuerst haben sie also entschieden, dass sie nicht entscheiden dürfen, und jetzt haben sie entschieden, dass sie nicht entscheiden können, weil sie ja schon entschieden haben. Die Verfahrensvorschriften sagen dazu in einem Artikel, dass einmal getroffene Entscheidungen endgültig sind, und in einem anderen Artikel heißt es, dass sie alle Entscheidungen jederzeit aus angemessenen Gründen aufheben oder ändern können. Sie können mithin machen, was sie wollen, und haben dabei immer Recht. Nun ja, ich bin lang genug dabei, um keine Illusionen mehr über den Ausgang solcher Sachen zu haben. Das einzig spannende sind eigentlich nur noch die Begründungen. Ich habe inzwischen einige Aktenordner mit solchen Absurditäten und denke, das wird irgendwann mal ein interessantes Buch.

Meine Sehleistung blieb an diesem Tag recht gut und war am späten Abend sogar ausgezeichnet. In der Nacht dann ein leichter Anspannungsschmerz im Stirnbereich. Nicht schlimm, aber woher kommt das gerade zu der Zeit, wo die Augen geschlossen sind und sich ausruhen können? Am Folgetag dann keine Schmerzen und recht gutes Sehen.

Dann einige Tage mit morgens etwas schweren Augen, zeitweise leichtes Fremdkörpergefühl und mittelmäßige Sehleistung, die sich im Lauf des Tages dann immer weiter bessert. Am Abend sind lange, fast ununterbrochenen Sehphasen mit 100% Sehleistung in der Nähe eher die Regel als die Ausnahme (für Sekunden sogar mit Gegenbrille). Bei Entfernungen unter 30 cm wirkt das Bild mit Brille wegen der stärkeren Kontraste auf den ersten Blick schärfer, sobald ich aber ernsthaft an das Entziffern kleiner Schrift gehe, wird deutlich, dass ich ohne Brille die Details zwar etwas trüber, aber doch schärfer erkenne. Die Sehleistung in der Ferne ist deutlich geringer. Ich kann sie aber nicht gründlich testen, weil es draußen schon früh dunkel wird, und drinnen reicht die künstliche Beleuchtung nicht für ernsthafte Übungen auf größere Distanzen.

Dann wieder eine Woche mit einem kleinen Rückschlag. Ich beweise mir dauernd durch Tests und Lesen in meinen alten Notizen, dass ich auch in dieser Krise besser als in den Scharfsehphasen des ersten Jahres sehe. Die Rückfälle werden also immer schwächer, trotzdem bewirken sie Unzufriedenheit und Zweifel. Die aktuelle Schwäche ist mehr allgemeine Unschärfe und kein Problem mit Astigmatismus. Ich kann fast immer bei Bedarf leidliches Scharfsehen erzwingen. Die Schärfe bleicht oft zwar innerhalb von 2 bis 3 Sekunden wieder weg, aber ich kann wenige Sekunden später die nächste kurze Scharfsehphase erzwingen. Nach einigen Stunden solcher Quälerei setzt sich dann ein leichter Spannungsschmerz im Stirnbereich fest. Ich komme aber ohne Tablette aus. Beim Eindrücken der Augen manchmal leichter Ermüdungsschmerz und zeitweise auch Fremdkörpergefühl in einem Auge (meist rechts).

Mir fällt auf, dass das Erzwingen bei ausreichender Helligkeit jetzt ohne äußerlich sichtbares Kneifen oder Mimik erfolgt; ich kann sogar bei voll aufgerissenen Augen "innerlich pressen". Bei Dunkelheit dagegen kneife ich die Augen noch sichtbar zusammen.

Der Unterschied zwischen links und rechts ist wieder stärker geworden. Etwa 50% der Oberfläche des rechten Auges sind zeitweise von einem mal trüben, mal klaren, aber welligen Fleck bedeckt (obere Mitte, seitlich und unten sehe ich scharf). Da das rechte Auge immer noch sehr aktiv ist, stört dieser Fleck oft beim beidäugigen Sehen. Erstaunlich ist, dass der Fleck sehr plötzlich kommt oder verschwindet. Ich vermute ein Problem der Straffung der Hornhaut. Daneben gibt es natürlich immer noch diesen dauerhaften, kleinen, keilförmigen Fleck. Ich finde ihn aber nur, wenn ich bewusst danach suche. Und nur mit Brille finde ich ihn ganz sicher, weil nur dann der Unterschied zum dauerhaft sehr scharfen Bild darum herum so groß ist, dass er sicher auszumachen ist.

1430. Tag (Ende November, Anfang Dezember 1999)

Mich erwischt eine heftige Erkältung mit starkem Schnupfen, Husten und Heiserkeit. Dummerweise habe ich gerade jetzt einige lang geplante wichtige Termine und Autofahrten, ich muss bei einem Umzug helfen, es schneit heftig, der Schneematsch erreicht fast Kniehöhe, und es häufen sich diverse Pannen und Probleme. Ich halte diese Tage nur dank vieler Tabletten durch. Natürlich geht meine Sehleistung deutlich zurück, aber sie bleibt für diese Stresssituation doch erstaunlich gut. Unter 20% fällt sie wohl nie, und meist kann ich bei Bedarf 40% erzwingen (Erzwingen verstärkt die erkältungsbedingten Kopfschmerzen zusätzlich). Im ersten Jahr hätte ich das alles vermutlich euphorisch als "perfektes Scharfsehen" bezeichnet.

Gleichzeitig mit dem Abklingen der Erkältung folgt eine ganze Serie von beruflichen Ärger, privaten Problemen und Sorgen um die Gesundheit meiner Mutter. Meine Sehleistung steigt nur leicht an, die Augen sind schwer verstellbar, und die Kopfschmerzen verstärken sich sogar. Der Kopf schmerzt nicht nur innerlich, sondern die Kopfhaut von der Stirn bis zum Hinterkopf schmerzt bei jeder Berührung An einigen Tagen nehme ich 3 mal 1/2 Tablette; für meine Verhältnisse ist das eine ungewohnt hohe Dosis.

Erst nach knapp drei Wochen geht es mir wieder einigermaßen normal. Spät nachmittags oder abends erlebe ich meistens eine oder gar mehrere Stunden, in denen ich relativ mühelos für mindestens 75% der Zeit ca. 40 bis 60% Sehleistung halten kann. Beim Lesen kleinster Schrift aus 30 cm Entfernung halte ich etwa 20 Minuten durch, in denen ich während etwa 25% der Zeit eine Sehschärfe von etwa 100% oder mehr schaffe. Obwohl es draußen meist sehr trüb ist, kann ich jetzt sehr oft auch die kleinen Anzeigen auf meinen Tachometer erkennen (vgl. Tag 1095). Der Grund ist aber nicht plötzlich gesteigerte Sehleistung, sondern ich habe erstmals seit etwa 3 Jahren die ausgeblichene Regenschutzfolie auf der Anzeige durch eine neue, klare Folie ersetzt. Das zeigt mir jetzt schlagartig, wie sehr sich meine Sehleistung in diesen 3 Jahren verbessert hat. In den kurzen Momenten mit vollem Sonnenschein erreiche ich selbst in den nur mittelscharfen Momenten eine Sehschärfe wie früher mit Brille.

1459. Tag (Dezember 1999 - 4 Jahre)
Zwischenbilanz nach vier Jahren:

Meine Sehleistung, insbesondere die Länge der Scharfsehphasen, haben sich langsam aber stetig weiter verbessert. An guten Tagen sind Scharfsehphasen von 1 Stunde keine Seltenheit (kein ununterbrochenes Scharfsehen, aber mindestens 90% dieser Zeit). Und das alles manchmal wochenlang ohne Kopfschmerzen. Die Benutzung meiner alten, starken Brillen verursacht oft ein leichtes Brennen der Augen und ist mir unangenehm. Meistens, aber nicht immer, liefern sie aber doch noch das schärfste Bild. Die Sehleistung mit den stärksten Brillen scheint sich nicht weiter gesteigert zu haben, eventuell ist sie sogar leicht zurück gegangen. Vielleicht ist das aber auch nur ungewohnt, denn diese Brillen benutze ich in der letzten Zeit ja gar nicht mehr.

Wenn ich mit meinen Eintragungen zur 2-Jahres-Bilanz vergleiche (730. Tag), dann scheinen die Fortschritte auf den ersten Blick gering, und ich muss mir auch eingestehen, dass mein Trainingseifer im 4. Jahr geringer war (wenn man allerdings die Arbeit mit der neuen, schwächeren Brille als Trainingszeit mitrechnet, dann ist es doch gut). Vergleiche ich aber die Details meiner Aufzeichnungen zu verschiedenen Beobachtungsobjekten, so besteht kein Zweifel an den Fortschritten verglichen mit vor 2 Jahren. Aber es geht langsamer voran als am Anfang des Sehtrainings.

Ich kann jetzt auch an schwachen Tagen mit Stress und körperlicher Schwäche fast immer zumindest für einige Sekunden Sehschärfen von mindestens etwa 50% im Nahbereich und 25% im Fernbereich erzwingen. Leider verführt das dazu, in der Hast des Alltags immer wieder mal schnell auf dieses Erzwingen zurückzugreifen, statt den Augen einige Sekunden Zeit zu geben, sich auf die sanfte Art selbst scharfzustellen. Und arbeitet man zu viel oder gar ausschließlich mit Erzwingen, so führt das zu Verkrampfungen und Kopfschmerzen. Das darf ich nicht einreißen lassen!

Das rechte Auge ist immer noch sehr aktiv. Es liefert aber leider sehr oft ein fleckiges Bild (unscharfe, glasige oder milchige Flecken machen zeitweise bis zu 75% der Bildfläche aus), das beim beidäugigen Sehen mehr stört als nützt. Das rechte Auge kann aber auch, bis auf den kleinen, festen Fleck, ein perfektes Bild liefern. Und manchmal kommen oder vergehen diese Flecken innerhalb von Sekunden. Nach meiner Meinung ist das nur durch eine nicht immer bewusst steuerbare Verstellbarkeit der Hornhaut zu erklären. Insgesamt habe ich den Eindruck, immer noch unter den Folgen des verfluchten einäugigen Trainings zu leiden.

Ich habe kaum noch Probleme mit Grauschleiern, und auch die Farbkontraste sind nur noch minimal schwächer als mit Brille. Da ich aber häufiger als früher das Bild durch einen glasigen Schleier sehe, könnte es sein, dass der Grauschleier in den glasigen Schleier übergegangen ist. Waschbrett- und Hammerschlageffekt sind seltener und gröber geworden.

Sehr deutliche ist die Besserung beim Astigmatismus. Wenn überhaupt noch Verzerrungen auftreten, dann sind sie nicht mehr regelmäßig in der Senkrechten, sondern in etwa 1/3 der Fälle horizontal.

Trotz gestiegener Sehleistung und damit auch gestiegener Arbeitsleistung meiner Augen scheint das Tränen endlich nachzulassen. In der ersten halben Stunde in kühlem Luftzug tritt zwar noch starker Tränenfluss auf, aber danach lässt er nach - manchmal bis zum völligen Ausbleiben. Er bleibt dann oft schwach bzw. ganz weg, auch wenn ich für den Rest des Tages mehrfach zwischen draußen und drinnen wechsele. Die Nase läuft im Freien allerdings weiterhin stark, so dass ich mich im Winter alle 5 bis 15 Minuten Schneuzen muss. Theoretisch wäre es also denkbar, dass der Tränenfluss sich nicht vermindert hat, sondern der Tränenabfluss zur Nase stärker geworden ist.

1465. Tag (Jahreswechsel 1999/2000)
Um Weihnachten und bis zum Jahreswechsel ausgesprochen schwache Sehleistung. Morgens muss ich mich anstrengen, um etwa 20% zu erreichen, und auch abends ist kaum über 40% möglich. Bei Filmuntertiteln kann ich ohne Brille mit Anstrengung gerade mal etwa 1/3 des Textes erkennen. Es ist nur ein geringer Trost, dass auch meine Sehleistung mit Brille miserabel ist. Zeitweise kann ich mit meiner mittelstarken Brille nicht vernüftig am Computer arbeiten. Aber keine Kopfschmerzen und keine prallen Augen. Nach ein paar Tagen Herumrätseln ist mir die Ursache klar: Ich arbeite jetzt seit Wochen fast nur noch am Satz dieses Buches und experimentiere mit kleinsten Schriften und exotischen Übungstafeln. Und es macht schon einen Unterschied, ob man entspannt und in einem bequemen Sessel sitzend Übungen mit kleinsten Schriften macht, oder ob man solche Übungsvorlagen über Wochen hinweg unter Zeitdruck und gegen die unvermeidlichen Tücken der Objekte ankämpfend an Bildschirm und Drucker zusammenbastelt. Zudem kann ich wegen des schlechten Wetters in dieser Zeit keine richtige Radtour und auch keinen Waldlauf machen. Mein Körper braucht aber erfahrungsgemäß spätestens jeden dritten Tag einmal eine intensive Kreislaufbelastung. Irgendwann wird diese einseitige tägliche Seharbeit einfach zu viel. Und tatsächlich, als sich die Arbeit dem Ende nähert und ich wieder etwas Sport treibe, verbessert sich meine Sehleistung sehr schnell. Beim Lesen kleiner Schriften erreiche ich neue Spitzenleistungen, und bei Filmuntertiteln kann ich mindestens 80% lesen.

Zu Silvester eine minutenlange Scharfsehphase wie mit Brille. Allerdings meine ich dies im negativen Sinn: Das Bild ist glasig und kontrastreich und erscheint perfekt scharf. Tests zeigen aber, dass es mit der Schärfe nicht weit her ist, nur etwa 50 bis 70%!

Zusammenfassung: Fast 1500 Tage mal mindestens zwei Stunden täglichen Zeitaufwand, davon rund die Hälfte echte Trainingszeit und die andere Hälfte Zeitverlust durch das langsamere Arbeiten ohne Brille ergeben insgesant rund 3000 Stunden Aufwand für mein bisheriges Sehtraining. Diese Rechnung schließt allerdings viele durch nutzlose oder gar schädliche Irrwege verlorenen Stunden ein. Insbesondere das einäugige Training und seine Nachwirkungen, also etwa die anderthalb Jahre von Monat 6 bis 24, betrachte ich heute als reine Zeitvergeudung. Halbieren wir obige 3000, so bleibt immer noch ein Aufwand von rund 1500 Stunden für das Ergebnis, meine Sehleistung ohne Brille bisher, je nach Tagesform, verdrei- bis verzehnfacht zu haben und ohne Brille jetzt mindestens halb so gut wie vorher mit Brille zu sehen - oft sogar fast gleich gut, und manchmal sogar besser. Das sind gut 60 Tage oder 2 Monate nonstop und klingt einerseits nach viel, ist aber andererseits weniger, als manche Leute jährlich vor dem Fernseher verbringen. Und dabei ist zu bedenken, dass ich mit Mitte 40 in einem Alter bin, in dem körperliches Training nicht mehr ganz so einfach wie in jungen Jahren ist. Gemäß Literatur verliert ab etwa diesem Alter zudem die Linse ihre zur

Scharfstellung notwendige Elastizität. Vorher habe ich habe gut 35 Jahre lang praktisch ständig starke Brillen getragen. Und mein Fehler mit dem isolierten Training des rechten Auges wirkt sich bis heute nachteilig aus. Kurz gesagt: Bei jüngeren Leuten, die meine Fehler vermeiden, deren Augen noch nicht durch jahrzehntelanges Brilletragen geschwächt sind oder die gar schon vom Kindesalter an Vorbeugetraining betreiben, dürfte das Training wesentlich einfacher und kürzer ausfallen. Und selbst bei älteren Fällen wie mir sollte bei ernsthaftem Training und Vermeidung meiner Fehler eine Verzehnfachung der Sehleistung innerhalb von 2 bis 5 Jahren realistisch sein.

Um nur die aktuelle Sehleistung zu stabilisieren oder leicht zu bessern, hätte vermutlich ein Bruchteil dieses Aufwandes gereicht. Entscheiden Sie also selbst, wieviel Ihnen die Sache wert ist. Ich jedenfalls werde noch mehrere Jahre weitertrainieren. Ganz einfach weil ich mich die Sache gepackt hat und ich ausprobieren will, wie weit sich mein Sehvermögen noch steigern lässt. Kann ich es auf dauerhaft 100% oder noch mehr bringen, die Konstanz des Scharfsehens noch weiter verbessern, die Anzahl und Dauer der Rückfälle zu schlechtem Sehen und die Stressabhängigkeit noch weiter vermindern und das störende Tränen bei kaltem Luftzug irgendwann überwinden? Mein Fernziel ist jedenfalls, eines Tages ohne Brille den Sehtest für den Führerschein zu bestehen. Die dafür geforderte Sehleistung ist eigentlich gar nicht besonders hoch. Das würde ich in guten Momenten auch heute schon schaffen. Die wirkliche Schwierigkeit dieses Tests liegt aber in der Stressbewältigung: Man weiß genau, dass man während dieses kurzen Tests alles praktisch auf Anhieb scharf erkennen muss. Man hat keine Zeit für viele Versuche und Erklärungen. Wenn ich das einmal schaffe, dann habe ich es geschafft!

Als etwas kontraproduktives Ergebnis des Sehtrainings hat sich zumindest bei mir gezeigt, dass ich mit der Steigerung meiner Sehleistung immer kritischer und oft sogar unzufriedener wurde. Früher habe ich es als schicksalsgegeben hingenommen, auch mit Brille oft sehr schlecht zu sehen. Nachdem ich nunmehr so lange und intensiv die kleinsten Kleinigkeiten meines Sehvermögens erkundet und auch Momente extrem guten Sehens erlebt habe, da empfinde ich jeden Rückfall, jede Schwäche, jeden Fleck im Bild, den ich früher gar nicht entdeckt hätte, als eine Art von persönlicher Niederlage.

Obwohl ich also noch nicht ganz am Ziel meiner Wünsche bin, kann ich jetzt schon feststellen, dass die herkömmlichen Theorien bezüglich der Ursachen der Fehlsichtigkeit zumindest in vielen Fällen falsch sein müssen: Wenn ein Querschnittgelähmter auch nur einmal für 10 Sekunden aufstehen und normal umherlaufen könnte, dann wäre das ein Beweis, dass die Theorien über Querschnittlähmung falsch sind. Und wenn ich als ehemals stark Fehlsichtiger heute während eines Großteils des Tages ausreichend scharf und immer häufiger sogar ausgezeichnet sehe, dann können die Theorien über Fehlsichtigkeit nicht stimmen.

Worauf die Erfolge des Sehtrainings beruhen, kann ich immer noch nicht klar beurteilen. Im Verlauf des Sehtrainings habe ich meine Vermutungen und Theorien mehrfach ändern müssen. Im Augenblick tendiere ich zu der Meinung, dass sich durch das Training zumindest der Verstellbereich meiner Linsen enorm erweitert hat. Je länger ich mich damit beschäftigte, desto stärker wird aber mein Eindruck, dass es da noch etwas geben muss, das bisher noch in keine der bekannten Theorien Eingang gefunden hat. Besonders diese mühelosen, automatischen Scharfsehphasen sind mir rätselhaft. Einige meiner Beobachtungen, wie der Waschbrett- oder Hammerschlageffekt und die Möglichkeit, astigmatische Verzerrungen "wegzudrücken", deuten darauf hin, dass vielleicht eine irgendwie geartete "Verstellbarkeit der Hornhaut" vorliegen könnte. In der Literatur habe ich Hinweise gefunden, dass harte Kontaktlinsen nach langem Tragen manchmal über ihren "formgebenden" Druck auf die Hornhaut eine positive oder negative Veränderung der Hornhaut bewirken können. Neuerdings vermuten auch einige Augenärzte, dass Änderungen der Fehlsichtigkeit, wie z. B. ständig zunehmende Kurzsichtigkeit, auf Veränderungen wie Verwachsungen oder Quellen der Hornhaut basieren und die Hornhaut deshalb der eigentliche "Schlüssel" zur Bekämpfung der Fehlsichtigkeiten sei könnte.

Wie weit die Theorien des Dr. Bates, insbesondere die Möglichkeit der Einstellung der Schärfe durch Veränderung der Augapfellänge, richtig sind, kann ich nicht klar beurteilen. Eine solche Änderung der Länge würde übrigens vermutlich gleichzeitig auch die Krümmung des Augapfels und damit auch die optische Brechkraft der Hornhaut ändern. Wegen dieses Zusatzeffekts würde eventuell eine wesentlich geringere Längenänderung ausreichen als bisher vermutet.

Sicherlich hat Dr. Bates recht, dass lockere und entspannte Augenmuskeln einer der Schlüssel zum scharfen Sehen sind. Allerdings müssen diese Muskeln aber auch bestens trainiert sein. Verkümmerte Augenmuskeln, wie sie die meisten langjährig Fehlsichtigen haben dürften, nützen auch perfekt entspannt nichts. Deshalb braucht es zuerst ein intensives Augenmuskeltraining. Davon schreibt Bates aber nichts. Im Gegenteil, er betont immer wieder, dass alle Sehübungen ohne Anstrengungen vollzogen werden sollten. Wusste er es nicht besser oder erschien es ihm so selbstverständlich, dass er es nicht für erwähnenswert hielt? Immerhin schreibt er, dass seine "Kur" in den meisten Fällen Jahre dauert. Und er schreibt, dass das Lesen kleiner Schriften "die Augen kräftigt" Also muss er gewusst haben, dass auch Muskeltraining oder etwas Ähnliches und nicht nur Entspannung dahinter steckt. Oder habe ich mit meinem antrengenden Training etwas falsch gemacht und dabei mehr zufällig nebenbei den Erfolg gehabt, den ich mit besserem Training viel leichter hätte erreichen können?

Aber allein sein Nachdenken über die jedem bewusst lebenden Mitmenschen auffallende starke Stressabhängigkeit des Scharfsehens hebt Bates auch heute noch über viele Augenärzte hinaus, die dies alles als "dumme Hysterie" oder "Einbildung" abtun. Für die Praxis ist es zwar einerseits egal, worauf der Erfolg des Sehtrainings in Detail nun wirklich beruht. Aber andererseits könnte man das Training sicherlich noch viel weiter optimieren, wenn man wüsste, worauf es wirklich ankommt.

Als Nebenresultat des Trainings bleibt bei mir jedenfalls absolutes Unverständnis oder gar Wut über die selbst verschuldete Unkenntnis der großen Mehrheit der Augenärzte, die sich offenbar nie ernsthaft die Mühe gemacht haben, einmal etwas tiefer in ihr Fachgebiet einzusteigen. Immer wieder bin ich auf Sätze wie "das braucht man gar nicht zu untersuchen, weil es Unsinn ist", "ich messe keine Sehleistung ohne Brille, weil Ihnen das nichts bringt" usw. gestoßen. Durch diese Ignoranz haben Augenärzte Millionen von Menschen systematisch verkrüppelt. Ob das nun Dummheit, Faulheit oder bewusste Geschäftemacherei ist, kann ich nicht beurteilen. Aber wenn ich jetzt einmal so kühn bin und unterstelle, dass es womöglich auch in anderen "Wissenschaften" so zugeht, dann fürchte ich, sind wir trotz aller unserer vermeintlichen Fortschritte in Wirklichkeit doch noch im finstersten Mittelalter. Dies soll übrigens kein Angriff gegen die Medizin an sich sein. Denn man muss sich bewusst sein, dass Ärzte im Gegensatz zu z. B. Ingenieuren auch dann sofort handeln müssen, wenn sie sich ihrer Sache nicht sicher sind. Sie können keinen Patienten wegschicken mit dem Argument "Kommen Sie in 50 bis 100 Jahren wieder, wenn die Sache gründlich erforscht ist". Zudem müssen Ärzte aus psychologischen Gründen Sicherheit und Erfahrung ausstrahlen.

Es gibt auch eine Minderheit aufgeschlossener Ärzte, die in geeigneten Momenten ganz offen die Schwachpunkte ihres Metiers einräumen. Im Verlauf meines Trainings habe ich einige Augenärzte kennen gelernt, die nicht bereit waren, sich mit den offensichtlichen Widersprüchen ihres Fachgebietes abzufinden. Bei ihnen möchte ich mich für ihre konstruktiven Vorschläge und Hilfen bedanken. Ebenso danke ich allen, die im Internet an der Entstehung dieses Buches durch ihre Anregungen und Kritik mitgewirkt haben.

Aber auch die große Mehrheit der Verfechter des Sehtrainings hat außer Wunschdenken, Dummheit und Geschäftemacherei leider nichts zu bieten. Man kann mit Sehtraining viel erreichen, aber das ist nicht so einfach, wie in den meisten Büchern behauptet. Warum hat kein einziger Autor etwas über die auffällige Zunahme des Tränenflusses und die zahlreichen anderen Nebeneffekte geschrieben? Hat denn keiner von ihnen auch nur versucht, das Training selbst länger als ein paar Tage durchzuhalten? Ich gehe aufgrund meiner Erfahrungen heute davon aus, dass die meisten Fehlsichtigen tatsächlich ein mehr oder wenig großes körperliches oder seelisches Handicap haben, welches ihnen das gute Sehen erschwert. Durch Sehtraining kann man das zumindest erheblich bessern. Aber man muss sich wohl damit abfinden, dass man sich immer etwas mehr anstrengen muss und trotzdem etwas weniger gut sehen wird als Menschen ohne dieses Handicap.

5.3 Wenn ich es noch einmal machen müsste

Was würde ich anders machen, wenn ich mit meinen heutigen Erfahrungen noch einmal ein Augentraining beginnen müsste?

Vor allen Dingen würde ich keinerlei Zeit mit einäugigem Training verschwenden, sondern stur beidäugig trainieren und es ganz allein meinem Körper überlassen, was er daraus macht.

Es mag sein, dass der Trainingseffekt dann ganz überwiegend nur dem stärkeren Auge zugute käme und ich schließlich fast ausschließlich einäugig sähe. Aber ein Auge reicht. Ich weiß jetzt, dass ich, falls ich mein starkes Auge einmal verliere, dann das andere Auge relativ leicht und schnell herantrainieren könnte. Mit meiner bisherigen Erfahrung mit Augentraining wäre dieses zweite Training bestimmt viel einfacher.

Außerdem wäre es denkbar, dass auch bei ausschließlich beidäugigem Training das schwächere Auge später doch irgendwie profitiert. Das Experiment würde mich interessieren.

Die von mir bisher kaum benutzten Übungen (vgl. Kapitel 4.16) würde ich auch diesmal weitgehend ignorieren. Lediglich bezüglich Techniken zur Entspannung sollte ich suchen, ob es dazu nicht doch auch für mich brauchbare Literatur und Übungen gibt.

Die meiste Zeit würde ich in die Extremakkommodations- und Schweifübungen, Leseübungen und das "Astigmatismus-Wegdenken" investieren. Ich würde versuchen, den Astigmatismus besonders schnell wegzutrainieren, damit ich anschließend den Kampf gegen die offenbar hartnäckigere Kurzsichtigkeit ohne astigmatische Irritationen führen könnte.

Außerdem würde ich mir diesmal schon nach etwa 6 bis 12 Monaten eine oder mehrere schwächeren Zwischenbrillen mit etwa -4 bis -7 Dioptrien und völlig ohne Astigmatismus-Korrektur besorgen, gerade so stark, dass ich damit noch ernsthaft am Computer arbeiten und beruflich lesen könnte, wenn auch anfangs vielleicht nur für einige Minuten. Dann würde ich versuchen, diese Zeitspanne immer weiter auszudehnen. Dadurch sollten sich die vielen täglichen Arbeitsstunden effektiver ins Training einbinden lassen und der Trainingserfolg sich eventuell schneller in Richtung stabile Ausdauer statt kurzfristiger Höchstleistung lenken lassen.

Ich habe während meines Trainings zeitweise den übertriebenen Ehrgeiz gehabt, möglichst alle Arbeiten ohne Brille zu machen und habe fast jeden kurzen Griff zur Brille als Niederlage gesehen (außer bei ernsthafter Arbeit am Computer, wo ich noch lange Zeit zwingend auf die Brille angewiesen war). Bei einem zweiten Training würde ich das gelassener sehen und weniger Hemmungen haben, zwischendurch auch bei einer einfacheren Arbeit mal ein paar Minuten mit (einer schwächeren) Brille einzulegen.

Ich würde mein Trainingstagebuch und alle Leistungsaufzeichnungen von Anfang an noch gründlicher führen.

Und ich würde schon früher, schon einige Monate nach Trainingsbeginn, auch mit Gegenbrille trainieren und die Stärke der Gegenbrille langsam steigern, ungefähr von +1 über +2,5 bis zu +4 bei der dritten Gegenbrille. Diese Daten hier sind natürlich speziell auf meine Ausgangsbasis zugeschnitten und sollten nicht einfach für andere Fälle übernommen werden.

Beim Radfahren in der kalten Jahreshälfte würde ich öfter eine neutrale (glasklare) Schutzbrille benutzen. Vielleicht ließe sich damit das stark irritierende Tränen mindern? Eventuell könnte ich im sehr fortgeschrittenen Stadium sogar mit einer leichten Gegenbrille Rad fahren, joggen, spazieren gehen? Allerdings müssen die Gläser wirklich sehr groß sein, um den Fahrtwind abzuhalten.

Bei einem zweiten Training würde ich also vermutlich nun doch einige Brillen mehr speziell für das Training beschaffen und die Kosten insofern um einige hundert DM in die Höhe treiben. Nun ja, wenn sich dadurch ein schnellerer Erfolg erreichen lässt, dann könnte es sich trotzdem lohnen.

6. Zum späteren Leistungserhalt

Hierzu kann ich noch keine eigenen gesicherten Erfahrungen beitragen und muss mich deshalb auf Vermutungen beschränken:

► Je nach erreichtem Leistungsstand sollten Sie grundsätzlich möglichst viele oder alle Arbeiten ohne Brille erledigen.

► Eventuell solten Sie sogar regelmäßig einige Tätigkeiten mit einer leichten Gegenbrille erledigen, z. B. Fernsehen oder Zeitung lesen.

► Achten Sie strikt auf Einhaltung der neuen Sehgewohnheiten und Stressvermeidung, auch wenn Sie die Brille aufbehalten. Machen Sie beim Arbeiten regelmäßige Kurzpausen mit Schweifübungen.

► Machen Sie täglich einige Minuten Bewegungs- und Akkommodationsübungen, z. B. während der Fahrt im Bus.

► Bauen Sie einige Sehübungen nebenbei in den Alltag ein, besonders beim Fernsehen geht ihnen dabei keine wirkliche Zeit verloren. Zusätzlich sollten Sie ab und zu einmal ein Viertelstündchen richtige bewusste Sehübungen machen, z. B. jedes Wochenende.

7. Anhang Übungstafeln

Sie werden einige der Übungstafeln so viel benutzen, dass diese bald durch Flecken, Knicke, usw. unbenutzbar sein werden. Machen Sie sich deshalb zuerst einige Fotokopien und arbeiten Sie dann nur mit den Fotokopien. Behalten Sie die Originale hier im Buch als Reserve, um bei Bedarf neue Fotokopien machen zu können. Machen Sie die Fotokopien im Größenverhältnis 1:1, also keine Vergrößerungen oder Verkleinerungen. Dadurch könnten Unschärfen auftreten.

Alternativ können Sie auch im Internet von der Homepage http://www.sehtraining.de bzw. http://members.aol.com/dinowarner Druckvorlagen für diese oder ähnliche Übungstafeln herabladen und sie sich dann im größeren DIN A4-Format ausdrucken.

Wenn Sie die Tafeln genau betrachten, werden Sie bemerken, dass bei einigen Figuren die Konturen nicht perfekt gerade bzw. rund, sondern ganz leicht gezackt sind, oder es sind winzige dunkle oder helle Fehlstellen eingebaut. Das ist Absicht. Der stark Fehlsichtige bemerkt diese Kleinigkeiten gar nicht, aber der weniger Fehlsichtige oder der fortgeschrittene Trainierende kann diese Details für besonders feines Training nutzen.

Bitte haben Sie dafür Verständnis, dass die ganz kleinen Schriften und die ganz feinen Linien bei diesem preiswerten Taschenbuchdruck nicht ganz so gut ausfallen, wie es mit einer aufwendigen und teuren Drucktechnik möglich wäre.

Und machen Sie es sich zur Angewohnheit, beim Lesen normaler Bücher, Zeitschriften, etc. immer auch nach weiteren Übungsvorlagen zu spähen. Brauchbare Vorlagen, manchmal sogar in Form von aufwendigen Farbdrucken, finden sich oft an unerwarteten Orten.

Tafel 1 : Diese Tafel dient zur groben Messung der Sehschärfe. Damit ist aber wirklich nur eine sehr grobe Mesung möglich. Die Tafel enthält Sehleistungsangaben für 30 cm und 1,50 m Leseentfernung. Beachten Sie dazu bitte unbedingt die Ausführungen in Kapitel 2.3. Es sollte auch klar sein, dass Sie diese Tafeln keinesfalls vergrößern oder verkleinern dürfen. Selbst 1:1-Fotokopien würden wahrscheinlich schon zu einer Verminderung der Druckschärfe führen.

Tafel 2 - 3: Übungstafeln für Erwachsene. Je nach Sehleistung in ca. 1 bis 5 Meter Entfernung aufzuhängen. Suchen Sie sich zum Training die Tafel heraus, bei der Sie einerseits auffällige Sehprobleme haben, aber andererseits doch einige Details wenigstens manchmal ansatzweise scharf erkennen können. Eine Tafel, bei der Sie grundsätzlich gar nichts scharf erkennen können, wäre ungeeignet.

Tafel 4 - 5: Übungstafeln für Kinder. Zu benutzen wie Tafel 2 - 3. Die Symboltafeln können durchaus auch manchmal zur Abwechslung von Erwachsenen benutzt werden. Symbole kann man schwerer erraten als Text.

Tafel 6 - 7: Suchen Sie sich einige Kreuze heraus und kleben Sie diese einzeln auf kleine Kartons (Karteikarten). Meist ist ein ganz einfaches Kreuz für den Anfang am günstigsten. Diese Karten dienen später zu Akkommodationsübungen, bei denen Sie eine Karte langsam mit der Hand bis dicht vor die Augen führen und dann wieder entfernen. Außerdem können Sie damit ihre Augen jederzeit auf Astigmatismus testen. Die kompletten Tafeln könen selbstverständlich auch als normale Übungstafeln benutzt werden.

Tafel 8 - 10 : Die Grafik im Stil von Victor Vasarely eignet sich für vielerlei Sehübungen (überwiegend auf Leseentfernung). Besonders die Übergänge zwischen den einzelnen Mustern sind für den Fehlsichtigen tückisch. Im fortgeschrittenen Trainingsstadium werden Sie entdecken, dass einige der Linien gar nicht glatt, sondern ganz fein sägeartig gezähnt sind. Versuchen Sie, sich zu entspannen und die Details und Linien mit ganz langsam bewegtem Blick abzufahren.

Gleiches gilt für die anderen Grafiken, Punkt- und Strichmuster. Testen Sie, welche Grafiken Ihnen die größten Sehprobleme bereiten und üben Sie dann vorzugsweise an diesen. Suchen Sie die Lücken und Fehler in den Linien und Mustern.

Tafel 11 - 18 Vorlagen für Schweifübungen. Suchen Sie sich das Blatt mit der für ihre Sehleistung günstigsten Größe heraus. Ich persönlich bevorzuge die Karomuster oder den "Buchstabensalat", weil da gleichzeitig Längs- und Querkanten vorliegen. Bei starkem Astigmatismus könnten aber auch die reinen Längs- oder Quermuster günstiger sein. Machen Sie mehrere Fotokopien und kleben Sie diese auf ein 40 - 80 cm langes Brettchen oder einen Pappdeckel passend hintereinander, so dass sich ein längeres, nahtloses Muster ergibt. Sie können durchaus auch mehrere unterschiedliche Musterstreifen nebeneinander auf einen Karton kleben.

Schweifen Sie dann wie beim Schräglesen über das Muster hin und her, und versuchen Sie, die Quadrate oder Linien einzeln scharf zu erkennen. Begnügen Sie sich nicht damit, einfach irgendein Muster zu sehen; Sie müssen immer wieder versuchen, jedes einzelne Detail scharf zu erkennen. Achten Sie darauf, dass ein Ende des Musters näher an den Augen ist als das andere. Halten Sie auch manchmal inne, und beschränken Sie ihren Blick auf ein einziges Einzelquadrat. Oder üben Sie Blicksprünge zwischen nahen und fernen Quadraten.

Tafel 19 - 22: Schriftvorlagen für Schweifübungen und Schräglesen. Ähnlich wie die vorhergehenden Karo- und Linienmuster können auch diese Texte in verschiedenen Schriftgrößen für Schweifübungen und zum Schräglesen dienen. Sie können in einer langen Zeile vom Zeilenanfang zum Zeilenende schweifen oder in einer langen Spalte von der untersten zur obersten Zeile. Und natürlich können Sie die Vorlagen auch fotokopieren und zu einer längeren Vorlage zusammenkleben.

Tafel 23 - 25: Labyrinthe. Versuchen Sie, der Schnur bis zu ihrem Anfangs- oder Endpunkt zu folgen. Benutzen Sie dazu nur Ihre Augen und kein Hilfsmittel wie Finger oder Stift.

Tafel 26 - 31: Invertierte Tafeln. Einige der bereits bekannten Übungstafeln, diesmal aber weiß auf schwarz statt dem üblichen schwarz auf weiß. Die Arbeit an solchen Übungstafeln fällt den meisten Fehlsichtigen besonders schwer und ist deshalb erst für Fortgeschrittene zu empfehlen.

Sehschärfe aus 30 cm Entfernung	Probetext	Sehschärfe aus 1,50 m Entfernung
4%	9856BE72	20%
7%	652798WVEBA42 MWNBFEPRQUV	35%
10%	BFERP6958YWVMN%A30 4721LTIJCS$AÄCXYVQ1IL	50%
20%	327FEBRP985647JILÄVUWMOQ0X%CS$ÖA15 HKL47H56%VCAYDGOZXBEFÜUVWMNGOQ1I	100%
35%	UVW569872%ÜBEFPGDCOLIS$1IJLK%PR&MNWÖOQ95VUYVXTLHZ?SÄA9 ZUERST DIE KURZVERSION FÜR ALLE DIEJENIGEN, DIE IMMER NUR DIE ERSTE SEITE EINES BUCHES LESEN: JA, DIE MEISTEN SEHSCHWÄCHEN	175%
50%	WV8972$SEBÖO569&4237J1LVYO%ÜUMWVNHGKBR665898B§S&?237459QODCEFPR1TLIFÄA7 BASIEREN MINDESTENS TEILWEISE NICHT ETWA AUF WIRKLICHEN KRANKHEITEN ODER FEHLBILDUNGEN DER AUGEN, SONDERN AUF DURCH FALSCHE SEHGEWOHNHEITEN	250%
75%	6589B38PS$ÜYVUWVQO568972BEFPFNMXK%HLJ1ICDÖOKÄARB&S§O0DCGH895698SBWMVN4742FPRB8S&AÄLKGHVYXZTEF237IJILÖDMWMVXFKTHIFEWS97H5689147235A4 GESCHWÄCHTEN AUGEN: STELLEN SIE SICH EIN KIND VOR, DAS PROBLEME BEIM LAUFEN HAT. ANSTATT MIT IHM DAS LAUFEN BESONDERS INTENSIV ZU TRAINIEREN, WIRD ES IN EINEN ROLLSTUHL GESETZT. UND EINIGE JAHRE SPÄTER KANN ES AUCH BEIM BESTEN WILLEN TATSÄCHLICH NICHT LAUFEN. ZUM EINEN, WEIL ES GLAUBT	375%
100%	721359568273S$1LÜVUWVQO658172BPEFPNMXK%HL1ICDÖQOKÄARB&S§O0DCGH895698SBWMVN4742FPRB8S&AÄLKGHVYXZTEF2ÄOÖVÜCD%HIFEP?WIS97+H37IJILÖDHGRTZKMW<MNJWMVXFKT8678(8%823146556891472 3A3 NICHT LAUFEN ZU KÖNNEN UND AUCH KEINERLEI ÜBUNG UND ERFAHRUNG DAMIT HAT. GANZ ÄHNLICH IST ES MIT SEHSCHWÄCHEN. NUR DASS DER ROLLSTUHL IN DIESEM FALL BRILLE HEISST. UND SO WIE MAN DIE MEISTEN LAUFSCHWÄCHEN WEGTRAINIEREN KANN, SO KANN MAN AUCH DIE MEISTEN SEHSCHWÄCHEN WEGTRAINIEREN ODER ZUMINDEST ERHEBLICH LINDERN. DAS VOLLSTÄNDIGE WEGTRAINIEREN EINER JAHRZEHNTELANG	500%

Tafel 1

1 3 274

2 5 7548B

3 9 D 0 75AT

4 6 7 H84FK1MNWS

5 6 4 6 41HJJXPGQZ9AWL

6 5 9 8 7 EFK89651174MNBDOH

7 4 6 9 5 698965FEHWMKRTAPKVWTLIIH

8 6 9 5 89 6547 FEHWMKRTAPKVWTIIHZXF68954710O

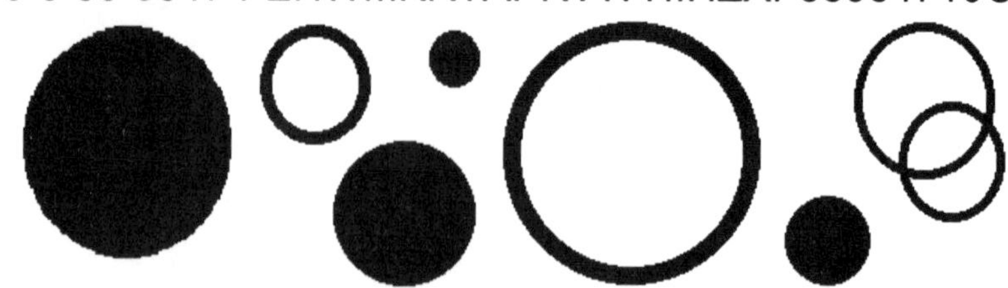

Tafel 2

1 7B 8 69D5TI

2 89 DO10MNWVFE

ist die Kurzversion für

3 54 7 EHFWMM89AETHGC

alle diejenigen, die immer nur

4 17 B 8 D OVXMQOGHKÖUPFB35GCGLI

die erste und letzte Seite eines Buchs lesen

5 96 8 9 3 7 BDOEFPBGCOMWASXUVJÖÜAÄZVNNNKB

Ja, die meisten Sehschwächen basieren nicht etwa auf

6 746 865 HGTERIONMKHGFDS982ÖÄLIIGB ZUTREDSANBVYXFET31OIJHZTRWQ

wirklichen Krankheiten oder Fehlbildungen der Augen, sondern auf durch falsche

7 469 BDOEFPBGCOMWASXUVJÖMKHGFDS982ÖÄLIGBZUVTREFGDSANBVYXFET31OIIJHZREWQ

Sehgewohnheiten verkümmerten Augen. Stellen Sie sich ein Kind vor, das Probleme beim Laufen hat.

1 795 8 9 65 HGFDS982ÖÄLIIGB ZUTREFGDSANBVYXFET31OIJHZTREWQONNMKHGFDS982ÖÄLIGBUTREDSA

Anstatt mit ihm das Laufen besonders intensiv zu trainieren, wird es in einen Rollstuhl gesetzt. Und einige Jahre später

8 471 171 9 96 NMKHGFDS982ÖÄLIGB ZUTREDSANBVYXFET31OIJHZTREWQOKTTHEFGFDS982ÖÄLIGB ZUTREFGDSANBY

kann es auch beim besten Willen tatsächlich nicht Laufen. Zum einem, weil die entsprechenden Muskeln verkümmert sind, zum

9 8965 7 4 6 9 LIGB ZUTREDSANBVYXFET31OIJHZTREWQOKTZHEFGFDS982ÖÄLIGGBUTREFGDSANBVYWASXUVJÖMKHFDS982ÖÄLIGBKZZ

anderen, weil es glaubt nicht laufen zu können und auch keinerlei Übung und Erfahrung damit hat. Ganz ähnlich ist es mit Sehschwächen. Nur daß der

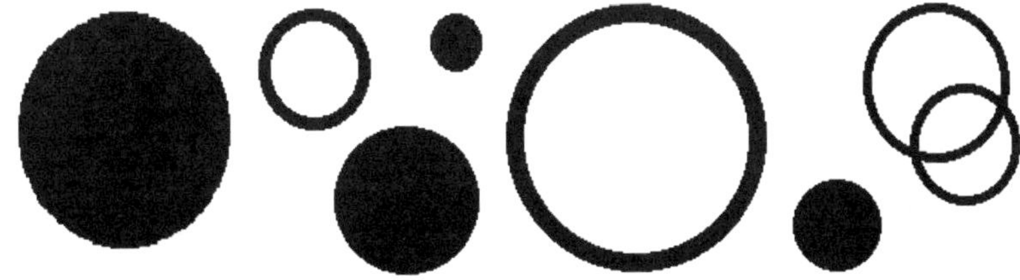

Tafel 3

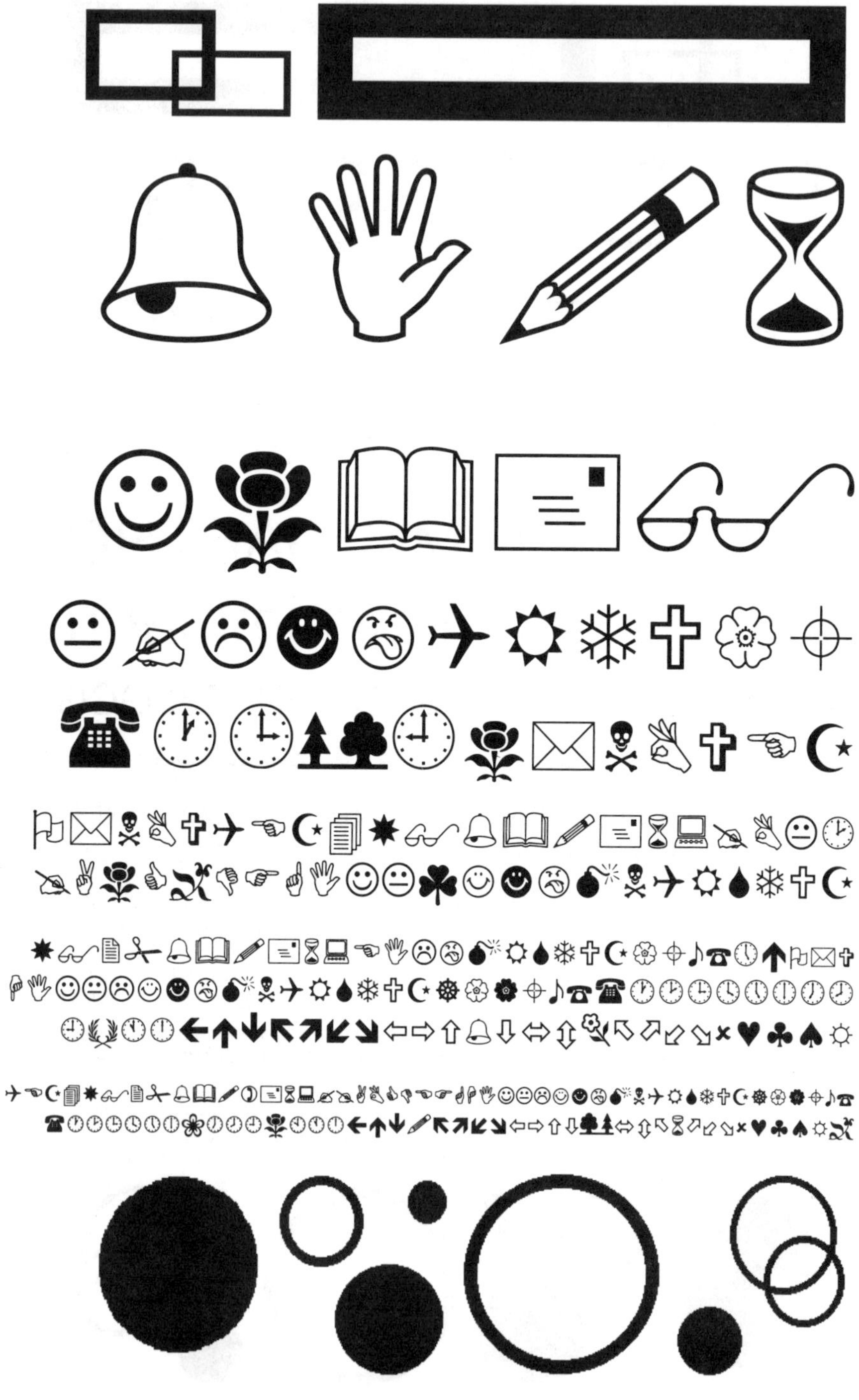

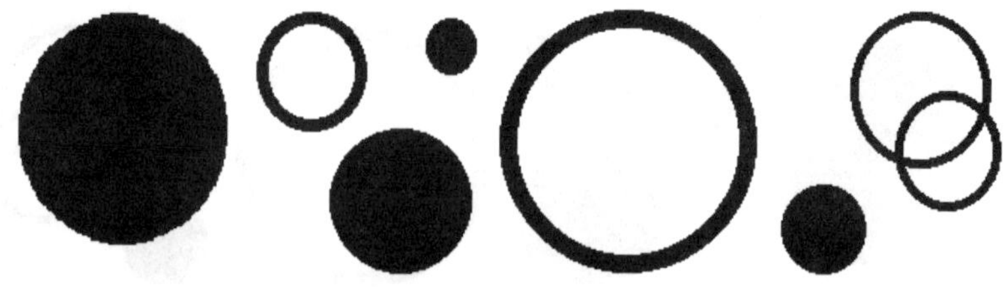

Tafel 4

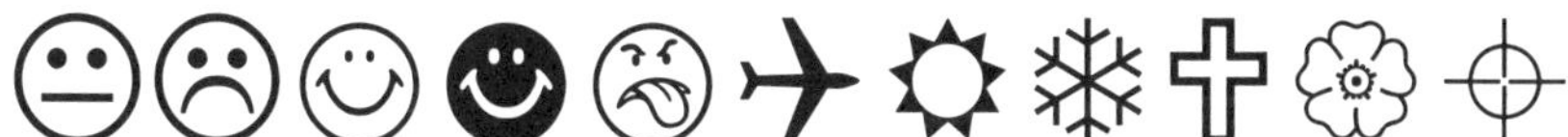

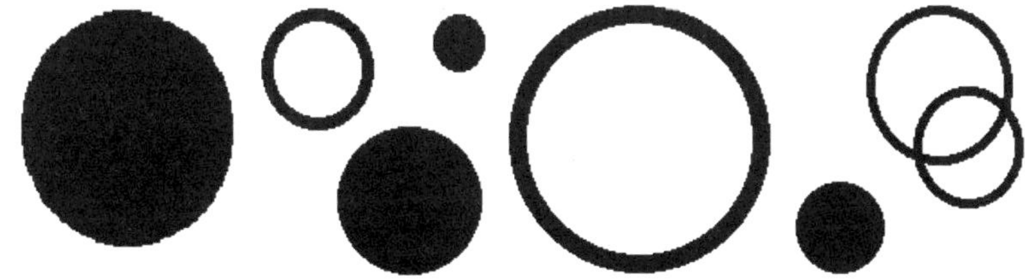

Tafel 5

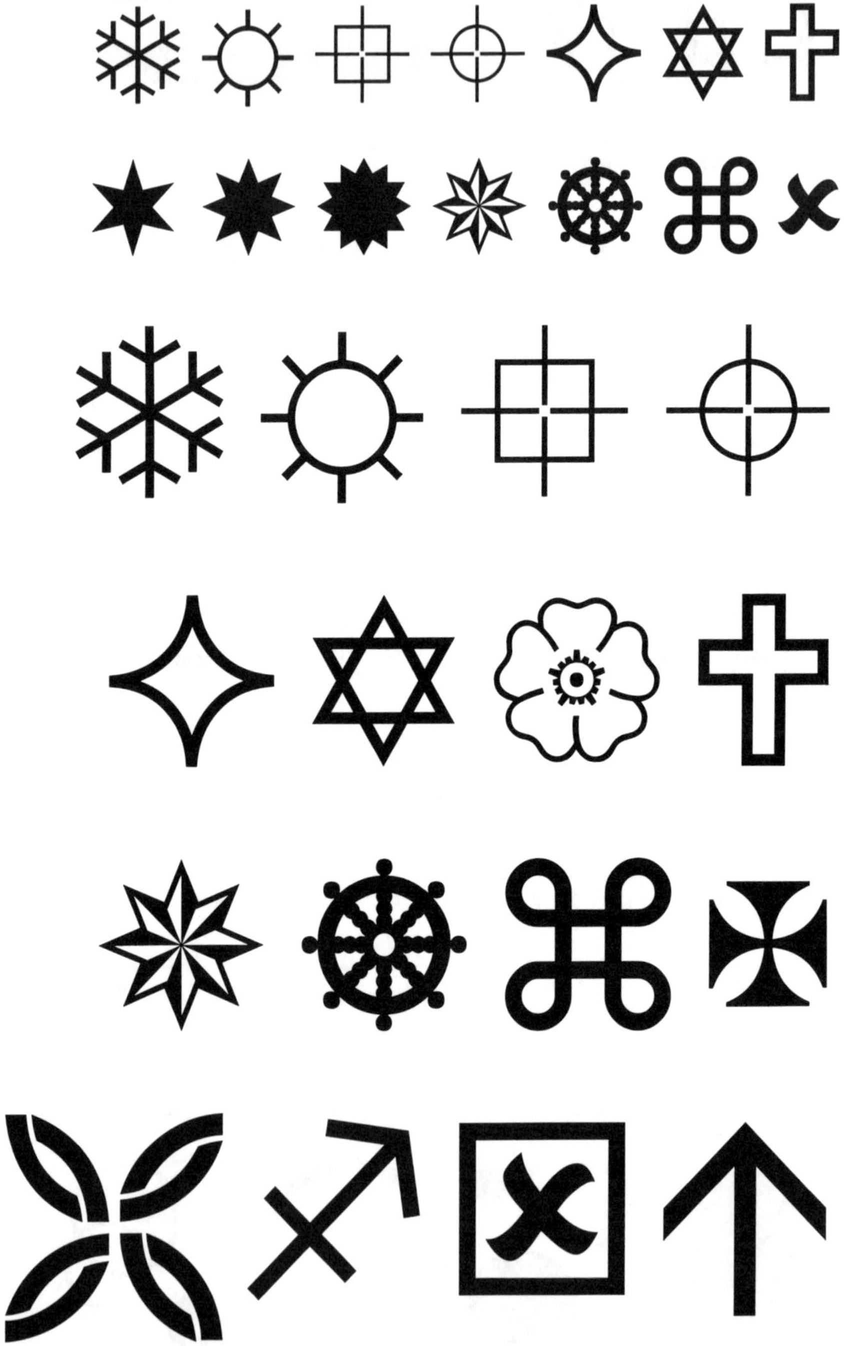

Tafel 6

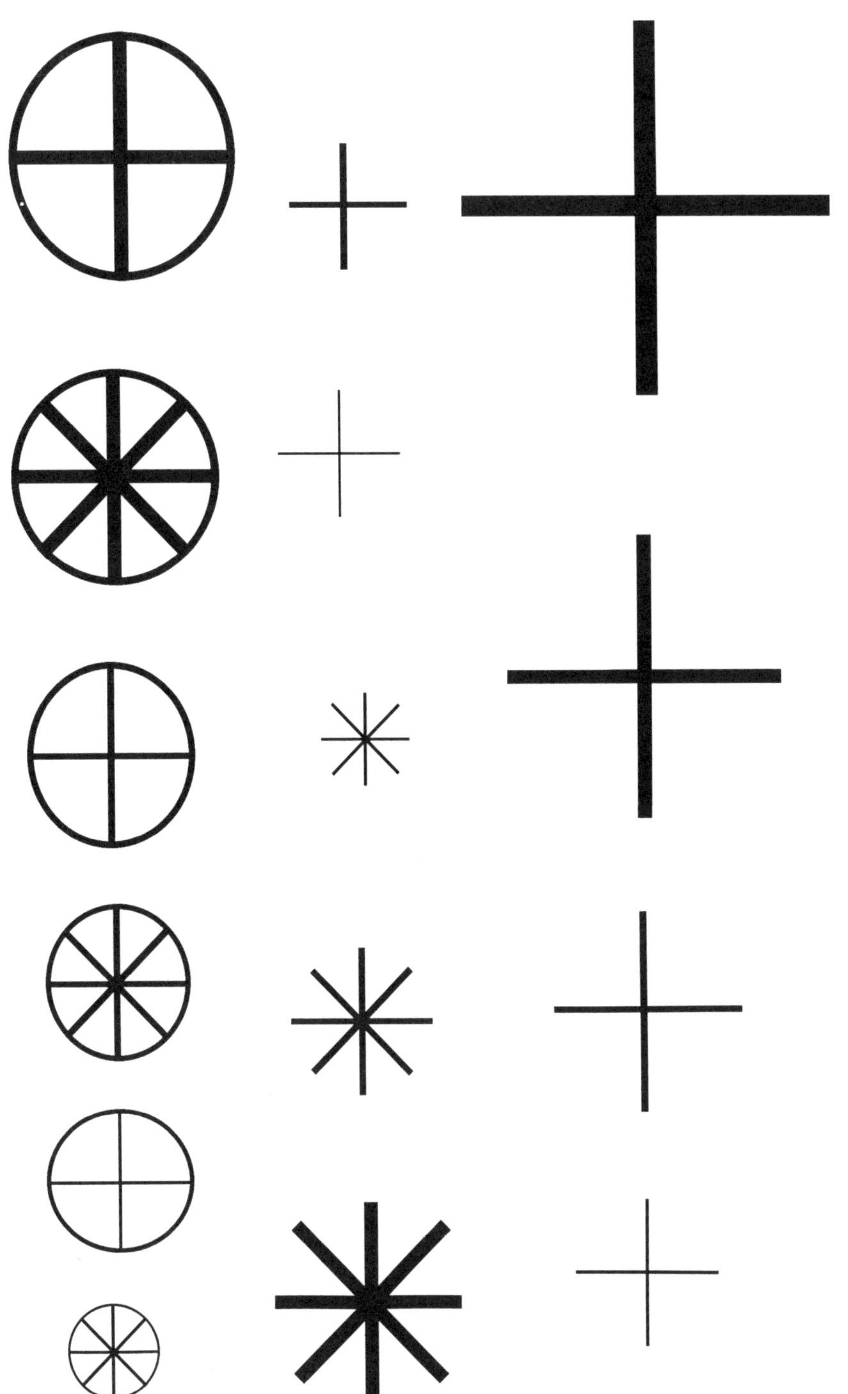

Tafel 7

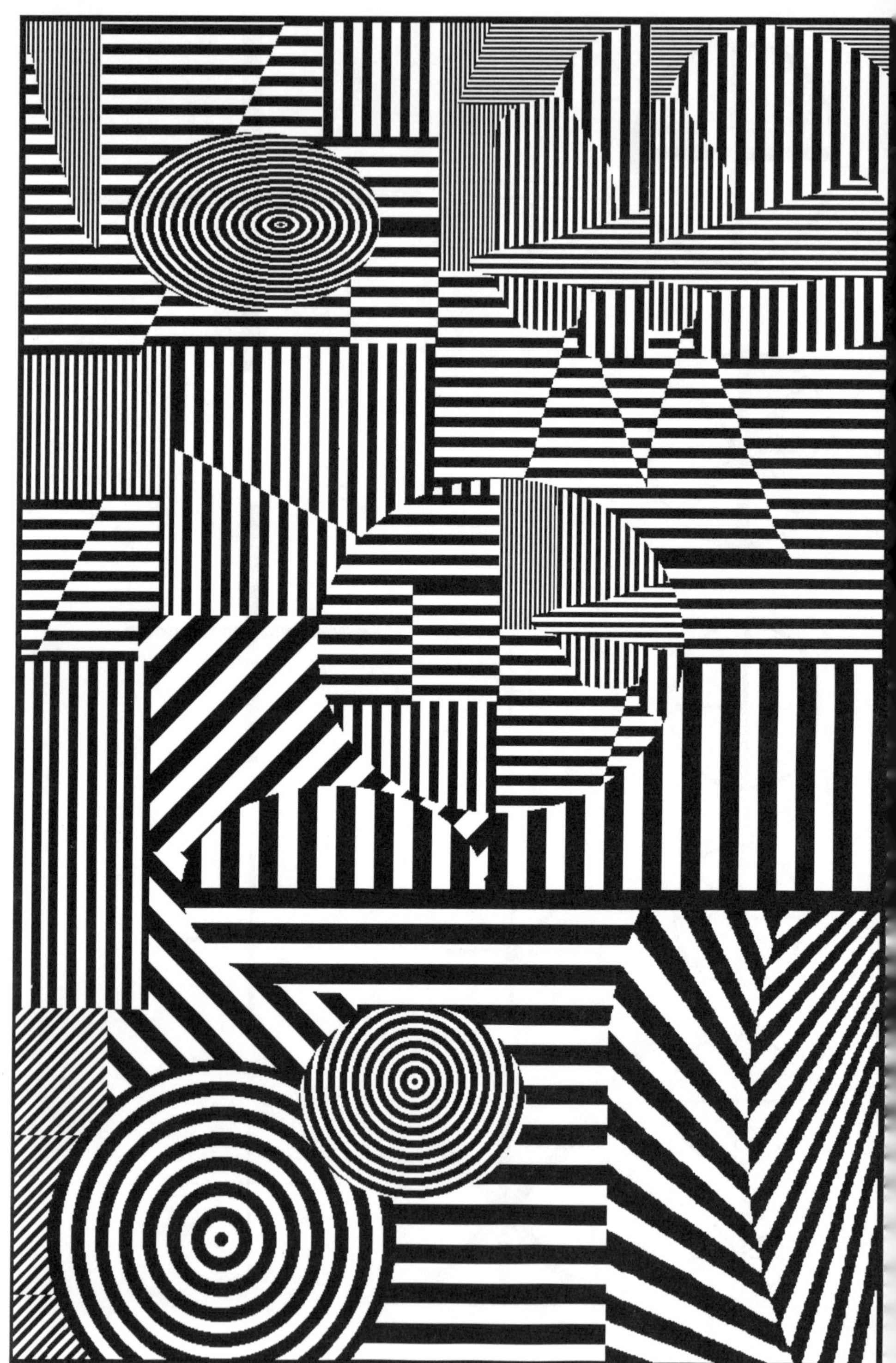

Tafel 8

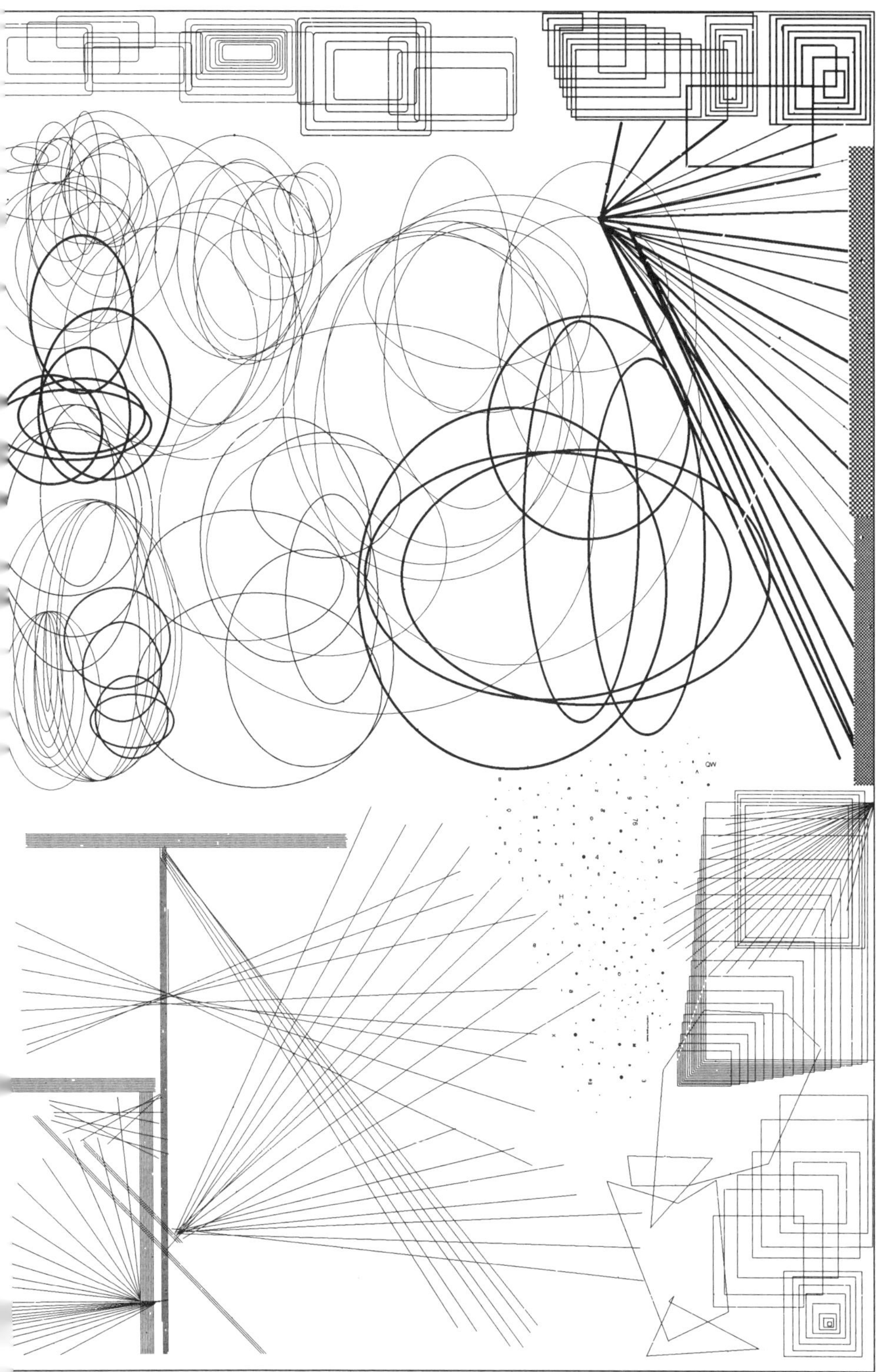

Tafel 9

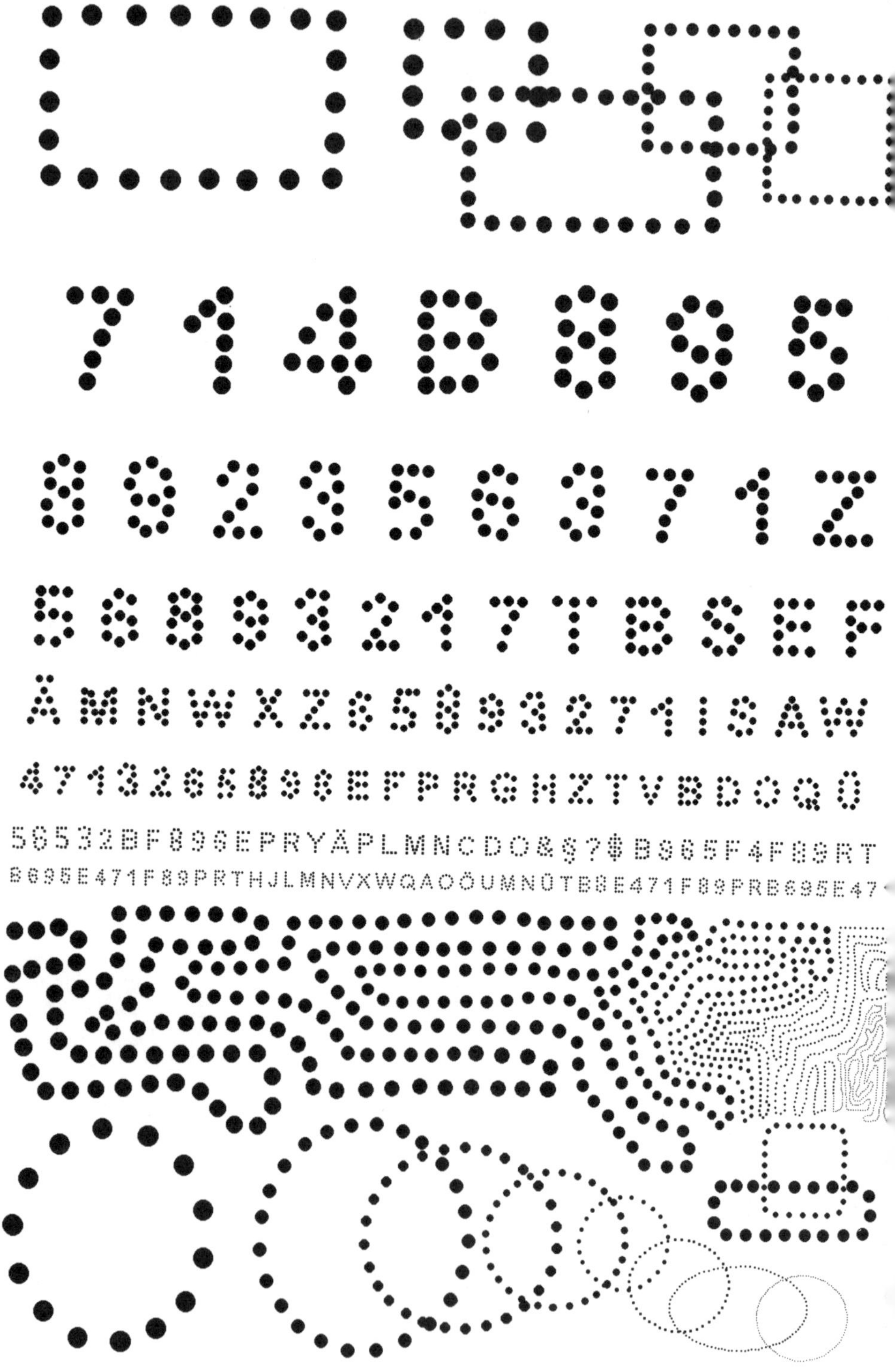

7 1 4 B 8 9 6

8 9 2 3 5 6 3 7 1 Z

5 6 8 9 3 2 1 7 T B S E F

Ä M N W X Z 6 5 8 9 3 2 7 1 I S A W

4 7 1 3 2 6 5 8 9 8 E F P R G H Z T V B D O Q 0

5 6 5 3 2 B F 8 9 6 E P R Y Ä P L M N C D O & § ? $ B 9 6 5 F 4 F 8 9 R T

B 6 9 5 E 4 7 1 F 8 9 P R T H J L M N V X W Q A O Ö U M N 0 T B 8 E 4 7 1 F 8 9 P R B 6 9 5 E 4 7

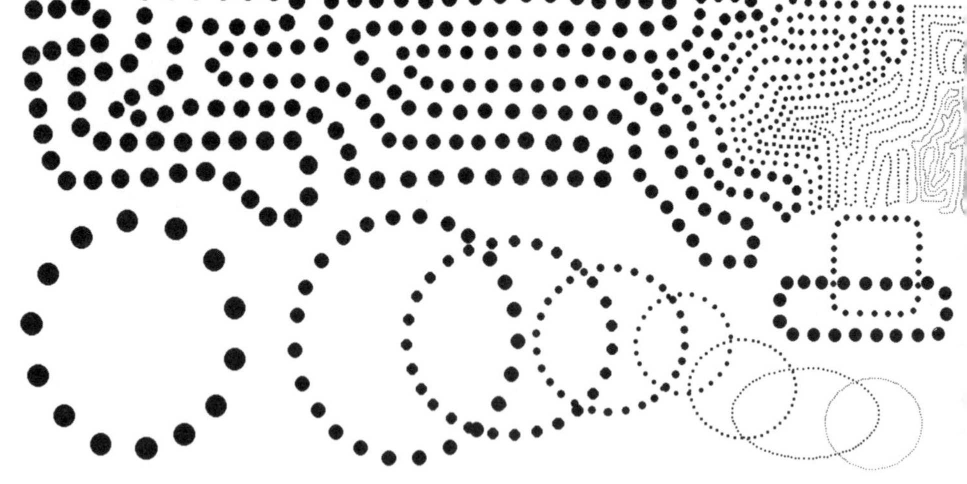

Tafel 10

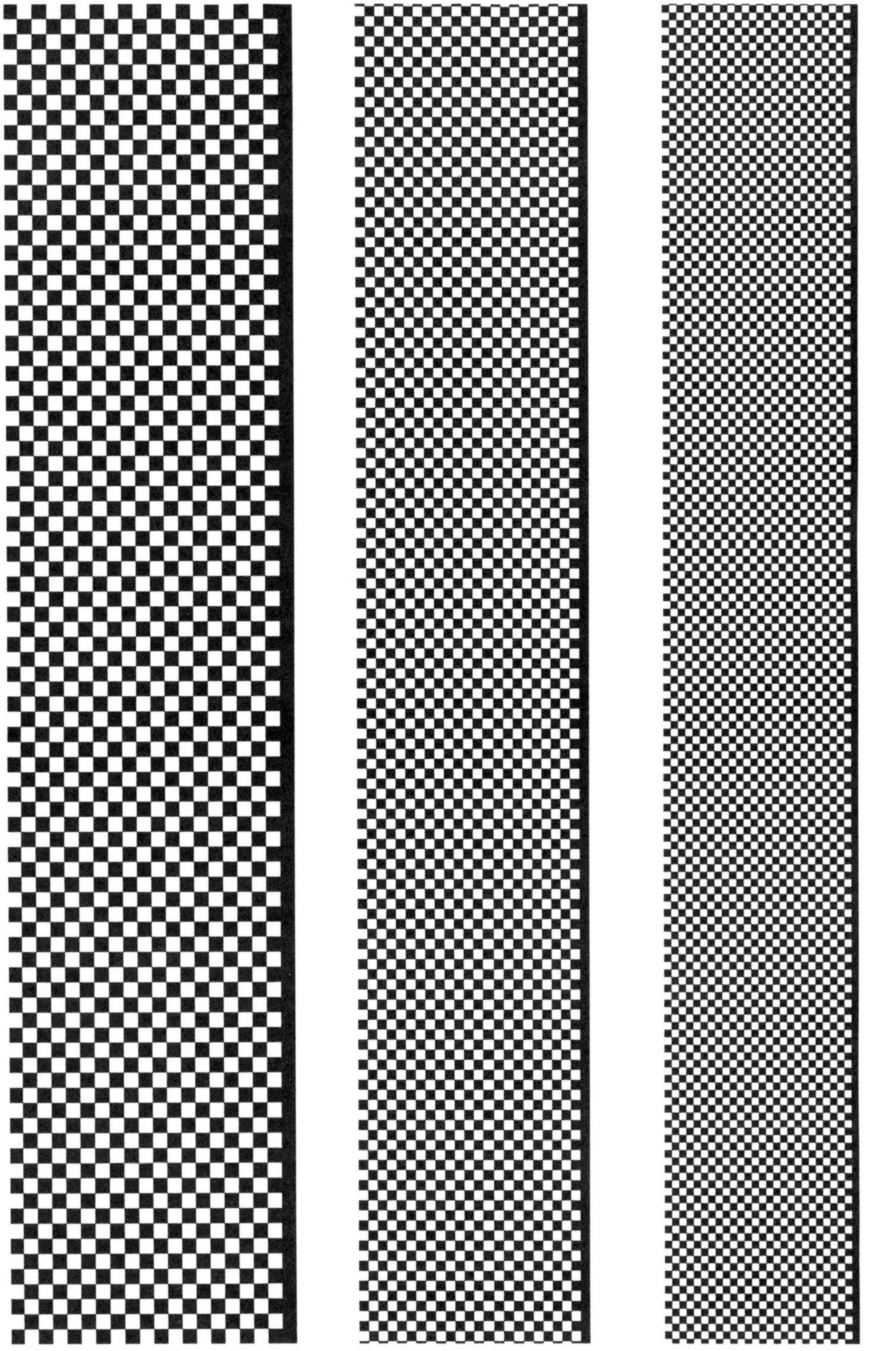

Tafel 11

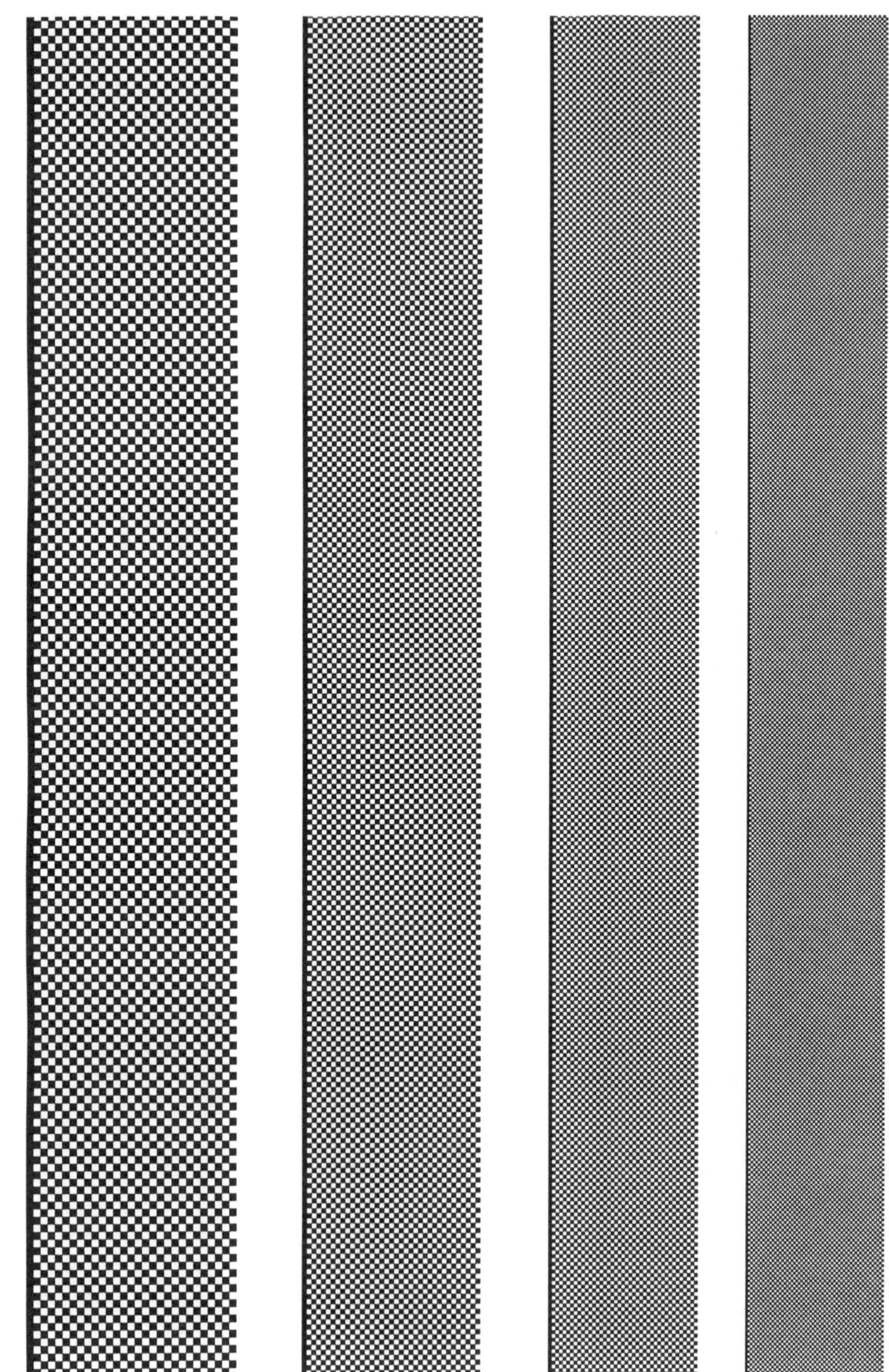

Tafel 12

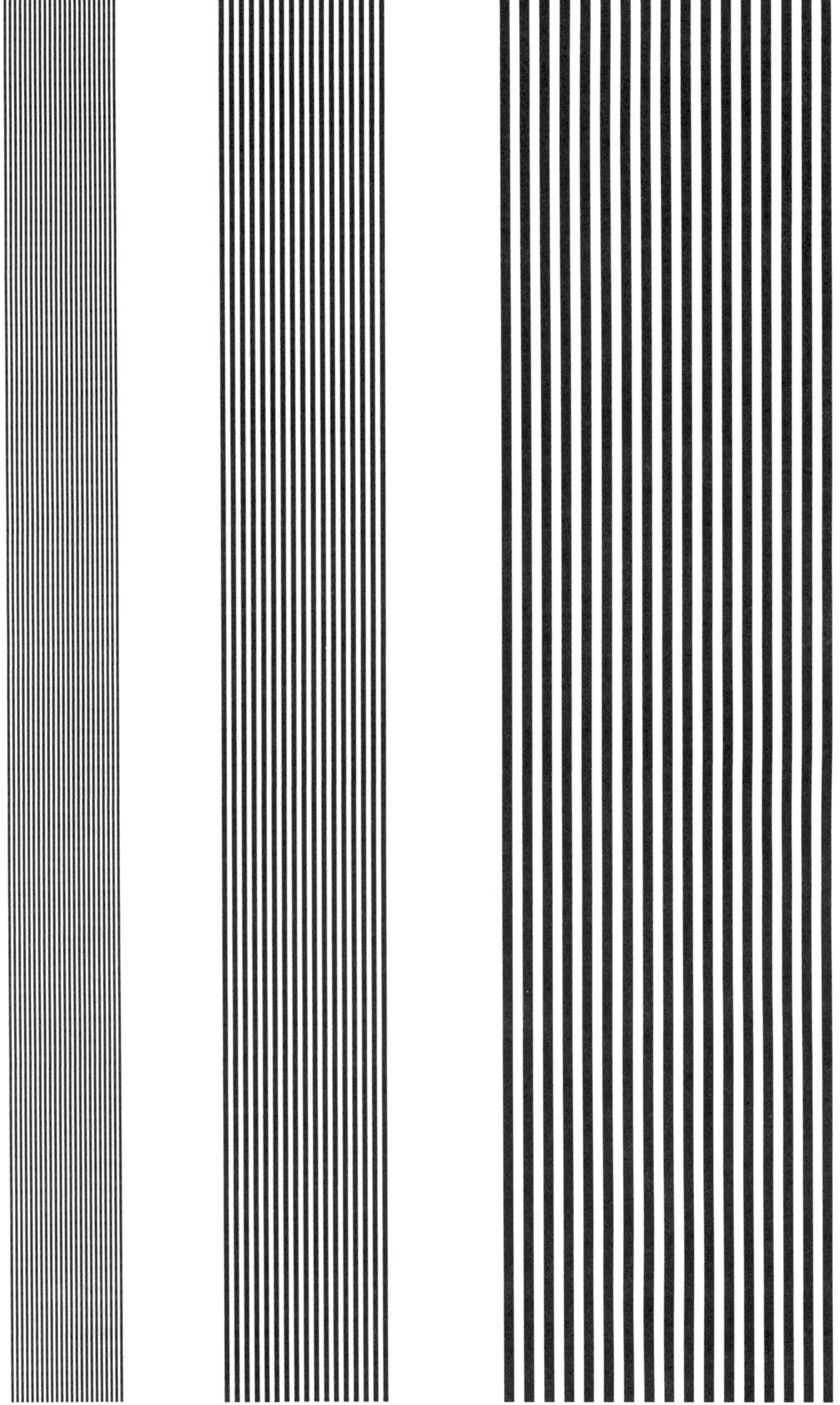

Tafel 13

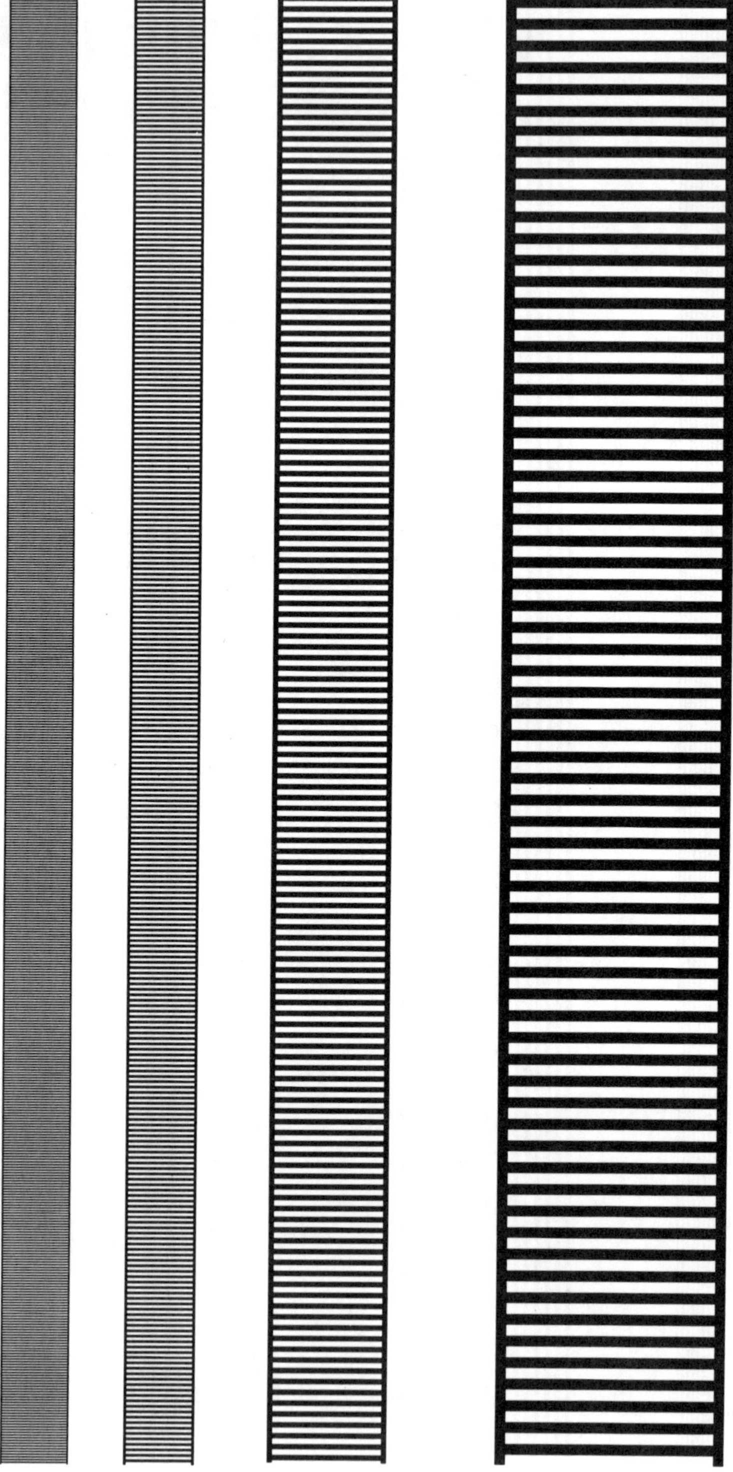

Tafel 14

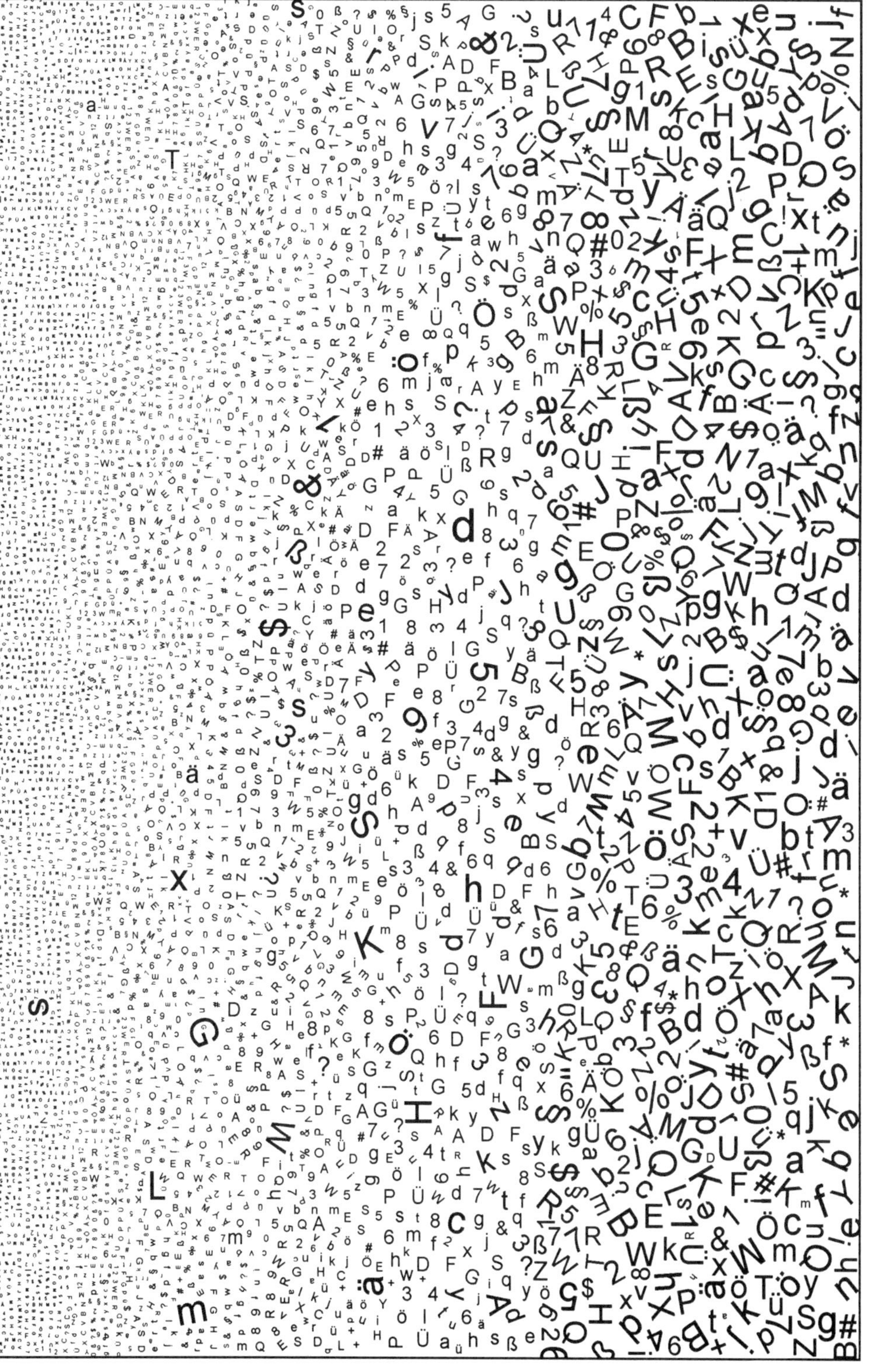

Tafel 15

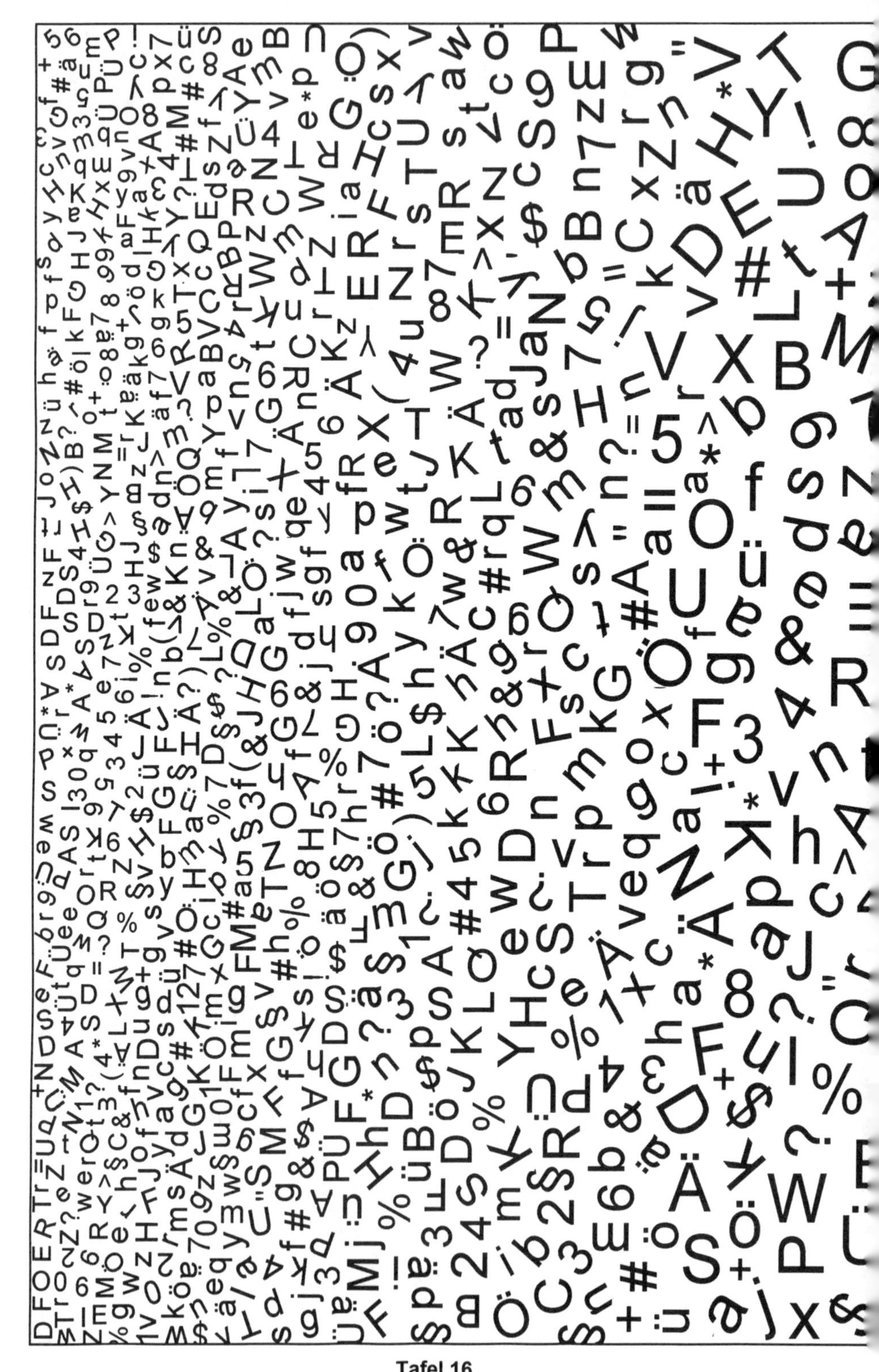

Tafel 16

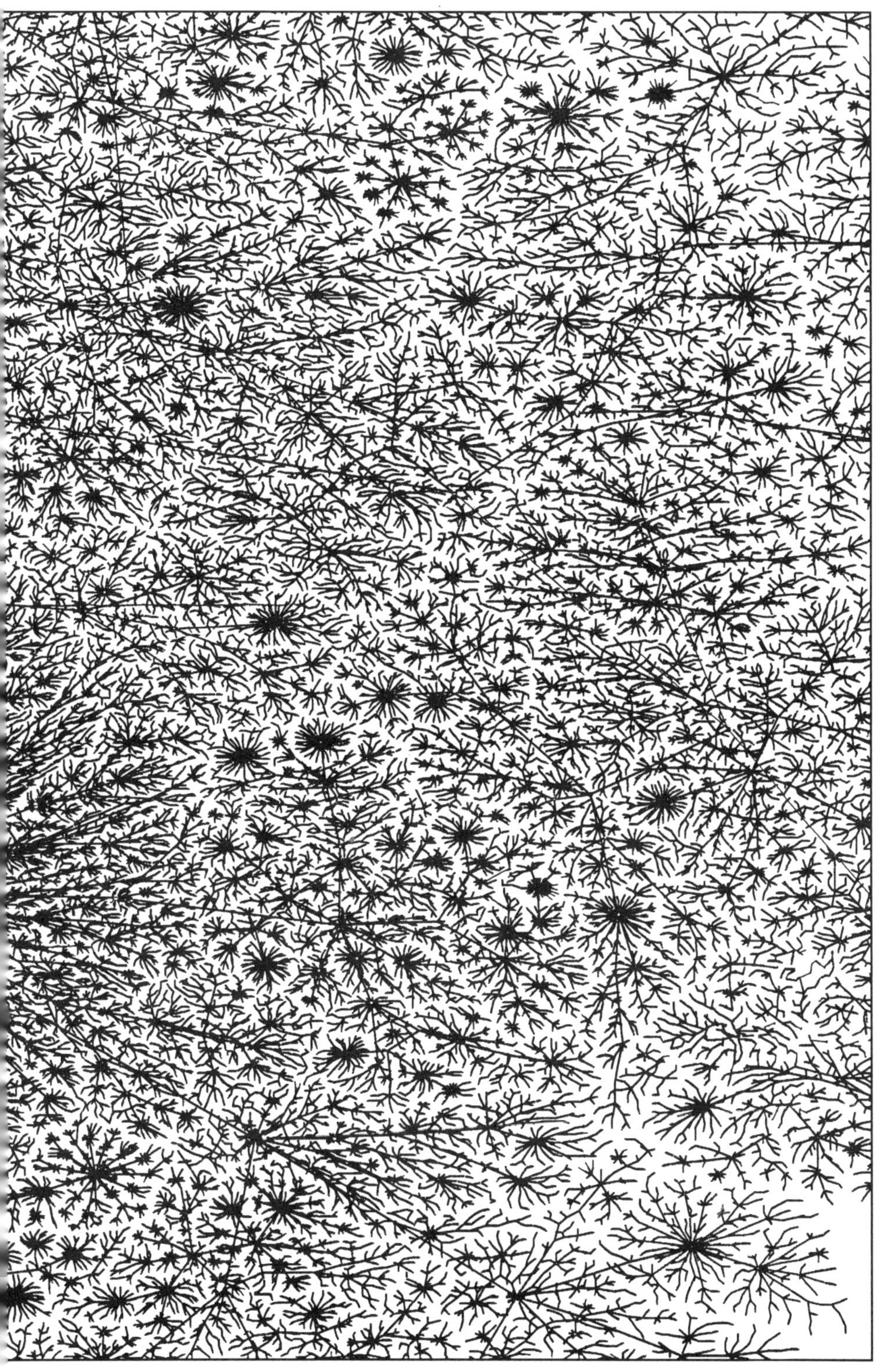

Tafel 17

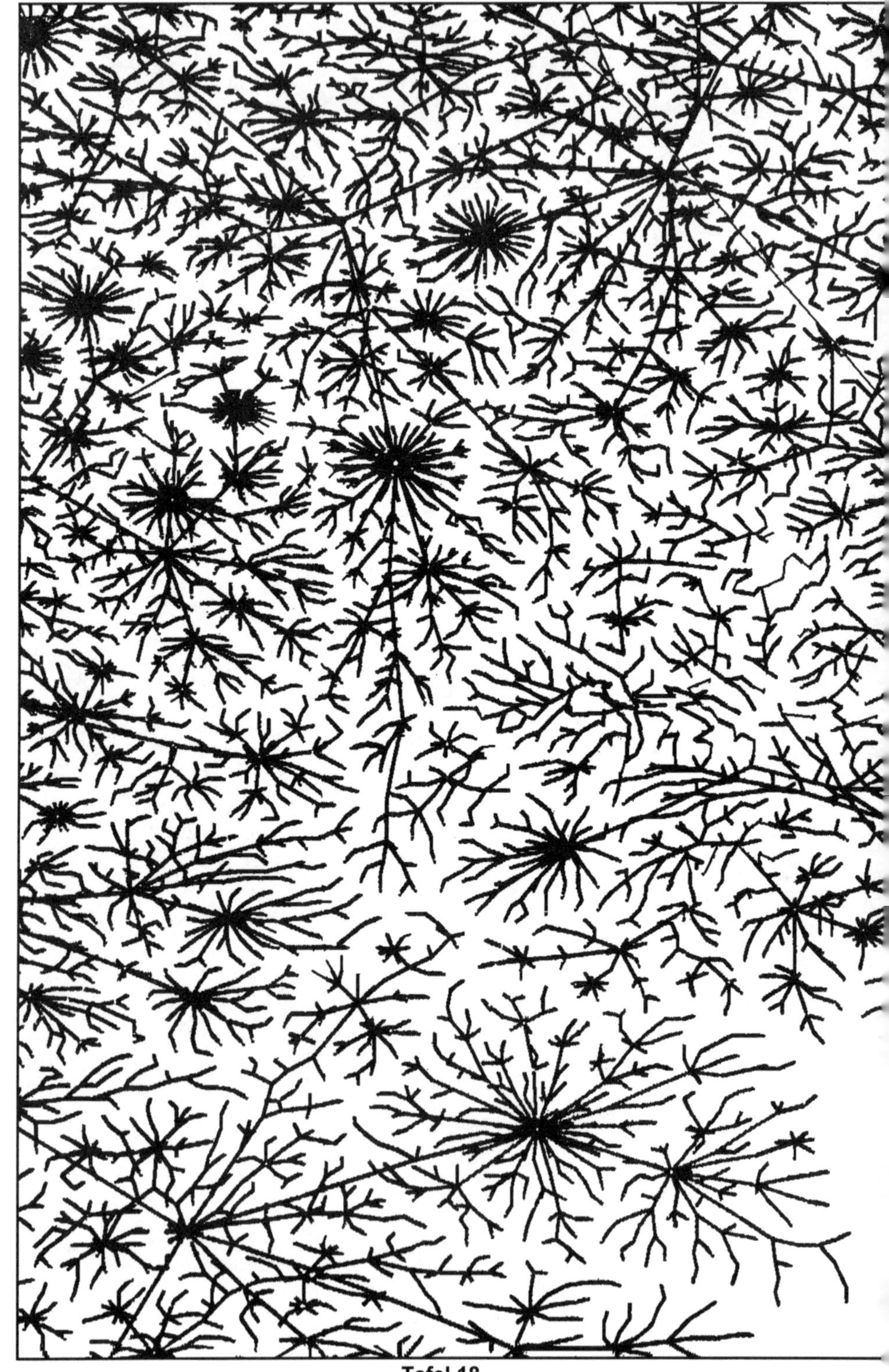

Tafel 18

Schweifübung
enfunktioniere
nganzähnlich.
DereinzigeUnt
erschiedliegtd
arin,dassderBl
ickebennichts
pringt,sondern
gleichmäßiga
neinergedacht
enLinieentlan
gläuftunddabe
inacheinander
überdieBeoba
chtungsobjekt
ewandert.Auc
hhierbeisollten
Sienichtnurde
nKopfschwen
ken,sonderna
uchdieBewegli
chkeitderAuge
nzumSchweif
ennutzen.Die
Geschwindigk
eitkannvariiert
werden;derBli
cksollteaberw

ebereitsweiteroben
beschrieben,amBal
koneinrichtenoders
icheinenpassenden
Pederrasennochst
ändiginZeitlupekrie
chen.Gelegentliche
Zwischenstopssind
zulässig.Auchhierb
eigehtesdarum,die
Augendazuanzure
gen,sichaufdiejewe
ilsmitdemBlicküber
strichenenObjektes
charfeinzustellen.E
inegeeigneteSchw
eifstreckeoder-rund
ekannmansichoft,w
ilatzimParkoderGar
tensuchen.Stattein
ergedachtenLinieis
tesofteinfacher,ein
eechteMarkierung
mitdenAugenabzuf
ahren.Beispielewär
enderBordsteinode
rderSeitenstreifene
inerStraße,Markier
ungslinienaufSport
plätzen,eineMauer,
einZaun,einBaumst
ammoderdieRasen
kanteseitlichaneine
mParkweg.Frtztere
ssuchenSiesicham
besteneineParkban

kaneinerWegkreuzungo
derineinemWegbogen.D
annkönnenSieauch"umdi
eEckenschweifen".Dieei
nfachsteFormdesSchwei
fensistesaber,z.B.beimSi
tzenaufeinerParkbankde
nKopfsoweitzusenken,d
assderBlickaufdenBoden
direktvordieeigenenFüße
nfällt.DannwirdderKopfla
ngsamgehoben,sodassd
erBlickimmerweiternach
vorneüberdenBodensch
weift.Dannwiederlangsa
mKopfrunter,Kopfhoch,u
sw.Sokannmanauchanei
nemBaumstammrauf-un
drunterschweifen.Einfac
hesSchweifenimNahber
eichlässtsichameigenen
ausgestrecktenArmprakti
zieren:SchweifenSiemitI
hremBlickeinfachvomSc
hulterbereichbiszumHan
dgelenkamÄrmelstoffentl
angundwiederzurück.Ba
uenSievielleichtauchsch
nelleBlicksprüngevonder
HandzuentferntenObjekt
enundzurückeinundschw
eifenSiegleichdanachwie
deramÄrmelzurückbiszur
Schulter.UmAblenkunge
ndurchdieAnstrengungd
esArmaustreckenszuver
meiden,kannmandenAr
mdabeiirgendwoaufstütz
enoderanlehnen.Einenä
hnlichenTrainingseffekte
rreichenSieauch,wennSi
eeinFussballspieloderäh
nlichesLaufspielausnäch
sterNähebeobachtenund
dabeidiesichbewegende
nSpieleroderdenBallstän
digmitdenAugenverfolge
n.Wichtigist,dassSiewirkl

Schweifübungenfunktionierenganzähnlich.DereinzigeUnterschiedliegtdarin,dassderBlickebennichtspringt,sonderngleichmäßiganeinergedachtenLinieentlangläuftunddabeinacheinanderüberdieBeobachtungsobjektewandert.AuchhierbeisolltenSienichtnurdenKopfschwenken,sonde

rnauchdieBeweglichkeitderAugenzumSchweifennutzen.DieGeschwindigkeitkannvariiertwerden;derBlicksollteaberwederrasennochständiginZeitlupekriechen.GelegentlicheZwischenstopssindzulässig.Auchhierbeigehtesdarum,dieAugendazuanzuregen,sichaufdiejeweilsmitdemBlickügerstrichenenObjektescharfeinzustellen.EinegeeigneteSchweifstreckeoder-rundekannmansichoft,wiebereitsweiterobenbeschrieben,amBalkoneinrichtenodersicheinenpassendenPlatzimParkoderGartensuchen.StatteinergedachtenLinieistesofteinfacher,

eineechteMarkierungmitdenAugenabzufahren.BeispielewärenderBordsteinoderderSeitenstreifeneinerStraße,MarkierungslinienaufSportplätzen,eineMauer,einZaun,einBaumstammoderdieRasenkanteseitlichaneinemParkweg.FürletzteressuchenSiesichambesteneineParkbankaneinerWegkreuzungoderineinemWegbogen.DannkönnenSieauch"umdieEckenschweifen".DieeinfachsteFormdesSchweifensistesaber,z.B.beimSitzenaufeinerParkbankdenKopfsoweitzusenken,dassderBlickaufdenBodendendirektvordieeigenenFüßenfällt.DannwirdderKopflangsamgehoben,sodassderBlickimmerweiternachvorneüberdenBodenschweift.DannwiederlangsamKopfrunter,Kopfhoch,usw.SokannmanauchaneinemBaumstammrauf-undrunterschweifen.EinfachesSchweifenimNahbereichlässtsichameigenenausgestrecktenArmpraktizieren:SchweifenSiemitIhremBlickeinfachvomSchulterbereichbiszumHandgelenkamÄrmelstoffe

ntlangundwiederzurück.BauenSievielleichtauchschnelleBlicksprüngevonderHandzuentferntenObjektenundzurückeinundschweifenSiegleichdanachwiederamÄrmelzurückbiszurSchulter.UmAblenkungendurchdieAnstrengungdesArmaustreckenszuvermeiden,kannmandenArmdabeiirgendwoaufstützenoderanlehnen.EinenähnlichenTrainingseffekterreichenSieauch,wennSieeinFussballspieloderähnlichesLaufspielausnächsterNähebeobachtenunddabeidiesichbewegendenSpieleroderdenBallständigmitdenAugenverfolgen.Wichtigist,dassSiewirklichnaheamSpielfeldsind,dennnurdannempfindetdasAugedieBewegungderSpieleralsdauerndeEntfernungsveränderung.Aus50MeterAbstandoderamBildschirmdagegenstellendielaufendenSpielerfürdasAugepraktischkeineEntfernungsänderungmehrda(trotzdemistdasBeobachtenvonsolchenSportveranstaltungenamBildschirmaucheingutesSehtraining,aberebenkeinAkkommodationstraining)EbenfallsgeeignetistdieBeobachtungvonfließendemVerkehr,z.B.voneinerAutobahnbrückeherab.HierbeitrittallerdingsleichtStressauf,dennmanfürchtetimmer,dassdasAutogleichwiederausdemBildist,bevormanesscharfgesehenhat.EinFussballspielerdagegenmagzwarmalnahundmalfern,malscharfundmalunscharfzusehensein,aberwirwissengenau,dasserunseremAugenichtwirklichentkommenkann.WirhabenalsoZeit.GeeigneteObjektezumSchweifenundfürschnelleBlicksprüngesindmarkantgemustertoderstrukturiert,anfangskeinesfallsglattoderspiegelnd.ImFreieneignensichz.B.:Schotterwege,vielleichtmitoptischenHöhepunkteninFormvonvereinzeltenZigarettenkippen,SteinchenoderLaub,Natursteinwände,ZiegelwändemitFugen,nichtspiegelndeKachelnoderPlatt

en,markantesHolz,Baumrinde.BeigeringererFehlsichtigkeitkommenauchalleArtenvonGewächsenhinzu,alsoz.B.Bäume,Büsche,Wiesen,oderauchgrößereTopfpflanzenwieBubikopf,Bambus,Farn,usw.UndbeimGehenoderFahrenfindensichfastimmergeeigneteRandstreifenzumVor-undZurückschweifen.ZuhauseeignensichfolgendeObjektebesonders:KarierteodermarkantgemusterteoderstrukturierteTücher(Handtuch,Geschirrtuch),Vorhänge,Teppiche,Fussmatten,Decken,Sofa-oderStuhlbezüge,größerematteHolzflächen,etc.AbernurscharfeMuster,nichtverwaschenoderausgefranst,keineineinanderüberlaufendenFarben.EbenfallsgeeignetsindbedrucktesPapier,Tapete,großes,sehrgrobesSchmirgelpapier.TücherkönnenSiez.B.aufdenBodenlegenoderandieWandoderübereinenSchrankhängen.OderstreuenSieeinenStreifengrobenSchotteraufBalkonoderTerrasse.StattSchotterkannmanauchdiesesroteGranulatausgebranntenTonbenutzen,dasmaninBlumengeschäftenerhält.GanzbesondersgeeignetsindjedochschwarzweißeKaromuster.FallsSienichtzufälligeigeneKaromusterzurHandhaben,könnenSiedieÜbungstafelnmitdenKaroleistenausdemAnhanghintenindiesemBuchmehrmalskopierenundmehrfachhintereinandersoaufeinenlangenKartonodereinBrettchenkleben,dasssichKarobändervon50bis100cmLängeergeben(mehrereunterschiedlichgrobeKarobändernebeneinander).DiesenKartonkönnenSiedannbeliebighinstellen,hängenoderschrägvorsGesichthaltenunddenBlickähnlichwiebeim"Schräglesen"schweifenlassen(vgl.KapitelzumLesetraining).DabeimussmansichbemühendieKarosständigwirklichalseinzelneschwarzeoderweißeQuadratezuerkennen,nichtetwanuralsSchräglinienoderirgendwelcheMusterodergarnuralsgraueOberfläche.EineandereÜbungist,mitdenAugenzwischenverschiedenenQuadrateninverschiedenenEntfernungenhin-undherzuspringenunddasbetreffendeKarodabeijeweilseinigeSekundengenauzubetrachten.Ball-undJonglierübungen:AuchhierbeiwirdhauptsächlichdieautomatischeAkkommodationgeübt.ImeinfachstenFallwerfenSieeinenTennisballmiteinerHandhochundfangenihnwiederauf.Wichtigist,denBallwährendseinesgesamtenFlugesmitdenAugenzuverfolgen.DamitsichdieAugendabeischarfaufetwaseinstellenkönnen,solltederBalleinemarkanteZeichnunghaben,wiez.B.diedeutlicherkennbareNahtbeieinemTennisball.WählenSiefürdieseÜbungeinenStandort,woderBallgutbeleuchtetist,woSieabernichtdirektindenhellenHimmelodergardiepralleSonnesehenmüssen.UndachtenSiedarauf,dassSiedenBallwirklichwährendseinesgesamtenFlugesbeobachten.ErfahrungsgemäßneigenwirnämlichschnelldazudieFlugbahnabzuschätzenunddanndieHandautomatischdorthinzuhalten,woderBallvoraussichtlichankommenwird.EsistzwareinschönerBeweisunserergeistigenLeistungsfähigkeit,dasswirdurchBeobachtungvonetwaeinemDrittelderFlugbahndierestlichenzweiDrittelblitzschnellundpräziseautomatischvorausberechnenkönnen,aberdieseÜbunghatalsAugenübungnurSinn,wennwirunsdazuzwingen,jedesmalwirklichdieganzeFlugbahnzubeobachten.VersuchenSiedeshalb,denBallmöglichst"unregelmäßig"zuwerfen,alsomalhöher,malmitDrall,maletwasvomKörperweg,maletwaszumKörperhin,nachlinksoderrechts,oderineinemBogenvondereinenindieandereHand,usw.DieseÜbungistübrigensauchgutgeeignet,wennSiemorgensnachdemAufstehenProblemehaben,sorichtigwachzuwerden.3MinutendieserÜbung,undSiesindkörperlichundgeistighellwach.NatürlichwirdderBallamAnfangdauerndrunterfallen.AbergeradedasBückenwirdSieinSchwungbringen.RechtshändersolltendieseÜbungübrigensbesondershäufigmitderlinkenHanddurchführenbzw.LinkshändermitderrechtenHand.DieserhöhtdiegeistigenundkörperlichenAnforderungen.WennSiekörperlichgeschicktsind,dannkönnenSiedieÜbungspäteraufzweiodergardreiBällegleichzeitigerweitern.DieS

Schweifübungen:SchweifübungenfunktionierenganzähnIich.DereinzigeUnterschiedliegtdarin,dassderBlickebennichtspringt,sonderngleichmäßiganeinergedachtenLinieentlangläuftunddabeinacheinanderüberdieBeobachtungsobjektewandert.AuchhierbeisolltenSienichtnurdenKopfschwenken,sondernauchdieBeweglichkeitderAugenzumSchweifennutzen.DieGeschwindigkeitkannvariiertwerden;derBlicksollteaberwederrasennochständiginZeitlupekriechen.GelegentlicheZwischenstopssindzulässig.Auchhierbeigehtesdarum,dieAugendazuanzuregen,sichaufdiejeweilsmitdemBlicküberstrichenenObjektescharfeinzustellen.EinegeeigneteSchweifstreckeoder-rundekannmansichoft,wiebereitsweiterobenbeschrieben,amBalkoneinrichtenodersicheinenpassendenPlatzimParkoderGartensuchen.StatteinergedachtenLinieistesofteinfacher,eineechteMarkierungmitdenAugenabzufahren.BeispielewärenderBordsteinoderderSeitenstreifeneinerStraße,MarkierungslinienaufSportplätzen,eineMauer,einZaun,einBaumstammoderdieRasenkanteseitlichaneinemParkweg.FürletzteressuchenSiesichambesteneineParkbankaneinerWegkreuzungoderineinemWegbogen.DannkönnenSieauch"umdieEckenschweifen".DieeinfachsteFormdesSchweifensistesaber,z.B.beimSitzenaufeinerParkbankdenKopfsoweitzusenken,dassderBlickaufdenBodendirektvordieeigenenFüßenfällt.DannwirdderKopflangsamgehoben,sodassderBlickimmerweiternachvorneüberdenBodenschweift.DannwiederlangsamKopfrunter,Kopfhoch,usw.SokannmanaucHaneinemBaumstammrauf-undrunterschweifen.EinfachesSchweifenimNahbereichlässtsichameigenenausgestrecktenArmpraktizieren:SchweifenSiemitIhremBlickeinfachvomSchulterbereichbiszumHandgelenkamÄrmelstoffentlangundwiederzurück.BauenSievielleichtauchschnelleBlicksprüngevonderHandzuentferntenObjektenundzurückeinundschweifenSiegleichdanachwiederamÄrmelzurückbiszurSchulter.UmAblenkungendurchdieAnstrengungdesArmaustreckenszuvermeiden,kannmandenArmdabeiirgendwoaufstützenoderanlehnen.EinenähnlichenTrainingseffekterreichenSieauch,wennSieeinFussballspieloderähnlichesLaufspielausnächsterNähebeobachtenunddabeidiesichbewegendenSpieleroderdenBallständigmitdenAugenverfolgen.Wichtigist,dassSiewirklichnaheamSpielfeldsind,dennnurdannempfindetdasAugedieBewegungderSpieleralsdauerndeEntfernungsveränderung.Aus50MeterAbstandoderamBildschirmdagegenstellendielaufendenSpielerfürdasAugepraktischkeineEntfernungsänderungmehrda(trotzdemistdasBeobachtenvonsolchenSportveranstaltungenamBildschirmaucheingutesSehtraining,aberebenkeinAkkommodationstraining).EbenfallsgeeignetistdieBeobachtungvonfließendemVerkehr,z.B.voneinerAutobahnbrückeherab.HierbeitrittallerdingsleichtStressauf,dennmanfürchtetimmer,dassdasAutogleichwiederausdemBildist,bevormanesscharfgesehenhat.EinFussballspielerdagegenmagzwarmalnahundmalfern,malscharfundmalunscharfzusehensein,aberwirwissengenau,dasserunseremAugenichtwirklichentkommenkann.WirhabenalsoZeit.GeeigneteObjektezumSchweifenundfürschnelleBlicksprüngesindmarkantgemustertoderstrukturiert,anfangskeinesfallsglattoderspiegelnd.ImFreieneignensichz.B.:Schotterwege,vielleichtmitoptischenHöhepunkteninFormvonvereinzeltenZigarettenkippen,SteinchenoderLaub,Natursteinwände,ZiegelwändemitFugen,nichtspiegelndeKachelnoderPlatten,markantesHolz,Baumrinde.BeigeringererFehlsichtigkeitkommenauchalleArtenvonGewächsenhinzu,alsoz.B.Bäume,Büsche,Wiesen,oderauchgrößereTopfpflanzenwieBubikopf,Bambus,Farn,usw.UndbeimGehenoderFahrenfindensichfastimmergeeigneteRandstreifenzumVor-undZurückschweifen.ZuhauseeignensichfolgendeObjektebesonders:KarierteodermarkantgemusterteoderstrukturierteTücher(Handtuch,Geschirrtuch),Vorhänge,Teppiche,Fussmatten,Decken,Sofa-oderStuhlbezüge,größerematteHolzflächen,etc.AbernurscharfeMuster,nichtverwaschenoderausgefranst,keineineinanderüberlaufendenFarben.EbenfallsgeeignetsindbedrucktesPapier,Tapete,großes,sehrgrobesSchmirgelpapier.TücherkönnenSiez.B.aufdenBodenlegenoderandieWandoderübereinenSchrankhängen.OderstreuenSieeinenStreifengrobenSchotteraufBalkonoderTerrasse.StattSchotterkannmanauchdiesesroteGranulatausgebranntenTonbenutzen,dasmaninBlumengeschäftenerhält.GanzbesondersgeeignetsindjedochschwarzweißeKaromuster.FallsSienichtzufälligeigeneKaromusterzurHandhaben,könnenSiedieÜbungstafelnmitdenKaroleistenausdemAnhanghintenindiesemBuchmehrmalskopierenundmehrfachhintereinandersoaufeinenlangenKartonodereinBrettchenkleben,dasssichKarobändervon50bis100cmLängeergeben(mehrereunterschiedlichgrobeKarobändernebeneinander).DiesenKartonkönnenSiedannbeliebighinstellen,hängenoderschrägvorsGesichthaltenunddenBlickähnlichwiebeim"Schräglesen"schweifenlassen(vgl.KapitelzumLesetraining).Dabeimussmansichbemühen,dieKarosständigwirklichalseinzelneschwarzeoderweißeQuadratezuerkennen,nichtetwanuralsSchräglinienoderirgendwelcheMusterodergarnuralsgraueOberfläche.EineandereÜbungist,mitdenAugenzwischenverschiedenenQuadrateninverschiedenenEntfernungenhin-undherzuspringenunddasbetreffendeKarodabeijeweilseinigeSekundengenauzubetrachten.Ball-undJonglierübungen:AuchhierbeiwirdhauptsächlichdieautomatischeAkkommodationgeübt.ImeinfachstenFallwerfenSieeinenTennisballmiteinerHandhochundfangenihnwiederauf.Wichtigist,denBallwährendseinesgesamtenFlugesmitdenAugenzuverfolgen.DamitsichdieAugendabeischarfaufetwaseinstellenkönnen,solltederBalleinemarkanteZeichnunghaben,wiez.B.diedeutlicherkennbareNahtbeieinemTennisball.WählenSiefürdieseÜbungeinenStandort,woderBallgutbeleuchtetist,woSieabernichtdirektindenhellenHimmelodergardiepralleSonnesehenmüssen.UndachtenSiedarauf,dassSiedenBallwirklichwährendseinesgesamtenFlugesbeobachten.ErfahrungsgemäßneigenwirnämlichschnelldazudieFlugbahnabzuschätzenunddanndieHandautomatischdorthinzuhalten,woderBallvoraussichtlichankommenwird.EsistzwareinschönerBeweisunserergeistigenLeistungsfähigkeit,dasswirdurchBeobachtungvonetwaeinemDrittelderFlugbahndierestlichenzweiDrittelblitzschnellundpräziseautomatischvorausberechnenkönnen,aberdieseÜbunghatalsAugenübungnurSinn,wennwirunsdazuzwingen,jedesmalwirklichdieganzeFlugbahnzubeobachten.VersuchenSiedeshalb,denBallmöglichst"unregelmäßig"zuwerfen,alsomalhöher,malmitDrall,maletwasvomKörperweg,maletwaszumKörperhin,nachlinksoderrechts,oderineinemBogenvondereinenindieandereHand,usw.DieseÜbungistübrigensauchgutgeeignet,wennSiemorgensnachdemAufstehenProblemehaben,sorichtigwachzuwerden.3MinutendieserÜbung,undSiesindkörperlichundgeistighellwach.NatürlichwirdderBallamAnfangdauerndrunterfallen.AbergeradedasBückenwirdSieinSchwungbringen.RechtshändersolltendieseÜbungübrigensbesondershäufigmitderlinkenHanddurchführenbzw.LinkshändermitderrechtenHand.DieserhöhtdiegeistigenundkörperlichenAnforderungen.WennSiekörperlichgeschicktsind,dannkönnenSiedieÜbungspäteraufzweiodergardreiBällegleichzeitigerweitern.DieSchwierigkeitwirdnochdadurcherhöht,dasssichdieeinzelnenBälleinGrößeundeventuellauchFarbebzw.Zeichnungunterscheiden.Esgibtdadiverse,imDetailunterschiedlicheÜbungsvarianten,diehiersicherlichnichtallegenaubeschriebenwerdenmüssen.Außerdemdürfteesselbstverständlichsein,dassmansichfürsolcheÜbungenmöglichsteinen"bruchsicheren"StandortnichtgeradeunmittelbarnebenGlas,Porzellan,empfindlichenGeräten,Blumenvasen,etc.sucht.DieÜbungkannaucherschwertwerden,indemmanstatteinesBalleseinanderesObjektbenutzt,daskeinesoleichtabzuschätzendeFlugbahnhat.DadurchwerdenSiegezwungen,dieFlugbahnwirklichvollständigundgenauestenszubeobachten.Besondersgeeignetsindstab-oderkegelförmige,leichteundunzerbrechlicheObjektewiez.B.eineleere,farbigeKunststofflasche,einStückVerpackungsmaterialausHartschaum,einaufblasbaresSpielzeug.Eventuellkannesdabeiauchsinnvollsein,demObjektmittelsfarbigemKlebestreifeneinemarkanteZeichnungzugeben.FortgeschrittenesolltensolcheÜbungenauchmanchmalmitGegenbrilledurchführen.FallsSieeinenweitgehendleerenRaumodereineWandodereinenInnenhofohneFensterundohnelärmempfindlicheNachbarnbenutzenkönnen,danneignetsichauchfolgendesSpiel:SiewerfeneinenTennisballgegendieWandundfangenihnbeimZurückspringenwiederauf.Meistwirdmanesallerdingssoeinrichtenmüssen,dassderBallzwischendurchjeweilseinmalaufdemBodenaufspringt.SpezielleRegelgibtesbeidiesemSpielnicht;wiederholenSieeseinfach,sooftSieesohnePausekönnen.SiewerdenmitErstaunenfeststellen,dassdiesesprimitiveSpielkonzentrationsmäßigundkonditionellungeheueranstrengendist(ähnlichSquash).Vorsichtalso,wennSieungeübtsindoderHerz-oderKreislaufproblemehaben.MehralseinigewenigeMinutenwerdenSiekaumdurchhalten,undamnächstenMorgenwerdenSieMuskelkaterimUnterarmhaben(deshalbnichtimmermitdergleichenHandspielen).UnserHauptzweckistnatürlich,denBallwährenddesganzenFlugesmitdenAugenzuverfolgen.UnddasistbeidiesemSpielpraktischunvermeidlich,dennesistkaummöglich,denBallsoregelmäßigzuwerfen,dassmanihnohnegenauesBeobachtenderganzenFlugbahnwiederfangenkann.Schweifübungen:SchweifübungenfunktionierenganzähnIich.DereinzigeUnterschiedliegtdarin,dassderBlickebennichtspringt,sonderngleichmäßiganeinergedachtenLinieentlangläuftunddabeinacheinanderüberdieBeobachtungsobjektewandert.AuchhierbeisolltenSienichtnurdenKopfschwenken,sondernauchdieBeweglichkeitderAugenzumSchweifennutzen.DieGeschwindigkeitkannvariiertwerden;derBlicksollteaberwederrasennochständiginZeitlupekriechen.GelegentlicheZwischenstopssindzulässig.Auchhierbeigehtesdarum,dieAugendazuanzuregen,sichaufdiejeweilsmitdemBlicküberstrichenenObjektescharfeinzustellen.EinegeeigneteSchweifstreckeoder-rundekannmansichoft,wiebereitsweiterobenbeschrieben,amBalkoneinrichtenodersicheinenpassendenPlatzimParkoderGartensuchen.StatteinergedachtenLinieistesofteinfacher,eineechteMarkierungmitdenAugenabzufahren.BeispielewärenderBordsteinoderderSeitenstreifeneinerStraße,MarkierungslinienaufSportplätzen,eineMauer,einZaun,einBaumstammoderdieRasenkanteseitlichaneinemParkweg.FürletzteressuchenSiesichambesteneineParkbankaneinerWegkreuzungoderineinemWegbogen.DannkönnenSieauch"umdieEckenschweifen".DieeinfachsteFormdesSchweifensistesaber,z.B.beimSitzenaufeinerParkbankdenKopfsoweitzusenken,dassderBlickaufdenBodendirektvordieeigenenFüßenfällt.DannwirdderKopflangsamgehoben,sodassderBlickimmerweiternachvorneüberdenBodenschweift.DannwiederlangsamKopfrunter,Kopfhoch,usw.SokannmanauchaneinemBaumstammrauf-undrunterschweifen.EinfachesSchweifenimNahbereichlässtsichameigenenausgestrecktenArmpraktizieren:SchweifenSiemitIhremBlickeinfachvomSchulterbereichbiszumHandgelenkamÄrmelstoffentlangundwiederzurück.BauenSievielleichtauchschnelleBlicksprüngevonderHandzuentferntenObjektenundzurückeinundschweifenSiegleichdanachwiederamÄrmelzurückbiszurSchulter.UmAblenkungendurchdieAnstrengungdesArmaustreckenszuvermeiden,kannmandenArmdabeiirgendwoaufstützenoderanlehnen.EinenähnlichenTrainingseffekterreichenSieauch,wennSieeinFussballspieloderähnlichesLaufspielausnächsterNähebeobachtenunddabeidiesichbewegendenSpieleroderdenBallständigmitdenAugenverfolgen.Wichtigist,dassSiewirklichnaheamSpielfeldsind,dennnurdannempfindetdasAugedieBewegungderSpieleralsdauerndeEntfernungsveränderung.Aus50MeterAbstandoderamBildschirmdagegenstellendielaufendenSpielerfürdasAugepraktischkeineEntfernungsänderungmehrda(trotzdemistdasBeobachtenvonsolchenSportveranstaltungenamBildschirmaucheingutesSehtraining,aberebenkeinAkkommodationstraining).EbenfallsgeeignetistdieBeobachtungvonfließendemVerkehr,z.B.voneinerAutobahnbrückeherab.HierbeitrittallerdingsleichtStressauf,dennmanfürchtetimmer,dassdasAutogleichwiederausdemBildist,bevormanesscharfgesehenhat.EinFussballspielerdagegenmagzwarmalnahundmalfern,malscharfundmalunscharfzusehensein,aberwirwissengenau,dasserunseremAugenichtwirklichentkommenkann.WirhabenalsoZeit.GeeigneteObjektezumSchweifenundfürschnelleBlicksprüngesindmarkantgemustertoderstrukturiert,anfangskeinesfallsglattoderspiegelnd.ImFreieneignensichz.B.:Schotterwege,vielleichtmitoptischenHöhepunkteninFormvonvereinzeltenZigarettenkippen,SteinchenoderLaub,Natursteinwände,ZiegelwändemitFugen,nichtspiegelndeKachelnoderPlatten,markantesHolz,Baumrinde.BeigeringererFehlsichtigkeitkommenauchalleArtenvonGewächsenhinzu,alsoz.B.Bäume,Büsche,Wiesen,oderauchgrößereTopfpflanzenwieBubikopf,Bambus,Farn,usw.UndbeimGehenoderFahrenfindensichfastimmergeeigneteRandstreifenzumVor-undZurückschweifen.ZuhauseeignensichfolgendeObjektebesonders:KarierteodermarkantgemusterteoderstrukturierteTücher(Handtuch,Geschirrtuch),Vorhänge,Teppiche,Fussmatten,Decken,Sofa-oderStuhlbezüge,größerematteHolzflächen,etc.AbernurscharfeMuster,nichtverwaschenoderausgefranst,keineineinanderüberlaufendenFarben.EbenfallsgeeignetsindbedrucktesPapier,Tapete,großes,sehrgrobesSchmirgelpapier.TücherkönnenSiez.B.aufdenBodenlegenoderandieWandoderübereinenSchrankhängen.OderstreuenSieeinenStreifengrobenSchotteraufBalkonoderTerrasse.StattSchotterkannmanauchdiesesroteGranulatausgebranntenTonbenutzen,dasmaninBlumengeschäftenerhält.GanzbesondersgeeignetsindjedochschwarzweißeKaromuster.FallsSienichtzufälligeigeneKaromusterzurHandhaben,könnenSiedieÜbungstafelnmitdenKaroleistenausdemAnhanghintenindiesemBuchmehrmalskopierenundmehrfachhintereinandersoaufeinenlangenKartonodereinBrettchenkleben,dasssichKarobändervon50bis100cmLängeergeben(mehrereunterschiedlichgrobeKarobändernebeneinander).DiesenKartonkönnenSiedannbeliebighinstellen,hängenoderschrägvorsGesichthaltenunddenBlickähnlichwiebeim"Schräglesen"schweifenlassen(vgl.KapitelzumLesetraining).Dabeimussmansichbemühen,dieKarosständigwirklichalseinzelneschwarzeoderweißeQuadratezuerkennen,nichtetwanuralsSchräglinienoderirgendwelcheMusterodergarnuralsgraueOberfläche.EineandereÜbungist,mitdenAugenzwischenverschiedenenQuadrateninverschiedenenEntfernungenhin-undherzuspringenunddasbetreffendeKarodabeijeweilseinigeSekundengenauzubetrachten.Ball-undJonglierübungen:AuchhierbeiwirdhauptsächlichdieautomatischeAkkommodationgeübt.ImeinfachstenFallwerfenSieeinenTennisballmiteinerHandhochundfangenihnwiederauf.Wichtigist,denBallwährendseinesgesamtenFlugesmitdenAugenzuverfolgen.DamitsichdieAugendabeischarfaufetwaseinstellenkönnen,solltederBalleinemarkanteZeichnunghaben,wiez.B.diedeutlicherkennbareNahtbeieinemTennisball.WählenSiefürdieseÜbungeinenStandort,woderBallgutbeleuchtetist,woSieabernichtdirektindenhellenHimmelodergardiepralleSonnesehenmüssen.UndachtenSiedarauf,dassSiedenBallwirklichwährendseinesgesamtenFlugesbeobachten.ErfahrungsgemäßneigenwirnämlichschnelldazudieFlugbahnabzuschätzenunddanndieHandautomatischdorthinzuhalten,woderBallvoraussichtlichankommenwird.EsistzwareinschönerBeweisunserergeistigenLeistungsfähigkeit,dasswirdurchBeobachtungvonetwaeinemDrittelderFlugbahndierestlichenzweiDrittelblitzschnellundpräziseautomatischvorausberechnenkönnen,aberdieseÜbunghatalsAugenübungnurSinn,wennwirunsdazuzwingen,jedesmalwirklichdieganzeFlugbahnzubeobachten.VersuchenSiedeshalb,denBallmöglichst"unregelmäßig"zuwerfen,alsomalhöher,malmitDrall,maletwasvomKörperweg,maletwaszumKörperhin,nachlinksoderrechts,oderineinemBogenvondereinenindieandereHand,usw.DieseÜbungistübrigensauchgutgeeignet,wennSiemorgensnachdemAufstehenProblemehaben,sorichtigwachzuwerden.3MinutendieserÜbung,undSiesindkörperlichundgeistighellwach.NatürlichwirdderBallamAnfangdauerndrunterfallen.AbergeradedasBückenwirdSieinSchwungbringen.RechtshändersolltendieseÜbungübrigensbesondershäufigmitderlinkenHanddurchführenbzw.LinkshändermitderrechtenHand.DieserhöhtdiegeistigenundkörperlichenAnforderungen.WennSiekörperlichgeschicktsind,dannkönnenSiedieÜbungspäteraufzweiodergardreiBällegleichzeitigerweitern.DieSchwierigkeitwirdnochdadurcherhöht,dasssichdieeinzelnenBälleinGrößeundeventuellauchFarbebzw.Zeichnungunterscheiden.Esgibtdadiverse,imDetailunterschiedlicheÜbungsvarianten,diehiersicherlichnichtallegenaubeschriebenwerdenmüssen.Außerdemdürfteesselbstverständlichsein,dassmansichfürsolcheÜbungenmöglichsteinen"bruchsicheren"StandortnichtgeradeunmittelbarnebenGlas,Porzellan,empfindlichenGeräten,Blumenvasen,etc.sucht.DieÜbungkannaucherschwertwerden,indemmanstatteinesBalleseinanderesObjektbenutzt,daskeinesoleichtabzuschätzendeFlugbahnhat.DadurchwerdenSiegezwungen,dieFlugbahnwirklichvollständigundgenauestenszubeobachten.Besondersgeeignetsindstab-oderkegelförmige,leichteundunzerbrechlicheObjektewiez.B.eineleere,farbigeKunststofflasche,einStückVerpackungsmaterialausHartschaum,einaufblasbaresSpielzeug.Eventuellkannesdabeiauchsinnvollsein,demObjektmittelsfarbigemKlebestreifeneinemarkanteZeichnungzugeben.FortgeschrittenesolltensolcheÜbungenauchmanchmalmitGegenbrilledurchführen.FallsSieeinenweitgehendleerenRaumodereineWandodereinenInnenhofohneFensterundohnelärmempfindlicheNachbarnbenutzenkönnen,danneignetsichauchfolgendesSpiel:SiewerfeneinenTennisballgegendieWandundfangenihnbeimZurückspringenwiederauf.Meistwirdmanesallerdingssoeinrichtenmüssen,dassderBallzwischendurchjeweilseinmalaufdemBodenaufspringt.SpezielleRegelgibtesbeidiesemSpielnicht;wiederholenSieeseinfach,sooftSieesohnePausekönnen.SiewerdenmitErstaunenfeststellen,dassdiesesprimitiveSpielkonzentrationsmäßigundkonditionellungeheueranstrengendist(ähnlichSquash).Vorsichtalso,wennSieungeübtsindoderHerz-oderKreislaufproblemehaben.MehralseinigewenigeMinutenwerdenSiekaumdurchhalten,undamnächstenMorgenwerdenSieMuskelkaterimUnterarmhaben(deshalbnichtimmermitdergleichenHandspielen).UnserHauptzweckistnatürlich,denBallwährenddesganzenFlugesmitdenAugenzuverfolgen.UnddasistbeidiesemSpielpraktischunvermeidlich,dennesistkaummöglich,denBallsoregelmäßigzuwerfen,dassmanihnohnegenauesBeobachtenderganzenFlugbahnwiederfangenkann.Schweifübungen:SchweifübungenfunktionierenganzähnIich.DereinzigeUnterschiedliegtdarin,dassderBlickebennichtspringt,sonderngleichmäßiganeinergedachtenLinieentlangläuftunddabeinacheinanderüberdieBeobachtungsobjektewandert.AuchhierbeisolltenSienichtnurdenKopfschwenken,sondernauchdieBeweglichkeitderAugenzumSchweifennutzen.DieGeschwindigkeitkannvariiertwerden;derBlicksollteaberwederrasennochständiginZeitlupekriechen.GelegentlicheZwischenstopssindzulässig.Auchhierbeigehtesdarum,dieAugendazuanzuregen,sichaufdiejeweilsmitdemBlicküberstrichenenObjektescharfeinzustellen.EinegeeigneteSchweifstreckeoder-rundekannmansichoft,wiebereitsweiterobenbeschrieben,amBalkoneinrichtenodersicheinenpassendenPlatzimParkoderGartensuchen.StatteinergedachtenLinieistesofteinfacher,eineechteMarkierungmitdenAugenabzufahren.BeispielewärenderBordsteinoderderSeitenstreifeneinerStraße,MarkierungslinienaufSportplätzen,eineMauer,einZaun,einBaumstammoderdieRasenkanteseitlichaneinemParkweg.FürletzteressuchenSiesichambesteneineParkbankaneinerWegkreuzungoderineinemWegbogen.DannkönnenSieauch"umdieEckenschweifen".DieeinfachsteFormdesSchweifensistesaber,z.B.beimSitzenaufeinerParkbankdenKopfsoweitzusenken,dassderBlickaufdenBodendirektvordieeigenenFüßenfällt.DannwirdderKopflangsamgehoben,sodassderBlickimmerweiternachvorneüberdenBodenschweift.DannwiederlangsamKopfrunter,Kopfhoch,usw.SokannmanauchaneinemBaumstammrauf-undrunterschweifen.EinfachesSchweifenimNahbereichlässtsichameigenenausgestrecktenArmpraktizieren:SchweifenSiemitIhremBlickeinfachvomSchulterbereichbiszumHandgelenkamÄrmelstoffentlangundwiederzurück.BauenSievielleichtauchschnelleBlicksprüngevonderHandzuentferntenObjektenundzurückeinundschweifenSiegleichdanachwiederamÄrmelzurückbiszurSchulter.UmAblenkungendurchdieAnstrengungdesArmaustreckenszuvermeiden,kannmandenArmdabeiirgendwoaufstützenoderanlehnen.EinenähnlichenTrainingseffekterreichenSieauch,wennSieeinFussballspieloderähnlichesLaufspielausnächsterNähebeobachtenunddabeidiesichbewegendenSpieleroderdenBallständigmitdenAugenverfolgen.Wichtigist,dassSiewirklichnaheamSpielfeldsind,dennnurdannempfindetdasAugedieBewegungderSpieleralsdauerndeEntfernungsveränderung.Aus50MeterAbstandoderamBildschirmdagegenstellendielaufendenSpielerfürdasAugepraktischkeineEntfernungsänderungmehrda(trotzdemistdasBeobachtenvonsolchenSportveranstaltungenamBildschirmaucheingutesSehtraining,aberebenkeinAkkommodationstraining).EbenfallsgeeignetistdieBeobachtungvonfließendemVerkehr,z.B.voneinerAutobahnbrückeherab.HierbeitrittallerdingsleichtStressauf,dennmanfürchtetimmer,dassdasAutogleichwiederausdemBildist,bevormanesscharfgesehenhat.EinFussballspielerdagegenmagzwarmalnahundmalfern,malscharfundmalunscharfzusehensein,aberwirwissengenau,dasserunseremAugenichtwirklichentkommenkann.WirhabenalsoZeit.GeeigneteObjektezumSchweifenundfürschnelleBlicksprüngesindmarkantgemustertoderstrukturiert,anfangskeinesfallsglattoderspiegelnd.ImFreieneignensichz.B.:Schotterwege,vielleichtmitoptischenHöhepunkteninFormvonvereinzeltenZigarettenkippen,SteinchenoderLaub,Natursteinwände,ZiegelwändemitFugen,nichtspiegelndeKachelnoderPlatten,markantesHolz,Baumrinde.BeigeringererFehlsichtigkeitkommenauchalleArtenvonGewächsenhinzu,alsoz.B.Bäume,Büsche,Wiesen,oderauchgrößereTopfpflanzenwieBubikopf,Bambus,Farn,usw.UndbeimGehenoderFahrenfindensichfastimmergeeigneteRandstreifenzumVor-undZurückschweifen.ZuhauseeignensichfolgendeObjektebesonders:KarierteodermarkantgemusterteoderstrukturierteTücher(Handtuch,Geschirrtuch),Vorhänge,Teppiche,Fussmatten,Decken,Sofa-oderStuhlbezüge,größerematteHolzflächen,etc.AbernurscharfeMuster,nichtverwaschenoderausgefranst,keineineinanderüberlaufendenFarben.EbenfallsgeeignetsindbedrucktesPapier,Tapete,großes,sehrgrobesSchmirgelpapier.TücherkönnenSiez.B.aufdenBodenlegenoderandieWandoderübereinenSchrankhängen.OderstreuenSieeinenStreifengrobenSchotteraufBalkonoderTerrasse.StattSchotterkannmanauchdiesesroteGranulatausgebranntenTonbenutzen,dasmaninBlumengeschäftenerhält.GanzbesondersgeeignetsindjedochschwarzweißeKaromuster.FallsSienichtzufälligeigeneKaromusterzurHandhaben,könnenSiedieÜbungstafelnmitdenKaroleistenausdemAnhanghintenindiesemBuchmehrmalskopierenundmehrfachhintereinandersoaufeinenlangenKarton

Tafel 21

Schweifübungen:Schweifübungenfunktionierenganzähnl

ich.DereinzigeUnterschiedliegtdarin,dassderBlickebennichtspringt,sond
erngleichmäßiganeinergedachtenLinieentlangläuftunddabeinacheinand

erüberdieBeobachtungsobjektewandert.AuchhierbeisolltenSienichtnurdenKopfschwe
nken,sondernauchdieBeweglichkeitderAugenzumSchweifennutzen.DieGeschwindigk

eitkannvariiertwerden;derBlicksollteaberwederrasennochständiginZeitlupekriechen.GelegentlicheZwischen
stopssindzulässig.AuchhierbeigehtesdarumdieAugendazuanzuregen,sichaufdiejeweilsmitdemBlicküberstri

chenenObjektescharfeinzustellen.EinegeeigneteSchweifstreckeoder-rundekannmansichoft,wiebereitsweiterobenbeschrie
ben,amBalkoneinrichtenodersicheinenpassendenPlatzimParkoderGartensuchen.StatteinergedachtenLinieistesofteinfache
r,eineechteMarkierungmitdenAugenabzufahren.BeispielewärenderBordsteinoderderSeitenstreifeneinerStraße,Markierung

slinienaufSportplätzen,eineMauer,einZaun,einBaumstammoderdieRasenkanteseitlichaneinemParkweg.FürletzteressuchenSiesichambestenei
neParkbankaneinerWegkreuzungoderineinemWegbogen.DannkönnenSieauch"umdieEckenschweifen".DieeinfachsteFormdesSchweifensistes
aber,z.B.beimSitzenaufeinerParkbankdenKopfsoweitzusenken,dassderBlickaufdenBodendirektvordieeigenenFüßenfällt.DannwirdderKopflang

samgehoben,sodassderBlickimmerweiternachvorneüberdenBodenschweift.DannwiederlangsamKopfrunter,Kopfhoch,usw.SokannmanauchaneinemBaumstammrauf-undr
unterschweifen.EinfachesSchweifenimNahbereichlässtsichameigenenausgestrecktenArmpraktizieren:SchweifenSiemitIhremBlickeinfachvomSchulterbereichbiszumHand
gelenkamÄrmelstoffentlangundwiederzurück.BauenSievielleichtauchschnelleBlicksprüngevonderHandzuentferntenObjektenundzurückeinundschweifenSiegleichdanachwi

ederamÄrmelzurückbiszurSchulter.UmAblenkungendurchdieAnstrengungdesArmaustreckenszuvermeiden,kannmandenArmdabeiirgendwoaufstützenoderanlehnen.EinenähnlichenTrainingseffekterreichenSieauch,
wennSieeinFussballspieloderähnlichesLaufspielausnächsterNähebeobachtenunddabeidiesichbewegendenSpieleroderdenBallständigmitdenAugenverfolgen.Wichtigist,dassSiewirklichnaheamSpielfeldsind,dennnurd
annempfindetdasAugedieBewegungderSpieleralsdauerndeEntfernungsveränderung.Aus50MeterAbstandoderamBildschirmdagegenstellendielaufendenSpielerfürdasAugepraktischkeineEntfernungsänderungmehrd

a(trotzdemistdasBeobachtenvonsolchenSportveranstaltungenamBildschirmaucheingutesSehtraining,aberebenkeinAkkommodationstraining).EbenfallsgeeignetistdieBeobachtungvonfließendemVerkehr,z.B.voneinerAutobahnbrückeherab.HierbeitrittallerdingsleichtStressauf,dennmanfü
rchtetimmer,dassdasAutogleichwiederausdemBildist,bevormanesscharfgesehenhat.EinFussballspielerdagegenmagzwarmalnahundmalfern,malscharfundmalunscharfzusehensein,aberwirwissengenau,dasserunseremAugenichtwirklichentkommenkann.WirhabenalsoZeit.GeeigneteObj
ektezumSchweifenundfürschnelleBlicksprüngesindmarkantgemustertoderstrukturiert,anfangskeinesfallsglattoderspiegelnd.ImFreieneignensichz.B.:Schotterwege,vielleichtmitoptischenHöhepunkteninFormvonvereinzeltenZigarettenkippen,SteinchenoderLaub,Natursteinwände,Ziegelwä
ndemitFugen,nichtspiegelndeKachelnoderPlatten,markantesHolz,Baumrinde.BeigeringererFehlsichtigkeitkommenauchalleArtenvonGewächsenhinzu,alsoz.B.Bäume,Büsche,Wiesen,oderauchgrößereTopfpflanzenwieBubikopf,Bambus,Farn,usw.UndbeimGehenoderFahrenfindensichfa

stimmergeeigneteRandstreifenzumVor-undZurückschweifen.ZuhauseeignensichfolgendeObjektebesonders:KarierteodermarkantgemusterteoderstrukturierteTücher(Handtuch,Geschirrtuch),Vorhänge,Teppiche,Fussmatten,Decken,Sofa-oderStuhlbezüge,größerematteHolzflächen,etc.AbernurscharfeMuster,nichtverwaschenoderausgefranst,keineineinanderüberlaufendenFarben.EbenfallsgeeignetsindbedrucktesPapier,Tapete
,großes,sehrgrobesSchmirgelpapier.TücherkönnenSiez.B.aufdenBodenlegenoderandieWandoderübereinenSchrankhängen.OderstreuenSieeinenStreifengrobenSchotteraufBalkonoderTerrasse.StattSchotterkannmanauchdiesesroteGranulatausgebranntenTonbenutzen,dasmaninBlumengeschäftenerhält.GanzbesondersgeeignetsindjedochschwarzweißeKaromuster.FallsSienichtzufälligeigeneKaromusterzurHandhaben,könne
nSiedieÜbungstafelnmitdenKaroleistenausdemAnhanghintenindiesemBuchmehrmalskopierenundmehrfachhintereinandersoaufeinenlangenKartonodereinBrettchenkleben,dasssichKarobändervon50bis100cmLängeergeben(mehrereunterschiedlichgrobeKarobändernebeneinander).DiesenKartonkönnenSiedannbeliebighinstellen,hängenoderschrägvorsGesichthaltenunddenBlickähnlichwiebeim"Schräglesen"schweifenlassen(v
gl.KapitelzumLesetraining).Dabeimussmansichbemühen,dieKarosständigwirklichalseinzelneschwarzeoderweißeQuadratezuerkennen,nichtetwanuralsSchräglinienoderirgendwelcheMusterodergarnuralsgraueOberfläche.EineandereÜbungist,mitdenAugenzwischenverschiedenenQuadrateninverschiedenenEntfernungenhin-undherzuspringenunddasbetreffendeKarodabeijeweilseinigeSekundengenauzubetrachten.Ball-undJongl
ierübungen:AuchhierbeiwirdhauptsächlichdieautomatischeAkkommodationgeübt.ImeinfachstenFallwerfenSieeinenTennisballmiteinerHandhochundfangenihnwiederauf.Wichtigist,denBallwährendseinesgesamtenFlugesmitdenAugenzuverfolgen.DamitsichdieAugendabeischarfaufetwaseinstellenkönnen,solltederBalleinemarkanteZeichnunghaben,wiez.B.diedeutlicherkennbareNahtbeieinemTennisball.WählenSiefürdieseÜbung
einenStandort,woderBallgutbeleuchtetist,woSieabernichtdirektindenhellenHimmelodergardiepralleSonnesehenmüssen.UndachtenSiedarauf,dassSiedenBallwirklichwährendseinesgesamtenFlugesbeobachten.ErfahrungsgemäßneigenwirnämlichschnelldazudieFlugbahnabzuschätzenunddanndieHandautomatischdorthinzuhalten,woderBallvoraussichtlichankommenwird.EsistzwareinschönerBeweisunserergeistigenLeistungsfä

Tafel 23

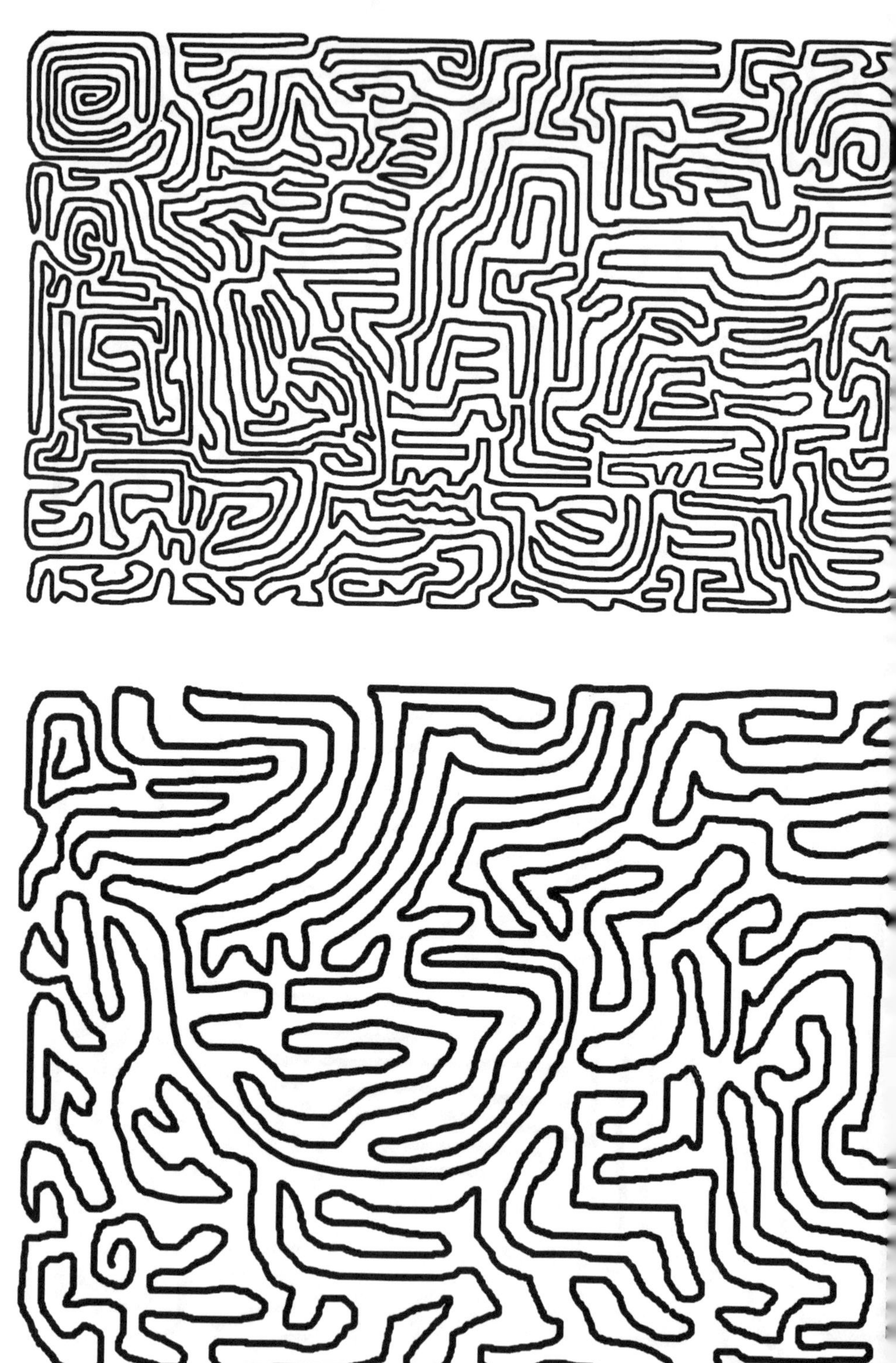

Tafel 24

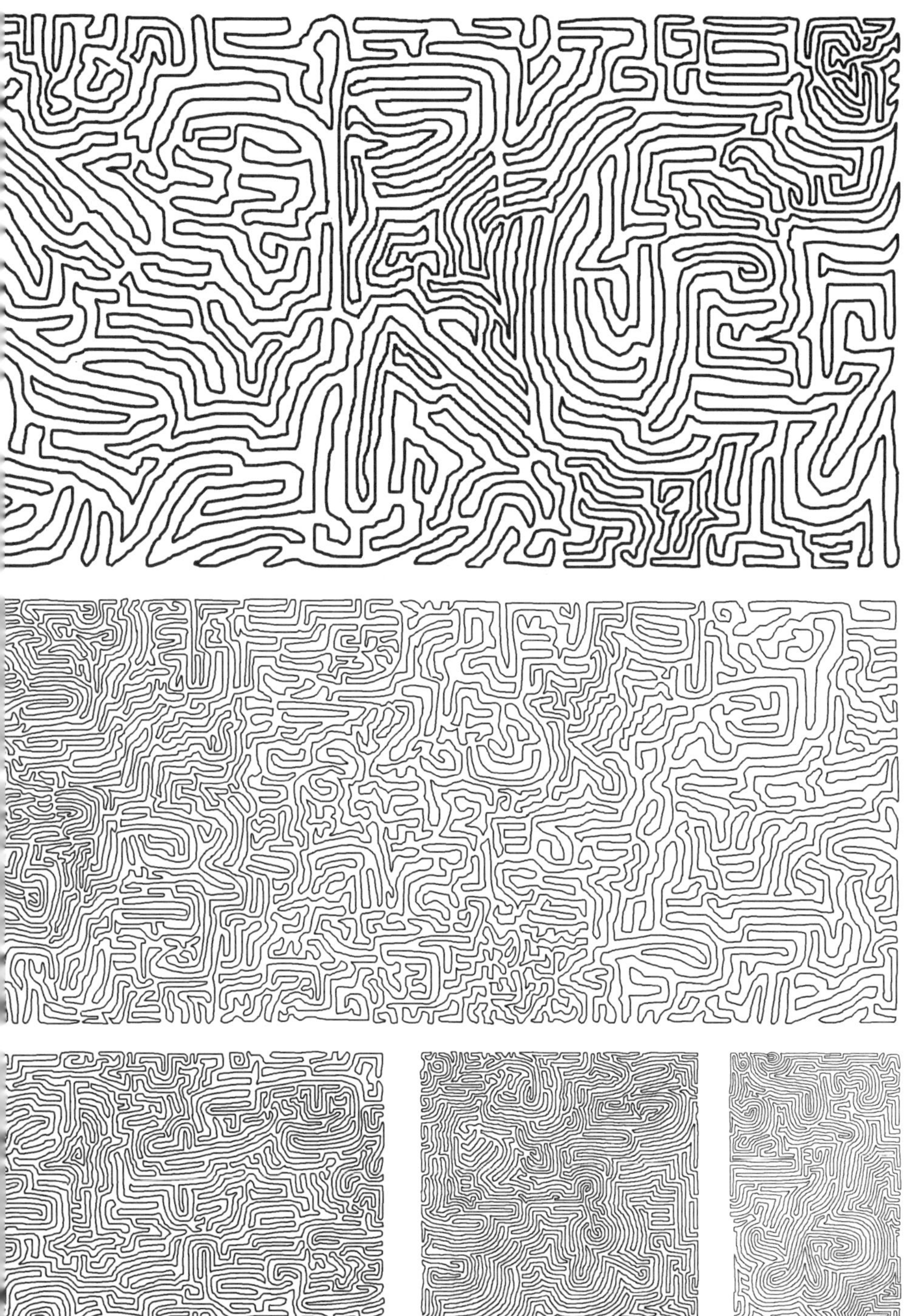

Tafel 25

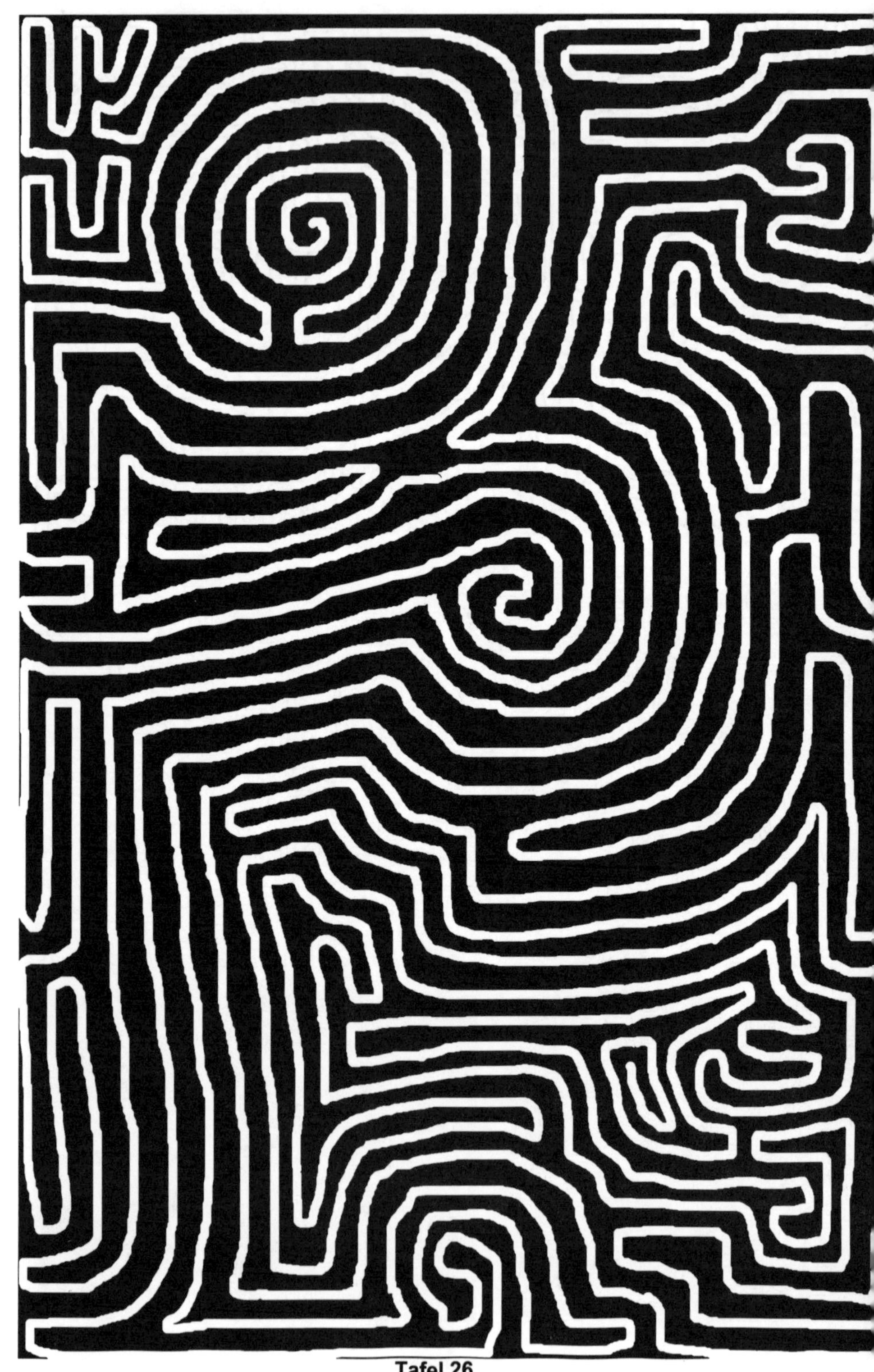

Tafel 26

Tafel 27

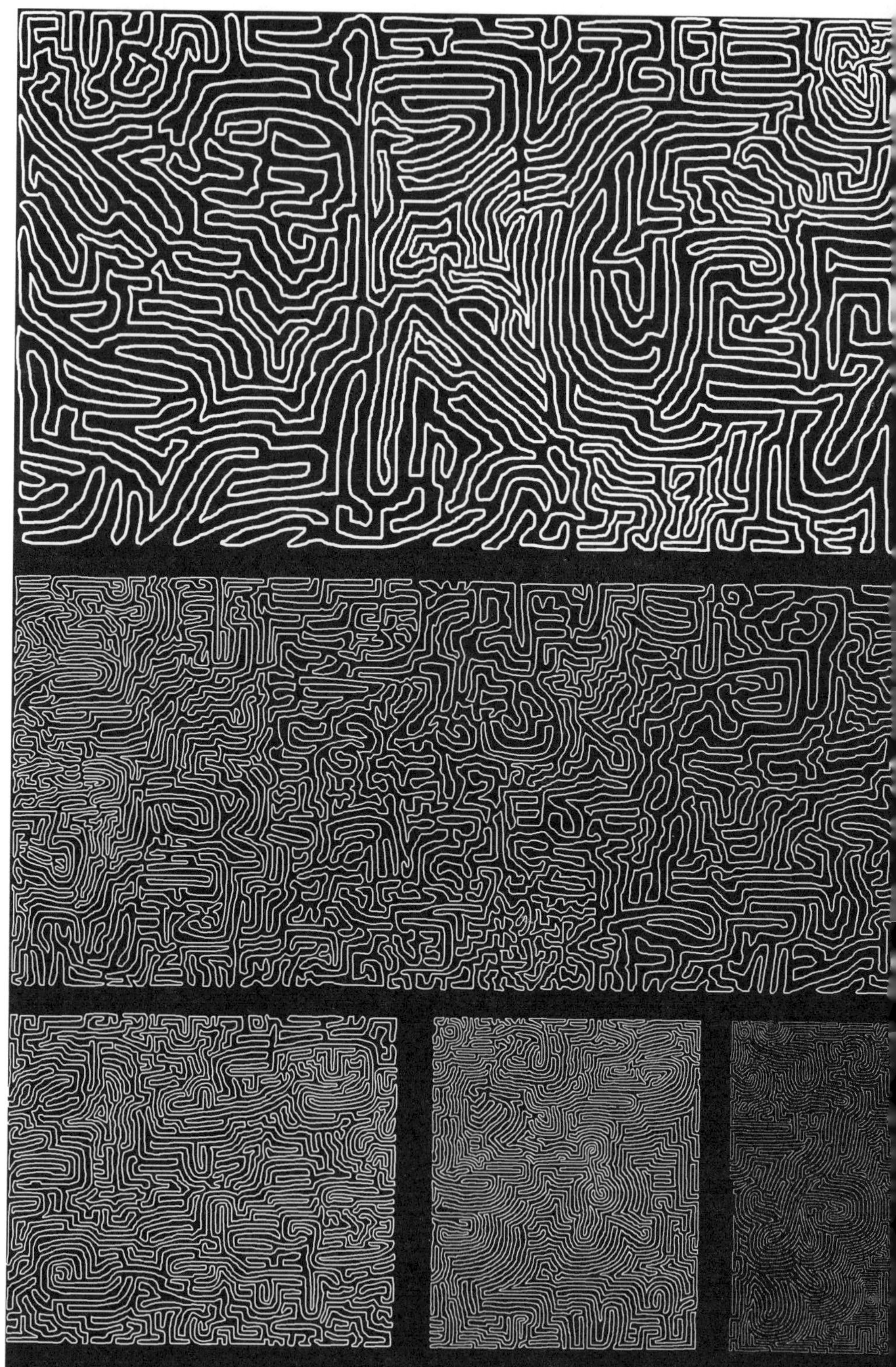

Tafel 28

Tafel 29

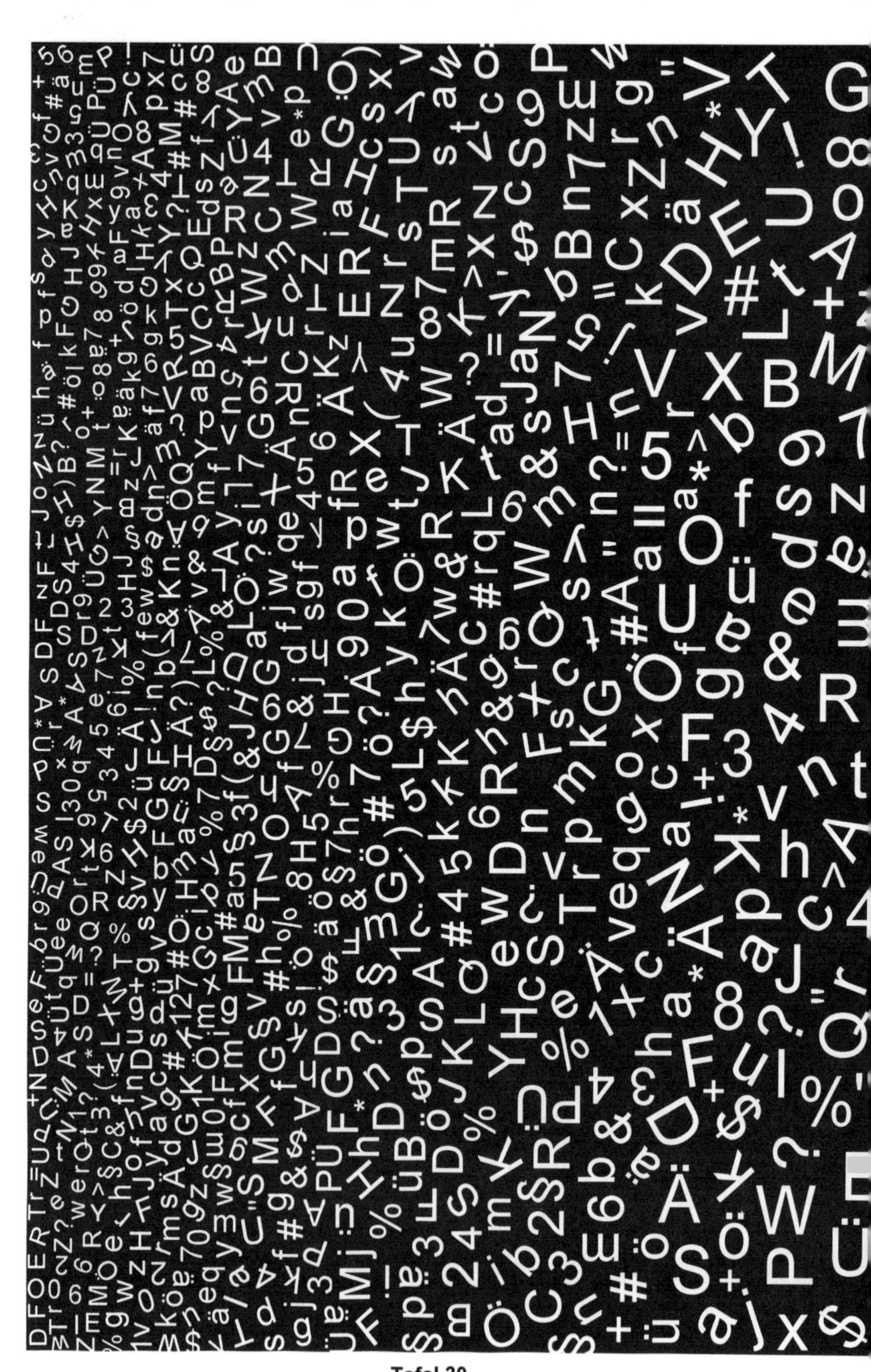

Tafel 30

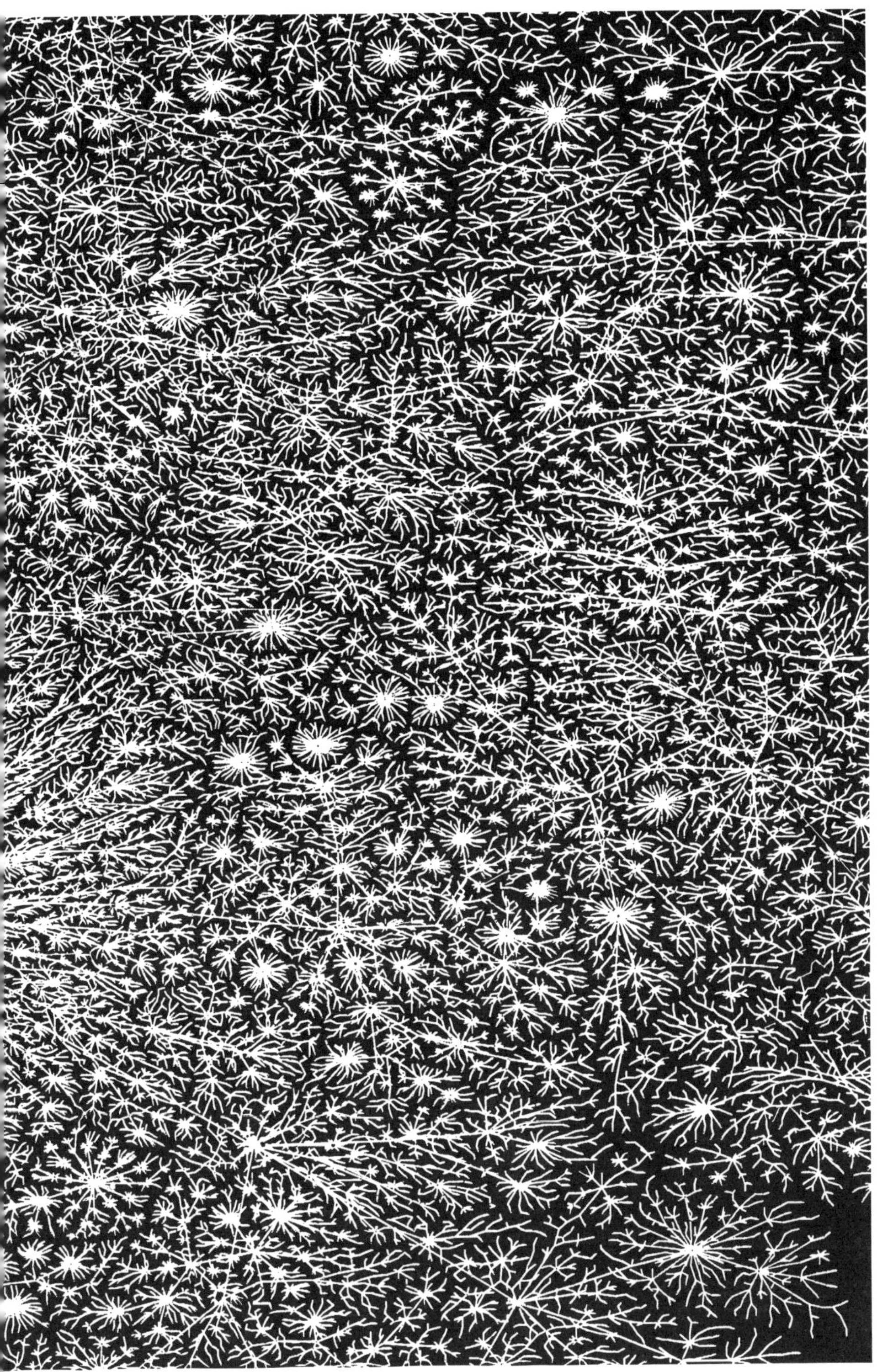

Tafel 31